【Web動画サービスに関するご案内】

本書に関連する動画を，南江堂ホームページにおいて閲覧いただけます．

 https://www.nankodo.co.jp/secure/9784524203888.aspx

パスワード　　　　　　　　

　ご使用のインターネットブラウザに上記URLを入力いただくか，上記二次元コードを読み込むことによりメニュー画面が表示されますので，パスワードを入力してください．ご希望の動画を選択することにより，動画が再生されます．

　なお，本Web動画サービスについては，以下の事項をご了承のうえ，ご利用ください．

・本動画の配信期間は，本書最新刷発行日より5年間をめどとします．ただし，予期しない事情によりその期間内でも配信を停止する可能性があります．
・パソコンや端末のOSのバージョン，再生環境，通信回線の状況によっては，動画が再生されないことがあります．
・パソコンや端末のOS，アプリの操作に関しては南江堂では一切サポートいたしません．
・本動画の閲覧に伴う通信費などはご自分でご負担ください．
・本動画に関する著作権はすべて株式会社南江堂にあります．動画の一部または全部を，無断で複製，改変，頒布（無料での配布および有料での販売）することを禁止します．
・図書館等では，本Web動画はご利用できません．その他，図書館等でのご利用にかかわる指針は弊社ホームページ（弊社著作物の利用について https://www.nankodo.co.jp/pages/crp.aspx）からご確認ください．

［義肢装具学テキスト　改訂第4版　第1刷］

シンプル
理学療法学
シリーズ

義肢装具学
テキスト
Web
動画付

改訂第4版

監修
細田多穂
編集
磯崎弘司
両角昌実
横山茂樹

南江堂

■ 監 修 ■

細 田 多 穂　ほそだ かずほ　埼玉県立大学名誉教授

■ 編 集 ■

磯 崎 弘 司　いそざき こうじ　常葉大学健康科学部静岡理学療法学科教授
両 角 昌 実　もろずみ まさみ　学校法人衛生学園理事
横 山 茂 樹　よこやま しげき　京都橘大学健康科学部理学療法学科教授

■ 執筆者（執筆順）■

及 川 龍 彦　おいかわ たつひこ　岩手リハビリテーション学院理学療法学科
縄 井 清 志　なわい きよし　アール医療専門職大学リハビリテーション学部理学療法学科教授
飯 山 大 介　いいやま だいすけ　船橋市立リハビリテーション病院回復支援部マネジャー，PT 部門長
吉 廣 伸 隆　よしひろ のぶたか　下関看護リハビリテーション学校教務部長
立 津 　 統　たてつ おさむ　同仁病院リハビリテーション科顧問
畑 迫 茂 樹　はたさこ しげき　中部リハビリテーション専門学校教務主任
村 上 忠 洋　むらかみ ただひろ　社会医療法人宏潤会大同病院リハビリテーション科科長
城 戸 智 之　きど ともゆき　富山県済生会富山病院リハビリテーション科科長
木 村 智 子　きむら ともこ　京都橘大学健康科学部理学療法学科准教授
島 　 雅 人　しま まさと　大阪保健医療大学保健医療学部リハビリテーション学科教授
矢 倉 千 昭　やぐら ちあき　聖隷クリストファー大学リハビリテーション学部理学療法学科教授
堺 　 　 裕　さかい ゆたか　帝京大学福岡医療技術学部理学療法学科教授
永 井 良 治　ながい よしはる　国際医療福祉大学福岡保健医療学部理学療法学科准教授
坂 本 飛 鳥　さかもと あすか　西九州大学リハビリテーション学部リハビリテーション学科講師
大 城 昌 平　おおぎ しょうへい　聖隷クリストファー大学リハビリテーション学部理学療法学科教授
岡 安 　 健　おかやす たけし　東京科学大学病院リハビリテーション部
三 谷 祥 子　みたに さちこ　東京科学大学病院リハビリテーション部
横 山 茂 樹　よこやま しげき　京都橘大学健康科学部理学療法学科教授
樋 口 隆 志　ひぐち たかし　大阪人間科学大学保健医療学部理学療法学科講師
長 倉 裕 二　ながくら ゆうじ　大阪人間科学大学保健医療学部理学療法学科教授
磯 崎 弘 司　いそざき こうじ　常葉大学健康科学部静岡理学療法学科教授
栗 田 泰 成　くりた やすなり　常葉大学健康科学部静岡理学療法学科准教授
丸 山 陽 介　まるやま ようすけ　東京保健医療専門職大学リハビリテーション学部理学療法学科教授
菅 原 　 仁　すがわら ひとし　東邦大学医学部生物学研究室
相 澤 純 也　あいざわ じゅんや　順天堂大学保健医療学部理学療法学科教授
村 西 壽 祥　むらにし ひさよし　大阪河﨑リハビリテーション大学リハビリテーション学部
リハビリテーション学科准教授

原　　和彦	はら　かずひこ	埼玉県立大学名誉教授，仙台青葉学院大学リハビリテーション学部教授
井上和久	いのうえ　かずひさ	埼玉県立大学保健医療福祉学部理学療法学科准教授
田島徹朗	たしま　てつろう	九州中央リハビリテーション学院理学療法学科学科長
内山孝夫	うちやま　たかお	老人保健施設ハートフル田無
小林規彦	こばやし　のりひこ	専門学校社会医学技術学院理学療法学科学科長
山下慶三	やました　けいぞう	専門学校麻生リハビリテーション大学校理学療法学科主任
中川　仁	なかがわ　ひとし	星城大学リハビリテーション学院
坂口光晴	さかぐち　みつはる	前 佛教大学保健医療技術学部理学療法学科准教授
大島秀明	おおしま　ひであき	北九州リハビリテーション学院理学療法学科学科長
大町かおり	おおまち　かおり	長野保健医療大学保健科学部リハビリテーション学科教授
高田治実	たかだ　はるみ	一般社団法人日本リハビリ科学研究所代表理事
阿部早苗	あべ　さなえ	JR東京総合病院リハビリテーション科副医療技師長
宮城新吾	みやぎ　しんご	JR仙台病院リハビリテーション科副医療技師長
松井伸子	まつい　のぶこ	東京医療学院大学保健医療学部リハビリテーション学科講師
両角昌実	もろずみ　まさみ	学校法人衛生学園理事
朝陽静香	あさひ　しずか	株式会社洛北義肢製造部リハビリテーション課
浅野幹一朗	あさの　かんいちろう	株式会社洛北義肢製造部リハビリテーション課

■ 動画撮影協力：株式会社洛北義肢

「シンプル理学療法学シリーズ」監修のことば

　近年，超高齢社会を迎え，理学療法士の需要が高まるとともに，理学療法士養成校数・学生数が急激に増加した．現代の理学療法教育には，この理学療法士を目指す多くの学生に対する教育の質を保証し，教育水準の向上および均質化に努める責務がある．

　しかし既存の教科書は，教育現場の実際を重視するというよりも，著者の意向・考え方を優先するきらいがあり，各疾患別理学療法のアプローチを個々に暗記する形式のものが多い．一方で，学生には，学習した内容を単に"暗記する"ということだけではなく，"理解して覚える"ということが求められている．そのため講義で学んだ知識・技術を確実に理解できる新しい形の教科書が望まれている．そこで，これらを具現化したものが「シンプル理学療法学シリーズ」である．

　編集にあたっては本シリーズの特長を次のように設定し，これらを過不足のないように盛り込むことを前提とした．

1. 　理学療法の教育カリキュラムに準拠し，教育現場での使いやすさを追求する．
2. 　障害を系統別に分類し，障害を引き起こす疾患の成り立ちを解説した上で，理学療法の基礎的な指針を提示する．このことにより，基本的な治療原則を間違えずに，的確な治療方法を適応できる思考を養えるようにする．
3. 　実際の講義に即して，原則として1章が講義の1コマにおさまる内容にまとめる．演習，実習，PBL（問題解決型学習）の課題を適宜取り込み，臨床関連のトピックスを「memo」としてコラム形式で解説する．また，エビデンスについても最新の情報を盛り込む．これらの講義のプラスアルファとなる内容を教員が取捨選択できるような構成を目指し，さらに，学生の自習や発展学習にも対応し，臨床に対する興味へつながるように工夫する．
4. 　網羅的な教科書とは異なり，理学療法士を目指す学生にとって必要かつ十分な知識・技術を厳選する．長文での解説は避け，箇条書きでの簡潔な解説と，豊富な図表・写真を駆使し，多彩な知識をシンプルに整理した理解しやすい紙面構成になるように努める．
5. 　学生の理解を促すために，キーワード等により重要なポイントがひとめでわかるようにする．また，予習・復習に活用できるように，「調べておこう」，「学習到達度自己評価問題」などの項目を設け，能動学習に便宜をはかる．

　また，いずれの理学療法士養成校で教育を受けても同等の臨床遂行能力が体得できるような，標準化かつ精選された「理学療法教育ガイドライン＝理学療法教育モデル・コアカリキュラム」となり得ることをめざした．これらの目的を達成するために，執筆者として各養成施設で教鞭をとられている実力派教員に参加いただいたことは大変に意義深いことであった．

　改訂第2版，改訂第3版では，以上の編集方針に加えて，わかりやすさを追求し紙面構成・デザインの一部変更を行い，視覚的理解の促進にいっそうの重点を置いた．

　シリーズ発刊から15年が経過し，このたび改訂第4版の刊行の運びとなった．改訂第4版では，これまで多くの支持を得ている本シリーズの基本方針はそのままに，古い記述を見直し，「理学療法士作業療法士国家試験出題基準令和6年版」に対応して現場の需要に沿った教科書であり続けるよう努めている．

　教科書の概念を刷新した本シリーズが，学生の自己研鑽に活用されることを切望するとともに，理学療法士の養成教育のさらなる発展の契機となることを期待する．

　最後に，発刊・編集作業においてご尽力をいただいた諸兄に，心より感謝の意を表したい．

令和4年11月　　　　　　　　　　　　　　　　埼玉県立大学名誉教授　細田　多穂

改訂第4版の序

　リハビリテーション医療における義肢装具の役割は大変重要であり，義肢装具の果たす役割は本来の
リハビリテーション医療の概念そのものである．しかしながら，理学療法士国家試験模擬テストの分析
によると，義肢装具分野は理系の学問が基礎となるため，正解率が低く学生が苦手な分野であると分析
されている．

　義肢装具は関節の固定や矯正・保護，失われた機能の代償として用いられる．障害を持つ方が義肢装
具を用いることで，日常生活に大きな効果を発揮することができる．たとえば，短下肢装具の足関節底
屈制動を変化させるだけで歩行周期における膝関節や体幹に大きな影響が出る．下肢切断者の歩行では，
切断者の能力と使用する膝継手の特性により歩行能力が大きく変化する．このように義肢装具分野では
アライメント，部品の特性，患者様の能力との関係性を調整することにより身体に大きな効果を発揮で
きる．義肢装具の理論と効果は，最も科学的に分析でき理解しやすい分野である．

　近年の義肢装具分野は人間工学や材料工学の発展に伴い著しく進歩している．医療現場でのイン
フォームド・コンセントは医療を行う側，受ける側双方に浸透している．一方，患者様のニーズは多様
化し，本人のニーズに関連する科学や医療の情報は，メディアやインターネットを通じ簡単に入手でき
る時代である．このような現状のなか，医療従事者は患者様が知りたい情報をわかりやすく提供し，本
人にとって最良のリハビリテーションサービスを選択していただくため，より一層の幅広く深い知識と
確かな技術の習得が必要不可欠となっている．

　前述したように義肢装具の分野は物理（力学）や工学が基礎となり理系の学問が苦手な方に敬遠され
がちである．しかし，その内容は基礎的な物理を復習すれば暗記することなく"理解"できる学問であ
る．このテキストは義肢装具の入門編としてよりわかりやすく，言葉の解説やコメント，図表，新たに
動画による知識の整理を多く加えポイントを押さえたものとなっている．症例紹介や義肢装具の処方例・
製作方法も掲載され実際の医療現場に対応できるものとなっている．

　本書がリハビリテーション医療を目指す皆様の義肢装具に関する理解を高め，臨床実習や国家試験対
策，卒後の知識整理に役立つことを望む．

　　　令和7年1月

　　　　　　　　　　　　　　　　　　　　　　　　　　　　　　編者を代表して　磯崎　弘司

初版の序

　リハビリテーション医療における義肢装具の役割は大変重要であり，本来のリハビリテーション医療の概念そのものである．しかしながら，理学療法士国家試験模擬テストの分析によると，義肢装具分野は正解率が低く学生が苦手な分野と報告されている．

　義肢装具は関節の固定や矯正・保護，失われた機能の代償として用いられる．これらを用いることで身体に大きな効果を発揮することができる．たとえば短下肢装具の足関節底屈制動を変化させるだけで歩行周期における膝関節や体幹に大きな影響が出る．下肢切断者の歩行では切断者の能力と使用する膝継手の特性により歩行能力が大きく変化する．このように義肢装具分野ではアライメント，部品，対象者の能力の関係によって身体に大きな効果を発揮できる．この治療方法は最も科学的に分析でき，理解しやすい分野である．

　近年の義肢装具分野は人間工学や材料工学の発展に伴い著しく進歩している．また，医療現場でのインフォームド・コンセントは医療を行う側，受ける側双方に浸透している．一方，対象者のニーズは多様化し，本人のニーズに関連する科学や医療の情報はメディアやインターネットを通じ簡単に入手できる時代である．このような現状の中，医療従事者は対象者が知りたい情報を解りやすく提供し，本人にとって最良のリハビリテーションサービスを選択できるようにするため，より一層の幅広く深い知識と確かな技術の習得が必要不可欠となっている．

　前述したように義肢装具の分野は物理（力学）や工学が基礎となり理系の学問が苦手な学生に敬遠されがちである．しかし，その内容は基礎的な物理を復習すれば暗記することなく"理解"できる学問である．このテキストは義肢装具の入門編としてより解りやすく，言葉の解説やヒント，図表による知識の整理を多く加えてポイントを押さえたものとなっている．また，症例紹介や義肢の処方例も掲載され実際の医療現場に対応できるものとなっている．本書がリハビリテーション医療を目指す読者の義肢装具に関する理解を高め，臨床実習や国家試験対策，卒後の知識整理に役立つことを望む．

　　　平成 21 年 6 月

　　　　　　　　　　　　　　　　　　　　　　　　　　　　　編者を代表して　　磯崎　弘司

目　次

第Ⅰ部　装具編

1　装具総論

装具総論　　及川龍彦　**3**

A　装具とは　3
B　装具の目的　4
 1　診療別の目的　4
 2　理学療法における目的　4
 3　対象部位別の目的　4
C　装具の役割　4
D　装具の歴史　5
 1　世界での歴史　5
 2　わが国での歴史　5
E　装具の適応疾患　7
F　装具の分類　7
G　装具の課題と展望　9
 1　名称にかかわる課題　9
 2　制度にかかわる課題　9
 3　作製にかかわる課題　9
 4　導入にかかわる課題　9
 5　作製チームに関する課題　10

下肢装具

2　短下肢装具

短下肢装具　　縄井清志　**11**

A　短下肢装具とは　11
B　短下肢装具の種類と特徴　11
 1　両側支柱付短下肢装具　12
 2　片側支柱付短下肢装具　14
 3　らせん状支柱付短下肢装具　15
 4　両側ばね支柱付短下肢装具　16
 5　後方板ばね支柱付短下肢装具　16
 6　プラスチック製インサート付短下肢装具　17
 7　プラスチック短下肢装具　18
 8　PTB型免荷用装具（短下肢装具）　20
 9　短下肢装具の材料　21
C　歩行における短下肢装具の働きと適応　22
 1　短下肢装具の機能分類　22
 2　歩行における適応　22

3　長下肢装具

長下肢装具　　飯山大介　**25**

A　長下肢装具とは　25
B　長下肢装具の種類と特徴　25
 1　両側金属支柱付長下肢装具　26
 2　ハイブリッドタイプ長下肢装具　29
 3　スコット・クレイグ長下肢装具　31
 4　機能的長下肢装具（UCLA式）　32
 5　坐骨支持型長下肢装具（免荷装具）　33
 6　骨盤帯長下肢装具　34
C　歩行における長下肢装具の働きと適応　35
 1　長下肢装具の機能分類　35
 2　適応　35

4

靴型装具 ………………………… 吉廣伸隆 **37**

A 靴型装具の定義 ……………………… 37
　① 足部と靴の関係 ……………………… 37
B 足部にみる主な変形と病態 ………… 38
C 靴の基本 ……………………………… 39
　① 靴　型 ………………………………… 39
　② 靴の基本構造 ………………………… 39
　③ 靴の高さ ……………………………… 40
　④ 靴の開き ……………………………… 40
D 靴の補正・整形外科靴（靴型装具）… 41
　① 靴外部からの補正の場合 …………… 42
　② 靴内部からの補正の場合 …………… 45

5

下肢装具のチェックアウト …立津　統 **49**

A 下肢装具のチェックアウトの流れと項目
　………………………………………… 49
　① 下肢装具のチェックアウトの流れ …… 49
　② チェックアウト項目 ………………… 49
B 長下肢装具のチェックアウト ……… 51
　① 金属支柱付長下肢装具のチェックアウト …… 51
C 短下肢装具のチェックアウト ……… 53
　① 金属支柱付短下肢装具のチェックアウト …… 53
　② プラスチック短下肢装具のチェックアウト … 54
　③ 免荷式下肢装具のチェックアウト ……… 58
D 靴型装具のチェックアウト ………… 60

上肢装具

6

上肢装具 ……………… 畑迫茂樹・村上忠洋 **63**

A 上肢装具の目的 ……………………… 63
B 目的別にみた，上肢装具の適応となる代表的

疾患 …………………………………… 63
　① 変形の予防 …………………………… 64
　② 変形の矯正 …………………………… 64
　③ 組織の保護 …………………………… 65
　④ 機能の代償または補助 ……………… 65
C 上肢装具の特徴，構成要素，適応について
　………………………………………… 67
　① 主として指関節に関与する装具 …… 67
　② 主として手関節に関与する装具 …… 71
　③ 肘関節に関与する装具 ……………… 72
　④ 肩関節に関与する装具 ……………… 74
　⑤ 上肢に関与する装具 ………………… 75

7

上肢装具のチェックアウト …・ 城戸智之 **77**

A チェックアウトの流れと項目 ……… 77
　① チェックアウトの流れ ……………… 77
　② チェックアウトの項目 ……………… 78
B 上肢装具のチェックアウト ………… 81
　① 主として指関節に関与する装具 …… 81
　② 主として手関節に関与する装具 …… 83
　③ 肘装具に関与する装具 ……………… 84
　④ 肩関節に関与する装具 ……………… 84
　⑤ その他の装具 ………………………… 84

頸部体幹装具

8

頸部体幹装具 ………………… 木村智子 **87**

A 使用目的と目的達成に必要な基本事項 …… 87
　① 使用目的 ……………………………… 87
　② 目的達成に必要な基本事項 ………… 87
B 分　類 ………………………………… 88
　① 構成材料による分類 ………………… 88
　② 装着部位による分類 ………………… 88
　③ 使用目的による分類 ………………… 88

C　基本的構成要素とその構造 …………… 89
　　① 構成要素 ……………………………… 89
　　② 構　造 ………………………………… 89
D　頸部体幹装具の種類と特徴 …………… 90
　　① 頸胸腰仙椎装具（CTLSO）………… 90
　　② 胸腰仙椎装具（TLSO）……………… 91
　　③ 腰仙椎装具（LSO）…………………… 95
　　④ 仙椎装具（SO）……………………… 97
　　⑤ 頸椎装具（CO）……………………… 98
　　⑥ 頸胸椎装具（CTO）………………… 100
E　頸部体幹装具の生体工学的効果 ……… 101

9

頸部体幹装具のチェックアウト
………………………………… 島　雅人　**105**
A　チェックアウトの流れと項目 ………… 105
　　① チェックアウトの流れ ……………… 105
　　② チェックアウト項目 ………………… 106
B　注意点 …………………………………… 108
C　頸部体幹装具チェックアウトの実際 … 109
　　① 頸胸腰仙椎装具（CTLSO）………… 109
　　② 胸腰仙椎装具（TLSO）……………… 110
　　③ 腰仙椎装具（LSO）…………………… 113
　　④ 頸椎装具（CO）……………………… 115

疾患別の装具

10

脳卒中片麻痺患者に対する装具
………… A：矢倉千昭・B：堺　裕・永井良治　**119**
A　脳卒中片麻痺患者の上肢装具 ………… 119
　　① 脳卒中片麻痺患者の ADL を阻害する上肢の機能
　　　障害 …………………………………… 120
　　② 脳卒中片麻痺における ADL と肩関節の機能・構
　　　造的な障害 …………………………… 121
　　③ 上肢装具 ……………………………… 121
B　脳卒中片麻痺患者の下肢装具 ………… 124
　　① 歩行や日常生活活動における適応 … 124

② 歩行障害に対する下肢装具療法の実際 …… 128

11

脊髄損傷患者に対する装具
………… A：矢倉千昭・B：永井良治・堺　裕　**131**
A　脊髄損傷患者の上肢装具 ……………… 131
　　① 変形・拘縮予防 ……………………… 131
　　② 損傷レベルによる上肢装具と ADL … 132
B　脊髄損傷患者の下肢装具 ……………… 134
　　① 歩行や日常生活活動における適応 … 134
　　② 歩行障害に対する下肢装具療法の実際 …… 138
　　③ 最新技術の動向―3D プリンタの活用とロボッ
　　　トスーツ ……………………………… 140

12

小児疾患患者に対する装具
………………………… 坂本飛鳥・大城昌平　**143**
A　小児疾患患者の装具療法 ……………… 143
B　小児疾患患者の下肢装具療法 ………… 144
　　① 脳性麻痺の装具療法 ………………… 144
　　② 進行性筋ジストロフィーの装具療法 … 145
　　③ ペルテス病の装具療法 ……………… 146
　　④ 二分脊椎の装具療法 ………………… 148
　　⑤ 発育性股関節形成不全（先天性股関節脱臼）の装
　　　具療法 ………………………………… 150
　　⑥ 先天性内反足の装具療法 …………… 151

13

変形性膝関節症患者に対する装具
…………………………… 岡安　健・三谷祥子　**155**
A　変形性膝関節症患者の装具 …………… 155
　　① 変形性膝関節症とは ………………… 155
B　膝装具 …………………………………… 156
　　① 膝装具の目的と種類 ………………… 156
　　② 変形性膝関節症に対する膝装具療法の推奨グ
　　　レードとエビデンス ………………… 156
　　③ 膝装具処方のアルゴリズム（考え方）…… 157

④膝装具装着時の関節力学的効果……………158
⑤軟性膝装具………………………………158
⑥硬性膝装具………………………………159
⑦膝装具装着のチェックポイントと注意点……160
C　足底板………………………………………160
①足底板の目的と種類……………………160
②足底板の効果……………………………160
③足底板の適応……………………………161
④外側楔状足底板…………………………161
⑤足関節固定付足底板……………………161
⑥アーチパッド付足底板…………………162
D　変形性膝関節症に対する新しい概念の装具
　……………………………………………162
①変形性膝関節用短下肢装具……………162

14

スポーツ外傷に対する装具
……………………横山茂樹・樋口隆志　165
A　スポーツ用装具とは………………………165
①スポーツ外傷と装具療法………………165
②スポーツ用装具の目的…………………166
③スポーツ用装具の種類…………………166
B　疾患別にみた装具療法……………………167
①肩関節……………………………………167
②肘関節……………………………………167
③手関節，手指……………………………167
④体　幹……………………………………169
⑤膝関節……………………………………169
⑥下腿・足関節……………………………170
C　手段・方法論からみた装具療法…………171
①足底板（足底挿板）……………………171
②テーピング………………………………173

第Ⅱ部
義 肢 編

義肢，切断と評価

15

義肢総論………………………長倉裕二　179
A　義肢とは……………………………………179
①義肢の仕組み……………………………179
②義肢の特徴………………………………180
B　義肢の目的…………………………………180
①一般的な目的……………………………180
②理学療法における目的…………………180
③対象部位別の目的………………………181
C　義肢の役割…………………………………181
D　義肢の歴史…………………………………182
①世界での歴史……………………………182
②わが国での歴史…………………………182
E　義手部品の変遷……………………………184
F　義足部品の変遷……………………………184
①ソケット…………………………………184
②継　手……………………………………186
③足　部……………………………………187
G　義肢の課題…………………………………188
①制度にかかわる課題……………………188
②入院期間にかかわる課題………………189
③教育にかかわる課題……………………189

16

切断の原因と治療……磯崎弘司・栗田泰成　191
A　切断者数と切断原因………………………191
①切断者数の動向…………………………191
②切断原因の動向…………………………191
③切断の原因………………………………192

B 重度な外傷 …………………………………… 193
C 末梢動脈疾患 ……………………………… 195
　① 末梢動脈疾患（PAD）の原因 ………… 195
　② 閉塞性動脈硬化症（ASO）…………… 195
　③ 糖尿病（DM）…………………………… 197
　④ バージャー病（閉塞性血栓性血管炎［TAO］）
　　………………………………………………… 197
　⑤ 理学療法実施上の留意点 ……………… 198
D 悪性腫瘍 …………………………………… 199
E 肢切断と理学療法 ……………………… 202

17

切断部位と切断術 ……………… 丸山陽介 **203**

A 切断と離断 ………………………………… 203
　① 切断および離断と切断部位の選択因子 …… 203
　② 切断離断部位の名称表記 ……………… 204
　③ 上肢切断に対応する義手 ……………… 204
　④ 下肢切断に対応する義足 ……………… 207
　⑤ 人名などで呼ばれる切断 ……………… 210
　⑥ 骨腫瘍の手術療法 ……………………… 212
B 切断手術における各種の処置 ………… 213
　① 切断手術における皮膚の処置 ………… 213
　② 切断手術における血管の処置 ………… 214
　③ 切断手術における神経の処置 ………… 215
　④ 切断手術における骨の処理 …………… 215
　⑤ 切断手術における筋肉の処置 ………… 216

18

切断者の評価① 全体的評価
………………………………… 菅原 仁 **219**

A 理学療法評価の目的 …………………… 219
B 理学療法評価 …………………………… 219
　① 一般情報 ………………………………… 220
　② 問 診 ……………………………………… 221
　③ 全身状態 ………………………………… 222
　④ 身体面 …………………………………… 226
　⑤ 心理面 …………………………………… 235

19

切断者の評価② 断端評価 ‥相澤純也 **237**

A 断端評価の目的 ………………………… 237
B 断端評価の基本的留意事項 …………… 238
C 断端評価の実際 ………………………… 239
　① 断端長 …………………………………… 239
　② 断端周径 ………………………………… 240
　③ 断端左右径 ……………………………… 241
　④ 断端前後径 ……………………………… 241
　⑤ 形状や皮膚の状態 ……………………… 242

20

断端管理法 ………………………… 村西壽祥 **245**

A 断端管理の目的 ………………………… 245
B 切断から義肢装着までの流れ ………… 245
C 切断手術後の断端管理法の特徴 ……… 246
　① ソフトドレッシング …………………… 246
　② リジドドレッシング …………………… 247
　③ セミリジドドレッシング ……………… 247
D 断端への包帯の巻き方 ………………… 249
　① 良好な断端 ……………………………… 249
　② 弾性包帯の巻き方 ……………………… 249
E 切断手術後の良肢位の保持と拘縮の予防
　………………………………………………… 251
　① 切断によって損傷を受ける筋と残存筋 …… 251
　② 日常生活上の不良肢位 ………………… 252
　③ 良肢位の保持 …………………………… 252
　④ 関節可動域（ROM）運動，筋力増強運動，姿勢
　　の矯正 …………………………………… 252
F 脱感作および断端末の強化 …………… 253
G 断端の衛生管理 ………………………… 254

義足

21

大腿義足ソケット……原 和彦・井上和久 **255**

A 大腿義足の概要 ………………… 255
　① 大腿義足の基本構成 …………… 255
　② ソケットの必要条件 …………… 256
　③ ソケットの力の伝達性と装着性 ……… 256
　④ 大腿義足ソケットの種類 ……… 257
B 各種ソケットの変遷 …………… 264
　① 吸着式ソケットの変遷 ………… 264
　② ソケット形状の変遷 …………… 265
　③ その他，ソケット構造の変遷 ……… 268

22

膝継手 ………………… 田島徹朗 **271**

A 膝継手とは ……………………… 271
B 膝継手の分類 …………………… 272
　① 機能別分類 ……………………… 272
　② 立脚相制御 ……………………… 272
　③ 遊脚相制御 ……………………… 276
　④ 最近の膝部品 …………………… 280
C 膝継手部品選択時の指標 ……… 283

23

足継手 ………………… 内山孝夫 **287**

A 足継手と足部 …………………… 287
　① 足継手とは ……………………… 287
　② 足部とは ………………………… 287
　③ 中足趾節関節での底背屈運動とは ……… 288
B 足部の種類 ……………………… 288
　① 無軸足部（SACH） …………… 288
　② 単軸足部 ………………………… 289
　③ 多軸足部 ………………………… 290
　④ エネルギー蓄積型足部 ………… 291

　⑤ スポーツ用義足足部 …………… 292

24

下腿義足ソケット ………………… 小林規彦 **293**

A 下腿義足のソケットとは ……… 293
B ソケットの種類 ………………… 294
　① 差し込み式または在来式下腿義足ソケット
　…………………………………………… 294
　② PTB 下腿義足ソケット ……… 296
　③ PTS 下腿義足ソケット ……… 299
　④ KBM 下腿義足ソケット ……… 300
　⑤ TSB 下腿義足ソケット ……… 301

25

股義足, 膝義足, サイム義足, 足部義足
…………………………………………… 山下慶三 **305**

A 股義足 …………………………… 305
　① 股関節離断の特徴 ……………… 305
　② カナダ式股義足 ………………… 306
B 膝義足 …………………………… 310
　① 膝関節離断の特徴 ……………… 310
　② 膝義足の種類と特徴 …………… 310
　③ アライメント …………………… 311
C サイム義足 ……………………… 312
　① サイム切断の特徴 ……………… 312
　② サイム義足の種類と特徴 ……… 312
　③ アライメント …………………… 314
D 足部義足 ………………………… 314
　① 足部切断の特徴 ………………… 314
　② 足部切断の義足 ………………… 314

義足歩行

26

義足歩行の特徴，立位歩行練習
····················· 中川　仁・坂口光晴　**317**

26-1│義足歩行の特徴················317

A　下肢切断者の理学療法の目的·············317
B　義足歩行の評価····················318
　①歩行機能，歩行能力の評価··········318
　②義足歩行のエビデンス············318
　③力学的因子··················320
　④力の伝達とフィードバック機能········320
　⑤義足歩行とソケット内圧の変化·······321
　⑥歩行周期におけるソケット内圧の変化···321
　⑦歩容の観察評価················323

26-2│立位・歩行練習(大腿切断者を中心に)···323

A　練習の意義····················323
B　正しい義足装着の指導···············324
C　歩行前練習····················324
D　歩行練習·····················326
E　応用動作練習···················329
　①床からの立ち上がり·············329
　②障害物をまたぐ動作·············329
　③いすからの立ち上がり············329
　④階段昇降や坂道歩行·············329

27

異常歩行分析と指導，アライメント
····························· 大島秀明　**335**

A　義足異常歩行の概要···············335
　①異常歩行とは················335
　②異常歩行の原因···············335
　③義足異常歩行の対処············336
　④アライメント················336
B　下腿義足の異常歩行···············337
　①ベンチアライメント············337
　②静的アライメント·············337

　③異常歩行··················339
C　大腿義足の異常歩行···············341
　①ベンチアライメント············341
　②静的アライメント·············341
　③異常歩行··················343
D　股義足の異常歩行················348
　①ベンチアライメント············348
　②静的アライメント·············350
　③異常歩行··················350

28

義肢・装具を理解するための運動学
····························· 大町かおり　**353**

A　義肢・装具の生体力学··············353
　①関節の動きによる制御に関する用語·····353
　②義肢・装具における力学的要素·······354
B　義肢・装具と運動力学··············354
　①カナダ式股義足ソケット··········355
　②坐骨収納ソケット·············355
　③長下肢装具（KAFO）···········356
　④膝装具（KO）··············356
　⑤体幹装具··················357
C　義肢・装具と歩行の運動学···········357
　①正常歩行··················357
　②大腿義足による歩行············357
　③大腿義足使用時の膝折れと TKA 線の関係···358
　④短下肢装具を使用した歩行（片麻痺者の場合）
　····················360
　⑤短下肢装具歩行の運動力学········360
　⑥義肢・装具歩行の運動学的評価における注意点
　····················363

義　手

29

義　手················· 高田治実・阿部早苗　**365**

A　義手の種類と特徴················365

1 装飾用義手 ………………………… 365
2 作業用義手 ………………………… 366
3 能動義手 …………………………… 366
B 上肢切断の部位による分類と義手 ……… 367
C 構造による義手の分類 ………………… 367
D 義手の構成部品 ………………………… 367
1 ソケット …………………………… 368
2 幹　部 ……………………………… 368
3 継　手 ……………………………… 369
4 手先具 ……………………………… 369
5 ハーネス …………………………… 369
6 コントロールケーブルシステム ……… 371
E 義手のチェックアウト ………………… 372
1 上腕義手，肩義手のチェックアウト … 372
2 前腕義手のチェックアウト ………… 374
F 義手の練習 …………………………… 375
1 装着前練習 ………………………… 376
2 能動義手の装着使用練習 …………… 376
3 筋電電動義手の装着使用練習 ……… 378

演習
30

ケーススタディ―義肢の処方とリハビリテーション …………… 宮城新吾　379

A 交通事故により下腿切断となった症例 …… 379
1 一般情報 …………………………… 379
2 評　価 ……………………………… 380
B 末梢血管障害により大腿切断となった症例
………………………………………… 382
1 一般情報 …………………………… 382
2 評　価 ……………………………… 383
C 組織内圧亢進により循環不全を呈し，両側大腿切断となった症例 ………………… 385
1 一般情報 …………………………… 385
2 評　価 ……………………………… 386
■考　察 ………………………………… 388

第Ⅲ部
関係特論

31

障害者スポーツ …………… 松井伸子　395

A 義肢装具を使用する障害者スポーツ …… 395
1 障害者スポーツの分類 ……………… 395
2 競技として ………………………… 395
3 レクリエーション，レジャースポーツとして
………………………………………… 396
B 運動に適した義足，装具とは ………… 396
1 硬ソケット（外ソケット）………… 397
2 軟ソケット（内ソケット，ライナー）……… 397
3 膝継手 ……………………………… 397
4 パイロン …………………………… 398
5 足継手と足部 ……………………… 398
C 障害者スポーツで使用する代表的な義肢，装具 ………………………………………… 398
1 陸上競技 …………………………… 398
2 冬季スポーツ ……………………… 399
D トレーニング方法 …………………… 400
1 歩行のためのトレーニング ………… 401
2 走行のためのトレーニング：大腿義足編 …… 401
3 走行のためのトレーニング：下腿義足編 …… 401
E リスク管理 …………………………… 402
F 理学療法士の役割 …………………… 402
G 理学療法士のパラリンピックでのサポート
………………………………………… 402
1 クラス分け ………………………… 402
2 メディカルチェック，コンディショニング，応急処置 …………………………………… 403
3 姿勢アライメント調整，装具・補装具の調整
………………………………………… 403
4 その他 ……………………………… 403

32

義肢装具の給付制度 ……………両角昌実 **405**

A 義肢装具処方と理学療法士のかかわり …‥ 405

B 義肢装具の給付制度 ……………………… 406

　① 医療保険制度 …………………………… 406

　② 労働者災害補償制度 …………………… 407

　③ 生活保護制度 …………………………… 407

　④ 戦傷病者特別援護法 …………………… 408

　⑤ 社会福祉制度 …………………………… 409

　⑥ 各制度適用の優先関係 ………………… 410

C 義肢装具の交付基準 ……………………… 411

　① 補装具の種目・購入または修理に要する費用の

　　算定基準の概要 ………………………… 411

　② 価格構成 ………………………………… 412

　③ 耐用年数 ………………………………… 413

D ケーススタディ（作製までの流れ）……… 414

33

義肢，装具の製作工程
………………………… 朝陽静香・浅野幹一朗 **417**

A 義肢・装具製作にかかわる専門用語 ……… 417

B 義肢の製作工程 …………………………… 417

　① 患者の情報収集 ………………………… 417

　② 陰性モデルの製作工程（採寸/採型）…… 417

　③ 陽性モデルの製作工程 ………………… 421

　④ チェックソケットの製作工程 ……………… 422

　⑤ ベンチアライメントの設定 ……………… 424

　⑥ チェックソケット仮合わせ ……………… 424

　⑦ ハードソケットの製作工程 ……………… 424

　⑧ 義足の仕上げ工程 ……………………… 426

C 装具の製作工程 …………………………… 426

　① 患者の情報収集 ………………………… 426

　② 陰性モデルの製作工程（採寸/採型）……… 427

　③ 陽性モデルの製作工程 ………………… 427

　④ 本体支持部の製作工程 ………………… 428

　⑤ 仕上げ作業 ……………………………… 431

34

補装具 ……………………栗田泰成・磯崎弘司 **433**

A 補装具の定義 ……………………………… 433

B 補装具の種類と特徴 ……………………… 434

C 移動のための補装具のチェックアウト …‥ 436

　① 歩行のための補装具 …………………… 436

　② 車いす …………………………………… 441

D 自助具 ……………………………………… 444

参考文献 ……………………………………… 451

学習到達度自己評価問題の解答 ……… 457

索　引 ………………………………………… 461

動画タイトル一覧

・本動画は，テキストによる理解のうえに，動画があればさらに理解が深まるであろうと考えられる内容を中心に収録しています．テキストを手もとに置き解説を読みながら，併せて動画を視聴することをおすすめします．

> ● **動画に関して**
> ・すべてカラー動画（動画数71本）です．音声付の動画はタイトルの横に「🔊」を表示しています．
> ・各動画の関連章を（00章）で掲載しています．紙面に掲載されている二次元コードにアクセスすると，その章と関連した動画一覧のページ，または，動画の再生ページにアクセスすることができます．
> ・左の二次元コードから「動画タイトル一覧」にアクセスし，再生動画を選ぶこともできます．

▼**平行棒内立位・歩行練習（11章）**
平行棒内立位・歩行練習―引きずり歩行―
平行棒内立位・歩行練習―小振り歩行―
平行棒内立位・歩行練習―大振り歩行―

▼**立位歩行練習（26章）** 🔊
立位歩行練習（全項目通し）
1. 義足装着　〜シリコンライナーを使用した場合〜
1-1. シリコンライナーの装着
1-2. ソケットの装着
2. 体重移動による立位バランス練習
2-1. 側方移動
2-2. 前後移動（体幹伸展位）
3. 義足歩行前の基本的ステップ練習
4. 応用的バランス練習
4-1. つま先軸ピボット
4-2. かかと軸ピボット
4-3. 前方90°へのピボット
4-4. 後方45°へのピボット
4-5. 前方へのバランス
4-6. 後方へのバランス
5. 義足歩行前の応用的動作練習
5-1. 骨盤の挙上
5-2. 両側の膝屈曲
5-3. 健側への横歩き
5-4. 義足側への横歩き

▼**異常歩行（大腿義足）（27章）**
異常歩行（大腿義足）（全項目通し）
1. 静的アライメント
2. 立脚期でみられる異常歩行
2-1. 過度の腰椎前彎
2-2. 外転歩行
3. 遊脚期でみられる異常歩行
3-1. 分回し歩行
3-2. 伸び上がり歩行
3-3. 膝のインパクト
3-4. 外側ホイップ
4. 歩行周期全体でみられる異常歩行
4-1. 歩幅の不同（義足側の歩幅が短い）
4-2. 歩幅の不同（義足側の歩幅が長い）

▼**義肢の製作工程（33章）** 🔊 ※環境音のみ
義肢の製作工程（全項目通し）
1. 陰性モデルの製作工程（採寸）
2. 陰性モデルの製作工程（採型）
3. 陽性モデルの製作工程（陰性モデルの調整・補強）
4. 陽性モデルの製作工程（石膏泥の流し込み）
5. 陽性モデルの製作工程（陽性モデルの修正）
6. チェックソケットの製作工程（モールド作業）
7. チェックソケットの製作工程（アライメントライン転写）
8. チェックソケットの製作工程（接続部調整）
9. チェックソケットの製作工程（ソケットの仕上げ）
10. チェックソケットの製作工程（ソケット組み立て）
11. ベンチアライメントの設定

▼装具の製作工程（33章）◀» ※環境音のみ
装具の製作工程（全項目通し）
1. 陰性モデルの製作工程（採寸）
2. 陰性モデルの製作工程（採型）
3. 陽性モデルの製作工程（陰性モデルの調整・補強）
4. 陽性モデルの製作工程（石膏泥の流し込み）
5. 陽性モデルの製作工程（陽性モデルの修正）
6. 本体支持部の製作工程（モールド作業）
7. 本体支持部の製作工程（トリミング）
8. 部品取り付け下準備
9. 仕上げ作業（滑り止め用シートおよび内張り用合成皮革の製作）
10. 仕上げ作業（滑り止め用シートおよび内張り用合成皮革の貼付）
11. 仕上げ作業（ベルト取り付け）
12. 装具装着チェックアウト
13. 接触部位の修正作業（舟状骨の場合）

▼補装具（34章）
補装具（全項目通し）
1. 転倒防止機能付 標準型車いす
2. 連結タオル
3. ボタンエイド
4. ソックスエイド
5. 錠剤取り出し補助具
6. 鍵の開閉補助具

▼その他（33章）
製作所紹介
部品の紹介

第I部

装具編

1 装具総論
2 短下肢装具
3 長下肢装具
4 靴型装具
5 下肢装具のチェックアウト
6 上肢装具
7 上肢装具のチェックアウト
8 頸部体幹装具
9 頸部体幹装具のチェックアウト
10 脳卒中片麻痺患者に対する装具
11 脊髄損傷患者に対する装具
12 小児疾患患者に対する装具
13 変形性膝関節症患者に対する装具
14 スポーツ外傷に対する装具

本書内のアイコン🐧のご案内
　国家試験問題への対策としてとくに重要なポイントには，本文に<u>アンダーライン</u>をひき，その脇にアイコン🐧を掲載しています．

装具総論

1 装具総論

一般目標
1. 理学療法における装具を用いた治療の位置づけを理解する．
2. 装具利用に必要な知識や背景を理解する．

行動目標
1. 装具と補装具の違いを説明できる．
2. 理学療法において装具を用いる目的を述べることができる．
3. 各種装具の使用目的を列記できる．
4. 装具の分類方法を述べることができる．
5. 装具の現状が抱える課題を述べることができる．

調べておこう
1. 装具発展への歴史的功績にはどのようなものがあるか調べよう．
2. JIS 規格に分類される装具にはどのようなものがあるか調べよう．
3. 装具の分類を示す関係法規にはどのようなものがあるか調べよう．

A 装具とは

- 装具は，疾患や障害によって生じた動作，生活の不都合に対して，身体各所に装着することにより機能を補完する．理学療法施行時の補助具としての価値は高く，治療時やその後の生活における対象者の身体機能や生活の質（QOL）の向上に一役を担う．

  QOL：quality of life

- 装具を装着することによって，障害の程度を軽減し日常生活上の問題解決や，「できる」動作の種類を増やすことが可能である．
- 欧米では類義語が多く，わが国でも動きの制限を行う固定用具としての **brace（ブレイス）** や副子や副木を指す **splint（スプリント）** などが用いられるが，最近は **orthosis（オルソーシス）** が装具を指す言葉として一般的である．

  memo
  「福祉用具の研究開発及び普及の促進に関する法律」では「福祉用具」の定義に「補装具」が含まれている．

- 「**補装具**」と「装具」は混同されがちであるが，「補装具」は障害者の日常生活及び社会生活を総合的に支援するための法律（障害者総合支援法）において，長期にわたり，身体機能の補完，代替に用いられる用具全般を指し，義肢やその他の用具も含む．「装具」は「補装具」の一種として規定される．

  memo
  障害者総合支援法における「補装具」は厚生労働省令に定められる．

B　装具の目的

① 診療別の目的

- 診療別の装具の目的は以下の2つに大別される．
  - ①整形外科分野における**保存療法**．
  - ②リハビリテーションにおける**残存機能拡大**への補助や**日常生活自立度向上**の補助．

② 理学療法における目的

- 理学療法においては，適応部位や疾患によって異なるが，以下の4つの目的が一般的である．
  - ①**局所固定**：固定保持用装具など．
    - 関節の運動制限や疼痛抑制，安静など．
  - ②**体重支持**：免荷装具など．
    - 自重支持の補助，免荷など．
  - ③**変形の予防と矯正**：変形矯正装具など．
    - 代償運動，安静長期化による変形出現を抑制．
    - 改善に期待がもてる変形初期での矯正．
  - ④**局所運動コントロール**：固定保持用装具，機能的装具など．
    - 運動機能代償・制御・改善．
- 装具は対象者の障害を事実上軽減するが，適応により目的は増減し，1つしか該当しないこともあれば重複することもある．

③ 対象部位別の目的

ROM：range of motion

- 対象部位別の目的では以下の3つに大別される．
  - ①**上肢装具**：筋力低下や関節可動域（ROM）制限に伴う身体機能低下への補助を行い，日常生活自立度向上をはかる．
  - ②**下肢装具**：歩行など移動動作改善のため，運動制御や免荷などを行う．
  - ③**体幹装具**：患部の安静により，疼痛抑制や運動制御をはかる．

C　装具の役割

- 装具は使用目的により，さまざまな役割を担う．
  - ①**固定保持用装具**：局所の安静や固定．
  - ②**矯正用装具**：初期の軽度変形を矯正．
  - ③**免荷装具**：疼痛回避や荷重回避．

④**牽引装具**：局所の牽引．
⑤**夜間装具**：夜間や安静時での変形予防や矯正．
⑥**スポーツ用装具**：スポーツ時の疼痛抑制や関節安定性向上．
⑦**歩行用装具**：歩行時の補助．
⑧**交互歩行用装具**：対麻痺患者の歩行補助．
⑨**立位保持用装具**：立位補助．

D 装具の歴史

■装具における歴史的功績は**表 1-1**を参照されたい．

1 世界での歴史

■装具に関する最古の文献は「Edwin Smith Papyrus」（B. C. 3000～2500）であり，副子や包帯の使用法が紹介されている．
■確認されている最古の装具は，骨折治療に用いられた副子である．
■医聖ヒポクラテス（Hippocrates）は内反足や拘縮，脊柱後彎治療について述べたほか，骨折，脱臼の整復に牽引装具を用いた．
■フォン・ゲルスドルフ（von Gersdorff H）の考案したネジの原理は現在のターンバックル（**図 1-1a**）に似ており著書の「Feldbuch der Wundarzneikunst」に記されている．
■ファブリカス・アブ アクアペンデンテ，ヒエロニムス（Fabricus ab Aquapendente, Hieronymus）の万能装具は「Oplomoclion」に記されている．
■グリソン（Glisson F）は著書「Tractus de Rachitide」の中で，くる病の変形病理や治療についても述べている．
■ハイスター（Heister L）の脊柱装具は，現代の脊柱用装具の原理に通じる．
■アンドリー（Andry N）は「Orthopedie」という言葉を初めて使った．
■トーマス（Thomas HO）が取り入れたトーマスリング（**図 1-1c**）と呼ばれるリングは免荷の機能を有し，その価値は今日においても高い．
■フォン・ヘッシング（von Hessing F）の考案した装具は免荷，固定，牽引が可能である．
■1900年代，現在でもみられる上肢装具が積極的に考案された．

2 わが国での歴史

■各務文献（かがみぶんけん）の著書では小児の先天性・後天性変形について触れられている．
■奥田万里の著書には内反足矯正装具，尖足（せんそく）用足板，下肢弛緩性麻痺に対する装具が示されている．
■1908年，愚脚歩行足器と称する短下肢装具の使用が確認．
■1970年代，プラスチック短下肢装具の普及．
■1978年，日本整形外科学会，日本リハビリテーション医学会，日本義肢装具技

---

memo
表 1-1 中にあげられる以下の人物は装具に関する貢献以外にもさまざまな貢献をした．
■ベネル：世界初の肢体不自由児施設を創設
■ハイネ：Carolinen Institut を創設
■ウィルドベルガー：Orthopädische Heilanstalt を創設

memo
1835年，塩化ビニル樹脂の発明．

memo
副子が使用された人骨は20世紀はじめにエジプトで発見された．

memo
万能装具はあらゆる変形への対応を目的とし，全身ほとんどの関節に装着する．一見甲冑（かっちゅう）のような装具である．

memo
Orthopedie：整形外科

memo
1908年，小柳義手足製作所實價表に価格が記載．

表 1-1	装具の歴史に関する功績者		
海外の功績者			
Galenus（ガレノス）	100 年代	牽引装具を発展	
Antyllus（アンティルス）	200 年ころ	関節疾患に対する支持装具を作製	
Guy de Chauliac（ギー・ド・ショーリアック）	1300 年代	骨折の持続牽引に関する報告	
Arcaeus F（アルケウス）	1400 年代後期から 1500 年代前期	内反足矯正装具を作製	
von Gersdorff H（フォン・ゲルスドルフ）	1517 年	ネジの原理を応用した拘縮治療装具を作製	
Fabricus Hildanus, Guilhelmus（ファブリカス・ヒルダヌス　ガイルヘルムス）	1500 年代前期から 1600 年代前期	系統的内反装具，手指拘縮除去用装具を作製	
Scultetus, Johhanes（スクルテートゥス・ヨハネス）	1500 年代前期から 1600 年代前期	拘縮矯正装具を作製	
Paré A（パレ）	1582 年	金属製コルセットや内反足用装具を考案	
Fabricus ab Aquapendente, Hieronymus（ファブリカス・アブ　アクアペンデンテ，ヒエロニムス）	1647 年	万能装具を考案	
Glisson F（グリソン）	1600 年代	頸椎牽引バンド（**図 1-1b**）を考案	
van Devanter H（ヴァン・デバンター）	1600 年代後半から 1700 年代前半	側彎症装具を考案	
Heister L（ハイスター）	1600 年代後半から 1700 年代半ば	骨盤帯と支柱を用いた脊柱装具を考案	
Andry N（アンドリー）	1741 年	装具の一般化に寄与	
Le Vacher（ル・バッシャー）	1768 年	頭部牽引を用いた側彎症治療装具を考案	
Venel JA（ベネル）	1780 年	内反足や側彎症装具を考案	
Sheldrake T（シェルドレイク）	1700 年代	牽引コルセットや内反足，X 脚，O 脚矯正装具を考案	
Roux A（ルー）	1700 年代	骨盤帯に支柱のついた側彎症装具を作製	
Scarpa A（スカルパ）	1803 年	尖足，内反矯正のために各々の装具を作製	
Heine JG（ハイネ）	1816 年	水や電気などでの治療にあわせた脊柱矯正を実施	
Wildberger J（ウィルドベルガー）	1849 年	側彎症や先天性股関節脱臼などの装具を考案	
von Hessing F（フォン・ヘッシング）	1868 年	皮を用いた支柱構造の装具やコルセットの考案	
Thomas HO（トーマス）	1800 年代	膝・股関節免荷装具を作製	
Volkmann R（フォルクマン）	1800 年代	装具の分類に関する記述	
Knight J ら（ナイト）	1800 年代	体幹装具の考案	
Simons ら（シモンズ）	1967 年	プラスチックを主材料とした短下肢装具を「Plastic short leg brace fabrication」（Simons et al, 1967）にて発表	
わが国の功績者			
各務文献（かがみ　ぶんけん）	1810 年	「整骨真景」や「付図各骨真景」を上梓	
奥田万里（おくだ　ばんり）	1820 年	「釣玄四科全書整骨篇」を上梓	

術者会，日本理学療法士協会，日本作業療法士協会の 5 団体による「義肢装具士資格制度推進協議会」が発足.

- 1982 年，国立身体障害者リハビリテーションセンター学院内に「義肢装具専門職養成施設」が設置.
- 1990 年代，継手付プラスチック短下肢装具が普及.
- 1985 年，第 1 回日本義肢装具学会大会が開催された.
- 1987 年，義肢装具士法が制定された.

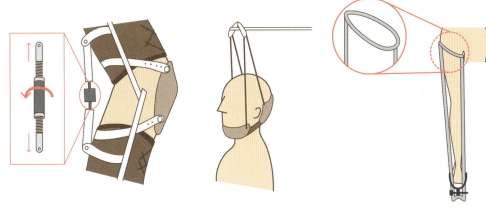

a. ターンバックル　　b. グリソンの頸椎牽引バンド　　c. トーマスリング

図1-1 現代にも応用される功績

- 1994年，第1回日本義肢装具士協会学術大会が開催された．

E　装具の適応疾患

① **中枢神経疾患**：脳血管障害，脊髄損傷など．
② **整形外科疾患**：骨折，末梢神経麻痺，関節リウマチ，変形性関節症，側彎症，内反足など．
③ **小児疾患**：先天性股関節脱臼，ペルテス病など．
- 理学療法における装具の適応疾患は上記以外にもさまざまである．

F　装具の分類

- 装具の分類法は，用途や目的，使用法により異なる．
- 同一装具であっても分類法や目的によって名称が異なり，これらが混在している．
- 一般的には，①治療目的，②作製材料，③硬度，④装着部位などによる分類がある（表1-2）．
- 治療目的による分類に示される医療用装具，医療用仮装具は一連の医療行為の中で使用され，更生用装具は障害の重篤化や目的の変更がない限り生活の補助としてほぼ恒久的に使用される．
- 表1-2に示した分類以外にも，日本リハビリテーション医学会が原案を作成した**日本工業規格（JIS規格）**に示される「**福祉関連機器用語（義肢・装具部門）** T0101：2015」や，障害者の日常生活及び社会生活を総合的に支援するための法律（障害者総合支援法）「補装具の種目，購入または修理に要する費用の額の

memo
同じ装具であっても名称が異なることがある．
例）短下肢装具―SLB―AFO
　　長下肢装具―LLB―KAFO

表 1-2 装具の分類

①治療目的	医療用装具	
	医療用仮装具	
	更生用装具	
②作製材料	プラスチック	プラスチック短下肢装具　など
	金　属	片側・両側支柱付短下肢装具　など
	金属枠	体幹装具　など
③硬　度	硬性装具	
	半硬性装具	
	軟性装具	
④装着部位	上肢装具	指装具，対立装具，手関節装具，把持装具，肘装具，肩装具，その他
	下肢装具	整形靴，足装具，膝装具，短下肢装具，長下肢装具，骨盤帯長下肢装具，骨盤帯膝装具，脊椎長下肢装具，脊椎膝装具，ペルテス病装具，先天股脱装具，その他
	体幹装具	仙腸装具，腰仙椎装具，胸腰仙椎装具，頸椎装具，頸胸椎装具，側彎症装具，その他
⑤その他	作製方法	即席装具，モールド装具，モジュラー装具
	機能・治療法	機能的骨折装具，筋緊張緩和装具，動力装具，ハイブリッド装具

表 1-3 AAOS 分類に用いられる記号

上　肢	体　幹	下　肢
肩関節 shoulder：S 肘関節 elbow：E 手関節 wrist：W 手 hand：H 手指 finger：F	頸椎 cervical：C 胸椎 thoraco：T 腰椎 lumbo：L 仙椎 sacral：S	股関節 hip：H 膝関節 knee：K 足関節 ankle：A 足部 foot：F

※装具は上肢，体幹，下肢おのおのの部位ごとに使用される．これに伴い，同じ記号（H，F，Sなど）が指す部位は装具の装着部位によって区別される．

ICS：International Classification for Standards
ISO：International Organization for Standardization
AAOS：American Academy of Orthopaedic Surgeons

memo
JIS 規格に掲載される品目すべてが ISO に対応しているわけではない．

memo
「福祉関連機器用語（義肢・装具部門）T0101：2015」のTは部門記号（S：日用品，X：情報処理など），0101 は前半2桁の分類番号と後半2桁の通し番号，：2015 は改正西暦を示す．

算定等に関する基準」など，産業や制度により分類がなされる．

■ 福祉関連機器用語（義肢・装具部門）T0101：2015 は国際的規格である国際規格分類（ICS）や国際標準化機構（ISO）に対応している．（ICS01.040.11；11.040.40，ISO8549-1～3，ISO13405-1～3，ISO13404）

■ 現在は<u>米国整形外科学会</u>（AAOS）による分類が比較的理解しやすく，浸透している．AAOS による分類は，装具が装着される身体部位の頭文字（**表 1-3**）と装具を意味する Orthosis の「O」を順次並べる方法である．

[例] 上肢装具：SO肩装具　EO肘装具　WHO手関節装具　FO指装具　など．

下肢装具：FO足装具　AFO短下肢装具　KAFO長下肢装具　KO膝装具　HO股装具　HKAFO骨盤帯長下肢装具　HKO骨盤帯膝装具など．

体幹装具：LSO腰仙椎装具　TLSO胸腰仙椎装具　CO頸椎装具　CTO頸胸椎装具など．

G　装具の課題と展望

■装具は，対象者に日々使用され，生活に浸透しなくては導入の意味をもたない．現在，装具を取り巻く環境では，導入時における対象者の理解のほか，作製の流れや着用率，導入後における装着のメンテナンスなどの課題があげられる．

■一方で，装具は対象者の「できる動作」を拡大する．がんのリハビリテーション分野での利用やロボティクスとの融合が進むなど，現在さまざまな活用法が模索されている．

■したがって，装具が抱える課題の解決と併行しながら活用の幅を拡大してゆくことで，今後も対象者のさらなるQOL向上に一翼を担うことが期待される．

1 名称にかかわる課題

■装具には法律や工業，学術などの観点からさまざまな分類法があり，また機能や考案者の氏名に由来するものなど，同一装具が複数の名称をもつために対象者の混乱を招きやすく，統一が期待される．

2 制度にかかわる問題

■装具の給付には制度に応じて手続きが異なるため，利用には十分な理解が必要である．この観点から対象者の「知る権利」に重きをおく必要がある．

■給付の流れについては第32章を参照されたい．

3 作製にかかわる課題

■施設のルールに依存することが多いため，選択する装具や作製の流れが画一的になりやすく，快適性やファッション性など対象者の「選ぶ権利」にも着目する必要がある．

■対象者の療養ステージが変化する結果，現状の施設が作製当初の意図や背景を理解しにくくなることから，施設間・職種間の情報連携を密にする必要がある．

4 導入にかかわる課題

■導入のタイミングや適応を誤ると，対象者の意欲や期待を損なうことがあるため，十分な評価や検討が必要となる．

■作製した装具に対する理学療法士の客観的適合感と，対象者の主観的適合感が一致しないことがある．理学療法士は十分な評価を行う必要があるが，とくに装着側のみならず非装着側をも対象としたバイオメカニクスに基づいた視点が必要である．

■在宅生活者などで医療・療養機関を利用しない対象者では漫然とした使用に陥りやすく，作製後のフォローが重要である．

■漫然と装具を装着することで廃用症候群や心的依存を増長する可能性が考えられることから，装具の「作りっぱなし」は避けなければならない．

- 十分な効果判定を伴わず長期使用がなされた場合では，対象者の身体的形態変化に対応できず，装具が適合していないことがある．現状と予後を十分に想定した適応と定期的なチェックを怠ってはならない．

5 作製チームに関する課題

- 装具に対する理学療法士の知識不足は，十分なチェックアウト（適合検査）がなされない結果を招く．理学療法士は装具に関する十分な知識を身につけなくてはならない．
- 装具作製時にはチームにおける役割が曖昧になり，義肢装具士に一任する結果，十分な適合がなされないことがある．理学療法士は治療を担当する立場からチェックアウト（適合検査）に積極的にかかわる必要がある．

memo
　装具では，導入に関するわかりやすさが整備され，作製にあたっては対象者の側に立った適応を意識することが，ニーズの拡大につながるものと考えられる．また，経済性，導入における目的の明確化や選択肢の多様化が進むことで装具は対象者にとってより身近な存在となることから，導入においてはこれらのことをふまえ，さまざまな視野に立った広い観点をもつことで対象者本位の装具利用が可能となる．

学習到達度自己評価問題

1. 「装具」と「補装具」は一般的に同一の意味で用いられる．
   正/誤
2. 装具の目的として一般的でないものはどれか．
   a. 局所固定　　b. 体重支持　　c. 変形予防と矯正
   d. 局所運動コントロール　　e. 筋力増強
3. 一連の医療行為を脱し，生活機能向上を目的として作製される制度上の分類に示される装具は（　　　）装具という．
4. 装具を取り扱う分野の相違により名称や分類法は異なる．
   正/誤

下肢装具

2 短下肢装具

一般目標
1. 短下肢装具の種類と機能を理解する.
2. 足関節の機能と装具の適合を理解する.
3. 歩行における短下肢装具の働きを理解する.

行動目標
1. 短下肢装具の種類をあげることができる.
2. 金属支柱型とプラスチック型の利点と問題点をあげることができる.
3. 短下肢装具の働きを歩行周期のなかで説明できる.

調べておこう
1. 短下肢装具にはどのようなものがあるか調べよう.
2. 足継手にはどのようなものがあるか調べよう.

A 短下肢装具とは

- 短下肢装具（AFO）とは,下腿部から足部までの装具である.
- 本装具を大きく分けると金属支柱型とプラスチック型があり,プラスチック型にはプラスチック一体型と足継手を使用したものがある.
- 本装具の機能は,足関節の屈伸運動を制御して,歩行中の足関節の動きをある角度で止めたり,動きに抵抗を与えて制動することによって歩行を補助するものである.また,足関節の安定性にも寄与する.
- 本装具は,足関節の動き,筋力,症状によってさまざまな構造のものがあり,片麻痺,下腿骨骨折,足関節捻挫,などが主な適応である.
- 一般的に,足関節を固定する**足継手***を使用した場合が最も安定性が高くなるが歩行能力は最も低くなる.逆に,底背屈の可動性を**遊動式(フリー)**とし,足の側方安定性のみを得た場合が最も歩行しやすい.

AFO：ankle foot orthosis

***足継手** 足関節の底背屈を制御するために用いられるものであり,多種開発されている.

B 短下肢装具の種類と特徴

- 短下肢装具は,表2-1のような種類に分類される.

表2-1 短下肢装具の種類と適応

短下肢装具の種類	機能比較					適応
	装具の剛性	可動域調整	底屈制動力	背屈制動力	制動力の調整	注釈	適応
両側支柱付短下肢装具	大	中〜大	中	中	—	足継手にロッド*を使用する場合は底背屈は制限される	高度な足部の変形や拘縮 著明な内反尖足
片側支柱付短下肢装具	中〜大	中	小	小	—		下肢浮腫 皮膚疾患のある内反尖足
らせん状支柱付短下肢装具	小	—	小〜中	小〜中	—	内外反の制御を備えている	歩行中に生じる内反足および外反足
両側ばね支柱付短下肢装具	大	中	中	小	小	足板を削る角度によって可動域を調整する	背屈力消失ないし低下（下垂足）
後方板ばね支柱付短下肢装具	小〜中	—	小〜大	小〜大	小	後面のトリミングで調整	反張膝 底屈筋の軽度痙性麻痺
プラスチック製インサート付短下肢装具	大	中	小〜大	小			高度な足部の変形や拘縮 著明な内反尖足
プラスチック短下肢装具	小〜中	—	小〜大	小〜大	小	内外反の制御は，シューホン型ではフランジ（縁）に厚みをつけ，継手付では剛性の高い素材を用いる 後面支柱は底屈制動に有利，前面支柱は背屈，底屈に有利，側方支柱は側方安定に有利とされる	軽度ないし中等度の痙性麻痺（尖足傾向）下垂足，反張膝
PTB短下肢装具	大	—	—	—	—	足関節は遊動足継手または固定	脛骨骨幹部骨折 足部荷重制限
オルトップAFO	小	—	小	小		プラスチックのたわみによって背屈，底屈を制動する	下垂足，背屈のMMTが3以上
足首用サポーター	小	小	小〜中	小〜中	小〜中	テーピングの代わりになるような強固な固定から足首の安定感を得るためのわずかな固定まである	内外側の靱帯損傷，足関節の疼痛，など

*ロッド：足継手で用いられるネジのことであり，ロッドを締めたり緩めたりすることで足関節の底背屈の角度を調節する．

1 両側支柱付短下肢装具

a. 特徴

- 本装具は，下腿の長軸に沿って内外の両側に金属の支柱をもち，両支柱を結ぶ半月*をもつものであり，最も強い制動力が得られる（図2-1）．
- 両側支柱付短下肢装具は，プラスチック短下肢装具と比較すると，剛性が高い，ストラップやパッドによる矯正が行いやすい，身体との接触面が少なく通気性がよいなどの長所がある反面，外観が悪い，重い，錆びる，靴を脱いで使用できないなどの短所がある．
- 麻痺側肢の**立脚支持性が最も悪い場合**に用いられる．

b. 構成要素

- 下腿部に巻く下腿半月と足部（短靴），そして双方を継ぐ支柱と金属製下肢装具用あぶみ*，足関節の制限または制動を行う足継手が主な要素である．
- 金属支柱と皮膚との間隙は5〜10mmが適当である．

*半月　金属支柱構造の装具を下肢に固定するものであり，大腿半月と下腿半月がある．左右の金属支柱に三日月状に連結している．

*あぶみ　金属支柱構造の装具の足板（足底部を支持する板）や靴と足継手を連結させるものであり，乗馬のあぶみのように足板を支える．

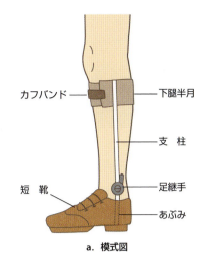
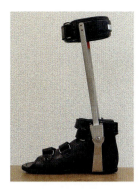

図 2-1　両側支柱付短下肢装具　　　a．模式図　　　b．実物写真

- 下腿半月は，幅が 4〜5 cm あり，その上縁は腓骨神経の圧迫を避けるために，腓骨頭より 2〜3 cm 下にあるのがよいとされている．
- **足継手は内果の下端と外果の中央部を結ぶ線で床面に平行であればよい**とされている．
- 足継手：足関節底屈をばねで制御し，背屈は補助する背屈ばね補助付（**クレンザック式**）足継手や足関節背屈・底屈の動きをそれぞればねで補助する 2 方向ばね補助付（**ダブルクレンザック式**）足継手，底屈方向の動きを制限する**後方制動式**，背屈方向の動きを制限する**前方制動式**，底背屈の制限がない**遊動式**，油圧による底屈制限・背屈フリーとなる**ゲイトソリューション**がある．その他，側方の安定性を得る**オクラホマ足継手**，**タマラック足継手**，**ギャフニー足継手**などがある（図 2-2）．
- 付属品には，内反足や外反足の矯正に用いる T ストラップや Y ストラップなどがある（⇨p.54，図 5-5）．

> **memo**
> **ダブルクレンザックの調整法**
> 足継手後方の調節ロッドを押し込むことで底屈の制動が増し膝の過伸展が制御できる．また，前方の調節ロッドを押し込むことで，膝折れのリスクを減らすことができる．

c. 目　的
- 足関節部の強力な制限や制動を得る．
- 足部の変形を矯正する．
- 足関節の安静，固定を得る．
- 膝関節の膝折れを予防する．

d. 適　応
- 一般的に，プラスチック製よりも頑丈なつくりなので，足部の変形や拘縮が高度な場合，痙性による**内反尖足**が強い場合に用いる．
- 尖足の場合，角度調節付の底屈制御足継手を用いて矯正する．
- 内反足が強い場合，内反足矯正用の T ストラップ（⇨p.54，図 5-5）をつける．
- 膝伸展筋力が弱く膝折れの危険が高い場合，足関節背屈制御足継手を用いて立位時の膝伸展位を補助する．
- また，突然の周囲の音によって筋の緊張が急に高まるような対象者や，生活上頻繁に傾斜地の歩行を行う対象者もこの装具が望ましい．

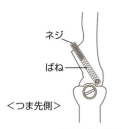 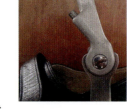 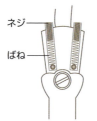 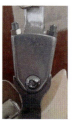

a. 背屈ばね補助付　　　　　　　　b. 2方向ばね補助付
（シングルクレンザック式継手）　　（ダブルクレンザック式継手）

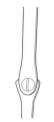 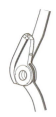 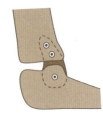 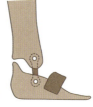 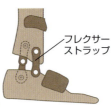

c. 遊動式　d. ゲイトソリューション　e. オクラホマ足継手　f. タマラック足継手　g. ギャフニー足継手

図 2-2　足継手

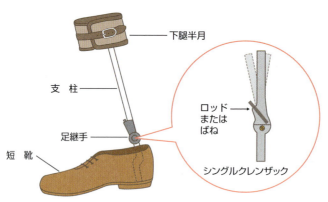

図 2-3　片側支柱付短下肢装具

- 腓骨神経麻痺では，背屈ばね補助付足継手を使い背屈補助のために用いる．
- 脛骨神経麻痺では，底屈ばね補助付足継手を使い底屈補助のために用いる．
- 坐骨神経麻痺では，背屈および底屈方向への運動補助のために，2方向ばね補助付足継手をつけて用いる．

 ②　片側支柱付短下肢装具

a. 特　徴

- 特徴は両側支柱付とほぼ同じであるが，下腿の長軸に沿って内外のどちらか一方に金属の支柱をもつものである（図2-3）．
- 支柱が片側のみであることから，より身体との接触面が少ない反面，制動力では劣る．

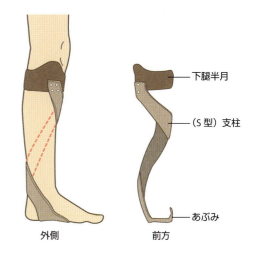

図 2-4　らせん状支柱付短下肢装具

外側　　前方

下腿半月
（S 型）支柱
あぶみ

- 両側支柱と比べて強さはやや劣るが，軽く身体との接触面が少ない利点がある．子どもや体重の軽い女性に用いられる．

b. 構成要素
- 支柱が片側となる以外は，両側支柱付短下肢装具と同じである．

c. 目的
- 両側支柱付短下肢装具と同じである．

d. 適応
- 基本的には，両側支柱付短下肢装具に準じるが，身体との接触面がさらに少ないことから，腎不全や心不全などで下肢の浮腫が強い場合，皮膚疾患や傷がある場合などに適応である．
- 軽症の内反足には，内側支柱付の本装具が用いられる．
- 軽症の外反足には，外側支柱付の本装具が用いられる．

③ らせん状支柱付短下肢装具

a. 特徴
- 本装具は，らせん状（S 型）の支柱が下腿を 1 周または半周しており（**図 2-4**），歩行時に足関節の背屈，底屈に伴い，らせんの**巻き開き**，**巻き戻し**運動が生じる．
- 支柱には鋼線製とプラスチック製があるが，実際は S 型プラスチック短下肢装具が多く処方される．
- 本装具は着脱がやや面倒であるが，上から靴を履きやすいことと，しゃがみ込みが可能であることの利点がある．
- らせん状の支柱が下腿を 1 周するタイプであり，支柱には鋼線とプラスチックがある．制動力は低いが，可撓性が豊かなことと，身体との接触面が少ない利点がある．足関節底背屈の動きだけでなく，外反足の矯正にも効果がある．

> **memo**
> 可撓性 flexibility
> 物体の柔軟性のことであり，折り曲げたり，たわみをもたせることができる性質のことである．

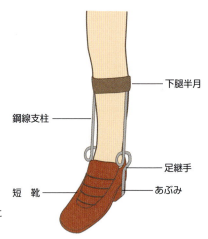

図 2-5 両側ばね支柱付短下肢装具
両側支柱に鋼線やピアノ線を用いたもので，支柱の弾力性によって足関節を背屈位に保持できる．支柱が軽量なので主に下垂足に使用される．

b．構成要素
- 支柱は足部（足底板）の内側，または外側で足継手をつけ，下腿の前面をらせん状に回って，反対側を上行し半月にいたるものである．

c．目的
- らせんの巻き開き，巻き戻しによって下腿の運動がコントロールできるため，**内反**や**外反**を矯正する．

d．適応
- 歩行中に生じる内反および外反足の矯正のために用いる．

④ 両側ばね支柱付短下肢装具

a．特徴
- 本装具は，下腿の長軸に沿って走る**鋼線**（ばね）の支柱と両支柱を結ぶ金属の半月をもつもので，鋼線の支柱は足関節の高さ付近で円形に曲げられて，コイルばねの機能をもたせたものである（図 2-5）．
- 他の短下肢装具は側方安定性を伴っているが，本装具は，鋼線（ばね）支柱の柔軟性のため足関節の側方方向の制御は不可能である．

b．構成要素
- 本装具は，下腿半月，両側鋼線（ばね）支柱，あぶみなどで構成されている．

c．目的
- 鋼線（ばね）支柱の反跳力で**背屈**を補助する．

d．適応
- 腓骨神経麻痺において，背屈補助のために用いる．

⑤ 後方板ばね支柱付短下肢装具

a．特徴
- 本装具は，下腿の後方に長軸に沿って走る金属またはプラスチック製の板ばねをもつものである（図 2-6）．

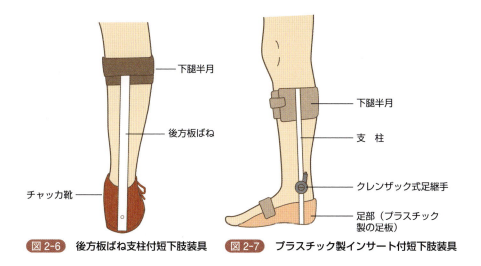

図 2-6　後方板ばね支柱付短下肢装具

図 2-7　プラスチック製インサート付短下肢装具

- 本装具は，ばねの弾力により足関節の背屈位を補助し，主に下垂足に使用される．
- 本装具は，足関節の背屈方向への運動は比較的容易（制動）だが，底屈方向への運動は制限される．

b. 構成要素
- 本装具は，金属またはプラスチック製の下腿半月，金属またはプラスチック製の板ばねで構成されている．

c. 目　的
- 下垂足など，前遊脚期（PSw）から初期接地（IC）にかけて足関節背屈運動が不十分な場合に，つまずかないように安全な離床を行う．
- 膝伸筋の痙性麻痺がある場合に反張膝の矯正を行う．

PSw：pre-swing
IC：initial contact

d. 適　応
- 腓骨神経麻痺で下垂足となった場合や，脳卒中で底屈筋に軽度の痙性麻痺がある場合に用いられる．
- 著明な痙性や，尖足の場合などは適応ではない．
- 本装具は足関節の底屈が生じにくいことから膝関節に対しては**膝屈曲傾向**となる．したがって，**反張膝**の矯正にも用いられる．

6 プラスチック製インサート付短下肢装具

a. 特　徴
- 下腿の長軸に沿って内外の両側に金属の支柱をもち，足部はプラスチック製の足板で足継手とあぶみを有している．
- 基本的な機能は足部が短靴の場合と同じであるが，短靴タイプが屋外で使用するのに対して，プラスチック製インサート付は室内で用いる．
- 短靴を使わないため，屋外用に比べて製作費用は安く済む（図 2-7）．本装具は，靴を脱いでも使用できる．

表 2-2　プラスチック短下肢装具の利点と問題点

利　点	問題点
■ 軽量である	■ 継手部の耐久性に問題がある
■ 外観がよい	■ 破損した場合の修理が困難である
■ 清拭がしやすい	■ 製作後に足継手の角度調整が困難である
■ 錆びない	■ 製作技術，機械設備が必要である
■ 使用時の機械的雑音がない	■ 汗を通さず通気性が悪いものが多い
■ 正確な形が得られやすい	■ 褥瘡や擦り傷をつくることがある
■ 可撓性があり強靱である	
■ 加熱により形の微調整が可能である	
■ 装具の上から靴が履ける	

b. 構成要素

- 下腿部に巻く下腿半月とプラスチック製靴インサートの足部，そして双方を継ぐ支柱と金属製下肢装具用あぶみ，足関節の制限または制動を行う足継手が主な要素である．
- プラスチック製足部の内側と足底にはすべり止めの目的で革が張られる．

c. 目　的

- 基本的に両側支柱付の短靴タイプと同じであり，室内における膝および足関節の制御が目的である．

d. 適　応

- 基本的に両側支柱付短下肢装具と同じであるが，歩行練習用として最初につくられることが多い．

7 プラスチック短下肢装具

a. 特　徴

- プラスチック短下肢装具は，多数のデザインが発表されており，現在最も多く製作されている下肢装具である（**表 2-2**）．
- 本装具はプラスチックが下腿後面にあり足関節を背屈位に保持する．軽量で装着が簡単であり，主に下垂足に使用される．
- 支柱のタイプは，前方，側方，らせん状もあるが，後方支柱型（靴べら式 shoe horn type）が一般的である．
- 本装具は，構成要素が一体構造をなしている一体型の靴べら式と，支持部はプラスチックで製作され継手部に専用部品を用いた継手付プラスチック短下肢装具がある．
- 足関節が固定される**固定性足継手** rigid ankle type と，足関節に可動性がある**可撓性足継手** flexible ankle type がある（**図 2-8**）．
- 固定性足継手とは，底・背屈の制限，または足関節の可動域を調整することが可能であるものであり，可撓性足継とは，素材の剛性によるたわみを利用して足関節の可動性を制御するものである．
- 固定性足継手の場合，立位時の膝と足関節の安定性が得られる反面，足関節背屈制限のため，いすからの立ち上がりが行いにくい．
- 立位時に膝関節が安定している場合は，可撓性を大きくすることで日常生活活

固定性足継手　　　　　　　　　　　　可撓性足継手

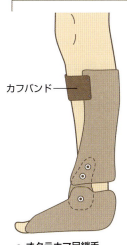
a. オクラホマ足継手

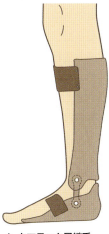
b. タマラック足継手

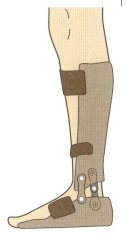
c. ギャフニー足継手

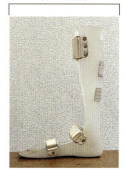
d. プラスチック装具

図 2-8　プラスチック短下肢装具

動（ADL）が安楽になる．
- プラスチック短下肢装具は，両側支柱付短下肢装具に比べて身体に接触する部分が多いため，患側肢の形状を正確に採型することが必要とされる．

ADL：activities of daily living

> **memo**
> **プラスチック短下肢装具の工夫**
> プラスチック短下肢装具は，プラスチック素材の種類，厚さ，デザインの違い，トリミング*方法などによって装具の機能が変化する．たとえば，後方支柱のタイプのものでアキレス腱部を浅くトリミングすれば，底背屈の可撓性が大きくなり，逆にアキレス腱部を広くトリミングすれば足関節の動きは減少する．また，プラスチックは，通気性が悪いので，腓腹筋筋腹部の半月に相当する部分に穴を開けて通気性をよくすることがある．また，歩行時の初期接地の感覚をよくするためと，靴の脱ぎ履きを容易にする目的で踵部をくり抜くことも行われる．

*トリミング trimming　「刈り込んで整える」という意味があることから，装具の縁どりを整えたり，不要な部分を取り除くことである．

- プラスチック短下肢装具のなかでも，靴べら式短下肢装具は突出物もなく足に密着し，かつ，軽量であり靴を簡単に履き替えられるなどの利点から一般的に多く用いられている．足関節に可撓性を設けてプラスチックがたわむことで，底背屈の動きを制御する．
- 靴べら式短下肢装具では，①足関節の底背屈動作の際に解剖学的な足関節軸とたわみの中心軸とが一致しないこと，②金属支柱付短下肢装具に比べて身体に接触する部分が多いために，採型では患者の形状を正確に採型することが必要であること，③たわみ継手式のプラスチック短下肢装具は完成後の角度調整ができないため，採型の際には使用する靴の踵の高さなどを考慮することなどに注意する必要がある．

b. 構成要素
- 継手付プラスチック短下肢装具は金属製下肢装具の場合と同じく，下腿半月，支柱，足継手，足部などの構成である．
- 半月部と支柱，足部が一体となったプラスチック一体型のものでは，身体へのプラスチック接触面が広く，後方支柱，前方支柱などと呼ばれることがある．
- プラスチックの足継手は金属製の単軸性継手と異なり，棒状または板状のプラスチックがたわむことによって動く，いわゆる**たわみ継手**が多い（⇨図2-2）．
- 足継手付プラスチック短下肢装具は，足関節の制御が容易であり，継手の運動軸と生体の運動軸を合わせることができる．また，剛性の高いチタンを継手に使用して軽量かつ捻れを制御したり，制動に油圧や面摩擦などのブレーキ機構を備えるものもある．
- 一般的にプラスチック装具は，支柱付短下肢装具に比べて捻転方向の力の制御は弱いが，足関節軸側面にフランジ形状（円筒形あるいは部材からはみ出すように出っ張った部分）の突出部を設けることで内反足の矯正効果をもたせることができる．継手付プラスチック短下肢装具の場合は，本体の剛性によるがT・Yストラップを追加することで内・外反の矯正効果が期待できる．また，継手にチタンなどの剛性の高い素材を用いて内・外反の制御を可能とする装具もある．

c. 目　的
- ICにおいて，踵から接地を促す．
- 立脚中期（MSt）において，反張膝を抑制する．

MSt：mid stance

- 固定性足継手では，膝折れの予防や足関節部の安定を得る．
- 可撓性足継手では，底屈制動や背屈の補助を得る．

d. 適　応
- 脳卒中による軽度の痙性麻痺の場合，**底屈制限**および**背屈補助**で用いる．
- 腓骨神経麻痺の場合，底屈制動が得られるため可撓性足継手が用いられる．
- 坐骨神経麻痺の場合，固定性足継手を用いて足関節背屈制動を行うことで膝折れを防止する．
- プラスチック短下肢装具の不適応として，局所皮膚疾患（アレルギー，褥瘡），末梢循環障害，著明な感覚障害，著明な変形や痙性，力学的に過度な装具負担がかかる場合があげられる．

8 PTB型免荷用装具（短下肢装具）

a. 特　徴
- PTB型免荷用装具は，膝蓋靱帯で体重を支持し，下腿シェルより下位にある下腿部や足部を免荷する装具である（図2-9）．
- 病院や施設では，即席装具としてギプスでつくられることもある．

PTB：patellar tendon bearing

b. 構成要素
- 本装具は，下腿シェル部をプラスチックで製作し，両側金属支柱，歩行あぶみ，足部支持部のものが大部分であるが，全体をプラスチックでつくることもでき

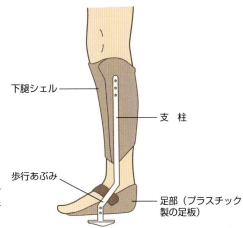

図 2-9 PTB 型免荷用装具（短下肢装具）
膝蓋靱帯で体重を支持し，下腿部や足部を免荷する装具である．免荷をするために歩行あぶみを使用し，足部を床から浮かしている．主に下腿骨骨折で使用される．

る．

c. 目 的
- 下腿部および足部への荷重を免荷する．

d. 適 応
- 脛骨骨幹部骨折（遷延癒合，偽関節），足部骨折，足関節障害（変形性関節症，関節リウマチ）など，荷重に耐えられない罹患部がある場合に用いる．

> **memo**
> **PTB型免荷用装具**
> 　PTB型免荷用装具には完全免荷タイプのほかに，免荷不十分型がある．免荷不十分型とは，膝下で完全に体重を免荷するのではなく，下腿にかかる体重を制御すると同時に足底に荷重調整用のインソールで下腿にかかる荷重を調整するタイプである．下腿骨骨折など徐々に骨折部に体重をかけて骨圧迫を加えることで骨癒合を促進する目的で使われる．

9 短下肢装具の材料

- 短下肢装具に使用されるプラスチックの種類には，一度硬化すると熱を加えても変形しない熱硬化性プラスチックと，熱を加えることで何度でも形を変えることができる熱可塑性プラスチック（表 2-3）があり，主に熱硬化性プラスチックは義足のソケット部，熱可塑性プラスチックは後面支柱タイプの短下肢装具に用いられる．
- 近年，カーボン式の装具が開発されている．カーボン式とはその名のとおり炭素繊維を用いた装具であり，樹脂と合わせて使うことで形状を保持し炭素繊維の特徴である「軽い・強い・腐食しない」を生かした装具が開発されている．材料価格が高価であることや専門的知識が必要であることが課題である．また，継手にチタン合金を使用することで，ステンレス製に比べて重量を軽くすることができる．

表 2-3 熱可塑性プラスチックの種類と性質

特性・品名	ポリプロピレン	オルソレン	サブオルソレン	プレキシドル
比重	0.92	0.94	0.95	1.19
引張強度（kg/cm²）	330〜400	400〜470	280	1200
衝撃値（kgf·m/cm²）	3〜11	100〜140	40	
伸び（%）	200〜700	450	1000	30
曲げ強さ（kgf/cm²）	592	299	414	1900
AFO の強さ	強い	最強	中等度	最強
主な用途	装具全般	AFO	装具全般	らせん状 AFO

memo

オルトップ AFO
より小さくより軽くをコンセプトに開発された短下肢装具である．他のプラスチック装具に比べて小さくて軽いので装着時に目立たない特徴がある．軽度の片麻痺患者や腓骨神経麻痺を対象としている．

C 歩行における短下肢装具の働きと適応

1 短下肢装具の機能分類

- 短下肢装具を足関節の運動方向と制御の働きから4つの型に分けることができる（表 2-4）．

2 歩行における適応

- 通常，弛緩性麻痺による下垂足，痙性麻痺による尖足，背屈筋力の低下などを呈する場合に装着する．
- 脳卒中痙性麻痺の場合など，足継手の機能を調整することで膝関節をコントロールでき，反跳膝を防いだり，膝の支持性を高めることができる．
- 足関節の動きの程度に応じて多様な材質および種類から選択できるため，状態に応じた装具および障害の改善に応じた適合を行い選択する必要がある．
- デザイン性やファッション性など，機能性に付加価値をあわせもったものの普及が期待されている．

memo

ロッカーの概念
　ペリー（Perry）らの提唱する歩行の理論では，正常歩行の立脚期は3つのロッカー機能*で成り立つといわれている．このメカニズムは，筋やそのほかによって制御された足部のさまざまな軸を回転中心として身体が「ころがる」ことを可能にしている．
　初期接地では，回転中心が踵骨にありヒールロッカーと呼ばれる．立脚中期では，回転中心が足関節にありアンクルロッカーと呼ばれる．立脚終期では，回転中心がMP関節にあり，つま先を中心として回転するフォアフットロッカーと呼ばれる．これらはいずれも軸を回転中心として身体が前方に回転してゆく動きである．

*ロッカー機能　立脚期の下肢の推進力に影響する足関節の背屈のことであり，初期接地の荷重時に踵部を支点としたヒールロッカー，前方への推進時に内果付近からを支点とした立脚中期のアンクルロッカー，遊脚期の導入に役立つMP関節付近を支点としたフォアフットロッカーの3つがある．

表 2-4 短下肢装具の機能分類

類型	タイプA	タイプB	タイプC	タイプD
制御	底背屈制限	底背屈制動	底屈制限・背屈自由	底屈制動・背屈自由
運動方向	制限	制動（任意の角度で制御する）	制限	制動
説明	足継手の角度を制限することによって底屈角度と背屈角度を制限する型	底屈方向と背屈方向の両方の動きを制動する型	底屈方向の動きを制限するが，背屈方向は比較的自由に動く型	底屈方向には制動をかけながら動き，背屈方向には自由に動く型
AFO	両側支柱付，プラスチック製靴インサート付，プラスチックAFO（shoe horn type）などの固定足継手型	継手付プラスチックAFO，両側ばね支柱付，らせん状支柱付	両側支柱付（調節式2方向制御足継手），後方板ばね支柱付	プラスチックAFOの可撓性足継手，両側支柱付（背屈ばね補助付足継手［俗称クレンザック足継手］）

* 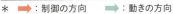 ：制御の方向　　：動きの方向

 memo

エビデンス

- Perry J：Gait Analysis. pp.4-47, SLACK, New York, 1922. 本書では，歩行を分析するうえで重要な概念が整理されている．第1章と第2章では歩行周期と周期時間がまとめられている．第3章では，歩行におけるロコモーション，歩行中の重心の変化と下肢筋による関節運動の制御などがまとめられている．
- 山本澄子，月城慶一：歩行分析による義肢装具の適応・調節の評価．総合リハ 34：133-140, 2006. 本論文では，義肢装具の適応，調節に対して歩行分析がどのように役立つかについて，健常者の歩行の特徴と片麻痺患者のための短下肢装具および下腿義足の機能調節についてまとめられている．

学習到達度自己評価問題

1. 短下肢装具とは，＿＿＿＿＿から＿＿＿＿＿までの装具である.

2. プラスチック短下肢装具の利点で誤っているのはどれか.
   a. 可撓性があり強靱である.
   b. 清拭がしやすい.
   c. 破損しても修理が簡単である.
   d. 錆びない.
   e. 軽量である.

3. 下肢装具の継手について誤っているのはどれか.
   a. プラスチック短下肢装具には，足関節が固定される固定性足継手 rigid ankle type と足関節に可動性が ある可撓性足継手 flexible ankle type がある.
   b. 両側支柱付短下肢装具には，背屈ばね補助付足継手（クレンザック式足継手）がよく用いられる.
   c. 後方板ばね支柱付短下肢装具では，足関節の背屈方向への運動は比較的容易（制動）だが，底屈方向へ の運動は制限される.
   d. プラスチック製インサート付短下肢装具では，底屈を制御することができない.
   e. PTB 装具は，通常底背屈制限が用いられる.

4. 歩行中の短下肢装具の機能について誤っているものはどれか.
   a. 立脚初期においては，プラスチック短下肢装具（shoe horn type）がよい.
   b. 立脚初期においては，片側支柱付短下肢装具の遊動式足継手は適当でない.
   c. 立脚中期においては，両側支柱付短下肢装具の固定足継手がよい.
   d. 立脚後期においては，すべての短下肢装具において足関節底屈の制御が生じる.
   e. 遊脚期においては，すべての短下肢装具で足関節の背屈位保持が可能である.

下肢装具

3 長下肢装具

一般目標
1. 長下肢装具の特徴を理解する.
2. 各長下肢装具の使用目的を理解する.
3. 各長下肢装具の適応を理解する.

行動目標
1. 各長下肢装具の違いを説明できる.
2. 症状に対し，適切な装具が選択できる.

調べておこう
1. 長下肢装具にはどのようなものがあるか調べよう.
2. 疾患と長下肢装具の組み合わせはどのようなものがあるか調べよう.

A　長下肢装具とは

- 長下肢装具（KAFO）とは，大腿部から足部にかけた構造で，膝関節，足関節の制動および制御に関与するものをいう．
- 主に膝継手や足継手を用いた構造をしており，**関節運動軸**に継手を一致させなくてはならない．
- 長下肢装具を装着した歩行だけでなく，姿勢や立位時における**支持基底面**のチェックも重要である．
- わが国における長下肢装具としては，両側金属支柱付長下肢装具が広く用いられている．この長下肢装具は，リスク上の問題がなければ，早期より立位練習が実施できる．
- 長下肢装具使用時の欠点として，装具の大きさや継手と関節運動軸への一致を考慮しなければならないため，利用者が自ら装具を装着することが難しい点があげられる．

KAFO：knee ankle foot orthosis

B　長下肢装具の種類と特徴

- 長下肢装具は**表 3-1** のような種類に分類される．

3　長下肢装具

表 3-1　長下肢装具の目的と適応一覧

種類	目的	特徴的機能	適応
両側金属支柱付長下肢装具	早期からの立位保持および歩行 膝関節の安定性，固定性を高める 患側下肢固有感覚の再獲得	ロック式膝継手を用いて膝折れを防止し，立位や歩行を行う	膝折れが生じる症例 下肢に著しい拘縮がない症例 著しい疼痛のない症例
ハイブリッドタイプ長下肢装具	早期からの立位保持および歩行 膝関節の安定性，固定性を高める	長下肢装具から短下肢装具へ移行する際に，支柱をはずせばプラスチック短下肢装具にできる	膝折れが生じる症例 短下肢装具へ移行できる症例 著しい疼痛のない症例
スコット・クレイグ長下肢装具	膝折れの防止 立位姿勢保持	股関節を伸展させ，重心を前方へ位置することで立位保持が可能となる．装具装着を容易にし，軽量化されている	脊髄損傷の対麻痺
機能的長下肢装具（UCLA式）	膝折れ防止	膝継手にオフセット，足継手には底屈をコントロールするために油圧シリンダーを用いて正常歩行に近づけている	下肢弛緩性麻痺
坐骨支持型長下肢装具	免荷	大腿義足の四辺形ソケットと同様に坐骨で支持する．股関節部の免荷を良好にするため，ソケットは短四角柱状にする	大腿骨骨折，下腿骨折
骨盤帯長下肢装具	股関節，膝関節の安定性，固定性を高める 患側下肢固有感覚の再獲得	起立の場合は，股継手・膝継手をロックするが，歩行する場合は屈曲・伸展のロックはせずに用いる	長下肢装具では立位歩行ができない下肢弛緩性疾患

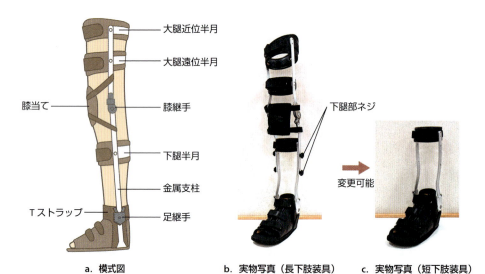

a．模式図　　　　b．実物写真（長下肢装具）　　c．実物写真（短下肢装具）

図 3-1　両側金属支柱付長下肢装具
膝折れの症状がある場合に用いる．
ロック式膝継手を用いて，起立・歩行練習を実施する．
下腿部のネジを外すことで短下肢装具に変更できる（b，c）．

1　両側金属支柱付長下肢装具

a．特徴

- 大腿部から足部にかけ，下肢内側と外側に金属製の支柱がある（図3-1）．

B 長下肢装具の種類と特徴　027

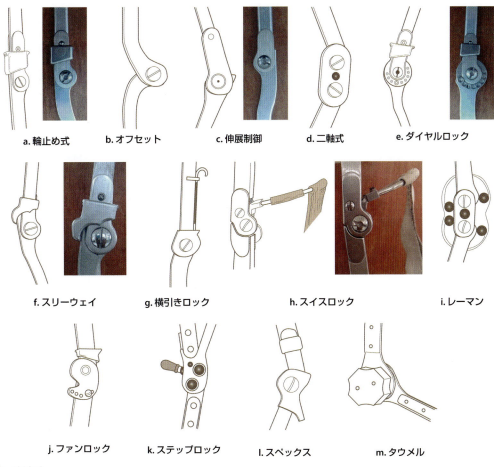

a. 輪止め式　　b. オフセット　　c. 伸展制御　　d. 二軸式　　e. ダイヤルロック

f. スリーウェイ　　g. 横引きロック　　h. スイスロック　　i. レーマン

j. ファンロック　　k. ステップロック　　l. スペックス　　m. タウメル

図 3-2　膝継手

- 主として**膝折れ**の症状がある場合に用いられる．膝継手である伸展制限輪止め式膝継手をはじめとするロック式膝継手 (図 3-2) を用いて膝折れを防止し，起立や歩行練習を実施する．
- ロック式膝継手 (図 3-2) を用いて，継手を 20～30° 屈曲位に設定し，立位姿勢をとることで，患側下肢筋への収縮を促し随意性を高めることができる．同様に継手を屈曲 20～30° に保ち歩行することで，患側下肢の分回し*を抑えることができる．しかし，この場合，足関節の角度調整を行わないと，アライメントが崩れるおそれがあるので，膝関節屈曲角度と足関節背屈角度の調整をしなければならない．
- 膝折れが生じる場合，足継手は前方制動とし，床反力から生じる下肢への伸展モーメント*を発生させ，膝折れ防止の効果を得る．

*分回し　下肢を振り出す際，麻痺側下肢を外側に大きく回わす歩行のこと．

*伸展モーメント（関節モーメント）　関節に働く回転力

b. 構成要素

① 半　月

- 大腿（近位），大腿（遠位），下腿（近位）に位置し，下肢前面または後面に半円状の形をした構成をしている．
- 装具の強度を高めるとともに，下肢と装具の固定に働いている．

表 3-2 膝継手の機能と特徴

膝継手	機　能	特　徴
輪止め式	輪止めを用いて伸展位でストップ，屈曲フリー	膝継手内外側の輪止めを上下しロックおよびアンロックを行う
オフセット	伸展位でストップ，屈曲フリー	下肢の重心線より後方に遊動膝継手を設定し，立脚期に荷重することで膝の安定性をはかる
伸展制御	過伸展にてストップ，屈曲フリー	内反膝・外反膝など膝の側方不安定がみられる場合に用いる
二軸式	生理的な膝関節運動に近い動きが可能	歯車で上下の支柱が連動し，膝屈曲・伸展運動を行う．深い膝の屈曲角を得ることができる
ダイヤルロック	関節運動を一定角度で制限できる	固定ネジで膝の可動域を任意に制限し，輪止めを用いることで設定した角度で固定できる
スリーウェイ	伸展ストップ，20°膝屈曲位でストップ，屈曲フリー	ロックとアンロックの中間に20°ほどの可動域がある
横引きロック	伸展位でストップ，屈曲フリー	レバーを引くことでロックをはずす．継手の中にあるばねの作用により膝を伸展すると自動的にロックがかかる
スイスロック	伸展位でストップ，屈曲フリー	膝を伸展すると自動的にロックがかかる．膝後方レバーを引き上げることでアンロックされる
レーマン	関節運動を一定角度で制限できる	生理的膝関節の動きに対応し，膝の角度調節を必要とする場合には，可動域を自由に調節することができる
ファンロック	関節運動を一定角度で制限できる	継手部分が扇状の形をしており，固定ネジで可動域を任意に固定できる
ステップロック	完全屈曲位から完全伸展位まで9段階で自動ロックされる	レバーを下げるとロックが可能となり，レバーを上げるとアンロック状態となる
スペックス	一定の角度範囲内で補助や制限をつけ可動させる	スプリングや金属ロッドを用い，膝関節を伸展位で保持もしくは伸展補助する．ロックをはずすことでいす座位などに必要な屈曲が得られる
タウメル	関節運動を一定角度で制限できる	つまみを回すと継手が屈曲したり伸展したり任意の角度で固定できる

②継　手
- 膝関節軸と足関節軸に位置し，制御および補助することで，それぞれの関節運動の代償をしている（**表 3-2**）．
  - ⅰ）膝継手：一般的には，金属製の輪止め（リング）を下げると膝伸展位でストップ，上げると自由に屈曲する輪止め式（リングロック）膝継手を用いることが多い．その他，膝継手には，**オフセット**，**伸展制限**，**二軸式**，**ダイヤルロック**，**スリーウェイ**，**横引きロック**，**スイスロック**，**レーマン**，**ファンロック**，**ステップロック**，**スペックス**，**タウメル**などもある（**図 3-2**）．
  - ⅱ）足継手：第2章（p.13）参照．

③支　柱
- 金属製の柱で構成され，大腿（近位）半月から足部まで取り付けられている．半月や継手と連結され，下肢との固定をなしている．
- 半月同様，装具の強度に関与している．
- 支柱と皮膚との間は，5〜10 mm 開けるようにする．

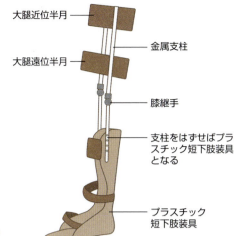

図 3-3　ハイブリッドタイプ長下肢装具

④膝当て
- 膝蓋骨を覆うように，前方よりパッドで固定し，支柱に取り付ける．
- 主に膝関節屈曲拘縮がある場合に用い，前方からの圧迫により膝関節伸展位に矯正する．

⑤Tストラップ，Yストラップ
- 足関節内反・外反変形を矯正する目的で使用され，<u>内反変形にはTストラップ，外反変形にはYストラップを用いる</u>（⇨p.54，図 5-5）.
- 内反変形では，外果部を覆うようにストラップを装着し，内側支柱に向かって引き寄せ，距骨下関節を中間位に保つ．
- 外反変形では，内果下端部にストラップを装着し，外側支柱（足継手直上部）に向かって引き寄せる．

c. 目 的
- 膝関節周囲筋の機能低下や不安定な状態において，リスク上の問題がなければ，早期より立位保持および歩行を行い，膝関節の安定性，固定性を高める．
- 起立および立位保持をすることで，患側下肢固有感覚の再獲得をする．

d. 適 応
- 起立や立位保持，歩行時に膝折れが生じる症例．
- 股関節や膝関節に著しい拘縮や変形がない症例．
- 装具装着時や動作時に著しい疼痛のない症例．

2 ハイブリッドタイプ長下肢装具

a. 特 徴
- 両側金属支柱付長下肢装具とプラスチック短下肢装具（AFO）が連結された装具である（図 3-3）．
- 長下肢装具の適応外となった場合，支柱をはずすことで，プラスチック短下肢装具もしくは両側支柱付短下肢装具に移行できる．

AFO：ankle foot orthosis

b. 構成要素

①半　月
- 大腿（近位），大腿（遠位）に位置し，大腿前面または後面に半円状の形をした構成をしている．

②継　手
- 膝関節軸に位置し，制御および補助することで，それぞれの関節運動の代償をしている．
- 主に伸展制限輪止め式膝継手（リングロック）を用いる．

③支　柱
- 金属製の柱で構成され，大腿（近位）半月からプラスチック短下肢装具まで取り付けられている．
- 機能，能力面の回復過程によっては，支柱を取りはずすことができる．

④短下肢装具
- 下腿部にはプラスチック短下肢装具（後方支柱式）を用いる．
- 膝折れが消失し，起立，歩行が可能となった場合，支柱をはずし，短下肢装具のみで使用する．

c. 目　的
- 両側金属支柱付長下肢装具の目的（**表3-1**）を参照．

d. 適　応
- 起立や立位保持，歩行時に膝折れが生じる症例．
- 機能，能力面の回復により，長下肢装具から短下肢装具へ移行できると思われる症例．
- 装具装着時や動作時に著しい疼痛のない症例．

memo

C-Brace®
　カーボン素材の支持部と膝継手に油圧シリンダーを用い，膝関節運動をコンピューター制御することで，不整地や傾斜地でも対応可能な立脚期の荷重支持と，遊脚期の膝屈曲運動を両立することで，長下肢装具による遊脚期の代償歩行を抑えることができる（**図3-4**）．

memo

ハイブリッドタイプ長下肢装具において，プラスチック短下肢装具へ変化させるタイミングは？
- 膝折れが消失し，患側下肢での膝の支持性が高まることが条件である．
- 立位では，患側の片脚立位が可能な場合や軽度屈曲位での立位保持が可能となった場合．
- 背臥位では，膝伸展位での下肢挙上ができる場合などが目安となる．

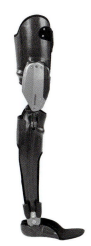

図 3-4　C-Brace®
[画像提供：オットーボック・ジャパン株式会社]

③ スコット・クレイグ長下肢装具

a. 特　徴
- 米国の Craig Rehabilitation Hospital のスコット（Scott BA）によって作製された長下肢装具であり，脊髄損傷の対麻痺患者に用いる．
- 第2腰髄残存機能レベルであれば，股関節屈筋群，内転筋群，大腿四頭筋が一部機能するので，歩行時に下肢を振り出すことが可能となり，装具の適応となる．
- 簡略化した構造をしており，装具装着を容易にし，軽量化されている（**図 3-5**）．

b. 構成要素

① 半　月
- 大腿近位後面と下腿近位前面の2個で構成されている．
- 必要最低限の半月のみで構成されているので，装具着脱が容易である．
- 立位時には，とくに下腿半月に強い圧が生じるので，褥瘡に注意する．

② 継　手

ⅰ）膝継手
- スイスロック膝継手を用い，歩行時の膝折れを防止する．

ⅱ）足継手
- ダブルクレンザック式足継手を用いる．
- 立位バランスを保つため，足関節を約10°背屈位にするとよい．

③ 支　柱
- 金属製の柱で構成され，大腿（近位）半月から足部まで取り付けられている．半月や継手と連結され，下肢との固定をなしている．
- 半月同様，装具の強度に関与している．

④ ヒール
- 靴の踵にサッチヒール（**図 3-6**）を用い，歩行時における踵接地時の衝撃吸収や踏み返しを容易にする場合もある．

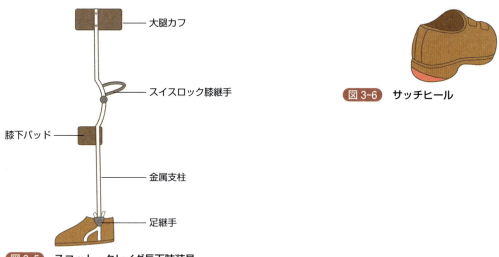

図 3-5 スコット・クレイグ長下肢装具

図 3-6 サッチヒール

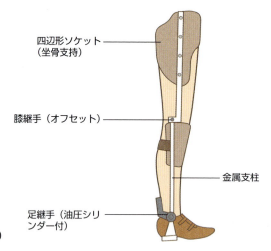

図 3-7 機能的長下肢装具（UCLA 式）

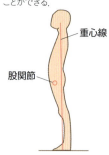

*C字姿勢 C-posture 重心線が股関節の後方を通ることで、股関節伸筋力がなくても股関節を伸展位で固定することができる.

UCLA：University of California, Los Angeles

c. 目 的
- 立位，歩行時の膝折れ防止.
- C字姿勢（C-posture）*での立位姿勢保持.

d. 適 応
- 脊髄損傷の対麻痺.

4 機能的長下肢装具（UCLA 式）

a. 特 徴
- 機能的長下肢装具（UCLA functional long leg brace）と呼ばれている（図 3-7）.
- 四辺形ソケットによる坐骨支持を行う.
- 下肢に拘縮が少ないことが条件である.
- 足継手に油圧シリンダーを用いる.
- 装具が股関節伸展を補助する役割があるため，股関節伸筋群の筋力がわずかで

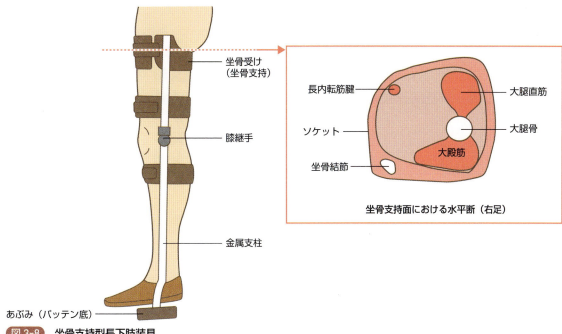

図 3-8 坐骨支持型長下肢装具

も働けば適応がよいとされている．

b．構成要素

①坐骨支持
- 坐骨結節で体重を支持する構成をしている．
- プラスチック製で，四辺形ソケット式の構造である．

②継　手
- オフセット膝継手を用いる．
- 足継手は，**油圧シリンダー式足継手**を用い，足関節底屈運動をコントロールし，背屈運動には抵抗が加わる．

③支　柱
- 金属製の支柱で構成され，四辺形ソケットから足継手まで連結されている．

c．目　的
- 歩行，立位時の膝折れ防止．

d．適　応
- 下肢弛緩性麻痺．

⑤ 坐骨支持型長下肢装具（免荷装具）

a．特　徴
- **坐骨結節**で支持するものである（**図 3-8**）．
- 足底部を浮かし，床面に接地させない構造になっている．
- 大腿義足の四辺形ソケット式と同様に坐骨受けをする．

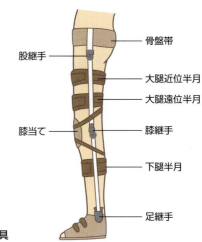

図 3-9　骨盤帯長下肢装具

b. 構成要素
①坐骨支持
- 股関節部への負荷を避けるため，坐骨結節で体重を支持する構成をしている．
- プラスチック製で，四辺形ソケット式の構造である．
- 大腿部の支持度が増してしまうため，ソケットの内壁，外壁，後壁の高さを考慮しなくてはならない（ソケットを短めにする）．

②継　手
- 膝関節運動が伴うと免荷度が低下するので，主に伸展制限輪止め式（リングロック）膝継手を用いる．

③支　柱
- 金属製の柱で構成され，大腿部から歩行用のあぶみまで取り付けられている．

④あぶみ（パッテン底）
- 両側金属支柱と連結され，地面と接地する役割をしている．

c. 目　的
- 下肢疾患（骨折，関節炎）における免荷．

d. 適　応
- 大腿骨骨折，下腿（脛骨）骨折．

⑥ 骨盤帯長下肢装具

a. 特　徴
- 足底から骨盤までの構造をもち，足関節，膝関節，股関節の動きを制限する（図3-9）．
- 骨盤帯と金属支柱付長下肢装具が股継手により連結されている．
- 長下肢装具では起立，歩行ができない場合に用いられる．

b. 構成要素
①骨盤帯
- 装具の機能を高めるため，骨盤帯全体を固定する．

- 股関節内転・外転，内旋・外旋および屈曲のコントロールに役立つ．
- 腹部に圧迫を与えてはいけない．
- 骨盤帯は，腸骨稜と大転子の間に設置する．

②半　月
- 大腿（近位），大腿（遠位），下腿（近位）に位置し，下肢前面または後面に半円状の形をした構成をしている．
- 装具の強度を高めるとともに，下肢と装具の固定に働いている．

③継　手
- 股関節軸，膝関節軸と足関節軸に位置し，制御および補助することで，それぞれの関節運動の代償をしている．

④支　柱
- 金属製の柱で構成され，骨盤帯から足部まで取り付けられている．半月や継手と連結され，下肢との固定をなしている．
- 半月同様，装具の強度に関与している．
- 支柱と皮膚との間は，5～10 mm 開けるようにする．

⑤膝当て
- 膝蓋骨を覆うように，前方よりパッドで固定し，支柱に取り付ける．
- 主に膝関節屈曲拘縮がある場合に用い，前方からの圧迫により膝関節伸展位に矯正する．

> **memo**
> **膝関節軸**
> 膝関節軸は，矢状面において内転筋結節と膝関節裂隙の中間点（大腿骨顆部の最も広い部分）の前後径の1/2の位置と1/3に分けたときの後方1/3の点の中間を通るところ（⇨p.52, 図5-3）．

c. 目　的
- 骨盤帯および股関節周囲筋の機能低下や不安定な状態において，リスク上の問題がなければ，早期より立位保持および歩行を行い，股・膝関節の安定性，固定性を高める．
- 起立および立位保持をすることで，**患側下肢固有感覚**の再獲得．

d. 適　応
- 下肢弛緩性麻痺．
- 長下肢装具では起立が保持できない症例．
- 両側金属支柱付長下肢装具の適応（**表3-1**）を参照．

C　歩行における長下肢装具の働きと適応

1 長下肢装具の機能分類

長下肢装具の機能分類については**表3-3**を参照．

2 適　応

- 通常，膝折れ，筋力低下，麻痺，膝の不安定などを呈する場合に装着する．
- 立位保持，感覚入力を促通するために用いることが多い．
- 歩行能力を向上する目的だけでなく，早期より装具装着し起立することで，筋

表3-3 長下肢装具の機能分類

長下肢装具の機能	適応装具
膝継手をロックさせ膝折れを防ぐ型	両側支柱付長下肢装具 スコット・クレイグ長下肢装具 機能的長下肢装具（UCLA式）
長下肢装具からプラスチックAFOへ移行が予測できる型	ハイブリッドタイプ長下肢装具
骨折，関節炎における免荷を目的とした型	坐骨支持型長下肢装具

力やバランスの回復をはかる.
- 膝折れを生じる場合には，ロック機構を有する膝継手を使用する.
- 短下肢装具に比べ，身体との接触面が多いため，適合をよくしないと痛みや褥瘡を生じることがあるので注意する.

学習到達度自己評価問題

1. 両側金属支柱付長下肢装具を装着しても，下肢患側固有感覚の再獲得はできない.
   正/誤
2. ハイブリッドタイプ長下肢装具は，_____が消失し，起立，歩行が行えるようになった後，支柱をはずすことで短下肢装具へ移行できる.
   a. 反張膝　　b. 痙縮　　c. 膝折れ　　d. 疼痛
3. スコット・クレイグ長下肢装具は，主としてスイスロック膝継手を用いる.
   正/誤
4. 坐骨支持型長下肢装具は，下肢の免荷を目的としている.
   正/誤

下肢装具

4 靴型装具

一般目標
1. 靴の基本構造と機能を理解する．
2. 靴型装具の種類を理解する．

行動目標
1. 疾患に応じた靴型装具を選択し，その理由を説明できる．
2. 特殊靴の特性を活かし矯正方法を説明できる．

調べておこう
1. 足関節の機能および解剖について調べよう．
2. 正常歩行について調べよう．
3. 足部における各疾患について調べよう．

A 靴型装具の定義

- 靴型装具 orthopedic shoes（corrective shoes）は，医師の処方に基づき変形の矯正，疼痛の内圧力分散，固定など特定の患者の足部に適合させた靴で，靴型を基本に工作しアッパー（製甲）のついたもので，特定の対象者の足部に適合させた特殊靴のことをいう．
- 特定の対象者に既製の靴を用いて種々の補正を行うことを**靴の補正** shoe modification という．

1 足部と靴の関係

- ヒトは足部の保護や荷重による衝撃吸収を目的として，日常何の違和感もなく靴を使用してきている．靴の歴史も長く，最も古い靴はB.C. 4000〜3000年ころのメソポタミアやエジプト文明までさかのぼる．
- 現代では，靴としての効率や見た目（デザイン）が重要視されるようになり，ブーツから編上靴，サンダル，スリッパと種類はさまざまである．
- 使用する足の形，大きさ，足部機能によっても分類することができる．
- また，靴のサイズはJIS S 5037 2015により定められており，**図4-1**のように規定されている．
- 足長と足囲をあわせて靴のサイズを表記する．

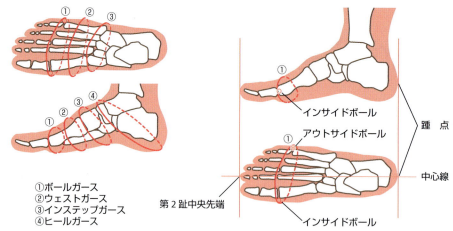

①ボールガース
②ウェストガース
③インステップガース
④ヒールガース

図 4-1 足部の計測
①ボールガース ball girth：足の第Ⅰ趾中足趾節関節をインサイドボール，第５趾中足趾節関節をアウトサイドボールといい，それを取り巻く MP 関節周囲の寸法を足囲ボールガースという．
④ヒールガース heel girth：足の踵底面後端点と第Ⅰ楔状骨突起点を通る周囲の長さ．靴型では，中心線とボールジョイント線の交点（バンプポイント）と踵底面後端点との周囲の長さをいう．

- 足長 length：踵後端から最も長い足趾（通常第 2 趾）前端までの距離をいう．
- 足囲：足の踏み付け部（ボールジョイント）の第 1 趾と第 5 趾それぞれの付け根を取り巻く長さをいう．便宜的に，A，B，C，D，E，EE，EEE，EEEE，F，G に区分されており A に近づくほど細く，G に近づくほど太くなる．

B 足部にみる主な変形と病態

- 足部変形をきたす疾患として，麻痺性疾患，神経筋疾患，炎症，外傷，先天性によるものなどがあり，その結果，**尖足**，**凹足**，**踵足**，**扁平足**，**内転足**，**内反足**などさまざまな変形が生じてくる．
- また足趾に変形をきたすものとして**外反母趾**，**槌趾**，**陥入爪**などがある．
- 靴型装具療法の対象になる各種疾患の病態をまとめるとつぎのようになる．
  ①筋力低下または筋力不均衡により体重支持ができないもの．
  ②構造的欠陥による足部の不安定または変形によるもの（幼小児の内反足，外反扁平足など）．
  ③足部の機構的障害に基づく変形によるもの（炎症，外傷，荷重時の疼痛など）．
  ④下肢上位の変形が足部に及ぼす影響によるもの（内反/外反膝，反張膝，内反/外反股など）．

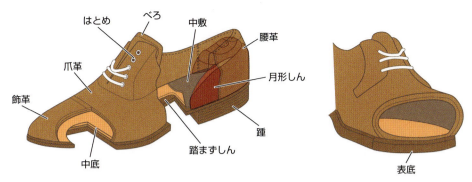

図 4-2　靴の構造

C　靴の基本

1　靴型

- 靴を作製するためには，靴型を用いる．
- 靴型には，健常者のための標準靴型（木，プラスチックまたは金属製）と，特定の対象者の足部の形態に合わせた特殊靴型（ギプス採型→ギプス型→木型への変換）がある．

2　靴の基本構造（図 4-2）

- 靴は大きく**アッパー** upper と**靴底**とに分けられる．
- アッパーは靴の底部より上の足の甲部を覆う部分の総称で，製甲または，甲革ともいわれる．
- アッパーはつぎの部分から成り立っている．
  ①**腰革** quarter：アッパーの後部を構成する内側革と外側革で構成される 2 枚の革．
  ②**月形しん** counter：アッパーの型が崩れるのを防ぎ，ヒールを固定するために靴後部の表革と裏革の間に挿入する補強材で，足を入れやすくする機能も果たしている．
  ③**爪革** vamp：アッパーの前部で，足のつま先を覆う部分．
  ④**飾革** toe cap：アッパーの爪革の先端部分．
  ⑤**べろ** tongue：爪革の後端から伸びており，足のインステップ部を保護する．
- 靴底はつぎの部分から成り立っている．
  ⑥**表底** outsole：靴の外面底部で直接地面に接する部分．
  ⑦**中底** insole：靴の内面底部で中敷の下部にあり，靴を履くとき，直接足が当たる部分をいう．またアッパーは中底に取り付けられる．
  ⑧**中敷** sock：革，布などを中底の形に切り中底の上に貼って，靴の内部の体裁をよくするもの．

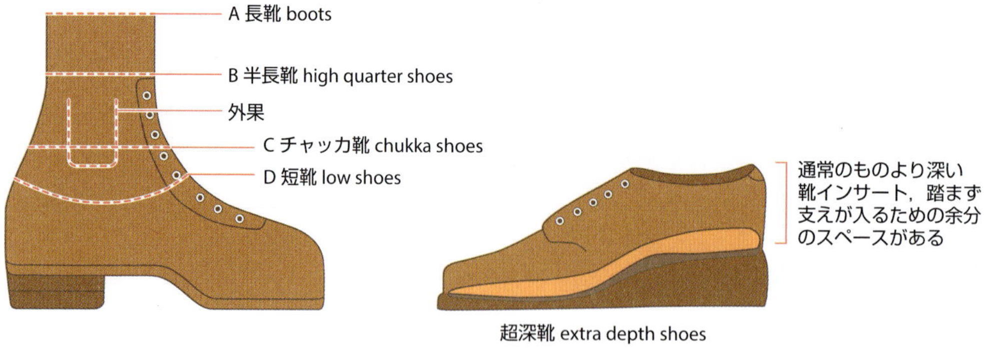

図 4-3　靴の高さ

　　なおアッパーと表底を接合する細長い帯革をウェルト，靴型にアッパーを
吊り込んだとき吊りしろの間に生じる凹部を埋めるのに用いるスポンジやコル
クなどを中物という．
⑨**踏まずしん** shank：ヒール，シート部から前方へかけて，中底と表底の間に
　入れるもの．木，革，鉄またはプラスチックの細長い片で，靴のウエスト部
　とアーチ部を支えるのが目的．
⑩**踵** heel：表底に直接つく．高くすると重心は前方に，靴前底部より低くする
　と重心は後方になり，つま先上がり toe spring になる．
⑪**はとめ** eyelet：皮革などに開けた穴が破れないように補強する目的で使用す
　る丸い金具．はとめと座金の 2 つの部品で使用する両面はとめと，座金を必
　要とせず，はとめの管の一方の端が広がるように折られる片面はとめがある．

③ 靴の高さ

■靴は腰革の高さにより，長靴，半長靴（編上靴），チャッカ靴，短靴および超深
　靴に分類される（**図 4-3**）．
　①**長靴** boots：下腿 2/3 までかかるもの．
　②**半長靴** high quarter shoes：編上靴ともいう．腰革が果部を覆うもので足部を
　　外傷から守り，防寒にも適している．
　③**チャッカ靴** chukka：腰革がほぼ果部までのもの．形状により果部と腰革と
　　の摩擦が大きく，痛みが出ることがある．
　④**短靴** low shoes，Oxford shoes：腰革か果部より 2〜3 cm 低いもの．
　⑤**超深靴** extra depth shoes：靴インサート，踏まず支えなどを靴内に挿入する
　　ためにとくに靴の内部が深めに設計されたもの．糖尿病性潰瘍，動脈硬化性
　　閉塞症などの治療に使われることが多い．

④ 靴の開き

■靴紐を締める部分の開き方により，つぎのように分類される（**図 4-4**）．
　①**内羽根式**（前閉じ，枠付き，バルモラル Balmoral）：前方が V 字型に開いて
　　いるもの．

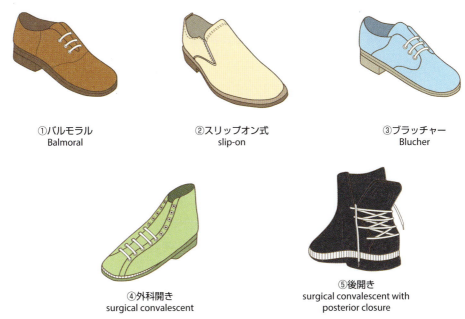

図 4-4 靴の開き

② **スリップオン式** slip-on：靴紐がなく，直に足部を挿入するもの．
③ **外羽根式**（とんび，ブラッチャー Blucher）：前方がアッパーの両側に大きく開いたもので整形靴に適している．
④ **外科開き** surgical convalescent：足部の術後や関節リウマチなどによる足関節強直などの場合に用いるもので，靴の開きが飾革まで連続しているもの．
⑤ **後開き** surgical convalescent with posterior closure：足関節疼痛性強直の場合に用いるもので，靴の開きが後方にあるもの．

- 通常用いる靴型装具（短靴）では，内羽根式よりも外羽根式もしくはスリップオン式のほうが脱ぎ履きの面から考えても適しているといえる．

D 靴の補正・整形外科靴（靴型装具）

▷靴の補正

- 既製品を用いてさまざまな補正を行う場合は，①靴外部を補正する場合と，②靴内部を補正する場合の 2 通りに分けることができる．①の効果として，耐久性に優れ，メンテナンスも行いやすい．しかしながら外観が不良であり，着脱も不便となる（前開きが多い）．②の効果として，機能的であり外観に関しても通常の靴と変わりがない．しかしながら耐久性が低くメンテナンスに関しても行い難い．

▷整形外科靴（靴型装具）

- 整形外科靴の製作には，標準靴型に皮革，フェルトなどを貼って補正したものを用いる場合と，陽性モデル*から作製した特殊靴型がある．

*陰性モデルと陽性モデル
陰性モデルはつぎのように作製する．ギプス包帯（石膏を含ませた包帯や布）に水を含ませて，足部に巻く．乾燥したら，ギプス包帯にナイフを入れて足部からはずす．ナイフを入れる際に横線を数本書いておくと，切り口をつなぎ合わせる目印になる．目印の線がずれないように切り口を接合すると陰性モデルの完成となる（⇨図4-9）．この陰性モデルに樹脂や石膏を注入し乾燥させ，固まったところで陰性モデルをはずす．こうしてできた足型を陽性モデルという．

- 内反足，尖足，凹足など変形の矯正に使用する矯正靴と，高度の病的変形を代償して疼痛のない圧力分散と障害が目立たないよう正常に近い形に補正を行ったものがある．

1 靴外部からの補正の場合

　靴外部の補正は大きく，①ヒール部分の補正，②ソール部分の補正，③靴自体の構造補正の3つがあげられる．

a．ヒール部分の補正

- ヒール（踵）の高さ，形状を変化させることで初期接地 heel contact から立脚終期 stanceterminal までの踵にかかる荷重を効率的に分散させることができ，さまざまな足部の変形や病態に適応させることができる．
- 各種踵（ヒール）のそれぞれの特徴（構造，機能と問題点ならびに適応）を以下に示す．

①**サッチ（SACH）ヒール**（図4-5①）
- 踵がクッション性のある材質でできており，①接踵時の衝撃吸収，②踏み直しが容易となる．

SACH：solid ankle cushion heel

- 適応として，①距骨下関節や距腿関節の強直や拘縮，②踵骨棘などに適応となる．

②**カットオフヒール cut-off heel**（図4-5②）
- サッチヒールと同様，踵の後緑を斜めに切り落とすことでこれに似た動きが期待できる．適応，効果も同様である．

③**キールヒール keel heel**（図4-5③）
- 足関節の骨折などの後で，立脚相での荷重時に，距骨下関節の内反，外反の動きの際，疼痛のある場合に用いる．踏み返しが容易になる．
- 内反，外反の動きを代償する機能がある．
- 靴の踵の長軸に keel（竜骨部）＊と両側にクッション部をつくる．

*keel（竜骨部）　竜骨とは，船の中心を船首から船尾へ貫く主要部材のことをいい，船の背骨となるものを指す．靴を船に見立て，heel の中心部分1.2〜1.3 cmのみ残し，左右はスポンジにしたところから keel と呼ばれるようになった．

④**トーマスヒール**（図4-5④）
- 踵内側前面を舟状骨直下まで1.5 cm延長し，内側ソールウェッジヒールとの併用が多い．
- 適応として扁平足・外反扁平足などに用いられる．

⑤**逆トーマスヒール**（図4-5⑤）
- 踵外側前面を第5中足骨基部まで1.5 cm延長．
- 内反尖足に適応となる．

⑥**フレアヒール（内側・外側）**（図4-5⑥）
- 踵の外側に最大10 mm フレアをつける．
- 適応として内反足，足関節炎などに有効となる．

⑦**ウェッジヒール（内側・外側）**（図4-5⑦）
- ボールジョイント線まで踏まずしんに沿ってヒールをつける．
- くさび様にすることで重心の位置を変える．
- 外反扁平足（内側），凹足，内反尖足（外側）に適応となる．

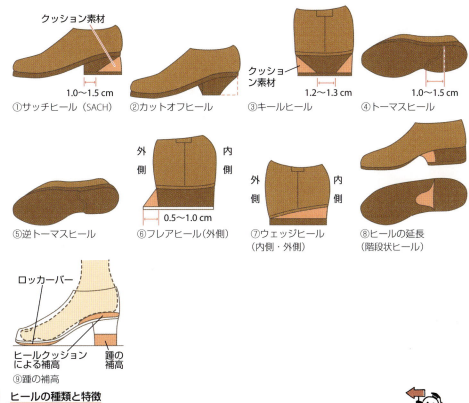

図 4-5 ヒールの種類と特徴
[加倉井周一（編）：装具学，第 3 版．p.30，医歯薬出版，2003 より許諾を得て改変し転載]

⑧ヒールの延長（図 4-5⑧）
- 前方のヒール角を踏まずしんの下まで延長する．
- 適応として距骨下関節，距腿関節の強直や拘縮．

⑨踵の補高（図 4-5⑨）
- 踵を高くすることで脚長差に適応となる．

b．ソール部分の補正
- 足底のソールの形状を変化させたり，補正素材（皮革，合成ゴム，合成クレープ，アルミ板，熱可塑性合成樹脂［EVA］）などを用いることでさまざまな足部の変形や病態に適応させ，立脚期全般にいたり，歩行効率を改善することができる．

EVA：ethylene-vinyl acetate

- 各種ソールのそれぞれの特徴（構造，機能と問題点ならびに適応）を以下に示す．

①内側ソールウェッジ（図 4-6①）

- 構造：靴内側に 1 mm 程度のウェッジを貼り補強する．X 脚，外反足に適応となる．

②外側ソールウェッジ（図 4-6②）

- 構造：靴外側に 1 mm 程度のウェッジを貼り，補強する．O 脚，内反足に適応となる．

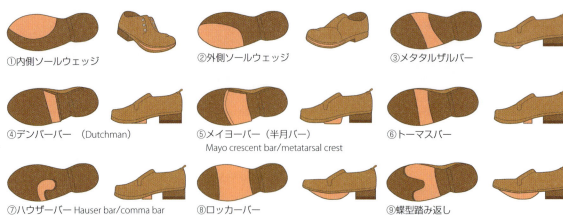

① 内側ソールウェッジ　② 外側ソールウェッジ　③ メタタルザルバー
④ デンバーバー（Dutchman）　⑤ メイヨーバー（半月バー）Mayo crescent bar/metatarsal crest　⑥ トーマスバー
⑦ ハウザーバー Hauser bar/comma bar　⑧ ロッカーバー　⑨ 蝶型踏み返し Marquardt

図 4-6 ソールの種類と特徴
[加倉井周一（編）：装具学，第3版．p.31, 32，医歯薬出版，2003 より許諾を得て改変し転載]

③メタタルザルバー（図 4-6③）
- 構造：第1～5中足骨骨頭のやや後方に15～20 mm の幅で取り付ける．同時に踵高はバーの高さ分補高を行う．適応として，中足骨骨頭の免荷，足関節機能の保護．

④デンバーバー（図 4-6④）
- 構造：バーの頂点は靴底より5～10 mm 高くし，中足骨骨頭の直下に置く．適応として，中足骨骨頭の免荷，足部横アーチの支持．

⑤メイヨーバー（半月バー）（図 4-6⑤）
- 構造：第1～5中足骨骨頭のやや後方に沿って半月状に取り付ける．適応として，中足骨骨頭の免荷，足関節機能の保護．

⑥トーマスバー（図 4-6⑥）
- 構造：中足骨骨頭の後方に15～20 mm の幅で階段状に取り付ける．適応として，中足骨骨頭の免荷，足部横アーチの支持．

⑦ハウザーバー（図 4-6⑦）
- 構造：腎臓型（そらまめ状）の先端が5 mm 程度の厚さで，内側に向かうほど，薄くする（3 mm）．トーマスヒールや内側ウエッジと併用することが多い．適応として，内側縦アーチの支持，第1～3中足骨骨頭の免荷，前足部の回内防止．

⑧ロッカーバー（図 4-6⑧）
- 構造：バーの頂点は靴底より5～10 mm 高くし，中足骨骨頭の直下に置く．適応として，中足骨骨頭の免荷，足関節機能の保護（踏み返しが容易），足関節炎ならびに強直，足部に知覚障害がある場合．

⑨蝶型踏み返し（図 4-6⑨）
- 構造：くり抜いた部分（蝶の間）が第2，3中足骨間あるいは第3，4中足骨間にくるようにする．適応として，中央中足骨骨頭の免荷．

c. 靴自体の構造の補正
- 靴には外側後面部分を覆うように①月形しんと，アーチ部に位置する②踏まず

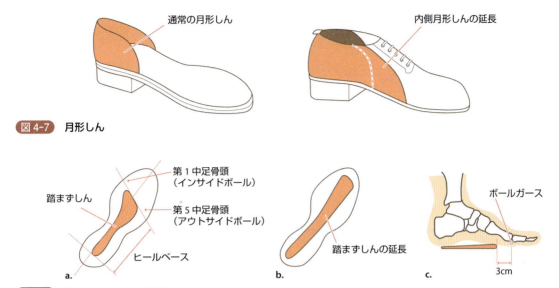

図 4-7 月形しん

図 4-8 踏まずしんとその延長

[加倉井周一：義肢装具学（川村次郎ほか編），第 4 版．靴型装具，足装具，p.264，医学書院，2009 より許諾を得て改変し転載]

しん（スチールシャンク）とがある．両者ともやや固めの素材でできており，装着時の安定性や荷重時の型崩れ防止の役割も果たしている．以下にそれぞれの特徴と構造を示した．

①月形しん
- 月形しんは表革と裏革の間にあって，通常ヒールの前面より 0.5〜1.0 cm 前方までかかっており，靴の型崩れの防止のほかに，足を入れやすくし，しかも踵がずれないような可撓性を要求される．
- 月形しんをさらに前方に延ばすことにより（月形しんの延長，図 4-7）靴の内部での支持性が高まる．
- **内側が長い月形しんは，X 脚，前足部回内変形，扁平足に適応**となり，また**外側が長い月形しんは，O 脚，内反尖足に適応**となる．

②踏まずしん（スチールシャンク）とその延長
- 踏まずしんは，靴の中心線と第 5 中足骨骨端の間にあって，外側縦アーチの支持の役目を果たす．
- 踏まずしんは，図 4-8 のようにヒールベースから第 1〜5 中足骨頭を結ぶボールジョイント線の後方 3 cm までかける．
- 踏まずしんが破損すると，靴の安定性，支持性が著しく損なわれる．
- 鷲爪趾，槌趾，メタタルザルジア（中足痛）など特殊な場合には，図 4-8b のように靴底全体に踏まずしんを延長することで，踏み返し時の足趾への負荷を軽減することができる．

2 靴内部からの補正の場合

靴内部からの補正の場合，内部構造自体を加工したり，中敷が挿入されることにより，普段履いている靴のサイズより大きくなることが多い．補正方法として，

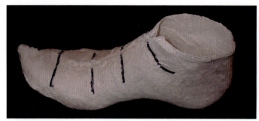
UCBL ギプス採寸（陰性モデル）

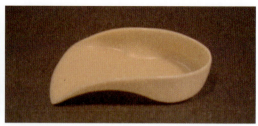
UCBL 完成

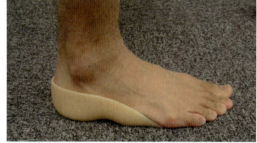
UCBL 装着外側　　　　　　　　UCBL 装着内側

図 4-9　**UCBL インサート**

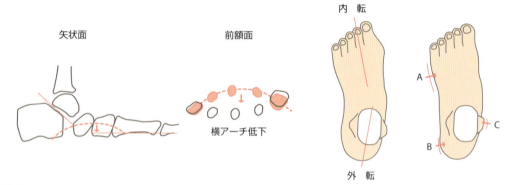

図 4-10　**靴インサート（UCBL）のしくみ**
A 第 5 中足骨に対する内側への力，B 踵部に対する内側への力，C 載距突起部に対する外上方への力，これらの力を利用しアーチの補強を行う（UCBL）．
［加倉井周一：義肢装具学，第 4 版（川村次郎ほか編），靴型装具，足装具，p.267，医学書院，2009 より許諾を得て改変し転載］

①靴インサートと②踏まず支えがあげられる．

a. 靴インサートによる補正

- 靴インサート shoe insert とは履物内に差し込む装具のことをいい，現在はプラスチック製のものが主流である．
- 外反扁平をコントロールするために 1967 年に発表された UCBL インサート（図 4-9，図 4-10）などがある．
- ギプス採型する際に足部を背屈＋回外位で型をとることで，内側縦アーチを強調することができる．このことにより，本人に合った自然なアーチが作製できる．

UCBL インサート：University California Biomechanics Laboratory insert

D 靴の補正・整形外科靴（靴型装具）　047

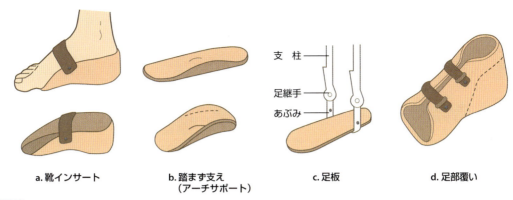

a. 靴インサート　　b. 踏まず支え　　c. 足板　　d. 足部覆い
　　　　　　　　（アーチサポート）

図 4-11　靴インサート
［加倉井周一：義肢装具学，第4版（川村次郎ほか編）．靴型装具，足装具，p.266，医学書院，2009 より許諾を得て転載］

▷ 靴インサートの一般的適応
　①筋原性ならびに関節原性足底アーチ不全障害を改善するための支持．
　②足部変形の整復と矯正，再発予防，足部踏み切り障害の矯正．
　③足底部位，とくに過度に荷重された足底の免荷．
　④前足部分の免荷と保護のための踏み返し効果の達成　など．
■ 靴インサートの種類と特徴を **図 4-11** に示す．

b. 踏まず支えによる補正（アーチサポート）

■ 踏まず支えとは，軽度の足部不全予防や治療に用いたり足部の生理的なアーチを支持するための装具で，足底挿板，足底支持板，アーチサポート arch support ともいう．

▷ 一般的な使用目的
　①足の縦アーチまたは横アーチを矯正すると同時に，前足部，後足部の回内，回外を矯正する．
　②足関節が可動することで痛みをきたす場合にこれらの可動性をある程度制限する．
　③足部に生じた疼痛部の除圧．
　④足部機能不全に対し支持性を向上させる．
■ さらに詳しい適応を以下に示す（**図 4-12**）．
　①メタタルザルパッド：中足骨骨頭痛，槌趾，尖足，第1中足骨短縮，皮下脂肪の前方移動，前足部の回内および回外変形．
　②ダンサーパッド：中足骨骨頭痛，槌趾，尖足，第1中足骨短縮，皮下脂肪の前方移動，前足部の回内および回外変形．
　③舟状（骨）パッド：長軸方向のアーチが高すぎるか低すぎる場合．扁平足，外反変形足，凹足．
　④第1趾の延長：先天性母趾短縮症．
　⑤くり抜き踵：踵骨棘，踵骨骨折術後．
　⑥ヒールクッション：踵骨棘，足底腱膜炎．
　⑦フェルトクッション：中足骨骨頭痛，外反母趾，強剛母趾．

memo
徐圧方法として徐圧対象部に直接当てる（扁平足など）方法と，疼痛部分の周囲をパッドで囲み徐圧する方法がある（踵部痛のフェルトクッション）．

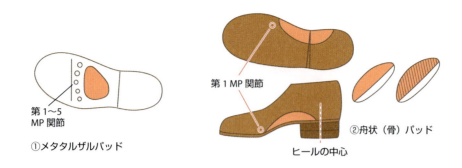

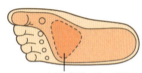
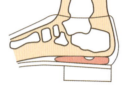
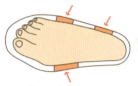

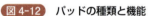

図 4-12　パッドの種類と機能
［加倉井周一（編）：装具学，第 3 版．p.34, 医歯薬出版，2003 より許諾を得て転載］

学習到達度自己評価問題

1. 靴型装具について誤っているものはどれか.
   a. 踵を補高した場合は，踏み返しをよくするためにロッカーバーの併用が望ましい.
   b. サッチヒールは接踵時の衝撃を吸収するため，距腿関節や距骨下関節の強直や拘縮に用いられる.
   c. トーマスヒールは内側縦アーチの支持性増強の効果をもち，扁平足などに用いられる.
   d. 外側フレアヒールは足部安定性のため 2 cm 程度が望ましい.
2. 靴型装具について誤っているものはどれか.
   a. 整形外科靴では，脱着の容易な外羽根式（Blucher）がよく用いられる.
   b. 変形性膝関節症などによる O 脚には，足部外側に荷重するために外側ソールウェッジが用いられる.
   c. 整形外科靴では足部を安定させるため，月形しんは長いものがよい.
   d. 整形外科靴では，足趾を伸ばしたままきちんと保持するために飾革（さきまた）は小さめがよい.
3. 足の内側縦アーチに対する靴の補正で誤っているものはどれか.
   a. 月形しんの延長　　b. 中足骨パッド　　c. 舟状骨パッド
   d. トーマスヒール　　e. メタタルザルバー
4. メタタルザルパッドの構造，機能，ならびに適応を答えなさい.

下肢装具

5 下肢装具のチェックアウト

一般目標
1. 下肢装具の評価の流れを理解する.
2. 下肢装具の評価時の注意事項について理解する.

行動目標
1. 下肢装具の一般的なチェックアウトを説明できる.
2. 下肢装具の種類別チェックアウトを理解するとともに，実際にチェックアウトできる.

調べておこう
1. 下肢装具の種類について調べよう.
2. 足関節の可撓性を増やす方法はどのようなものがあるか調べよう.

A 下肢装具のチェックアウトの流れと項目

1 下肢装具のチェックアウトの流れ（図5-1）

- 装具が完成したら，指示（目的）したものができあがっているか（継手の構造，付属品や材質など）をチェックする．ネジなどが十分に締められていなかったり，金属片が飛び出していたり，プラスチックや皮革部分がきれいに削れていないといったことがないか確認する．
- 安全が確認できたら，対象者に十分な説明を行い，装着させてみる（静的チェックアウト）．そして，皮膚と接している部分やベルトなどの緩み具合を確認し，きつすぎるところがないかをチェックする．
- さらに，予想される動作と装具の可動域などを想定し，理学療法士がチェックを行う．
- 静的チェックアウト後に，安全を確認できたら，実際に歩行を行い，目的とした動きになっているか矯正力，耐久性などをチェックする（動的チェックアウト）．

2 チェックアウト項目

- 対象者から，装着した感じ（締め付け感など）も聞き取っておくことは重要で

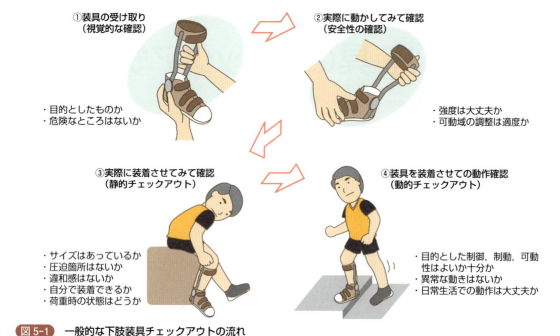

図 5-1　一般的な下肢装具チェックアウトの流れ

ある．
- 動的チェックアウトでは，**対象者に装具を装着させた状態で立位をとらせ，左右均等に荷重をかけてみて**，痛みや圧迫感がないかをチェックし，なければ歩行や他の動作（しゃがみ込み，階段昇降など）を行わせて評価を行う．そのとき，異常な雑音や皮膚の巻き込み，過剰な圧迫などがないかを注意深く観察する必要がある．
- 装具の膝継手の位置などがずれていると，緩みや圧迫される部位が出るので注意する（図 5-2）．
- 歩行時の評価では，初期接地から立脚終期までの歩行周期に沿って行い，異常な動きが出ないかを確認する．
- 下肢装具装着は体幹にまで影響を及ぼすので，注意深く観察を行う．
- 最後に，装具をはずした後に，対象者の皮膚や関節突起部分に装具が当たって赤みがないか，ベルトの締め付けが強すぎた跡がないか，矯正が過度になりすぎて血行の悪くなっている部分がないかを確認する．
- チェックアウトは，歩行だけでなく，必要に応じて他の動作（日常で行うことが予想される動作）も行わせて確認する必要がある．
- 日常生活活動（ADL）面において，**下肢装具を自分で装着できるかどうかは**，重要なチェックアウト項目ということも認識する必要がある．
- 完成後も，とくにベルト（マジックテープ）のくっつきが悪くなったり，ネジの緩みなどが生じやすいため，**定期的なチェックが必要になる**．いうまでもないが，完成後に対象者の症状が変化する場合も装具の再評価は必要になる．

ADL：activities of daily living

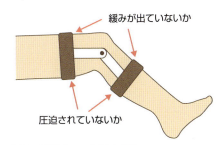

図 5-2 膝屈曲位での大腿・下腿カフの圧迫と緩み

B 長下肢装具のチェックアウト

1 金属支柱付長下肢装具のチェックアウト（表 5-1）

- 長下肢装具（KAFO）の構成は，**内外 2 本の支柱，大腿骨の近位半月，遠位半月，下腿半月，股継手，膝継手，足継手，付属品の膝当て**からなっている（図 5-3）．

KAFO：knee ankle foot orthosis

a. 支柱の位置

- 確認点は，**大転子，会陰部，大腿骨内外顆，内果**と**外果**である．
- 支柱は一般に金属支柱付長下肢装具の場合には，内外側 2 本あり，**上縁の高さは外側支柱が大転子から 2〜3 cm 下にくるようにする．内側支柱の上縁は，会陰部より 2〜3 cm 下にくるようにする．**
- 支柱と身体との距離は表 5-1 に示す．

b. 継手の位置

▷ **股継手の位置**

- 大転子の位置を確認し，そこから前額面，矢状面，水平面の順に確認していく．
- 股継手の選定は，股関節の解剖学的位置とは必ずしも一致しない．股関節の運動（屈曲-伸展，外転-内転）範囲，制限を加えられる継手が必要とされる．

▷ **膝継手の位置**

- 膝関節裂隙と大腿骨内転筋結節の中間点（大腿骨顆部の最も広い部位とされる）を確認し，そこから前額面，矢状面，水平面の順に確認していく．

▷ **足継手の位置**

- **内果，外果，第 2 趾，第 3 趾，踵の位置を確認し，前額面，矢状面，水平面の順に確認していく．対象者の足の形状などにより調整する**（図 5-3，図 5-4）．

c. 半月の位置（図 5-3）

- 半月は，継手を基準にして設置される場合があるので，継手のチェックアウト後に確認する．
- 確認点となるのは，**大転子，会陰部，腓骨頭，膝関節**である．
- 一般に，長下肢装具の場合，大腿部には大腿近位半月（大腿上位半月）と大腿遠位半月（大腿下位半月）がつけられる．下腿部分には下腿半月が設置される．

> **memo**
> レーナイス（Lehneis）らの提起する方法で，足継手の位置は，膝関節軸に対して麻痺側肢に脛骨前捻角を正確に計測し，それに適合させようとする方法．したがって，角度は個々人によって設定される．これは，レーナイス計測板によって厳密に計測し，決定される．

052 5 下肢装具のチェックアウト

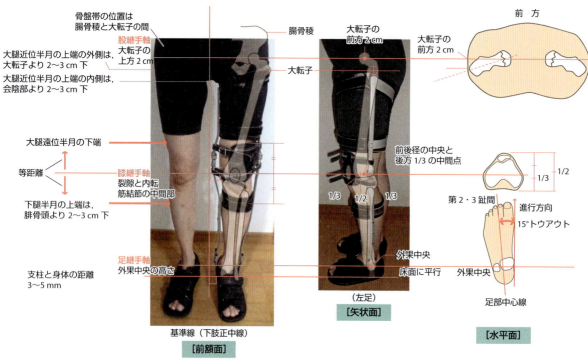

図 5-3 前額面，矢状面，水平面における継手と半月の位置

表 5-1 金属支柱付長下肢装具のチェックアウト

	前額面	矢状面	水平面	支柱の位置
股継手の位置	■ 大転子から2cm上方 ■ 内側継手と外側継手を結ぶ線が床面に対して平行	■ 大転子から1〜2cm前方	■ 体幹と水平面上において，大転子から2cm前方	身体と支柱の距離は継手部分で8〜10mm，大腿部と下腿部の輪郭線では3〜5mm程度の間隔をあける
膝継手の位置	■ 床面に対して平行，下肢の垂直線に対して直交する線上 ■ 内転筋結節と膝関節裂隙の中間点（大腿骨顆部の最も広い部分）を通る	■ 内転筋結節と膝関節裂隙の中間点（大腿骨顆部の最も広い部分）の前後径の1/2の位置と，1/3に分けたときの後方1/3の点の中間を通る	■ 内側継手*と外側継手を結ぶ線が進行方向に対して直角	
足継手の位置	■ 外果の中心点と内果の下端を通る線で，床面に対して平行 ■ 下肢の長軸と直交	■ 床面に平行	■ 足の長軸（踵中心から第2・3趾の中間に引いた線）を進行方向に対して15°トウアウト	

＊股関節軸に合わせる．

- 半月の太さは，約4cmが一般的であるが，必要に応じて細くしたり，太くしたりする．このとき，細い場合には，圧が一点に集中し痛みなどを訴える場合があるので注意を要する．また，太い場合には皮膚との接触面積が多くなり可動時に皮膚などが引っ張られる場合があるので配慮する必要がある．
- 大腿近位半月上端は，**外側部分では大転子から2〜3cm下方**に設定される．内側部分では**会陰部から2〜3cm下方**に設定する．外側と内側の半月を結ぶ線は，外側部分が高く，内側部分は低い線となる．
- 大腿遠位半月は，膝継手と下腿半月の距離と等しいところに設定する．すなわち，

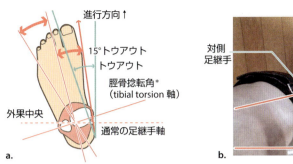
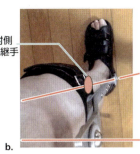

図 5-4 足継手軸の位置（左足）
a. 通常の足継手軸と tibial torsion 軸との違い．b. tibial torsion 軸設定の足継手と膝継手の位置関係．
*脛骨捻転角：膝関節に対する脛骨の捻れ．

大腿遠位半月の位置を決定する場合は，先に下腿半月を決定してから設定される．
- 下腿半月の位置は，腓骨頭から 2〜3 cm 下方に位置し，床面から平行になる．

d. その他

▷**膝当て（膝パッド）**
- 上下の支柱を通じて，膝の前面を押さえ，荷重時の膝折れを防ぎ，生理的な膝の位置と装具の膝継手の位置を適合させるように働く．

▷**ストラップ（図 5-5）**
- 通常，足関節の内反，外反を矯正する目的で装具に取り付けられる．形の違いによって **T ストラップ**，**Y ストラップ**に分類される．
- 内反を矯正する場合には，外果を内側方向に押さえつけることで行う．このとき，ストラップは靴底部分から内側支柱に取り付けられるが，外果を押さえるのは T ストラップが適している．
- 外反を矯正する場合には，内果を下から外側，上方方向に押さえつけることで行う．このとき，ストラップが靴底部分から外側支柱に取り付けられるが，内果を押さえるのには Y ストラップが適している．

C 短下肢装具のチェックアウト

- 一般的には，金属支柱付短下肢装具（AFO）の場合は長下肢装具に準じて行う．
- プラスチック装具の場合は，金属製のものと比べると，雑音などの問題は少ないが，一度製作すると修正が困難なこともあり，採型時のチェックアウトは重要である．

AFO：ankle foot orthosis

1 金属支柱付短下肢装具のチェックアウト

a. 支柱の位置
- 確認点は，**腓骨頭，脛骨内果，腓骨外果**である．
- 支柱は一般に金属支柱付短下肢装具の場合には，内外側 2 本あり，**高さは腓骨頭から 2〜3 cm 下方**に設定する．これは，総腓骨神経を圧迫すると下垂足を招くことになるからである．

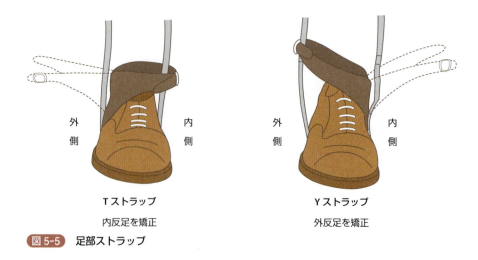

図 5-5　足部ストラップ

T ストラップ　内反足を矯正

Y ストラップ　外反足を矯正

- 体重をかけて立ったときに，支柱と皮膚が当たらないように，**足継手の部分では 8～10 mm，下腿部の輪郭線では 3～5 mm** 程度の間隔をあける．

b. 継手の位置

- 足継手の位置は，**内果，外果，第 2 趾，第 3 趾，踵**の位置を確認し，前額面，矢状面，水平面の順に確認していく．
- 前額面，矢状面，水平面での継手の位置は，金属支柱付長下肢装具の位置に準じる（⇨図 5-3）．

 2 プラスチック短下肢装具のチェックアウト （表 5-2）

- プラスチック装具の種類が増加しており，ここでは，代表的なプラスチック装具のチェックアウトを取り上げる（図 5-6）．
- プラスチック部分と皮膚の大部分が接触しているものが多い．
- 下腿部と足部の間である足関節部分で，下腿前面と接触してつながっているものを前方支柱，後面と接触してつながっているものを後方支柱，側面と接触してつながっているものを側方支柱と呼んでいる．
- 側方支柱では，近年継手を用いるものが多くなっており，継手の部分は皮膚と接触しない構造となっている．
- プラスチック装具は，通常屋外では装具の上から靴を履くので，チェックアウトの際には，日常使用している靴を履かせてチェックアウトを行う．

a. 靴べら式プラスチック短下肢装具（シューホン型）

［視覚的チェックアウト］

- プラスチックの内面，曲線部分は，皮膚などを傷つけない滑らかなものになっているか．
- トリミングラインは適切か．下肢のラインに沿っているか．
- ベルトの取り付け位置は適当か．
- プラスチック装具の上縁が腓骨頭の 2～3 cm 下になっているか．
- ベルトの取り付け位置の目安は適切か（図 5-7）．

C 短下肢装具のチェックアウト　055

表 5-2　靴べら式プラスチック短下肢装具（シューホン型）と足継手付プラスチック短下肢装具のチェックアウト

	視覚的チェックアウト	静的チェックアウト	動的チェックアウト
	手につかんで確認	装具を装着させ，座位・立位でチェックする	装具装着し，歩行を行わせてチェックする
靴べら式プラスチック短下肢装具（シューホン型）	■ 内面，曲線部分は滑らかか ■ ベルトの取り付け位置は適切か ■ ベルトの厚みは適切か ■ 重さは適当か ■ プラスチックの高さは適切か	■ 背屈角度は適切か ■ たわみぐあいは適当か ■ 皮膚に強くあたる部分はないか ■ 皮膚の巻き込みはないか ■ トウアウトがきちんと設定されているか ■ 踏み返し部分は適切か ■ トリミングライン*一致の確認 ■ 装具上縁と腓骨頭の位置は適切か（2〜3 cm 下）	■ 底屈がきちんと制御されているか ■ 膝の曲がりが早すぎたり，遅すぎたりしないか（背屈角度が適切か） ■ 痛みや圧迫感はないか
足継手付プラスチック短下肢装具	プラスチック短下肢装具のチェックアウトに加え， ■ 構造（耐久性，動き）に問題はないか ■ 材質・厚さは適切か ■ 継手の大きさ，トリミングラインは適切か ■ ベルト取り付け位置はあっているか	■ 内果・外果の削り込みはどうか ■ 底背屈時に身体・関節にあたっていないか ■ 立位時，内果・外果と継手間隔が 8〜10 mm あいているか	■ 底屈制御の調整は適切か ■ 生理的関節軸とのずれはないか ■ 底背屈コントロール（ばね・ネジ）は適切か

*トリミングライン trimming line：装具の素材を切り取る際の形であり，装具の形状をなすラインである．装具の可塑性や固定性だけではなく，耐久性やデザインにも関係する．

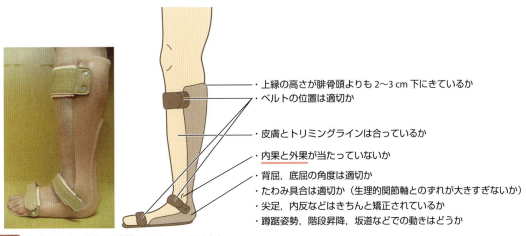

図 5-6　プラスチック短下肢装具のチェックアウト

・上縁の高さが腓骨頭よりも 2〜3 cm 下にきているか
・ベルトの位置は適切か
・皮膚とトリミングラインは合っているか
・内果と外果が当たっていないか
・背屈，底屈の角度は適切か
・たわみ具合は適切か（生理的関節軸とのずれが大きすぎないか）
・尖足，内反などはきちんと矯正されているか
・蹲踞姿勢，階段昇降，坂道などでの動きはどうか

■ プラスチックの厚みは，一般的には 3 mm を用いる．ただし強度をつけるために厚くする場合もある．
■ 重さの目安は適当か．
■ 高さの目安は適当か（通常，上縁は腓骨頭より 2〜3 cm 下方，ショートタイプのものは下腿部下縁となる）．

［静的チェックアウト］
■ 背底屈角度は適切に設定されているか．通常初期設定は，軽度背屈位に設定され，障害や矯正の度合いによって調整される．
■ 対象者の足と装具のトリミングラインの一致の確認する．

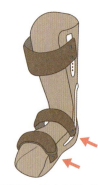 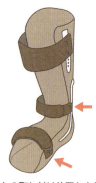 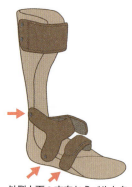

a. 足関節部にベルトを取り付けるもの（通常の方法）
b. ベルトの取り付け位置を上部につけるもの 後にトリミングラインを変更するときなどに行われる
c. 外側上下2方向からベルトをY字型に取り付けるもの 変形の矯正力（固定力）を高めるために行われる

図 5-7　ベルトの取り付け位置の工夫

- たわみの状況はどうか（トリミングをすることでたわみが増加するが，大きくなればなるほど生理的関節部分とずれる）．
- 皮膚と接触している部分で強く当たっているところはないか．とくに内果，外果部分は適切か．
- 皮膚の巻き込みがないか．
- 適切なトウアウトがとられているか．
- 踏み返し部分は適切か．

[**動的チェックアウト**]
- 歩行時に底屈がきちんと制御されているか．
- 背屈角度が適切か．<u>背屈角度が強すぎる場合は，装具装着側立脚中期に膝が前方に押され，膝の屈曲位が大きくなる．</u>
- 平地歩行をさせ，歩行中の痛みや圧迫の強いところを対象者から聴取する．

[**トリミング（カッティング）とその工夫**]
- プラスチック装具の上縁が腓骨頭から 2.5〜3 cm 下に設定された一般的な場合，下腿後面から前方へ押し出される作用によって下垂足を矯正する．
- プラスチック装具の上縁が半分（semi-shoehorn），あるいは 1/3 の長さ（short-shoehorn）の高さになれば，足部の底屈制動にかかる力は大きくなるため，矯正力は半減する（図 5-8a）．
- 矯正力を上げる方法としては，靴の装着，または3点支持の支点として働く足関節部分のストラップ（ベルト幅と厚さ）を強固にし，足背屈の圧の分散をはかる工夫がとられる．
- また靴を装着しやすくする目的で，大きくトリミングを行った場合には，**コルゲーション（盛り修正）**によって細くなった部分のプラスチックの強度を上げる方法もよくとられる（図 5-8b）．
- 感覚フィードバックを得る目的で踵部のくり抜きをする場合もあり，そのときのプラスチック短下肢装具の上縁は，内果の付近，前縁はショパール関節付近である（図 5-8b）．

> **memo**
> **動的チェックアウトの例**
> 装具装着歩行時に矯正したかった内反尖足の内反が強く，初期接地時の足外側接地となった．そのためショーホン型装具から継手付プラスチック型装具に変更した結果，足外側接地は同時接地となり，歩行スピード向上，歩数減少につながった．

C 短下肢装具のチェックアウト 057

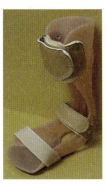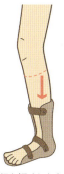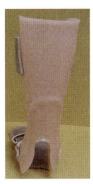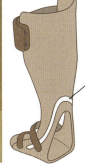

コルゲーション
プラスチックの
強度を増す

a. 上縁を短くしたもの
強い強制力がいらない
場合に行われる

b. 踵部のトリミング
踏み返しをよくするときや足
底からの感覚を取りやすくす
るとき，などに行われる

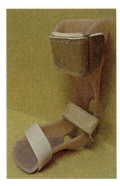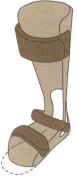

c. 前足部のトリミング
踏み返しをスムーズにする，
蹴り出しやすくするときな
どに行われる

図 5-8 トリミングの種類

- 踵部のトリミングを行う場合，たわみ部が柔らかくなったり，たわみの箇所が変化したりする場合もあり注意して行う．
- 前足部のトリミングは，踏み返しの向上，足趾の蹴り出しをよくするために行うが，痙縮が強い場合に行うと，鷲趾 claw toe を誘発するおそれがあるので注意を要する（図 5-8c）．
- 前足部のトリミングは，通常，**第 1 と第 5 中足骨茎状突起を結ぶ線から 0.5 cm 後方の位置トウブレーク toe-break に設定される**（図 5-8c）．

> **memo**
> 靴べら式プラスチック短下肢装具は，片麻痺などの足関節底屈を制動する装具として多様されてきたが，足関節背屈の動きまで止めてしまう，たわみの部分が生理的関節軸と大きくずれるなどの理由でふさわしくないという理由から，近年，継手付プラスチック装具に移行している．
> さらに底背屈角度が制限を受けることで，ADL，APDL 動作に制限を受ける．具体的には，しゃがみ込み動作，蹲踞姿勢（和式トイレ姿勢），坂道昇降動作の困難などをきたすので，対象者の環境評価も行う必要がある．

APDL : activities parallel to daily living

b. 足継手付プラスチック短下肢装具

- 靴べら式プラスチック短下肢装具の底屈制限は，同時に背屈の運動制限をもきたすという欠点がある．その改善のために近年さまざまな継手が登場し，それぞれにチェックアウト方法がとられるが，共通する部分について説明する．
- 一般に靴べら式プラスチック装具に比べ，足継手の部分はかさばる構造のものが多い．したがって靴の大きさは通常 0.5 cm 以上のサイズのもの，幅は E（ウィズ）か EE の少し大きめのものを選択する必要が生ずる．

［視覚的チェックアウト］
- 構造的なものは問題ないか（耐久性，動きなど）．
- プラスチックの材質や厚さが処方どおり製作されているか（ポリプロピレン，オルソレン，サブオルソレンなど）．
- 継手の大きさはどうか（靴の装着に困難が生じやすい）．

［静的チェックアウト］
- 内果部，外果部の削り込みはどうか，前足部内側縁，外側縁の食い込みはないか．
- とくに下腿部後下縁と足部後上縁によって底屈制動を行っている装具では，当たり具合の確認も行う．
- 内外果は通常，体重をかけて立ったときに，継手との間隔を 8〜10 mm 程度あける．

［動的チェックアウト］
- 底背屈の制御はどうか．装具後面で油圧やストッパーを使用している装具は調整が適当か確認する．
- 足継手軸の動きと，生理的関節軸の動きのずれは問題がないか．
- 底背屈のコントロールが可能なものは，痙縮の程度などにより調整する（調整は，部品を変えるものと，ネジで調整するものなどがある）．

③ 免荷式下肢装具のチェックアウト

- 完全免荷の場合には，支柱とつながったパッテン底をつけ，足部と地面を離して作製される．
- その際，健側との脚長差を生じるので補高を行うことを忘れないようにする．
- ①足部の形状は患者の足の形状に合っているか，骨突出部に当たっていないかを確認する．②踏み返し時につま先が床と接触しないように配慮がなされているか確認する．

- パッテン底の位置は舟状骨付近に位置しているか．

a. 坐骨支持型長下肢装具（免荷用）（図 5-9a）

- 坐骨結節，鼠径部（スカルパ三角部），大殿筋部，大腿二頭筋部，大腿外側面部が確認点となる．
- 大腿シェルは大腿切断時の大腿四辺形ソケットに準じ（⇨p.259，図 21-3「各ソケットの形状」），前面，後面，内側面，外側面をチェックする．
- 前面では，スカルパ三角部への適度な圧迫を確認する．これが弱すぎると，坐

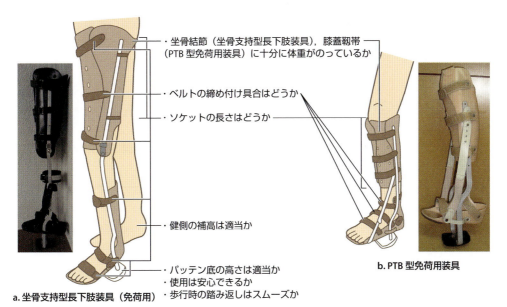

図 5-9 免荷式下肢装具のチェックアウト

骨が前方にすべり落ちるので痛みを生ずる．とくに坐骨へ十分な荷重をかけられるか重要である．
- 後面では，坐骨がしっかりと**坐骨受け**に乗っているか，股関節が適度な屈曲位となっているか．
- 内側面では，大腿二頭筋の圧迫が強すぎないか，痛みはないかを確認する．
- 外側面では，圧迫が広く均等になっているか（これが強すぎると，坐骨が内側部にすべり込むので注意を要する）．
- 支柱は，大腿シェルの輪郭に沿っているか，隙間がないかを確認する．
- 継手部分は，金属支柱付長下肢装具に準じ，皮膚との間隔を約 5〜10 mm 空ける．
- 膝継手のロックは十分か（完全免荷の場合には，しっかりとしたロックが取り付けられる）．

b．PTB 型免荷用装具（図 5-9b）
- 重心線の位置は適切か．
- 下腿シェル内での荷重部分と除圧部分は適切か．
- 下腿シェルの締め付け具合は適切か．とくに骨片の回旋運動などは防げているか．
- 支柱はシェルの輪郭に沿っているか．
- 継手と皮膚の間は 5〜10 mm 程度あいているか．
- 足部の固定は適当か（通常，骨癒合がある程度完成されるまでは，足関節背底屈 0° に固定される）．
- 荷重量の調整がネジでできるものがあり，骨癒合や症状に応じて調整する．
- 歩行時には，足底板，パッテン底の両方において，初期接地と立脚終期の回旋，

PTB：pateller tendon bearing

立脚中期の側屈，遊脚期の健側伸び上がりや分回し，患側の骨盤挙上などが報告されており，必要に応じて歩行の方法などを指導する．

D　靴型装具のチェックアウト（図5-10）

- 踵，第1，第5中足骨茎状突起，内果，外果，第1趾〜第5趾先などが確認点となる．
- 靴の中敷による矯正の場合，厚くなりすぎる場合には靴のサイズを一回り大きいものに変更する必要がある．
- 靴の外部での補正の場合，はがれることが多いため，つき具合も確認する．

[視覚的チェックアウト]
- 舌革，内側革，外側革の部分はきちんと編み込まれているか．
- 中敷の高さと十分な滑らかさはあるか，材質は適したものかどうか．
- 重さはどうか．
- 固さは十分か．
- 開き部分は十分か．
- **トウスプリング***，**ヒールピッチ***は適当か．

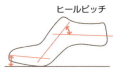

> memo
> トウスプリングとヒールピッチは互いに関連しており，両方を大きくすると，より蹴り出しがスムーズになり，両方を小さくすると，より歩行安定性を確保することができる．使用する目的に合わせて，初期接地からつま先離れのスムーズさと蹴り出しの状態を確認して決定する．

- つま先の形状と靴型装具のつま先が一致しているか．
- 装着の方法は適切か（障害に応じて靴紐をマジックテープなどに変更する必要があるか）．

[静的チェックアウト]
- 履きごこちはどうか．
- 左右の脚長差はないか．
- トップラインが内果，外果に当たっていないか．
- 装着したときに，つま先には5〜10 mm程度の余裕があるか．
- ヒール（⇨p.43，図4-5）は目的に適した形状になっていることを確認する．
- 踏まずしん（⇨p.45，図4-8）は，第1〜5中足骨頭を結ぶ線より3 cm後方を目安とする．
- 月形しんの長さ（⇨p.45，図4-7）は，ヒールの前面より0.5〜1.0 cm前方を目安とする．
- 中敷の形状が足の形に合っているか．

[動的チェックアウト]
- 歩行を行わせ，歩行周期に沿ったチェックを行う．

---

memo
足の指の形
- エジプト型　第1趾が長い
- ギリシャ型　第2趾が長い
- スクエア型　第1〜3趾がほぼ同じ

*トウスプリング　靴の前底部と床面のなす角度．歩行時の踏み返しに影響を与える．

*ヒールピッチ　靴のヒール高の違いによって生じる後足部との勾配．ヒールが高くなるとヒールピッチは増加し，ヒールが低くなるとヒールピッチは減少する．

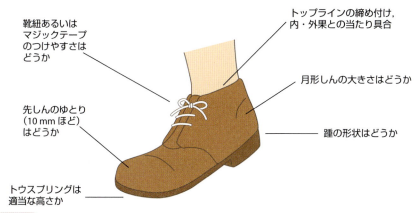

図 5-10　靴型装具のチェックアウト

- 初期接地の衝撃はどうか（膝関節，股関節，体幹への影響はないか）．
- 足部の急激な底屈，回旋，内外側ホイップはないか．
- スムーズな踏み返しになっているか．
- 疼痛が出現しないか．
- 体重をかけたときの，土踏まずの形状は保てているか．

学習到達度自己評価問題

1. 股継手，膝継手，足継手の位置で誤っているのはどれか．
   a. 股継手の位置は，前額面では生理的股関節軸よりも 2〜3 cm 下である．
   b. 股継手の位置は，矢状面では生理的股関節軸よりも 2〜3 cm 前方である．
   c. 膝継手軸の位置は，矢状面では膝の最も太い部分で，前後径を 1/2 にした点と，1/3 にした点を通る．
   d. 足継手の位置は，前額面では外果の下端と内果の下端を通る線である．
2. 下肢装具作製時の確認点としては，大転子，会陰部，大腿骨内転筋結節，＿＿＿，腓骨頭，内果，外果などがあげられる．
   a. 鼠径靱帯　　b. 脛骨粗面　　c. 膝裂隙　　d. 距骨頭
3. 痙縮の強い対象者に対しては，プラスチック装具であれば，足底前側部のトリミングを行い，踏み返しをよくする方法をとる．
   正/誤
4. 靴のサイズの評価では，靴を装着させて足先に 5〜10 mm 程度の余裕があるか，装具の上から触ってみて確認する．
   正/誤

上肢装具

6 上肢装具

一般目標
1. 上肢装具の目的を理解する．
2. 上肢装具の種類と特徴を理解する．

行動目標
- 疾患または障害に応じて上肢装具を選択できる．

調べておこう
1. 上肢の末梢神経損傷にはどのようなものがあるか調べよう．
2. 上肢装具にはどのようなものがあるか調べよう．

A 上肢装具の目的

- 一般的な装具の使用目的として，以下の項目があげられている．
  ①変形の予防．
  ②変形の矯正．
  ③組織の保護（損傷を受けた組織の安静を保ち，治癒を促進する）．
  ④機能の代償または補助（筋力の低下や関節の不安定性などに対し，その機能を代償または補助する）．
- 下肢装具では，立位や歩行などのために支持性の獲得が必要となるが，上肢装具では，日常生活を遂行するために，さまざまな場面で上肢の機能性を獲得させることが重要となる．
- このため上肢装具は，軽量で着脱が容易であり，外観がよく装着感の優れたものが要求される．

B 目的別にみた，上肢装具の適応となる代表的疾患

- 上肢装具の使用目的は，必ずしも単一であるとは限らず，複数の目的に対して用いられることも多い．以下に目的別にみた上肢装具について，適応となる代表的な疾患をあげ，その障害像と装具について解説する．

1 変形の予防

a. 脳卒中片麻痺に対する装具

- 脳卒中片麻痺では，筋緊張の亢進の影響により，特徴的な**ウェルニッケ・マン肢位** Wernicke-Mann posture をとる．この際，手関節は掌屈位，指関節は屈曲位となり，筋緊張の亢進が重度な場合には，拘縮の発生が危惧される．とくに，指関節の屈曲が強い場合は，手掌面の清潔が行き届かず不衛生となることがある．
- 装具としては，変形を予防するために，手関節を背屈位に，指関節を伸展位に保持する，**手関節指固定装具**（⇨図6-1d）を用いる．

b. 熱傷に対する装具

- 手は日常生活で常に露出した状態にあり，さらに他の部位よりも熱源に接触する機会が多いため熱傷を受けやすい．
- 熱傷が**真皮乳頭層**＊以下の深部に達した場合，組織修復の過程でコラーゲン線維が増殖し，瘢痕が形成され，その組織の伸張性が低下する．このコラーゲン線維が過剰に増殖すると肥厚性瘢痕が形成され，拘縮や変形が進行することになる．
- 手背部の熱傷は火災や爆発時に顔面を手でかばうことで起こりやすく，手掌部の熱傷はストーブなどの高温のものに触れることで起こりやすい．手背部の熱傷では掌屈（屈曲）制限，手掌部の熱傷では背屈（伸展）制限が生じる．
- 熱傷後，早期からの装具療法は，肥厚性瘢痕組織に対して持続的な伸張と圧迫を与え，拘縮や変形の予防に有用である．
- 装具としては，**手関節指固定装具**（⇨図6-1d）を用いる．手背部の熱傷の場合，手関節20～30°背屈位，母指掌側外転・対立位，中手指節間関節（MP関節）70～80°屈曲位，近位指節間関節（PIP関節）・遠位指節間関節（DIP関節）伸展位に固定する．手掌部の場合，手関節30～40°背屈位，母指橈側外転・伸展位，MP関節伸展・外転位，PIP・DIP関節伸展位で固定する．
- 手背部の熱傷では掌側に，手掌部の熱傷では背側に装具を装着し，包帯によって固定する．

2 変形の矯正

a. 肘関節拘縮に対する装具

- 上腕骨顆上骨折や肘頭骨折など肘関節周囲の骨折では，ギプス固定などにより肘関節の拘縮が生じる．さらに，肘関節周囲には**異所性骨化**＊が出現することもあり，その場合には運動制限が助長される．
- 関節拘縮に対する他動運動においては，衝撃的な矯正力を作用させると関節周囲の軟部組織に新たな損傷を与えて拘縮を増悪させることになる．このため，軽微な力を長時間作用させて，漸進的に組織を伸張し，拘縮を矯正することが重要である．
- 装具としては，漸進的に組織を伸張するため，継手にダイヤルロックを用いた

memo
脳卒中と脳血管障害
脳卒中と脳血管障害は同義にとらえられることもあるが，国立神経疾患・脳卒中研究所 National Institute of Neurological Disorders and Stroke (NINDS) による分類では，脳血管障害は神経症状の出現しない無症候性のものや，急速に神経症状の改善がみられる一過性脳虚血発作なども含めるが，これらとは別に脳卒中は急激な神経症状の発生を伴うものとして分類されている．

memo
ウェルニッケ・マン肢位
脳卒中片麻痺によってみられる典型的な姿勢異常のことであるが，特定の肢位は規定されてはおらず，見解に多少のずれがある．一般的には，上肢は肩関節内旋位，肘関節屈曲位，前腕回内位，手関節掌屈位，手指屈曲位となり，下肢は伸展位をとる．

＊**真皮乳頭層** 皮膚は表層から表皮，真皮，皮下組織に大別される．さらに表皮は表層から，角質層，淡明層，顆粒層，有棘層，基底層に区分され，真皮は，乳頭層と網状層に区分される．

MP関節：metacarpophalangeal joint

PIP関節：proximal interphalangeal joint

DIP関節：distal interphalangeal joint

り，ネジを回すことで可動域を微調整できる締め金具（turnbuckle：ターンバックル）を取り付けた，肘固定装具（⇨図 6-4a）を用いる．

b. 関節リウマチに対する装具

- 関節リウマチは多発性の関節炎を主症状とする原因不明の全身性疾患である．
- 初発症状は手や足，肘部などの疼痛や腫脹である．とくに手は日常生活において使用頻度が高いため，早期から生活の困難さが生じる．
- 関節の変形には，MP 関節の屈曲と PIP 関節の過伸展および DIP 関節の屈曲を呈するスワンネック変形，PIP 関節の屈曲と DIP 関節の過伸展を呈するボタン穴変形，手指が MP 関節で尺側に傾く尺側偏位などがある．
- 装具としては，変形を矯正するために，スワンネック変形に対しては **IP 屈曲補助装具**（⇨図 6-1a），ボタン穴変形に対しては **IP 伸展補助装具**（⇨図 6-1b, 1c），MP 関節の尺側偏位に対しては **MP 尺側偏位防止装具**（⇨図 6-1g）を用いる．

***異所性骨化**　本来，骨が形成されるべきでない筋肉組織や靱帯内およびその周辺に骨化が生ずることをいう．関節周辺，とくに肘関節，膝関節部に好発する．原因として，拘縮のある関節に暴力的な矯正を繰り返し行うことが指摘されている．そのため，関節可動域（ROM）練習において注意が必要である．

IP：interphalangeal

3 組織の保護

a. 肩関節亜脱臼に対する装具

- 脳卒中片麻痺にみられる肩関節亜脱臼は，棘上筋を中心とした肩関節周囲筋の麻痺が持続し，上肢の重量により関節包や靱帯が伸張されることにより生じる．
- 肩関節亜脱臼に伴い疼痛を生じることが多いため，麻痺側肩関節の軟部組織の保護が必要となる．
- 装具としては，上肢の重量による下垂力を軽減し，関節包や靱帯の過度な伸張を防ぐため，**アームスリング**（⇨図 6-5b）を用いる．

b. 腱板断裂の手術後に対する装具

- 腱板は解剖学的に烏口肩峰アーチと上腕骨頭との間で圧迫や摩擦を受けやすいため，加齢による腱板自体の脆弱化のうえに外傷が加わることで損傷することが多い．
- 観血的な腱板修復術後では修復した部位を再損傷しないよう，不用意な動きを予防し，保護することが必要である．
- 手術後の固定法としては，外転位やゼロポジション*などがあり，議論の分かれるところであるが，腱板や関節包の緊張を軽減させる肢位を選択することが重要である．
- 外転位の保持には，金属支柱の**肩外転装具**（⇨図 6-5a）や体幹と上肢で枕を挟む**肩外転装具**が用いられ，ゼロポジションの保持には，ギプス固定が行われる．

***ゼロポジション**　上肢の挙上動作において，肩甲上腕関節における回旋，すべり，転がりが最小になる肢位である．個人差はあるが，肩甲棘長軸と上腕骨長軸が一直線となる約 155°挙上位をいう．

4 機能の代償または補助（表 6-1）

a. 正中神経麻痺に対する装具

- 正中神経麻痺は上腕骨顆上骨折などの合併損傷や手根管症候群などの絞扼性神経障害で発生する．正中神経麻痺では母指球筋が萎縮する一方で，残存する橈骨神経支配の長母指伸筋や尺骨神経支配の母指内転筋の作用によって，母指が

表 6-1　末梢神経損傷と変形

損傷神経	正中神経	尺骨神経	橈骨神経
変形	猿手	鷲手	下垂手
麻痺筋	母指対立筋 短母指外転筋 （短母指屈筋*）	虫様筋（第3, 4） 背側骨間筋 掌側骨間筋	長橈側手根伸筋 短橈側手根伸筋 尺側手根伸筋 指伸筋
装具	短対立装具 長対立装具**	MP屈曲補助装具	手関節背屈保持装具 トーマス型懸垂装具 オッペンハイマー型装具

*尺骨神経との二重神経支配.
**肘関節より近位での損傷の場合.

対立位ではなく他の4指と同一平面上に位置して猿の手掌のように扁平となることから**猿手 ape hand** と呼ばれる．
- 装具としては，手関節の掌屈も困難となる肘関節より近位での神経損傷では，手関節を軽度背屈位で固定し，母指を対立位に保持する**長対立装具**（⇨図6-1i）を用いて把持動作を行いやすくする．手関節の運動に問題がない手根管症候群では，単に母指を対立位に保持する**短対立装具**（⇨図6-1h）を用いて把持動作を行いやすくする．

b. 尺骨神経麻痺に対する装具

*ガングリオン　関節包や腱鞘に好発する嚢腫で，指先大，弾性があり軟らかく，中にゼリー状の粘液物質を容れる．

IP関節：interphalangeal joint

- 尺骨神経麻痺は変形性肘関節症に伴う肘部管症候群，上腕骨内顆骨折の合併損傷，上腕骨外顆骨折後の外反肘による遅発性尺骨神経麻痺，またはガングリオン*や手根骨の骨折などによる尺骨管症候群によって発生する．
- 尺骨神経麻痺では，全指の伸展を命じると，健常な外来筋に対して内在筋（第3, 4虫様筋，骨間筋）の麻痺によって，環指と小指のMP関節の過伸展と指節間関節（IP関節）の屈曲をきたし，その形から**鷲手 claw hand** と呼ばれる．
- 第1, 2虫様筋は正中神経支配であるため，全指のMP関節の過伸展およびIP関節の屈曲をきたす典型的な鷲手は，正中神経と尺骨神経の合併損傷によって生じる．
- 装具としては，環指と小指のMP関節の過伸展を抑制し，MP関節の屈曲運動を補助するために，**MP屈曲補助装具**（knuckle bender：ナックルベンダー）（⇨図6-1e）を用いる．

c. 橈骨神経麻痺に対する装具

- 橈骨神経は浅枝と深枝に分かれ，浅枝は知覚枝，深枝は運動枝であり，主に手関節とMP関節の伸筋群を支配する．
- 橈骨神経麻痺は上腕骨の骨折などの合併損傷として生じることが多く，手関節の背屈やMP関節の伸展が困難となり，**下垂手 drop hand** を呈して著しい手関節掌屈位をとるため，手指の屈筋腱の緊張が保たれず，把持動作も困難となる．
- 装具としては，手関節を背屈位に保持し，把持動作を行いやすくするために，**手関節背屈保持装具**，**トーマス型 Thomas type 懸垂装具**，**オッペンハイマー型 Oppenheimer type 装具**（⇨図6-2）を用いる．

表6-2 目的別上肢装具一覧

JISによる上肢装具の名称に関する用語	変形の予防	変形の矯正	組織の保護	機能の代償または補助	代表的な適応疾患および症状
IP屈曲補助装具	●	●		●	スワンネック変形，PIP関節の伸展位拘縮
IP伸展補助装具	●	●		●	ボタン穴変形，PIP関節の屈曲位拘縮
手関節指固定装具	●	●	●		関節リウマチなどによる手関節・指関節の炎症，脳卒中などによる手指屈筋の筋緊張の亢進，熱傷
MP屈曲補助装具	●	●		●	尺骨神経麻痺（鷲手），MP関節の伸展位拘縮
MP伸展補助装具	●	●		●	橈骨神経麻痺（下垂手），MP関節の屈曲位拘縮
MP尺側偏位防止装具	●			●	尺側偏位
短対立装具	●			●	正中神経麻痺（猿手）
長対立装具	●			●	正中神経麻痺（猿手）
手関節背屈保持装具	●	●		●	橈骨神経麻痺（下垂手）
トーマス型懸垂装具	●	●		●	橈骨神経麻痺（下垂手）
オッペンハイマー型装具	●	●		●	橈骨神経麻痺（下垂手）
把持装具				●	頸髄損傷
肘固定装具	●		●		関節リウマチなどによる肘関節の不安定性，肘関節周囲の骨折
肘屈曲補助装具	●	●		●	肘関節屈筋群の筋力低下，伸展位拘縮
肘伸展補助装具	●	●		●	肘関節伸筋群の筋力低下，屈曲位拘縮
肩外転装具			●		腱板損傷，肩関節周囲の骨折
アームスリング			●		肩関節亜脱臼，外傷性肩関節脱臼
BFO				●	頸髄損傷，筋ジストロフィー

C 上肢装具の特徴，構成要素，適応について

- JIS（日本工業規格，2015年）に掲載されている「上肢装具の名称に関する用語」における代表的な装具について，対象とされる関節ごとにこれらの装具をあげて，その特徴，構成要素，目的および適応について解説する．
- 各上肢装具の目的別一覧を**表6-2**に示す．

1 主として指関節に関与する装具

a．IP屈曲補助装具（指用小型ナックルベンダー）（図6-1a）
▷**特　徴**
- ゴムやコイルスプリング coil spring などを用い，IP関節の機能の代償や変形の矯正などを行う．

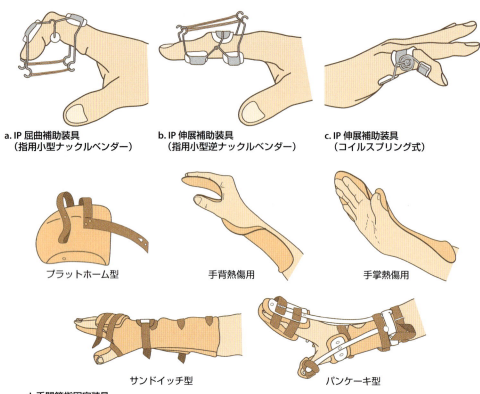

a. IP 屈曲補助装具（指用小型ナックルベンダー）　b. IP 伸展補助装具（指用小型逆ナックルベンダー）　c. IP 伸展補助装具（コイルスプリング式）

プラットホーム型　　手背熱傷用　　手掌熱傷用

サンドイッチ型　　パンケーキ型

d. 手関節指固定装具

図 6-1　主として指関節に関与する装具（次ページにつづく）

▷ **構成要素**
- 基節骨，中節骨を背側から圧迫するためのパッド，および PIP 関節を掌側から圧迫するためのバー．これらを連結し，屈曲を補助するためのゴムやコイルスプリング．

▷ **目　的**
- 主に PIP 関節の屈曲運動の補助や屈曲制限に対する持続的な伸張などを行う．

▷ **適　応**
- **スワンネック変形**，PIP 関節の伸展位拘縮など．

 b. **IP 伸展補助装具**

▷ **特　徴**
- ゴムやコイルスプリングなどを用い，IP 関節の機能の代償や変形の矯正などを行う．

▷ **構成要素**
- **指用小型逆ナックルベンダー**（図 6-1b）：基節骨，中節骨に対する掌側のパッドと PIP 関節に対する背側のパッド．これらを連結し，PIP 関節の伸展を補助するためのゴム．
- **コイルスプリング式**（図 6-1c）：基節骨と末節骨に対する掌側のパッドと PIP 関節に対する背側のパッド．これらを連結し，伸展を補助するためのコイルス

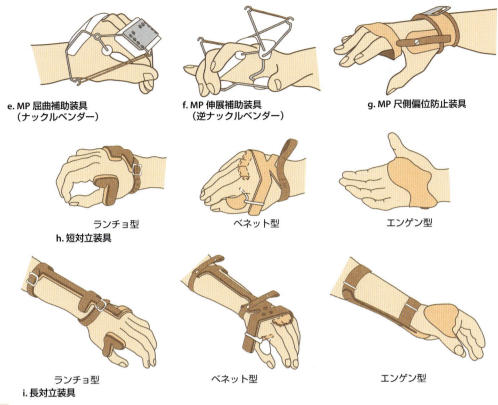

図 6-1 主として指関節に関与する装具（つづき）

プリング．
▷**目　的**
- 主に PIP 関節の伸展運動の補助や伸展制限に対する持続的な伸張などを行う．

▷**適　応**
- ボタン穴変形，PIP 関節の屈曲位拘縮など．

c. <u>手関節指固定装具</u>（図 6-1d）

▷**特　徴**
- 手関節や指関節に対してプラスチック製の支持部やパッドなどを用い，疼痛や変形の予防，および組織の保護などを行う．
- その形状からプラットホーム型 platform type，サンドイッチ型 hand sandwich type，パンケーキ型 pancake type がある．

▷**構成要素**
- プラットホーム型：手掌面のみのプラスチック製の支持部．熱傷用では，前腕から手指までの掌側または背側のプラスチック製の支持部．
- サンドイッチ型：前腕から手指の掌側の支持部と前腕の背側の半月（cuff：カフ），および手指の背側のパッド．
- パンケーキ型：示指から小指の 4 指と母指を掌側と背側から挟むパッド，および前腕遠位のカフとそれらを接続するベルト．

▷**目　的**
- 手関節や指関節の炎症などの運動痛，あるいは筋緊張の亢進などによる屈曲位拘縮の予防，および熱傷後の肥厚性瘢痕組織の形成予防と改善のため，手関節と指関節を伸展位に保持する．

▷**適　応**
- 関節リウマチなど手関節や指関節の炎症，脳卒中片麻痺など手指屈筋の緊張の亢進，および熱傷など．

d. MP屈曲補助装具（ナックルベンダー）（図6-1e）

▷**特　徴**
- ゴムやコイルスプリングなどを用い，MP関節の機能の代償や変形の矯正などを行う．

▷**構成要素**
- 基節骨と中手骨に対する背側のパッドおよびMP関節の掌側のバー．これらを連結し，MP関節の屈曲を補助するためのゴムやコイルスプリング．

▷**目　的**
- MP関節の屈曲運動の補助や屈曲制限に対する持続的な伸張などを行う．

▷**適　応**
- 尺骨神経麻痺による鷲手変形，MP関節の伸展位拘縮など．

e. MP伸展補助装具（逆ナックルベンダー）（図6-1f）

▷**特　徴**
- ゴムやコイルスプリングなどを用い，MP関節の機能の代償や変形の矯正などを行う．

▷**構成要素**
- 手掌とPIP関節の掌側のバーおよびMP関節に対する背側のパッド．これらを連結し，MP関節の伸展を補助するためのゴムやコイルスプリング．

▷**目　的**
- MP関節の伸展運動の補助や伸展制限に対する持続的な伸張などを行う．

▷**適　応**
- 橈骨神経麻痺によるMP関節伸展不全（下垂手），MP関節の屈曲位拘縮など．

f. MP尺側偏位防止装具（図6-1g）

▷**特　徴**
- 第2および第5指の中指骨から基節骨までのバーによって，MP関節の尺側偏位を矯正する．

▷**構成要素**
- 第2および第5中手骨に添ったバー，および第2〜5末節骨部のバンド．

▷**目　的**
- MP関節の尺側偏位を矯正し，手指機能の向上をはかる．

▷**適　応**
- 関節リウマチによる尺側偏位など．

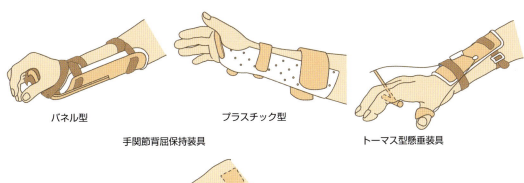
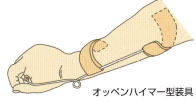

図 6-2　手関節装具

g. 対立装具
▷ **特　徴**
- 手関節の運動に問題のない場合は，手関節を含まない短対立装具（図 6-1h）を用い，手関節の運動が困難な場合には，手関節を含み前腕に支持部をもつ長対立装具（図 6-1i）を用いる．
- その形状からランチョ型 Rancho type，ベネット型 Bennett type，エンゲン型 Engen type がある．

▷ **構成要素**
- ランチョ型：手背の尺側を通り手掌面を保持するバー，およびそれと接続した母指を対立位に保持する対立バー．
- ベネット型：手背面から手掌の尺側を保持するバー，およびそれと接続した母指を対立位に保持する C バー．
- エンゲン型：手掌面から母指を対立位に保持するプラスチック製の支持部．

▷ **目　的**
- 母指を対立位に保持し，手指機能の向上をはかる．

▷ **適　応**
- 正中神経麻痺による猿手など．

② 主として手関節に関与する装具

a. 手関節装具（WHO）（図 6-2）
▷ **特　徴**
- 金属性板ばねやゴムなどを用いて，手関節を背屈位に保持する．
- 手関節背屈保持装具，トーマス型懸垂装具，オッペンハイマー型装具がある．
- 手関節背屈保持装具はカックアップスプリント cock-up splint とも呼ばれる．

WHO：wrist hand orthosis

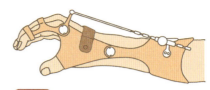

図 6-3　把持装具（手関節駆動式）

▷**構成要素**
- 手関節背屈保持装具：前腕掌側のカフおよび手掌を押し上げて手関節の背屈を保持する金属性板ばね（バネル型 Bunnell type）．前腕掌側から手掌までのプラスチック製の支持部（プラスチック型）．
- トーマス型懸垂装具：前腕背側のカフと手背の張り出し材 outrigger（アウトリガー），およびそれに接続した MP 関節と母指を伸展方向へ懸垂するためのゴム．
- オッペンハイマー型装具：前腕近位掌側と遠位背側のカフ，および手掌を押し上げるためのバー．これらを接続し手関節の背屈を補助するためのピアノ線．

▷**目　的**
- 手関節背屈筋群の筋力低下による下垂手を防止し，良肢位に保持することで，手指機能の向上をはかる．

▷**適　応**
- 橈骨神経麻痺による下垂手など．

b. 把持装具（図6-3）

▷**特　徴**
- 残存した機能によって使用する力源が異なり，指の運動を用いる指駆動式，手関節の運動を用いる手関節駆動式，肩甲帯の運動を用いる肩駆動式，および空圧や電気を用いる体外力源式などがある．

▷**構成要素**
- 前腕を固定するための支柱および把持動作を行うための手指の支柱と継手．

▷**目　的**
- 手関節の背屈で生じる屈筋腱の張力を用いた，<u>腱固定作用 tenodesis action</u>（テノデーシスアクション*）を利用し，第 1 指と第 2 指および第 3 指によって，つまみ動作を可能にする．

▷**適　応**
- 頸髄損傷などの残存髄節レベルによって，C7，8 は指駆動式，C6 は手関節駆動式，C5 は肩駆動式，体外力源式を用いる．

③ 肘関節に関与する装具

a. 肘固定装具（図6-4a）

▷**特　徴**
- 肘関節を固定することで，安静を保持し，ダイヤルロック継手や<u>ターンバックル付継手</u>*を用いることで，漸進的に拘縮を改善する．

*テノデーシスアクション
手関節を背屈すると手指屈筋が緊張し，PIP 関節，DIP 関節は屈曲してくる．腱の副作用として生じるこの運動を把持動作に利用することができる．

*ターンバックル付継手
中央にある胴体枠の一端に右ネジ，他端に左ネジが取り付けてある．胴体枠を回転させると右ネジ，左ネジの相互の間隔が増減し，継手をまたいで上下の支柱に取り付けることで関節角度の調整が可能となる．

C 上肢装具の特徴，構成要素，適応について 073

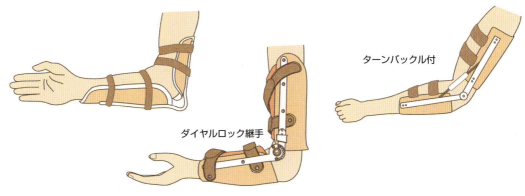
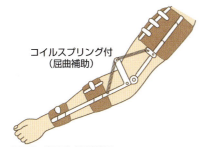

図 6-4 肘関節に関与する装具

▷**構成要素**
- 上腕と前腕のカフおよびそれらを任意の位置で連結，固定する支柱．これらを連結するダイヤルロック継手や付属のターンバックル．

▷**目　的**
- 肘関節周囲の骨折や炎症などに対して，肘関節を任意の位置で固定して安静を保持する．さらに，屈曲位および伸展位拘縮を改善する．

▷**適　応**
- 関節リウマチなどによる肘関節の不安定性，肘関節周囲の骨折など．

b. **肘屈曲（伸展）補助装具**（図 6-4b）

▷**特　徴**
- ゴムやコイルスプリングを用い，肘関節の運動の補助や拘縮の改善をはかる．

▷**構成要素**
- 上腕支持部と前腕支持部，およびそれらを連結する支柱と継手．屈曲（伸展）運動を矯正または補助するためのゴム，コイルスプリング．

▷**目　的**
- 肘関節周囲の筋力低下に対しては屈曲（伸展）運動の補助を行い，肘関節の伸展（屈曲）位拘縮に対しては矯正を行う．

▷**適　応**
- 肘関節の伸展（屈曲）位拘縮や神経障害または廃用症候群などによる肘関節の

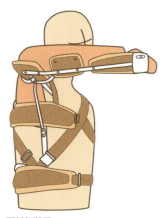
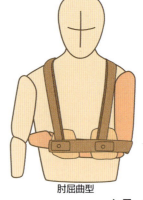
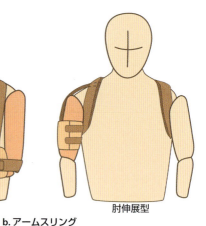

a. 肩外転装具　　　　　　　　　　　　　　肘屈曲型　　　　　　　肘伸展型
　　　　　　　　　　　　　　　　　　　　　　　　b. アームスリング

図 6-5　肩関節に関与する装具

屈筋（伸筋）群の筋力低下など．

④ 肩関節に関与する装具

a. 肩外転装具（図 6-5a）

▷ 特　徴
- 体幹の支柱と上肢の支柱で固定し，肩関節を外転位で保持する．

▷ 構成要素
- 障害側の上肢を保持する支持部とそれを支える同側の体幹外側部の支柱，およびその支柱を固定するための骨盤ガードルと反対側の腋窩バンド．

▷ 目　的
- 肩関節を外転位や良肢位など任意の肢位に保持する．

▷ 適　応

- 腱板損傷，肩関節周囲の骨折，上腕骨近位部の骨折など．

b. アームスリング（図 6-5b）

▷ 特　徴
- 肘屈曲型と肘伸展型に分類される．
- 肘屈曲型では，肩関節内旋位，肘関節を 90°屈曲位にして，上腕骨を直上に引き上げ，固定するため，肩甲上腕関節の安定性はよいが，脳卒中片麻痺で筋緊張の高い症例では，肘関節の屈曲位拘縮が生じやすくなるため，注意が必要である．
- 肘伸展型では，上肢は下垂位となるため，外観はよいが，上腕骨を引き上げる力は弱い．

▷ 構成要素
- 肘屈曲型：前腕を保持するための支持部と上肢を引き上げるための肩からのストラップ．
- 肘伸展型：上腕を把持するためのベルトとそれを引き上げるためのたすき掛けにしたストラップ．

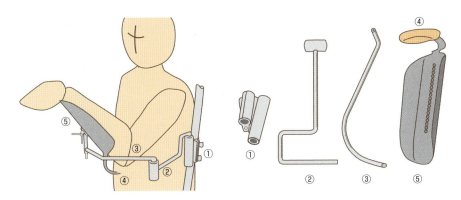

図 6-6 BFO
①ブラケット，②近位アーム，③遠位アーム，④ダイヤル，⑤トラフ

▷**目 的**
- 肩甲上腕関節の亜脱臼を防止し，疼痛など二次的な障害の発生を予防する．

▷**適 応**
- 脳卒中片麻痺などによる肩関節亜脱臼，外傷性肩関節脱臼など．

5 上肢に関与する装具

a. BFO（図 6-6）

▷**特 徴**
- 車いすや机に取り付けて使用し，肘関節と前腕を支えることで，上肢近位筋の筋力が弱くても上肢の運動が可能となる．
- 食事動作や書字動作などで使用する．
- MAS とも呼ばれる．

▷**構成要素**
- 車いすなどに固定するブラケット，近位および遠位アーム，肘関節を支えるダイヤル，前腕を支えるトラフ．

▷**目 的**
- 上肢の筋力低下が著しい場合，わずかな筋力で上肢の運動が可能となることで，食事などの日常生活の向上をはかる．

▷**適 応**
- 頸髄損傷，筋ジストロフィーなど．

BFO：balanced forearm orthosis

MAS：mobile arm support

学習到達度自己評価問題

1. （　）に適切な語句を記入しなさい.
- 末梢神経損傷による特徴的な肢位として，正中神経麻痺では（　①　），尺骨神経麻痺では（　②　），橈骨神経麻痺では（　③　）を呈する.

2. 末梢神経損傷と上肢装具の組み合わせで正しいのはどれか.
   a. 正中神経麻痺：トーマス型懸垂装具
   b. 尺骨神経麻痺：ナックルベンダー
   c. 尺骨神経麻痺：逆ナックルベンダー
   d. 橈骨神経麻痺：長対立装具
   e. 橈骨神経麻痺：短対立装具

3. 橈骨神経麻痺に用いる上肢装具として誤っているのはどれか.
   a. 手関節背屈保持装具　　b. トーマス型懸垂装具
   c. オッペンハイマー型装具　　　d. ナックルベンダー
   e. 逆ナックルベンダー

4. 上肢の障害と上肢装具の組み合わせで誤っているのはどれか.
   a. 肩関節亜脱臼　　　　　：アームスリング
   b. 肘関節屈曲位拘縮：肘伸展補助装具
   c. 鷲手　　　　　　　　　：オッペンハイマー型装具
   d. スワンネック変形：指用小型ナックルベンダー
   e. ボタン穴変形　　　：指用小型逆ナックルベンダー

上肢装具

7 上肢装具のチェックアウト

一般目標
1. 上肢装具の種類と目的を把握し，チェックアウトの要点を理解する．
2. 上肢装具の作製，装着，使用経過も含めたチェックアウトの基本的項目を理解する．

行動目標
1. 対象者に適応する上肢装具の種類と目的を説明できる．
2. 上肢装具のチェックアウト時期による要点を説明できる．
3. 基本的チェックアウトの内容を説明し，実施できる．

調べておこう
1. 手の機能的肢位における手掌アーチの状況とその意義について調べよう．
2. 3点支持の原理について調べよう．

A チェックアウトの流れと項目

- 装具のチェックアウト（適合検査）は基本的に処方した医師が行い確認するが，理学療法士自身も装具の種類や使用目的，使用方法について十分に把握し，対象者に適切な装具が処方されるように常に留意してチェックアウトを実施する必要がある．
- そのうえで医師を中心として各職種が検討し合い，その目的に合った装具を適用し，その使用をサポートするのである．日々の経過の中で二次的弊害が予防され，運動療法などの治療効果との相乗的効果を引き出すことが可能となる．
- 装具のチェックアウトは，装具が処方され，仮合わせがあって完成し，使用していく経過があるが，その各時期に応じて行う必要がある．
- また，基本項目として装具が目的に合ったものであるか，身体への配慮がなされているか，装着方法，装着感，疼痛の有無の確認などがあげられる（表7-1）．

> **memo**
> **上肢装具における静的・動的アライメント**
> 上肢の関節は下肢より小さく，手指などにおいては，関節軸の見極めが非常に重要となる．繰り返し動作や上肢全体の運動に伴う保持や振動への対応もチェックする必要がある．

1 チェックアウトの流れ

a. 仮装具（装具仮合わせ，製作）期
- 仮装具は陽性モデルから製作され，細部の仕上げがなされていない段階である．したがって目的とする肢位がとれるか，また適応はどうか，ベルトの位置やその長さはどうかなど仕上げに向けての調整が行われる．

表7-1	上肢装具のチェックアウトの概要
装具適応過程によるチェックアウト時期	①仮装具（装具仮合わせ，製作）期 ②装具（完成装具）装着開始期 ③装具使用経過・フォローアップ期
基本的チェックアウト項目	①装具使用目的の確認 ②基本原理の確認（3点支持の原理，全面接触の原理） ③皮膚への適合性，免荷部の確認 ④装着方法，ベルトなどの固定性 ⑤装着感，装着時の疼痛などの確認 ⑥継手の可動範囲，目的とする運動の確認（機能把持装具） ⑦矯正，介助目的のばねやゴムの強さの確認（動的装具） ⑧ADL動作への影響，適応

■ ここでのチェックアウトが不十分であると，仕上がった後の修正に支障をきたす場合が考えられる．後述する基本項目も念頭に置いたチェックアウトが要求され，大変重要な意味をもつ．

b. 装具（完成装具）装着開始期

■ 仮合わせでの修正が行われているか，全体的な仕上げの状態はどうか．また装着して，目的とする肢位の確認，免荷部位の免荷，皮膚への適合状態をチェックする．対象者の装着感や痛みの有無，静的・動的装着状態を確認する．

c. 装具使用経過・フォローアップ期

■ 装具が完成し，実際に使用し，理学療法の進行状況とあわせて定期的に適応状況を確認していく必要がある．とくに身体的変化として，装着部位における浮腫や腫脹，筋肉の萎縮や肥大，関節変形などの要因があるので状態に応じて定期的チェックが必要である．

■ また，運動機能の変化に伴い，使用方法の変更や，使用時間などについての設定を変更する必要がある場合，装着の期間についても確認しておく必要がある．

② チェックアウトの項目

チェックアウトの基本項目として下記の8項目があげられる（**表7-2**）．

a. 使用目的の確認

ROM : range of motion

■ 種々の装具使用目的に対して，目的が果たされているかどうかは非常に重要な視点である．固定，保護，支持，代用，補助，筋力・関節可動域（ROM）の維持改善，機能の再建などの目的により，形状や機能，使用方法なども異なってくる．安静保持であれば，良肢位や機能的肢位について確認する．

b. 基本原理の確認（3点支持の原理，全面接触の原理）

■ 装具の基本原理は3点支持である．目的とする肢位への矯正や保持において，3点がどの部位に相当するかを確認し，その長さ，部位の確認とベルトなどの位置の妥当性を検討する必要がある．

■ 3点支持の原理においては，その矯正力はレバーアーム（てこの腕）の長さと関連し，支点となる関節の軸からの長さが長いほど矯正力は大きいが，近位に位置する関節の運動や遠位の関節の運動を妨げてはならない（**図7-1**）．また，

EO : elbow orthosis

肘装具（EO）では遠位への装具のすべりを防止する意味においても，遠位は前

A チェックアウトの流れと項目　079

表7-2　上肢装具チェックアウトの要点

項　目	確認の要点
①使用目的の確認	■ 固定，保護，支持，代用，補助，筋力・関節可動域の維持改善，機能の再建，良肢位・機能的肢位の確認
②基本原理の確認	■ 3点支持の原理，全面接触の原理
③適合性の確認	■ 骨の突出部位，変形部位，腫脹部位
④装着の固定性	■ ベルトの固定性，耐久性
⑤装着感，疼痛などの確認	■ 対象者の装着感，疼痛の状態 ■ 感覚障害を有する場合は詳細に観察
⑥目的運動の確認（動的）	■ 関節軸の確認，静的・動的アライメントの確認
⑦ばねやゴムの強さの確認（動的）	■ 運動補助用のコイルスプリングやゴムの運動方向と強度
⑧ADL動作への影響	■ ADL動作における状況確認，使用時間や場所の設定

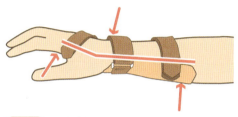

図7-1　3点支持の原理

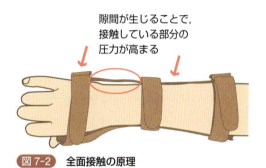

図7-2　全面接触の原理

腕遠位部まで延長する．
- また，全面接触の原理では，圧力の偏りを最小限にすることや浮腫や腫脹を助長しないように配慮すると同時に，装着による適合状況の経過観察を怠ってはならない（図7-2）．
- 上肢装具，手関節装具（WHO，対立装具など）では遠位に滑ることが多い．それは，下肢装具と異なり，空間での使用においては重力の影響や，上肢の運動による遠心力が加わることによりすべりやすいからである．その結果 MP 関節（中手指節間関節）の伸展拘縮を起こす場合がある（図7-3）．また，尺骨茎状突起への過度な圧迫が加わり，擦過傷，褥瘡となる場合もあるので注意すべきである．

WHO：wrist hand orthosis

MP 関節：metacarpophalangeal joint

c. 適合性の確認
- 骨の突出部位としては，肘頭，外側上顆，橈骨茎状突起，MP 関節部，IP 関節（指節間関節）部などがあげられ，軟部組織としては，腋窩，上腕二頭筋部，前腕手掌部などは免荷部位としてチェックが必要である（表7-3）．
- 変形部位や腫脹部位における圧迫の程度を経時的にチェックし確認する．

IP 関節：interphalangeal joint

d. 装着の固定性
- 装具着脱が自身で可能であるか，介助が必要であるか，またベルトのつけやすさやその固定性，耐久性を確認する．
- 固定性が低下すると，関節固定のための筋緊張や上肢牽引のための肩甲帯周囲

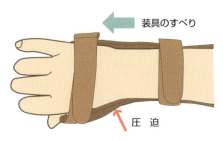

図7-3 装具の遠位へのすべり（⬅）はCM関節部を圧迫し，MP関節伸展拘縮の原因となる
MP関節：metacarpophalangeal joint，中手指節間関節
CM関節：carpometacarpal joint，手根中手関節

表7-3　上肢装具における免荷部位

肩	鎖骨，肩峰，烏口突起，腋窩（腋窩神経）
上腕部	上腕二頭筋の中1/3部（橈骨神経溝）
肘部	前肘部，肘頭，内側上顆，外側上顆
前腕部	前腕遠位1/3手掌部，橈骨茎状突起，尺骨茎状突起
手部	MP，PIP，DIP各関節背側，手掌部および指関節屈曲部

PIP関節：proximal interphalangeal joint，近位指節間関節
DIP関節：distal interphalangeal joint，遠位指節間関節

筋の緊張を生じることがある．

e. 装着感，疼痛などの確認

- 上肢，とくに手部は感覚が鋭敏で2点識別も下肢に比べ数倍の識別度を有する．また，装具はレバーアーム上の遠位に位置するため，重みや適応上の問題が直接的に認識されるのである．逆に感覚障害を有する場合では，詳細な観察を要する．

ADL：activities of daily living

- 装着したときの感じや日常生活活動（ADL）動作時の状況などを確認する．固定のために過度な緊張が生じることがあるので注意する．また，痛みは除圧の状況，原疾患の状況などとあわせて観察，評価する必要がある．

f. 目的運動の確認（動的装具）

- 機能的把持装具では手関節，MP関節に継手を有するので，解剖学的関節軸に一致しているか，また運動範囲，運動方向が目的とする対立運動を可能にするかを確認する．

*トリミングライン trimming line 装具の素材を切り取る際の形であり，装具の形状をなすラインである．装具の可塑性や固定性だけではなく，耐久性やデザインにも関係する．

- 対立運動においては，手掌アーチの保持は重要である．また，手掌部パーツのアーチ保持とそのトリミングライン*が適切に取られている必要がある（図7-4，図7-5）．

g. ばねやゴムの強さの確認（動的装具）

- ナックルベンダーなどの運動補助にコイルスプリング（⇨p.73，図6-4b）やゴムが使用される．それらの運動方向と強度についてチェックする．
- 運動方向の誤りにより関節疼痛や腱鞘炎などの弊害，運動強度が強いと過度な拮抗筋の伸張や抵抗による筋疲労をきたし，装具装着による負担増大，末梢循環の障害，筋緊張の増大などが予測される．

h. ADL動作への影響

FO：finger orthosis
APDL：activities parallel to daily living

- 指装具（FO）なども含めて，装着後の動きの制限や衣服の着脱時の問題，生活関連動作（APDL）における障害について検討，また使用者本人や介助者から状況を聴取し，使用上の留意事項を説明指導しておく必要がある．

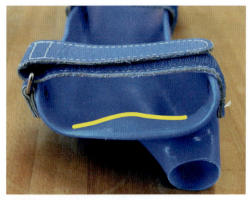

図7-4 手掌アーチの形状（対立運動と関連）

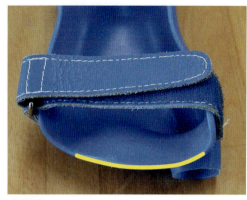

図7-5 手掌面トリミングラインの形状

- 頸髄損傷（C6-7）テノデーシスアクション（⇨p.72，用語解説）を利用する際は，そのメカニズムを理解し対象者のもつ機能と必要な装具の機能を検討し，実用的な設定を行う．
- 使用時間や場所，使用についての留意事項をまとめて「装具使用の手引き」や「チェックシート」を作成しフォローアップする．

> **memo**
> **テノデーシスアクションの利用**
> テノデーシスアクションを利用する場合には，手指屈筋を過度に伸長してしまうことは避けなくてはならない．「機能的な長さ」に保つことが必要である．

B 上肢装具のチェックアウト

前述のチェックアウト項目を基本として，以下にそれぞれの装具の特徴を勘案してとくに注意すべきチェックアウト内容を述べる．

1 主として指関節に関与する装具

a. IP屈曲補助装具（⇨p.67，図6-1a）
- 基本原理である3点支持の確認，手指背側の過圧迫による循環障害に注意が必要である．
- コイルスプリング使用の場合はコイルスプリングの強さ，アウトリガー*からのゴムによる補助ではゴムの長さ，強さに留意する．

b. IP伸展補助装具（⇨p.68，図6-1b）
- 上記と同様の考え方であるが，手指掌側の過圧迫に注意し，PIP関節過伸展とならないように配慮する．その他指装具では，コイルスプリング式装具やリング式手指装具（図7-6）もあるが，柔軟性や強度，幅，皮膚接触部の材質など必要に応じて工夫する．

c. 手関節指固定装具（⇨p.69，図6-1d）
- とくに，基本原理である全面接触の適合性に留意し，防止すべき変形に対して的確に対応する必要がある．
- また装具本体に対するベルトの付け方とも関連するが，夜間装具などでは装具のトリミングラインに若干のフレア*が付いていると，浮腫や腫脹が生じやす

*アウトリガー outrigger 装具にフレームを取り付け，そこにつけられたばねやゴムのスリング作用により遠位関節の牽引や運動補助を行う装置．

*フレア すそや末端の広がる状態を示す言葉．

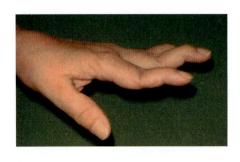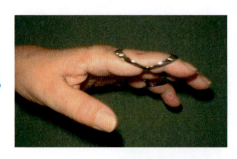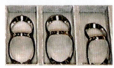

図 7-6　リング式手指装具の使用例
右下はリング式手指装具セットの一部.

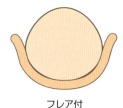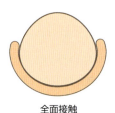

　　　　　　　　　　　　　フレア付　　　全面接触

図 7-7　装具端の形状

い場合にわずかではあるが装具端による圧力の集中を避けることが可能となる（図 7-7）.

d. MP 屈曲補助装具（⇨p.70, 図 6-1e）
- MP 関節における過伸展防止, 屈曲介助を行うことが目的である. ゴムが介助力として用いられる場合は, ゴムの長さ, 強さをチェックする. IP 関節の制御よりも強力となるため, 手背側, 手指背側のパッドは長い. 第 2〜5 指を同時に制御するため中手骨アーチとの適合について伸展位, 屈曲位でチェックする.
- またその際に MP 関節との軸のずれがないかについて留意する.

e. MP 伸展補助装具（⇨p.70, 図 6-1f）
- アウトリガーが手背側になる. MP 関節における屈曲防止, 伸展介助を目的として用いられる. ナックルベンダーと同様, 中手骨アーチの形状にパッドが適合しているか確認する.

f. MP 尺側偏位防止装具（⇨p.70, 図 6-1g）
- MP 関節で基節骨が尺側, 掌側に脱臼する傾向にあるため, 基節骨遠位ではなく MP 関節近位でのストラップや軽量のプラスチック製の矯正装具を用いる. しかし, 近位での矯正は MP 関節の屈曲を制限することになるので注意が必要である.
- パソコンキーやボタンを押す動作を行うために, 第 2 指 MP 関節のアライメントを整える示指 MP 関節固定装具の適応も考慮する.

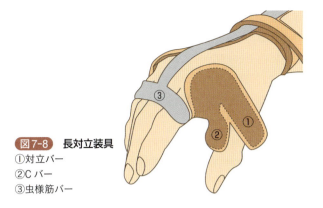

図7-8 長対立装具
①対立バー
②Cバー
③虫様筋バー

g. 対立装具（⇨p.71，図 6-1h，i）
- 対立装具は第1指が他の4指（とくに第2指，第3指）と対立位を保持し，機能的肢位をとると同時に把持などの手の使用を補助するものである．手関節の固定が必要な場合は長対立装具が使用される．チェックポイントとしては各パーツごとに下記の確認事項がある（図 7-8）．
- 手掌アーチ支えにより手掌アーチが確保されており，第2〜5指の対立運動およびMP関節の屈曲を妨げないこと．
- 対立バーは第1指との適合性がよく，第1指を対立位に保持できていること．第1指MP関節をコントロールしていること．
- Cバーは第2指MP関節の近位から始まり，第1指IP関節の近位までとなり，IP関節の動きを妨げないこと．
- 虫様筋バーはPIP関節の近位にて保持され，MP関節の過伸展を防止する．
- 長対立装具の前腕部については，尺骨茎状突起などの免荷部が圧迫されていないこと，前腕部は前腕長の2/3の長さで，回内や回外が可能であるように前腕バンドなども含めて確認する．

② 主として手関節に関与する装具

a. 手関節装具（⇨p.71，図 6-2）
- 手関節装具としては手関節の背屈保持装具が主であり，トーマス型懸垂装具，オッペンハイマー型装具がある．

▷ 手関節背屈保持装具
- 基本的原理と適合性が経時的にチェックされる必要がある．とくに背屈保持の3点支持における手関節背側部のベルトの位置が適切かを確認する．

▷ トーマス型懸垂装具
- 前腕背側板につけられたピアノ線のアウトリガーとゴムの弾力性を利用して，MP関節の伸展補助，また手関節を背屈位に保持するため，懸垂力やその方向を調整，確認する．第1指も伸展装置を用いて伸展させるため，同様に力と方向を調整，確認する．

▷ オッペンハイマー型装具

両側のピアノ線により手関節背屈を補助する．手掌部のバーは MP 関節近位までで，MP 関節の屈曲を妨げないようにする．

b．把持装具（⇨p.72，図 6-3）

- 駆動システムの種類により多くの把持装具があるが，共通しているチェックアウト項目は下記のとおりである．
- 手関節継手の位置が解剖学的手関節軸の位置に一致しているか，背屈，掌屈の運動に伴いずれが生じないか．MP 関節継手の位置が解剖学的 MP 関節軸の位置に一致しているか．
- 第 1 指は第 2 指，第 3 指と対立位にあり，装具による対立運動の方向は適切か．
- 尺骨茎状突起は装具により圧迫を受けていないか．
- 前腕バンドは前腕の回内，回外運動を制限しないか．また，適合状態はどうか．
- 手掌アーチは横中手骨バンドで支持されているか．
- 機能的側面では，指の開き角度，目的とする把持動作における背屈角度や強度は適切か．

> **memo**
> 継手の位置と解剖学的手関節軸のずれの例
> 継手の位置が遠位→運動に伴って，装具の遠位部分が遠位にずれる．
> 継手の位置が近位→運動に伴って，装具の遠位部分が近位にずれる．

③ 肘装具に関与する装具（⇨p.72，図 6-4）

- 肘装具には，両側支柱，硬性，軟性のものがある．
- 使用目的としては，肘関節伸展，屈曲の可動域改善やそれと同時に運動補助を行うものもある．
- 肘関節継手が解剖学的肘関節軸と一致しているか，また免荷部位のチェック，とくに装具の重みにより遠位にすべり，尺骨茎状突起への圧迫が強くなるので注意する必要がある．

④ 肩関節に関与する装具

▷ **肩外転装具**（⇨p.74，図 6-5a）

- 上肢におけるポジショニング，安定性，装着感，疼痛がないことを確認する．
- 装具の支持を腸骨稜で行うため，使用経過の中で患側腸骨稜部の発赤，擦過傷，褥瘡に注意する．
- また，上肢，体幹の各関節の拘縮に注意する．

⑤ その他の装具

▷ **BFO**（図 7-9）

- BFO の各パーツはシンプルであるが，目的は食事などの ADL 動作であるので，実際の ADL 場面での適応をチェックする．動作の開始から最終肢位までの正確性，安定性，速度性や耐久性の確認などを行い，あわせて行っている運動療法や動作指導を活かしていく視点が必要である．

BFO：balanced forearm orthosis

> **memo**
> **BFO**
> わずかな残存筋力を使い上肢を操作できる上肢保持用装具

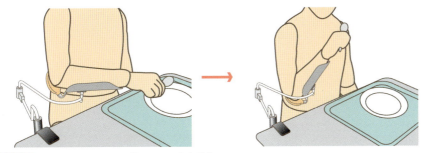

図 7-9 BFO（スウィベル式）による食事動作

学習到達度自己評価問題

1. 3点支持の原理について，手関節を背屈位にする際の3点はどこの部分になるか．またMP関節を屈曲位にする際の3点はどこになるかそれぞれ述べよ．
2. 手掌アーチが確保されていない場合の弊害としてはどのようなことが考えられるか．
3. テノデーシスアクションを用いるケースにおいては，手に対する運動療法で留意すべき点は何か．また機能的把持装具の適応について考えよ．
4. 把持装具等における機能的装具の継手の位置と解剖学的手関節軸のずれにより生じる装具と手のずれについて，図を用いて説明せよ．
5. 装具長期使用における適応異常の原因としてどのような事柄があげられるか．
6. 骨突起部などが発赤し，圧力の集中が観察されたとき，どのような対応が考えられるか．

頸部体幹装具

8 頸部体幹装具

一般目標
- 頸部体幹装具の基本的事項を理解する．

行動目標
1. 頸部体幹装具の使用目的・種類・構成要素を説明できる．
2. 頸部体幹装具の生体工学的効果（脊柱運動制限の部位とその程度）を説明できる．
3. 各種頸部体幹装具の特徴とその適応を説明できる．

調べておこう
1. 脊柱の生理的彎曲や重心の位置など静的アライメントについて調べよう．
2. 脊柱の支持機構における内的要因と外的要因について調べよう．
3. 頸部体幹装具には3点支持の原理がどのように活かされているのか調べよう．

A 使用目的と目的達成に必要な基本事項

1 使用目的

- 弱化もしくは麻痺している筋や不安定な関節を保護することで，各動作の遂行を容易にする．
- 障害部位を機能的かつ快適な位置に固定，保持することで，疼痛を軽減するとともに，機能の回復を早める．
- 筋活動のアンバランス，重力，拘縮など，変形を引き起こす力による進行性の脊柱変形を防止するとともに，すでに変形してしまった脊柱変形を矯正する．

2 目的達成に必要な基本事項

- 目的達成のためには，①**脊柱の運動制限**（不随意運動の抑制ならびに制御），②**体重の支持**（椎体や椎間板，椎間関節などの免荷），③**脊柱アライメントの維持と矯正**（変形の予防と矯正）が必要である．

memo

　頸部体幹装具を装着することで，筋力低下や関節拘縮，心理的依存性，代償による二次障害が引き起こされることがある．これらのデメリットを最小限に抑えるためにも，装具装着の効果を注意深く観察し，装着時間・期間・状況などを適宜評価するべきである．そして，可能な限り装具装着時間（期間）を短縮させ，適宜適切な運動指導を行うべきである．また，装具装着状況下においても等尺性運動などの運動指導を実施すべきである．

B　分　類

1 構成材料による分類

a．硬性装具
- ポリエチレンなどのプラスチックシートを陽性モデル上で真空形成してつくられたプラスチック製，スチールやジュラルミンなどを組み合わせて金属フレームの構造をした金属製などがこれに含まれる．

b．軟性装具
- 木綿布やナイロンメッシュを主な素材として，これに鋼製の支柱やばねなどによる補強がなされたものがこれに含まれる．

c．半硬性装具
- 背面はプラスチックシートや金属フレームでつくられており，前面は布などが用いられているものが多く，硬性と軟性の中間に属するものがこれに含まれる．

2 装着部位による分類

a．頸胸腰仙椎装具 cervico-thoraco-lumbo-sacral-orthosis（CTLSO）
- 頸部から骨盤部まで覆っている装具．

b．胸腰仙椎装具 thoraco-lumbo-sacral-orthosis（TLSO）
- 胸部から骨盤部まで覆っている装具．

c．腰仙椎装具 lumbo-sacral-orthosis（LSO）
- 腰部から骨盤部まで覆っている装具．

d．仙椎装具 sacral-orthosis（SO）
- 骨盤部のみを覆っている装具．

e．頸椎装具 cervico-orthosis（CO）
- 頸部のみを覆っている装具．

f．頸胸椎装具 cervico-thoraco-orthosis（CTO）
- 頸部から胸部まで覆っている装具．

3 使用目的による分類

- 使用目的別では，①**脊柱側彎症用装具**，②**頸部障害用装具**，③**胸・腰部障害用**

装具に分類される．

C 基本的構成要素とその構造

1 構成要素

a. 骨盤帯
- 骨盤を1周，囲むように覆っているパーツを骨盤帯と呼ぶ．このパーツは，体幹装具で最も重要な役割を果たしている．上前腸骨棘を覆うように腸骨稜と大転子の間に位置し，体幹へ装具を安定的に固定させている．

b. 支柱
- 骨盤帯に垂直に立てられたパーツを支柱と呼ぶ．このパーツは，前・後・側方に位置するが，おのおのの支柱は互いに平行となっており，体幹を支えたり運動を制限したりする．

c. バンド
- 胸椎バンド（第9～10胸椎の位置）や肩甲骨間バンド（肩甲骨の下1/3の位置）など，体幹を1周囲んで固定しているパーツをバンドと呼ぶ．このパーツは，体幹に装具を固定するだけでなく，支持力や矯正力をかける力点にもなっている．

d. 腹部前当て
- 腹部の前方に位置し，腹部を圧迫しているパーツを腹部前当て（エプロン）と呼ぶ．このパーツは，支持，固定，矯正力を高めるために腹腔内圧を増大させることに貢献している．

e. 継手
- 運動の制限や許容を調整するためにも，継手が付加されている装具もある．

2 構造

- 体幹装具は，基本的に「逆T字型」の構造をなしている．これは骨盤帯に後方支柱（脊柱を挟むように2本）が垂直に立てられた構造を指しており，一見するとアルファベットのTを逆さまにした形に似ていることから名付けられている．

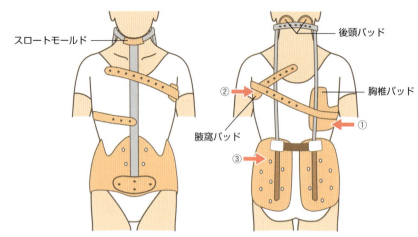

図 8-1 頸胸腰仙椎装具：ミルウォーキー型装具
①＝②＋③となっており，これらは互いに釣り合った力となっている．

D　頸部体幹装具の種類と特徴

CTLSO：cervico-thoraco-lumbo-sacral-orthosis

1 頸胸腰仙椎装具（CTLSO）

a. ミルウォーキー型装具（図 8-1）

▷**特　徴**

*アッパーアームブレイス
側彎症に用いられる体幹装具のなかでロングブレイス long brace とも呼ばれる．

- 骨盤帯から頸部まで左右対称なフレームをもつ代表的な**アッパーアームブレイス***である．
- 脊柱の側彎に対し，各パッドによる圧迫力を介して脊柱が装具の中心を通るように，**3 点支持の原理***を生かして矯正力を働かせている．
- 24 時間装着するため，就寝時に後方支柱のたわみによる**脊柱の牽引効果**が期待できるともいわれているが，日常生活活動上の制限が大きいことや外観心理的負担がきわめて高いなどの問題も有している．

*3 点支持の原理　ある物体を，固定・支持・矯正する場合，そこには最低でも 3 点以上の固定点（力点）をもつ必要がある．装具を製作するにあたり，3 点の作用する力が，お互いにカウンターフォース（逆方向からの釣り合いのとれた力）となりうるような構造にするべきである．

▷**構成要素**

- 腸骨稜の上縁まで骨盤を深く包み込む骨盤帯の前面は，腹部前当てで下腹部を十分に圧迫している．
- 前方に 1 本，後方に 2 本の金属支柱が立ち上がり，頸部のネックリングに達している．
- ネックリングの前方にはスロートモールド（ネックリングが喉や顎に直接あたらないように身体側に付くパーツ）が，後方には後頭パッドが取り付けられている．
- 肋骨を介して椎体に作用させる L 字形をした胸椎パッドが側方矯正力の主役として付加されており，この胸椎パッドのカウンターとして腋窩パッドもしくは肩リングが取り付けられている．
- 腰椎カーブの強い場合もしくは主カーブが腰椎型の場合には，そのカウンター

D 頸部体幹装具の種類と特徴　091

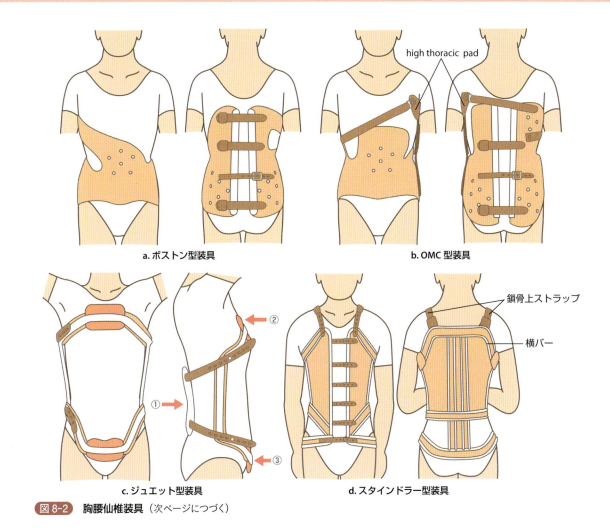

図 8-2　胸腰仙椎装具（次ページにつづく）

として側方に腰椎パッドが取り付けられる．

▷目　的
- 脊椎側彎の矯正，腹腔内圧の増大，腰椎前彎の減少．

▷適　応
- 脊椎側彎症（中等度），頂椎が第7胸椎より頭側にある側彎症，コブ Cobb 角 25〜45°の成長期側彎症など．

2 胸腰仙椎装具（TLSO）

a. ボストン型装具（図 8-2a）

▷特　徴
- 代表的なアンダーアームブレイス*であり，側彎症に対して用いられる最も短い装具である．
- 胸椎凹側は大きく開けて逃げがつくられているが，3点支持の原理を前額面ならびに水平面で立体的に組み合わせ，胸椎・腰椎・骨盤部に活かしている．

TLSO：thoraco-lumbo-sacral-orthosis

*アンダーアームブレイス
側彎症に用いられる体幹装具のなかでショートブレイス short brace とも呼ばれる．

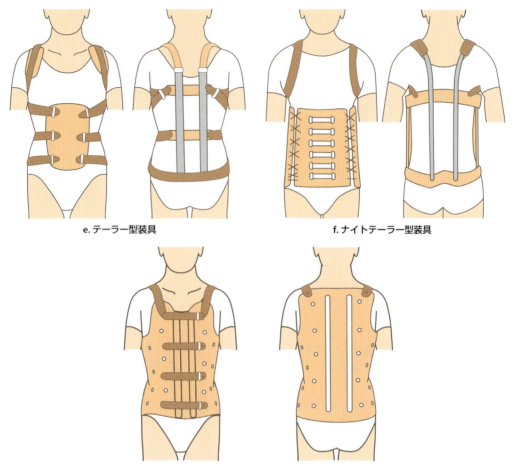

e. テーラー型装具　　f. ナイトテーラー型装具

g. モールド式装具

図 8-2　胸腰仙椎装具（つづき）

*プラスチックモールド　プラスチック製の鋳型のこと．

▷構成要素
- プラスチックモールド*で製作されており，骨盤帯の部分は腸骨稜の上縁まで骨盤を深く包み込み，前面は下腹部を十分に圧迫し腰椎前彎を取り除くようつくられている．

▷目的
- 脊椎側彎の矯正，腹腔内圧の増大，腰椎前彎の減少（ミルウォーキー型装具と同様）．

▷適応
- 脊椎側彎症（中等度），頂椎が下位胸椎より尾側にある側彎症など．

b. OMC 型装具（図 8-2b）

▷特徴
- 胸椎側彎症やボストン型装具で立ち直り反射が不十分な症例にも適応となるよう，ボストン型装具に胸椎凹側腋窩パッド high thoracic pad を加えたアンダーアームブレイスである．

▷**構成要素**
- 基本構成はボストン型装具と同様であり，主彎曲カーブと反対側の骨盤帯外側から支柱を伸ばして腋窩パッドを取り付けている．

▷**目　的**
- 脊椎側彎の矯正，腹腔内圧の増大，腰椎前彎の減少（ミルウォーキー型装具と同様）．

▷**適　応**
- 脊椎側彎症（中等度），頂椎が下位胸椎より頭側にある側彎症，立ち直り反射を利用した彎曲矯正が不十分な側彎症など．

c. ジュエット型装具（図8-2c）

▷**特　徴**
- **典型的な3点支持**からなる装具で，胸骨パッド，背部パッド，恥骨パッドの3点で支持固定することにより，体幹の前屈を制限している．
- 後屈は制限していない．

▷**構成要素**
- 金属フレームと各種パッドにより製作されている．
- 前方に位置する胸骨パッド（②）と恥骨パッド（③），ならびに後方に位置する背部パッド（①）の大きさや位置（高さ）を調節することで，胸椎の伸展程度や位置を確認するようにつくられている．

▷**目　的**
- 胸椎の過伸展獲得，胸椎の屈曲制限．

▷**適　応**
- 胸椎圧迫骨折，変形性脊椎症，円背など．

d. スタインドラー型装具（図8-2d）

▷**特　徴**
- 胸腰仙椎装具のなかで最も脊椎を確実に固定することができる金属フレームの装具である．

▷**構成要素**
- 基本的にギプス採型を行い，陰性モデルから陽性モデルを作製し，身体の輪郭に適合させた形で金属フレームにより成型される．
- 骨盤にしっかり安定して固定されるようつくられている二重骨盤帯から，後方・側方・前方支柱が2本ずつ立てられている．
- 腋窩部を回る横バーならびに懸垂装置としての鎖骨上ストラップが取り付けられており，機能的にはフルコンタクトタイプ*に近い．

▷**目　的**
- 脊椎の確実な固定．

▷**適　応**
- 胸椎圧迫骨折，変形性脊椎症，円背，胸椎手術後など．

*フルコンタクトタイプ　身体の輪郭にぴったりと適合した全面接触タイプ．

e. テーラー型装具（図8-2e）

▷ 特　徴
- **3点支持の原理**に従って，下方では下腹部，上方では肩に背側への力を働かせ，逆に胸椎部の後方支柱により前方への力を働かせることで，胸椎を伸展させる構造になっている．

▷ 構成要素
- 骨盤帯，2本の後方支柱，腋窩ストラップ，軟性の腹部前当てからなる．

▷ 目　的
- 胸腰椎ならびに上位腰椎の屈曲・伸展制限，腹腔内圧の増大．

▷ 適　応
- 胸椎圧迫骨折，変形性脊椎症，円背，脊椎骨粗鬆症など．

f. ナイトテーラー型装具（図8-2f）

▷ 特　徴
- 胸腰仙椎装具であるテーラー型装具と腰仙椎装具であるナイト型装具を組み合わせたもので，胸椎を伸展させる機能と腰椎前彎を減少させる機能の両方をもち合わせている．
- 体幹の側屈や回旋に対しても制限力をもっているため，若干強固な固定が望まれる胸腰椎疾患に適用される．

▷ 構成要素
- 骨盤帯，下部体幹の外側に2本の側方支柱，2本の後方支柱，腋窩ストラップ，軟性の腹部前当てからなる．
- ナイト型装具とテーラー型装具が組み合わされた形となっている．

▷ 目　的
- 胸腰椎の屈曲・伸展制限ならびに腰椎の側屈・回旋制限，腹腔内圧の増大，腰椎前彎の減少．

▷ 適　応
- 胸腰椎圧迫骨折，変形性脊椎症，円背など．

g. モールド式装具（図8-2g）

▷ 特　徴
- 身体の輪郭に合った**フルコンタクトタイプ**で，適合性もよく運動制限効果も高い．
- **腰椎部の免荷**も期待できる．

▷ 構成要素
- ギプス採型したうえで陰性モデルから陽性モデルを作製し，身体の輪郭に適合させた形でプラスチックモールドとして成型される．
- 前方部を開口部として，装着後にマジックテープにてしっかりと締める．
- 懸垂装置としての鎖骨上ストラップも取り付けられている．

▷ 目　的
- 胸腰椎部の強固な固定．

▷ **適　応**
- 胸腰椎圧迫骨折，円背，胸椎手術後など．

h. ダーメンコルセット

▷ **特　徴**
- 軟性装具の代表例で，運動制限効果は低い．しかし，**胸・腹腔内圧を増大**させることで脊柱の支持力を補う効果，上部体幹（胸郭や一部肩甲骨を含む）ならびに下部体幹を覆うことで過剰な動きを制限する働き，保温，心理的効果などが期待できる．

▷ **構成要素**
- 金属などで補強された帯状の布である．
- 主材料は厚手の木綿布またはナイロンメッシュとなっており，装着時の横方向へのしわ防止ならびに支持性増大を目的として，垂直方向へ鋼性のゼンマイばねが使用されている．
- 胸腰部を1周取り巻くようにつくられており，後方の編み上げ紐と前方のマジックテープにより体幹への締め付け度合いを調整する．

▷ **目　的**
- 胸・腹腔内圧の増大，胸腰椎部の運動制限（強固なものではない）．

▷ **適　応**
- 胸・腰椎椎間板ヘルニア，脊椎分離症，脊椎すべり症，胸・腰部椎間関節症，胸・腰椎手術後，変形性脊椎症，脊椎骨粗鬆症，背部痛ならびに腰痛を有する疾患など．

③ 腰仙椎装具（LSO）

LSO：lumbo-sacral-orthosis

a. ナイト型装具（図8-3a）

▷ **特　徴**
- 腰部疾患に対する体幹装具の代表的なものである．
- **3点支持の原理**を生かし，**腰椎前彎を減少**させる作用を有している．

▷ **構成要素**
- 基本構造である逆T字型（⇨p.89）の骨盤帯に2本の後方支柱が立っている構造に加え，体幹の外側に2本の側方支柱が立っている．
- 骨盤バンドならびに腹部前当てで体幹に固定されるようつくられている．

▷ **目　的**
- 腰椎の屈曲・伸展・側屈・回旋制限，腹腔内圧の増大，腰椎前彎の減少．

▷ **適　応**
- 腰椎椎間板ヘルニア，腰椎骨折，脊椎分離症，脊椎すべり症，腰部椎間関節症，変形性脊椎症など．

b. ウイリアムス型装具（図8-3b）

▷ **特　徴**
- **側方支柱に継手**が取り付けられているもので，腰椎の屈曲は許されるが伸展と側屈は制限される．

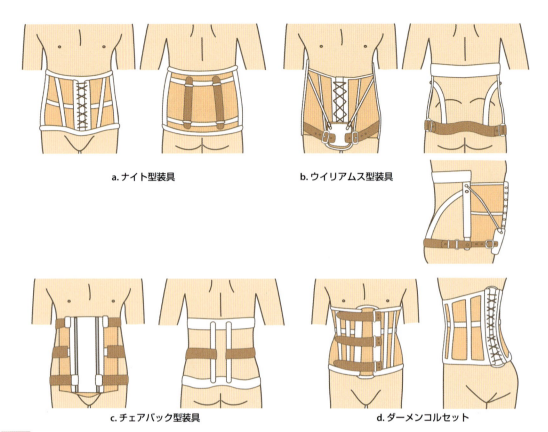

図 8-3 腰仙椎装具

- 腹腔内圧を増大させて腰椎への体重負荷を減少させる機能を有している.
▷ 構成要素
- 骨盤帯から2本の斜側方支柱が下後方から上前方に向かって立っており，体幹の外側に2本の側方支柱が立っている.
- 胸椎帯，腹部前当て，腹部パッドからなっている．側方支柱には体幹の屈曲のみ許すような継手が設けられている.
▷ 目 的
- 腰椎の伸展・側屈・回旋制限，腹腔内圧の増大，腰椎前彎の減少.
▷ 適 応
- 脊椎分離症，脊椎すべり症，腰部脊柱管狭窄症，腰椎椎間板ヘルニア，腰仙角増強傾向の者など.

 c. チェアバック型装具（図 8-3c）
▷ 特 徴
- いすの背もたれ様に作製されており，腰椎部を後方から支えている.
▷ 構成要素
- 骨盤帯から2本の後方支柱が立っており，胸椎帯，腹部前当てからなる.
▷ 目 的
- 腰椎の屈曲・伸展制限.

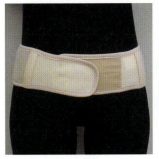 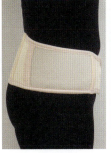 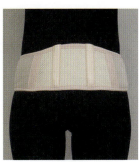

図8-4　仙椎装具：仙腸ベルト　　a. 正面像　　b. 側面像　　c. 後面像

▷適　応
- 脊椎分離症，脊椎すべり症など．

d. ダーメンコルセット（図8-3d）

▷特　徴
- 運動制限効果は小さく，その主な効果は**腹腔内圧を増大**させて脊柱の支持力をカバーする働きや，保温，心理的効果などとされる．
- 本装具は臨床的に頸部体幹装具のなかで最も多く製作されている．

▷構成要素
- 胸腰仙椎装具の項にある記述を参照（⇨p.95）．

▷目　的
- 腹腔内圧の増大，腰椎部の運動制限（強固なものではない）．

▷適　応
- 腰椎椎間板ヘルニア，脊椎分離症，脊椎すべり症，腰部椎間関節症，腰椎手術後，変形性脊椎症，脊椎骨粗鬆症，腰痛を有する疾患など．

> **memo**
> 　臨床上最もよく処方されるダーメンコルセットについて，ヘルニアなどで体幹の運動を制限しつつ，椎間板や椎間関節などにかかる力を免荷したいと考える場合，制限したい場所を明確に評価しなければ，代償運動により症状の悪化をみることがあるので注意が必要である．たとえば，L5/S1 の障害などではダーメンコルセットを使用することで，上位腰椎の動きを制限してしまうために，障害部ではより大きな動きを強いられることとなり，痛みや不安定性をさらに強めてしまう場合もある．このような場合には，仙腸ベルトなどを用いる必要がある．さらに，股関節の動きに腰仙椎の動きが大きく伴ってしまうようなケースでは，体幹の問題であってもベイキャスト（大腿中央部までの固定）などを用いて股関節の動きを制限する必要もある．

4 仙椎装具（SO）

SO：sacral-orthosis

a. 仙腸ベルト（図8-4）

▷特　徴
- 運動制限効果は小さく，その主な効果は**腹腔内圧を増大**させて脊柱の支持力を

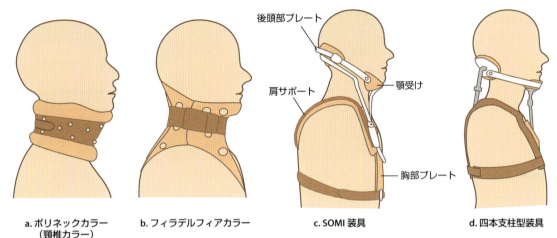

図 8-5 頸椎装具
a. ポリネックカラー（頸椎カラー）
b. フィラデルフィアカラー
c. SOMI 装具
d. 四本支柱型装具

カバーする働きや，保温，心理的効果などとされる．
▷構成要素
- 非弾性の軟性ベルトよりなり，形状は上前腸骨棘と大転子の間を取り巻くようにつくられている．
▷目 的
- 腹腔内圧の増大．
▷適 応
- 腰仙椎椎間板ヘルニア，仙腸関節炎，恥骨結合機能不全（恥骨結合離開）症，腰痛を有する疾患など．

CO：cervico-orthosis

5 頸椎装具（CO）

a. ポリネックカラー（頸椎カラー）（図 8-5a）
▷特 徴
- 運動制限効果はあまり望めず，頸椎の保温と安静，心理的効果などを期待して用いられる．
▷構成要素
- スポンジ，ポリエチレン，ウレタンなどでつくられている．
- 一般的に既製品でつくられている．
- 頸部を 1 周し，後方でマジックテープによりオーバーラップさせるようにして装着するようにつくられている．
▷目 的
- 頸椎の屈曲・伸展・側屈を若干制限，頸部の保温．
▷適 応
- 頸椎捻挫，鞭打ち症など．

b. フィラデルフィアカラー（図8-5b）

▷ **特　徴**
- ポリネックカラーに比べて運動制限効果が高く，若干頭部の重量を免荷することもできる．下顎や後頭骨を支持しており，装着感も良好である．

▷ **構成要素**
- 一般的に発泡ポリエチレン板を成型加工してつくられている既製品である．
- 基本的には前後に分かれてマジックテープなどで固定する形となっている．

▷ **目　的**
- 頸椎の屈曲・伸展制限，頸椎の側屈・回旋を若干制限，頸椎を若干支持．

▷ **適　応**
- 頸部椎間板ヘルニア，頸椎症性頸髄症など．

c. SOMI装具（図8-5c）

SOMI：sternal occipital mandibular immobilizer

▷ **特　徴**
- 背部に金属部品がないため，**背臥位での装着**が可能であり，自己着脱も容易にできる．
- 軽量でかさばることもない．
- 後頭部プレートと顎受けの高さを調節することにより，望ましい頸椎の屈伸角度を容易に得ることができる．

▷ **構成要素**
- 胸部プレート，肩サポート，後頭部プレート，顎受けからなっている．
- 胸部プレートと肩サポートは常時接合させておく．
- 装着時に，顎受けの金属支柱1本と後頭部プレートの金属支柱2本を前胸部に固定することで頭部を支える形状となっている．

▷ **目　的**
- 頸椎の屈曲・伸展・側屈・回旋制限，頸椎を若干支持．

▷ **適　応**
- 頸椎椎間板ヘルニア，頸椎症性頸髄症，変形性頸椎症，頸椎環軸骨折頸部の外傷後など．

d. 四本支柱型装具（図8-5d）

▷ **特　徴**
- 前後に2本ずつある金属支柱の長さを個別にネジで調整できるため，望ましい頸椎アライメントを容易に得ることができる．
- 任意の角度で固定できるだけでなく，症状の変化に伴って適宜固定角度を変化させることもできる．

▷ **構成要素**
- 肩フレーム，胸部プレート，横バー，前方支柱2本，後方支柱2本，腋窩ベルト，後頭部プレート，顎受けからなっている．
- 前後の支柱は，胸部プレートや横バーと垂直に取り付けられている．

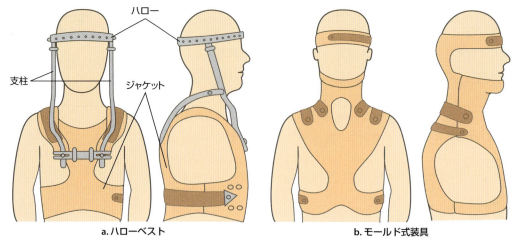

図 8-6 頸胸椎装具

a. ハローベスト　　b. モールド式装具

▷ **目　的**
- 頸椎の屈曲・伸展・側屈・回旋制限，頸椎を若干支持．

▷ **適　応**
- 頸椎椎間板ヘルニア，頸椎症性頸髄症，変形性頸椎症，頸部の外傷後など．

CTO：cervico-thoraco-ortho-sis

6 頸胸椎装具（CTO）

a. ハローベスト（図8-6a）

▷ **特　徴**
- 頸椎の**完全な免荷と固定**が可能である．
- 頭蓋骨に刺入したピンの緩みや感染に注意を払わねばならない．
- 衣服の着替えも困難である．

▷ **構成要素**
- ハローと呼ばれる金属製の輪に頭蓋骨をピンで固定して，胸郭部のジャケットと支柱で連結されている．

▷ **目　的**
- 頸椎の前屈・後屈・側屈・回旋制限，頸椎の支持．

▷ **適　応**
- 頸椎脱臼骨折，頸髄損傷，頸椎手術後，頸椎症性頸髄症，変形性頸椎症など．

b. モールド式装具（図8-6b）

▷ **特　徴**
- フルコンタクトタイプで適合性がよく，運動制限効果も高いが，型取りが必要なため外傷後などには使用困難となる．
- 背臥位での装着も困難なことから適応は限られる．

▷ **構成要素**
- 頭頸部から胸郭部にかけて，ギプス採型を行い陰性モデルから陽性モデルを作製し，熱可塑性プラスチックにて成型されている．

- 身体の輪郭に正確に適合させた形で覆われている.
- 基本的にプラスチックモールドは前後に分かれてマジックテープなどで固定する形となっている.

▷**目　的**
- 頸椎の前屈・後屈・側屈・回旋制限，頸椎の支持.

▷**適　応**
- 頸椎手術後，頸椎症性頸髄症，変形性頸椎症など.

E　頸部体幹装具の生体工学的効果

- 各種頸部体幹装具の生体工学的効果を**表8-1**（⇨p.102-103）にまとめる.

学習到達度自己評価問題

1. 頸部体幹装具の使用目的を達成させるためには，脊柱の運動制限，＿＿＿＿＿，脊柱アライメントの維持と矯正という3つの基本事項が守られる必要がある.
2. 頸部体幹装具の種類，分類について，その組み合わせて正しいのはどれか.
   - a. テーラー型装具―――――腰仙椎装具（LSO）―――――半硬性装具
   - b. SOMI装具――――――――頸椎装具（CO）――――――硬性装具
   - c. スタインドラー型装具―――胸腰仙椎装具（TLSO）―――軟性装具
   - d. ウイリアムス型装具――――仙椎装具（SO）――――――半硬性装具
3. 胸腰仙椎装具（TLSO）のなかで，脊柱の運動を最も制限することができるものは，ジュエット型装具である.
   正/誤
4. 各種頸部体幹装具の適応について，その組み合わせで誤っているのはどれか.
   - a. ハローベスト――――――頸髄損傷
   - b. ミルウォーキー型装具―――脊椎中等度側彎症
   - c. ナイト型装具――――――胸椎圧迫骨折
   - d. ダーメンコルセット―――腰椎手術後

表 8-1 頸部体幹装具の生体工学的効果ならびに特徴と適応

装具名		運動コントロール					
		部 位	前 屈	後 屈	側 屈	回 旋	免 荷
頸椎装具	ポリネックカラー	頸 椎	△	△	△	×	×
	フィラデルフィアカラー	頸 椎	○	○	△	△	△
	SOMI 装具	頸 椎	◎	○	△	△	△
	四本支柱型装具	頸 椎	◎	◎	△	△	△
頸胸椎装具	ハローベスト	頸 椎	◎	◎	◎	◎	◎
	モールド式装具	頸 椎	◎	◎	◎	◎	○
胸腰仙椎装具	ジュエット型装具	胸 椎	◎	×	△	△	×
		腰 椎	◎	×	△	△	△
		腰仙椎	◎	×	△	△	×
	スタインドラー型装具	胸 椎	◎	◎	◎	○	△
		腰 椎	◎	◎	◎	◎	○
		腰仙椎	代	代	○	○	×
	テーラー型装具	胸 椎	○	○	×	×	×
		腰 椎	◎	◎	×	×	△
		腰仙椎	代	代	×	×	×
	ナイトテーラー型装具	胸 椎	○	○	○	×	×
		腰 椎	◎	◎	◎	○	△
		腰仙椎	代	代	◎	○	×
	モールド式装具	胸 椎	◎	◎	◎	◎	△
		腰 椎	◎	◎	◎	◎	○
		腰仙椎	代	代	◎	○	×
	ダーメンコルセット	胸 椎	△	△	△	×	×
		腰 椎	△	△	△	×	×
		腰仙椎	×	×	×	×	×
腰仙椎装具	ナイト型装具	腰 椎	◎	◎	◎	○	△
		腰仙椎	代	代	代	×	×
	ウイリアムス型装具	腰 椎	×	◎	◎	○	△
		腰仙椎	×	代	代	×	×
	チェアバック型装具	腰 椎	◎	◎	△	×	△
		腰仙椎	代	代	×	×	×
	ダーメンコルセット	腰 椎	△	△	△	×	×
		腰仙椎	×	×	×	×	×
仙椎装具	仙腸ベルト	仙 椎	△	△	△	×	×

◎：十分な制動力を発揮, ○：ある程度の制動力を発揮, △：若干の制動力を発揮, ×：まったく制動力を発揮せず, 代：代償動作が出現.

特　徴	適応疾患
運動制限効果（↓），保温・安静・心理的効果（↑）	頸椎捻挫，鞭打ち症など
運動制限効果（±），頸椎の免荷（±），装着感（↑）	頸椎椎間板ヘルニア，頸椎症性頸髄症など
軽量，自己着脱（可），任意の角度に調整（可）	頸椎椎間板ヘルニア，頸椎症性頸髄症，変形性頸椎症など
運動制限効果（＋），任意の角度に調整（可）	頸椎椎間板ヘルニア，頸椎症性頸髄症，変形性頸椎症など
運動制限効果（↑↑），頸椎の免荷（↑↑）	頸椎脱臼骨折，頸髄損傷，頸椎手術後，頸椎症性頸髄症など
運動制限効果（↑↑），頸椎の免荷（↑），適合性（↑↑）	頸椎手術後，頸椎症性頸髄症，変形性頸椎症など
典型的な3点支持の形状をもつ 前屈方向への運動制限効果（↑↑）	胸椎圧迫骨折，変形性脊椎症，円背など
二重骨盤帯と前・側・後方にそれぞれ2本ずつ支柱が立っている 運動制限効果（↑↑）	胸椎圧迫骨折，変形性脊椎症，円背，胸椎手術後など
3点支持の原理に従った構造をもつ 前・後屈方向への運動制限効果（↑↑）	胸椎圧迫骨折，変形性脊椎症，円背，脊椎骨粗鬆症など
テーラー型装具とナイト型装具の組み合わさったもの 運動制限効果（↑↑）	胸腰椎圧迫骨折，変形性脊椎症，円背など
身体の輪郭に合ったフルコンタクトタイプのもの 運動制限効果（↑↑） 腰椎の免荷（↑） 適合性（↑↑）	胸腰椎圧迫骨折，円背，胸椎手術後など
運動制限効果（↓） 胸・腹腔内圧増大効果（↑） 保温・安静・心理的効果（↑）	胸・腰椎椎間板ヘルニア，脊椎分離症，脊椎すべり症，胸・腰部椎間関節症，胸・腰部手術後，変形性脊椎症，脊椎骨粗鬆症，背部痛ならびに腰痛を有する疾患など
逆T字型の基本構造をもつ 運動制限効果（↑↑） 腹腔内圧増大・腰椎前彎減少効果（↑）	腰椎椎間板ヘルニア，腰椎骨折，脊椎分離症，脊椎すべり症，腰部椎間関節症，変形性脊椎症など
側方支柱に継手が取り付けられている 後・側屈方向への運動制限効果（↑↑） 腹腔内圧増大・腰椎前彎減少効果（↑）	脊椎分離症，脊椎すべり症，腰部脊柱管狭窄症，腰椎椎間板ヘルニア，腰仙角増強傾向の者など
いすの背もたれ様に骨盤帯から2本の後方支柱が立っている 前・後屈方向への運動制限効果（↑↑）	脊椎分離症，脊椎すべり症など
運動制限効果（↓） 腹腔内圧増大効果（↑） 保温・安静・心理的効果（↑）	腰椎椎間板ヘルニア，脊椎分離症，脊椎すべり症，腰部椎間関節症，腰椎手術後，変形性脊椎症，脊椎骨粗鬆症，腰痛性疾患など
運動制限効果（↓），腹腔内圧増大効果（↑）	腰仙椎椎間板ヘルニア，仙腸関節炎，腰痛性疾患など

頸部体幹装具

頸部体幹装具のチェックアウト

一般目標
1. 頸部体幹装具のチェックアウトの流れと項目について理解する．
2. 頸部体幹装具装着時の注意点について理解する．
3. 基本的事項に基づいた，頸部体幹装具のチェックアウトの実際を理解する．

行動目標
1. 頸部体幹装具のチェックアウトに必要な知識について説明できる．
2. 頸部体幹装具のチェックアウトの流れと項目について説明できる．
3. 頸部体幹装具の不適合時の影響を説明できる．
4. 頸部体幹装具装着時の注意点について説明できる．
5. 頸部体幹装具のチェックアウトを実施し，結果を説明できる．

調べておこう
1. 頸部体幹の構造と骨突出部について調べよう．
2. 頸部体幹の正常なアライメントについて調べよう．
3. 頸部体幹の運動について調べよう．

A　チェックアウトの流れと項目

1 チェックアウトの流れ

- 頸部体幹装具のチェックアウトの流れを**図9-1**に示す．はじめに，装着対象者の情報を収集し，疾患の状態，治療経過，禁忌事項などの確認を行う．装具を効果的に装着するためには，対象者自身が使用目的，装着方法，留意事項などを十分に理解することが不可欠である．そのため，対象者，家族へ説明を行う．その後，基本的な肢位および動作でのチェックアウトを行う．対象者は装具を装着した状態でさまざまな動作を行うため，ADL動作時のチェックアウトも行う．
- 装着期間中においては，使用状況の確認，筋力，関節可動域（ROM），痛みなどの機能障害の確認を含めたチェックアウトを行う．また，各肢位でのチェックアウトは対象者の状況に合わせて，どの肢位から始めてもよい．

ROM：range of motion

①カルテ情報を得る（氏名，年齢，性別，診断名，治療経過など）

↓

②禁忌事項などの確認を行う（処方せん，カルテ，バイタルデータなどから，装着目的，安静度， 　留意点，適切なアライメントの確認を行う）

↓

③対象者，家族へ装具の使用目的について説明する（理解が重要）

↓

④対象者，家族へ装具の装着方法，留意事項などについて説明する（必要に応じて複数回）

↓

ADL：activities of daily living

⑤チェックアウト（背臥位→起居動作→座位→起立動作→立位→歩行動作→ADL 動作*） ＊装具の着脱を対象者自身が行う場合は，適切に着脱可能かどうかの確認も実施する

図 9-1 **チェックアウトの流れ**

2 チェックアウト項目（**表 9-1**）

a. 適合 fitting

CO：cervico-orthosis

- 頸椎装具（CO）では，主に下顎，乳様突起，後頭骨，胸骨，鎖骨，肋骨への圧迫，牽引力により，頸部の支持や免荷，運動制限，アライメントの調整を行う.
- 体幹装具では，主に腸骨，仙骨，腹部，恥骨部，腰部，肋骨，胸骨，肩甲帯への圧迫により，胸腰椎部の支持や免荷，運動制限，アライメントの調整を行う.
- そのため，各部位の適合が重要となる. また，装着部位に皮膚の循環障害や変性を有している場合は，圧が加わることにより，痛みや皮膚の損傷をきたす可能性が高いため，パッド類での圧の分散をはかる必要がある.
- 適合のチェックにあたっては，以下の項目を確認する.
  ①装着前に体と接する部分の素材を確認する.
  ②装着時に痛みや違和感の有無を確認する.
  ③装着時に過度な隙間の有無を確認する.
  ④1 時間程度の装着で，痛みや違和感の有無を確認する.
  ⑤装着後に発赤や皮膚の剝離の有無を確認する（とくに，脊髄疾患などで感覚障害を有している場合は配慮が必要である）.

b. アライメント alignment

- 頸部体幹装具装着時にアライメントを確認することは，装具装着による効果が十分に機能しているかを判定する重要な指標となる.
- 過度なアライメントの矯正は他の部位への負担を大きくし，機能障害を生じる可能性があるため，適切な矯正に努める必要がある.
- アライメント確認時の確認点は下記の通りである.

［**矢状面**］耳垂の後方（乳様突起部），肩峰，大腿骨大転子，膝蓋骨後方，外果前方.

［**前額面**］後頭隆起，椎骨棘突起，殿裂，両膝関節内側の中心，両内果間の中心，

表9-1 頸部体幹装具のチェックアウト項目

項　目	内　容
適　合	■ 装着時，装着後の疼痛や違和感の有無を確認する ■ 過度な圧迫や隙間がないかを確認する ■ 感覚障害がある場合はとくに配慮が必要である ■ 身体と接する部分の状態（素材を含む）を確認する
アライメント	■ 矢状面，前額面，水平面より確認を行う ■ 矯正目的に応じたアライメントになっているかを確認する
構造（構成）	■ 目的とした機能を果たすために必要な構造になっているかを確認する（素材を含む）
運動範囲	■ 目的とした運動制限が適切に行われているかを確認する ■ 医師へ運動許容範囲を適宜確認し調整する ■ 装着時に症状が増悪しないかを確認する
装着時の機能的影響	■ 咀嚼や呼吸機能への影響を確認する
基本動作，日常生活活動への影響	■ 頸椎装具：食事動作，日常会話への影響を確認する．歩行や階段昇降時における転倒などのリスクを確認する ■ 体幹装具：起居動作，歩行動作，トイレ動作，下の物を拾う動作，床からの立ち上がりなどへの影響を確認する

両肩峰を結ぶ線，両腸骨稜（もしくは上前腸骨棘）を結ぶ線．

[水平面] 鼻梁，両外耳を結ぶ線，両肩峰を結ぶ線，両腸骨稜（もしくは上前腸骨棘）を結ぶ線．

c．構造（構成）

■ 頸部体幹装具の機能は，構成要素や構成素材により決まるため，処方目的に応じた構成がなされているかを確認する．

▷ **構成要素**

① 骨盤帯．
② 支柱（前後方，側方，斜側支柱）．
③ バンド（胸椎，肩甲骨間バンドなど）．
④ 腹部前当て．
⑤ 継手．

d．運動範囲

■ 頸部体幹装具装着時の運動範囲を確認することは，装具装着の目的や機能を十分に果たしているかを把握するために重要なチェックアウト項目である．
■ 頸椎装具においては，頸部の前・後屈，側屈，回旋の，体幹装具においては，胸腰部の前・後屈，側屈，回旋の運動範囲を確認する．
■ 運動時に症状が増悪しないかどうか確認する．
■ 術後など，より確実な固定を必要とする場合は，医師に運動許容範囲を適宜確認する．

e．装着時の機能的影響

■ 頸部体幹装具では，下顎や胸郭，肋骨部，腹部などを圧迫し，矯正力を得ることから，とくに咀嚼や呼吸機能などに影響を受けやすい．適宜，問診や観察から確認することが重要である．

f. 基本動作，日常生活活動への影響

①**頸椎装具**
- 頸部の運動制限による基本動作や日常生活活動（ADL）動作への影響を確認する．
- 下顎の運動制限による食事動作，日常会話などへの影響を確認する．
- 頸部の屈曲や回旋が制限される場合は，周囲の状況が把握しづらくなるため，つまずきなどによる転倒のリスクに注意する必要がある（歩行動作，階段や段差昇降動作など）．

②**体幹装具**
- 体幹の運動制限による基本動作，ADL動作への影響を確認する．
- 胸腰部の回旋制限による，起居動作や歩行動作，トイレ動作などへの影響を確認する．
- 胸腰部の屈曲制限による，下の物を拾う動作や床からの立ち上がり動作などへの影響を，対象者の必要性に応じて確認する．

memo

チェックアウトの肢位と時期について
　装具装着時においては，背臥位や側臥位での装着となることも多く，装着の容易さも選択の際には重要となる．とくに頸部体幹装具において，術直後は背臥位にて，その後ベッド上座位（端座位），立位となる際にもチェックアウトが必要となる．また，チェックアウトは一度だけでなく，使用状況や破損などの有無を定期的に確認する必要がある．

B　注意点

①**皮膚の損傷や内出血が起こりやすい組織**
- 外傷による組織の損傷や術創などがある場合，内出血が起こりやすい組織に対しては，装具が直接接触しないように注意する．

②**呼吸器，循環器への影響**
- 頸部体幹装具は，頸部，胸郭，腹部，腰部などへ圧迫を加えることから，過度な圧迫により呼吸・循環機能を阻害しないよう注意する．

③**精神機能や理解力などに障害があり，装具を正しく使用できない対象者**
- 装具の目的や装着方法，使用上の注意を守ることができず，誤用を起こす可能性が高い場合には，使用の有無や条件などを検討する．
- 理解力に明確な問題がない対象者においても，装具については馴染みがないのが普通で，その目的や使用法については懇切丁寧な説明に努め十分な理解が得られるように配慮する．

④**運動を制御できない対象者**
- 著しい不随意運動のため運動を制御できず，装具を装着することにより他の部位へ新たな機能障害を引き起こす可能性がある場合は，使用の有無や条件などを検討する．

⑤装着により著しく活動性が低下する対象者
- 装具を装着することにより各動作が困難となり，自発的な活動が著しく低下する場合は，使用の有無や条件などを検討する．

⑥感覚障害を有する対象者
- 装具により圧迫されている皮膚領域の触覚が鈍麻や消失している対象者では，その部分の損傷や潰瘍に注意することは前述したが，関節運動の深部感覚が障害されている場合も関節への負担に気づかず，関節障害を発生させることもあるので，そのことを対象者に理解してもらい十分注意する必要がある．

C 頸部体幹装具チェックアウトの実際

ここでは，頸部体幹装具のなかでも代表的な装具について，チェックアウトの実際を学習する．

1 頸胸腰仙椎装具（CTLSO）

CTLSO：cervico-thoraco-lumbo-sacral-orthosis

a．ミルウォーキー型装具（図9-2）
［肢　位］臥位，座位，立位．
［チェックアウト項目］
①ネックリングの中央に頸部が位置しているか．また，横径は適当であるか（頸部を締め付けていないか．左右ともに1横指程度の間隔があいているか）．
②腋窩パッドの大きさ，矯正力は適切か．また，腋窩の圧迫や肩関節の運動制限がないか．
③前方支柱は両上前腸骨棘を結ぶ線に垂直であるか．
④骨盤ガードルはしっかりと骨盤を保持しており，腸骨稜，上前腸骨棘に痛みがないか．
⑤ネックリングの前後径は適切であり，スロートモールドと下顎や喉との間隔は適切であるか（1横指程度の隙間．嚥下時に当たらないか）．
⑥後頭パッドは後頭骨を適切に保持しているか．
⑦前方支柱は下腹部を十分に圧迫しているか．深呼吸時に胸郭に当たらないか．
⑧後方支柱が肩甲帯部や胸腰仙椎の彎曲に沿って形成されているか．
⑨骨盤帯は深く骨盤を包み，前方支柱の圧迫とともに腰椎の前彎を押さえているか．
⑩座位時に痛みや過度な圧迫はないか．
⑪座位の妨げにならない（座面より約2〜3横指間隔がある）か．
⑫後方支柱は垂直に取り付けられ2本の間隔が等しいか．
⑬胸椎パッドの位置（頂椎に相当する肋骨の高さ：頂椎の1〜2椎下の肋骨後側面），や大きさは適切か．
⑭腰椎パッドの位置や大きさ（側面で肋骨に当たらない程度）は適切か．
⑮装着時のアライメントは適切か．また，仰臥位時に後頭パッドによる牽引力

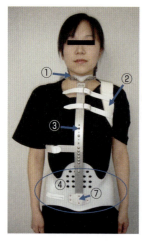
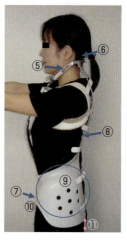
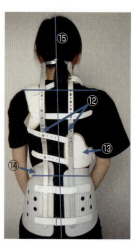

図9-2 ミルウォーキー型装具の
チェックアウト項目
①〜⑮は本文を参照.

が適切に加わっているかどうかを確認する.
- 各種パッドの位置や矯正力は，X線画像をもとに医師と相談し決定することが必要である．装着期間中は装着状況を確認する．さらに，パッドなどの緩みや成長に伴い再度調整する必要性がある．

TLSO：thoraco-lumbo-sacral-orthosis

② 胸腰仙椎装具（TLSO）

a. ボストン型装具（図9-3）
［肢　位］臥位，座位，立位．
［チェックアウト項目］
① 剣状突起より下であるか．体幹前屈時に皮膚が挟まれないか．
② 骨盤ガードルはしっかりと骨盤を保持しており，腸骨稜，上前腸骨棘に痛みはないか（腸骨上縁の掘り込みはおおよそL3レベルに相当する）．
③ 骨盤帯は深く骨盤を包み，腹部エプロンの圧迫とともに腰椎の前彎を押さえているか．
④ 骨盤帯下縁が腸骨稜と大転子の間に位置しているか(大転子より1〜2横指上方)．
⑤ 座位時に痛みや過度な圧迫はないか（鼠径部，大腿部）．
⑥ 座位の妨げにならない（座面より約2〜3横指間隔がある）か．
⑦ 腰椎パッドの位置は適切（頂椎より下方で肋骨に当たっていない）か．
⑧ 胸椎パッドの位置は適切（頂椎より下方）か．
⑨ 装着時のアライメントは適切であるか．
- 腰椎・胸椎パッドの位置や厚さ，矯正力は，X線画像でアライメントを確認し，医師と相談し決定する．
- 成長に伴い，骨盤ガードル，ベルトの長さ，パッドの大きさなどが不適合となるため，定期的なチェックアウトや必要に応じて再製作が必要である．また，あらかじめ対象者および家族へ説明し理解を得ておくことが重要である．

b. ジュエット型装具（図9-4）
［肢　位］臥位，座位，立位．

C 頸部体幹装具チェックアウトの実際　111

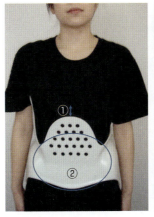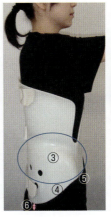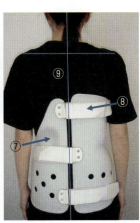

図 9-3　ボストン型装具のチェックアウト項目
①〜⑨は本文を参照.

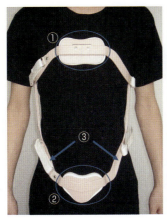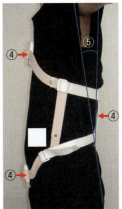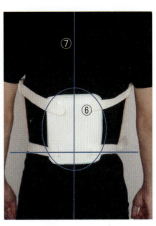

図 9-4　ジュエット型装具のチェックアウト項目
①〜⑦は本文を参照.

［チェックアウト項目］
　①胸骨部を適切に圧迫できているか.
　②恥骨部を適切に圧迫できているか.
　③フレームが上前腸骨棘および腸骨稜にかかっていないか.
　④胸骨部,恥骨部,背部パッドの3点支持が作用しているか（胸腰部屈曲の制限は十分か）.
　⑤胸腰部の前後屈角度は適切か.
　⑥背部パッドは左右均等にかかっており,広さも十分か.
　⑦胸腰部の過度な側屈はみられないか.
■胸腰部前後屈角度は医師と相談し決定する．また，より伸展位（後屈）を補助したい（強度を強めたい）場合は，側方支柱にクレンザックなどの継手支柱を用いて調整することがある．

c. スタインドラー型装具（図 9-5）
［肢　位］臥位,座位,立位.
［チェックアウト項目］
　①胸郭を十分に覆っているか.

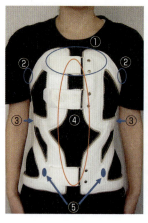
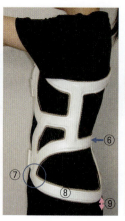
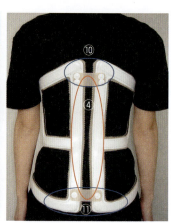

図9-5 スタインドラー型装具のチェックアウト項目
①〜⑪は本文を参照.

②腋窩を圧迫していないか.
③側方支柱は体幹の輪郭に沿っているか.
④調節スペースが十分にあり、締め付けも適切であるか.
⑤上前腸骨棘を十分に覆っているか.
⑥後方支柱は体幹の輪郭に沿っているか.
⑦座位時に過度な圧迫がないか.
⑧腸骨稜と大転子の間に位置しているか.
⑨座位の妨げにならない（座面より約2〜3横指間隔がある）か.
⑩肩甲骨の中央部付近に位置しているか.
⑪上後腸骨棘と仙骨下端の間に位置し、殿部に沿っているか.

d. テーラー型装具（図9-6）

[肢　位] 臥位，座位，立位．
[チェックアウト項目]
　①胸椎帯および腋窩ストラップが腋窩を圧迫していないか.
　②腹部パッドの大きさは適切であるか（上縁は剣状突起の高さより約1〜2横指下，下縁は恥骨結合の約1〜2横指上であるか）.
■腹部の締め付けは適切であるか.
　③後方支柱が肩甲帯や胸腰仙椎の彎曲に沿って形成されているか.
　④骨盤帯は腸骨稜と大転子の間に位置しているか.
　⑤座位の妨げにならない（座面より約2〜3横指間隔がある）か.
　⑥2本の後方支柱が骨盤帯および胸椎帯に垂直であり、脊椎棘突起に当たっていないか.
　⑦骨盤帯が上後腸骨棘の下，仙骨の下縁に位置し、殿部に沿っているか.

e. ダーメンコルセット（図9-7）

[肢　位] 臥位，座位，立位．
[チェックアウト項目]
　①胸郭を十分に覆っているか.
　②腋窩を圧迫していないか.

C 頸部体幹装具チェックアウトの実際　113

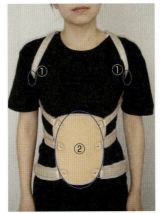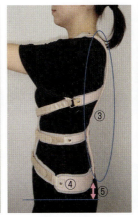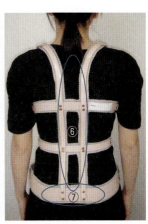

図 9-6　テーラー型装具のチェックアウト項目
①〜⑦は本文を参照.

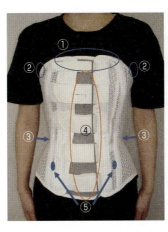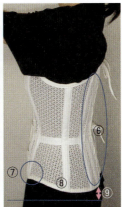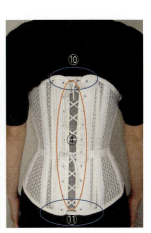

図 9-7　ダーメンコルセット（胸腰仙椎）のチェックアウト項目
①〜⑪は本文を参照.

③側方支柱は体幹の輪郭に沿っているか.
④調節スペースが十分にあり，締め付けも適切であるか.
⑤上前腸骨棘を十分に覆っているか.
⑥後方支柱は体幹の輪郭に沿っているか.
⑦座位時に過度な圧迫がないか.
⑧腸骨稜と大転子の間に位置しているか.
⑨座位の妨げにならない（座面より約2〜3横指間隔がある）か.
⑩肩甲骨の中央部付近に位置しているか.
⑪上後腸骨棘と仙骨下端の間に位置し，殿部に沿っているか.

③ 腰仙椎装具（LSO）

LSO：lumbo-sacral-orthosis

a. ナイト型装具（図9-8）

［肢　位］臥位，座位，立位.
［チェックアウト項目］
　①上縁が剣状突起の高さより下であるか.
　②側方支柱は体幹の輪郭に沿っているか.

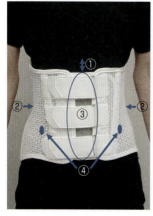 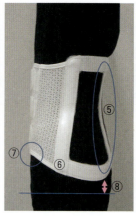 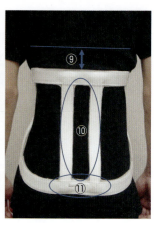

図 9-8 ナイト型装具のチェックアウト項目
①〜⑪は本文を参照.

③調節スペースが十分にあり，締め付けも適切であるか（間隔が等しいか）.
④上前腸骨棘を十分に覆っているか.
⑤後方支柱が胸腰椎の彎曲に沿って形成されているか.
⑥骨盤帯が腸骨稜と大転子の間に位置しているか.
⑦座位時に過度な圧迫がないか.
⑧座位の妨げにならない（座面より約 3 横指間隔がある）か.
⑨上縁が第 9〜10 胸椎の高さ，または，肩甲骨の下角より約 2〜3 横指下に位置しているか.
⑩2 本の後方支柱が骨盤帯および胸椎帯に垂直であるか，また，十分な間隔（約 4〜6 横指）があり，脊椎棘突起に当たっていないか.
⑪下縁（骨盤帯）が上後腸骨棘の下，仙骨の下縁に位置しているか.
■上縁の高さは患部により異なるため，医師との確認が必要である.

b. ダーメンコルセット（図 9-9）

［肢　位］臥位，座位，立位.
［チェックアウト項目］
①上縁が剣状突起の高さより下であるか.
②側方支柱は体幹の輪郭に沿っているか.
③調節スペースが十分にあり，締め付けも適切であるか（間隔が等しいか）.
④上前腸骨棘を十分に覆っているか.
⑤後方支柱が胸腰椎の彎曲に沿って形成されているか.
⑥骨盤帯が腸骨稜と大転子の間に位置しているか.
⑦座位時に過度な圧迫がないか.
⑧座位の妨げにならない（座面より 3 横指間隔がある）か.
⑨上縁が第 9〜10 胸椎の高さ，または，肩甲骨の下角より約 2〜3 横指下に位置しているか.
⑩下縁が上後腸骨棘の下，仙骨の下縁に位置しているか.
■上縁の高さは患部により異なるため，医師との確認が必要である.

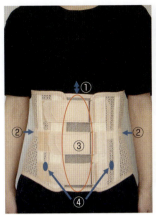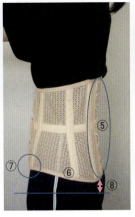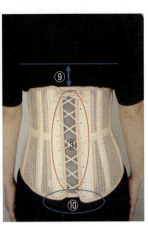

図 9-9 ダーメンコルセット（腰仙椎装具）のチェックアウト項目
①〜⑩は本文を参照．

④ 頸椎装具（CO）

CO：cervico-orthosis

a. 頸椎カラー（図 9-10）

[肢　位] 臥位，座位．

[チェックアウト項目]

①過度な圧迫はないか．
②胸骨部まで覆われているか．
③下顎部を支えているか．咽喉部への圧迫はないか（安静時，嚥下時に苦しくないか）．
④後頭部（外後頭隆起部）がしっかりと乗っているか．
⑤視線は床面と水平であるか．
⑥頸部の前後屈角度は適切か．
⑦頸部の過度な側屈はないか．

b. 四本支柱型装具（図 9-11）

[肢　位] 肢位：臥位，座位．

[チェックアウト項目]

①下顎が下顎受けにしっかりと乗っているか（安静時，嚥下時に苦しくないか）．
②鎖骨部の過度な圧迫はないか．
③腋窩から約 3〜4 横指あいているか．
④後頭部を支えているか．
⑤視線は床面と水平であるか．
⑥頸部の前後屈角度は適切か．
⑦頸椎の過度な側屈はないか．

- 肩関節の運動を制限していないかを確認する．
- 頸椎の角度については医師へ確認するとともに，対象者の症状や状態を考慮して設定する．

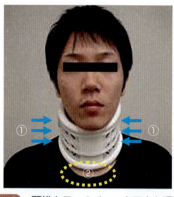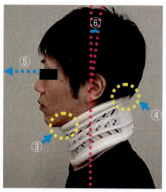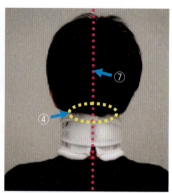

図 9-10 頸椎カラーのチェックアウト項目
①〜⑦は本文を参照.

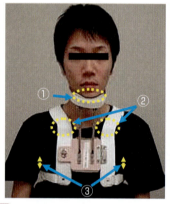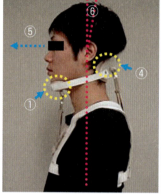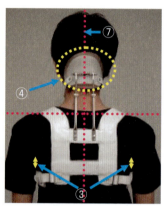

図 9-11 四本支柱型装具のチェックアウト項目
①〜⑦は本文を参照.

 c. ハローベスト

- ハローベストは，上位頸椎・頸髄損傷や環軸椎亜脱臼例などに対して，頸椎の運動を可能な限り強固に制限し，頸髄の圧迫等による二次的損傷を防ぐ目的で使用される．
- 頸椎・頸髄損傷例においては，頸椎固定術前の緊急処置が必要な場合，頸椎固定術が実施できない場合，小児領域など保存的治療が望ましい場合に適応となることがある．

> 臥床期は，廃用性症候群や合併症の予防を目的に理学療法を実施する．離床期は，ベッドアップを開始し，座位，立位，移乗，歩行へと可能な限り基本動作の獲得を図る．

- 当該装具の不適合は，上位頸髄への二次的損傷によって，重度の障害を引き起こす危険性があり，医師，看護師，義肢装具士，理学療法士等による適切な管理と連携が不可欠である．

C　頸部体幹装具チェックアウトの実際　　117

■医師との間では，患部の状態，固定の状況（アライメントを含む），リスクに関する情報の共有を行う．また，頭部外傷，頸椎以外の骨折などの併発外傷や，内部疾患の合併とリスクについて確認する．

■理学療法士が実施するハローベストのチェックアウトは，ゆるみの有無やアライメントの確認とともに，理学療法に伴うリスク管理が特に重要となる．

[肢　位] 臥位，座位（医師に許可された姿勢で確認する）．

　■臥位では牽引力が十分であっても，座位では不十分となる場合があるため注意する．

[チェックアウト項目]

①適切に固定されているか．ゆるみはないか．

②アライメントは適切か（前額面，矢状面，水平面の3方向から確認する）．

　■あらかじめ医師により設定されたアライメントに固定されているか．

③ピンによる頭部固定部位や，併発外傷による創部の状態に異常はないか．

④バイタルサイン（呼吸，血圧，脈拍，意識レベルなど）に異常はないか．

⑤しびれや筋力低下など，神経症状の増悪はないか．

⑥骨突出部に発赤は無いか（褥瘡の予防）．

　■理学療法実施前後および実施中に，①〜⑤に異常が認められた場合，理学療法を中止し，医師・看護師に報告する．

　■呼吸困難感は，装具による胸郭圧迫によるものや，頸髄圧迫による神経症状の増悪が考えられる．

　■嚥下の状態についても確認を行う．

　■ハローベストの調整は医師が実施する．

学習到達度自己評価問題

1. 頸部体幹装具のチェックアウトで正しいものはどれか．2つ選べ．
   a. 禁忌事項を経験上理解しているため，カルテや医師への確認は行わなかった．
   b. 認知症の疑いがある対象者に対し，本人と家族に装具の使用目的を説明した．
   c. 装着方法や留意事項について，内容を省略しながら簡潔に説明した．
   d. 歩行動作の獲得が目的であったため，立位と歩行時のチェックアウトのみ実施した．
   e. 基本動作に加え，ADL動作時のチェックアウトも実施した．
2. 頸部体幹装具のチェックアウト項目を6つ記載せよ．
3. 頸部体幹装具の注意点について，正しいものはどれか．2つ選べ．
   a. 内出血が生じやすい部位に対し，装具が直接接しないように注意した．
   b. 装着により呼吸困難が生じたが，固定のためには仕方がないため，装着を継続した．
   c. 理解力に障害があり，装具を正しく使用できない可能性があったが，ひとまず装着を試みた．
   d. 装着により著しく活動性が低下したが，慣れると改善すると考え，装着を継続した．
   e. 著しい不随意運動があり，装着による誤用を起こす危険性が高かったため，装具の作製を再検討した．
4. 頸部体幹装具のチェックアウトについて誤っているものはどれか．2つ選べ．
   a. 頸椎カラー：咽頭部の圧迫がないかを確認した．
   b. 四本支柱型装具：頸部の前後屈角度が適切かどうかを確認した．
   c. ダーメンコルセット（胸腰仙椎）：胸郭を十分に覆い，腋窩を適切に圧迫しているかどうかを確認した．
   d. ジュエット型装具：3点固定により，胸腰部の伸展を十分に制限しているかを確認した．
   e. テーラー型装具：腹部パッドが，剣状突起の高さより2横指下にあることを確認した．
5. 頸部体幹装具のチェックアウトについて誤っているものはどれか．2つ選べ．
   a. ミルウォーキー型装具：腰椎パッドの位置が頂椎に相当する肋骨の高さであるかを確認した．
   b. ミルウォーキー型装具：仰臥位時に後頭パッドによる牽引力が適切に加わっているかを確認した．
   c. ボストン型装具：骨盤帯は深く骨盤を包み，腹部エプロンの圧迫とともに腰椎の前彎を押さえているかどうかを確認した．
   d. ダーメンコルセット（腰仙椎）：座位時に下腹部の過度な圧迫がないかを確認した．
   e. ナイト型装具：上縁が剣状突起の高さ，肩甲骨下角の高さであることを確認した．

疾患別の装具

10 脳卒中片麻痺患者に対する装具

一般目標
1. 脳卒中片麻痺患者において，ADL の改善を目的とする上肢装具と適応について理解する．
2. 脳卒中片麻痺患者における下肢装具の適応症状と使用方法について理解する．

行動目標
1. 脳卒中片麻痺患者において，ADL を制限する特有の障害，二次障害について説明できる．
2. 上肢装具を適応することで改善される可能性のある ADL について説明できる．
3. 脳卒中片麻痺患者の適応方法に応じた下肢装具の使用方法について説明できる．

調べておこう
1. 脳卒中片麻痺患者に用いる上肢装具の名称，構造的な特徴について調べよう．
2. プラスチック短下肢装具と金属支柱付短下肢装具の長所と短所について調べよう．
3. 脳卒中片麻痺患者における基本的な移動動作について調べよう．
4. 脳卒中片麻痺患者の歩行の特徴について調べよう．

- 脳卒中片麻痺は，脳血管の出血または梗塞に伴う機能障害であり，主に片側上下肢の痙性または弛緩性麻痺，表在および深部感覚の障害を呈する．
- さらに，高次脳機能障害（失認，失行，半側空間無視，認知症など），嚥下障害，拘縮および痛みなどの多様な症状を伴うことがある．
- そのため，脳卒中片麻痺では，寝返る，起き上がる，立ち上がる，歩くなどの起居移動動作，身の回り動作である食事，整容，更衣，排泄および入浴動作が障害される．

A 脳卒中片麻痺患者の上肢装具

- 脳卒中片麻痺患者に対する上肢装具は，主に肩関節の亜脱臼に対する機能的な維持，保護と手の機能回復を妨げる二次的障害の防止を目的とすることが多い．
- 本章では，脳卒中片麻痺の ADL を阻害する要因となる肩関節の亜脱臼，それに伴う肩関節痛や肩手症候群，さらに手指，手関節の屈曲拘縮を予防するための装具療法について述べる．

ADL：activities of daily living

表 10-1	肩手症候群の臨床経過（診断基準）
第1期	肩の疼痛・運動制限に伴って両側の手（手関節，手指を含む）の疼痛，腫脹，血管運動性の変化（血流増加，皮膚温上昇，赤みの増加）が起こる．手・肩関節の骨の変化（局所性脱石灰化）がX線画像上でみられることが多い．手指は多くの場合，ほぼ伸展した位置をとっていることが多く，屈曲の可動域が制限されている．他動的屈曲で強い痛みが起こることが多い．この時期は3〜6ヵ月続き，治癒あるいは第2期に移行する
第2期	肩，手の自発痛と手の腫脹は消失し，代わって皮膚の萎縮が目立ってくる．ときにデュピュイトラン Dypuytren 拘縮様の手掌筋膜の肥厚が起こる．指の可動域はますます制限が著しくなる．この時期は3〜6ヵ月続き，適切な治療を行わなければ第3期に入る
第3期	手の皮膚・筋の萎縮が著明となり，手指は完全な拘縮となる．X線画像上，広範な骨粗鬆症（骨多孔症）を示す．この時期では普通，回復は望みえない

[猪飼哲夫：二次障害．総合リハビリテーション 28：1127-1132, 2000 より引用]

1 脳卒中片麻痺患者の ADL を阻害する上肢の機能障害

a. 肩関節亜脱臼

- 脳卒中片麻痺における肩関節亜脱臼の発生率は30〜40％といわれ，座位や立位など抗重力肢位で上腕骨頭が下方，もしくは前方に偏位する．

- 肩関節亜脱臼の原因には，麻痺側の肩関節周囲筋の弛緩性麻痺，重力による麻痺側上肢の下垂，肩関節の関節包や靱帯の伸張，大胸筋の筋緊張亢進，短縮などがある．

- 肩関節亜脱臼は直接的に痛みを起こさない．しかし，高齢者の脳卒中片麻痺では，加齢に伴い肩関節の軟部組織が脆弱化し，さらに亜脱臼した状態での動作による肩関節の不要な運動によって，肩関節の軟部組織に力学的負荷が加わる．

- 肩関節の軟部組織への力学的負荷によって，微細損傷が引き起こされ，軟部組織に炎症が生じ，麻痺側の肩関節周囲もしくは上肢に痛みが誘発される．

b. 肩関節痛，肩手症候群

- 急性期から回復期の脳卒中片麻痺患者は，麻痺側の肩関節周囲に痛みを呈することがある．主に他動運動時に訴え，肩関節を中心とする上肢に運動制限が生じる．

- 肩手症候群は，交感神経活動の異常により麻痺側の肩関節に痛みと運動制限，手部に疼痛，腫脹および皮膚温上昇などの血管運動異常を呈するものである（表 10-1，図 10-1）．

- 肩手症候群が発症すると，麻痺側上肢の回復やリハビリテーション進行を妨げるため，急性期から発症しないように注意を払う必要がある．

- 肩関節痛，肩手症候群の原因には，加齢に伴う肩関節の軟部組織の脆弱化に伴う微細損傷が考えられている．

- 肩関節亜脱臼が発症している，麻痺側上肢が弛緩している，または筋緊張の低い脳卒中片麻痺では，抗重力肢位での上腕骨の下垂力，起居移動動作で生じる過度な肩関節伸展や振り子様運動によって，肩関節軟部組織の微細損傷が生じ肩関節痛の原因になりやすい．

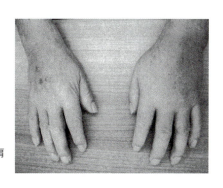

図 10-1　肩手症候群
[越智健介，堀内行雄：複合性局所疼痛症候群（CRPS），肩手症候群．頸部・肩の痛み，p.278，南江堂，2010 より引用]

c. 手指，手関節の屈曲拘縮
- 脳卒中片麻痺患者は，痙性による手指屈筋群の緊張亢進と筋の短縮によって手指・手関節の屈曲拘縮が起こりやすい．
- また，手指に強い痙性と拘縮があり，さらに立位，歩行時に過度な筋緊張が起こると指先が手掌にくい込むようになり，手掌面は不衛生な状態になる．

2 脳卒中片麻痺における ADL と肩関節の機能・構造的な障害

- 脳卒中片麻痺では，早期に起居移動動作を獲得するため，ベッドサイドでの寝返り動作，ギャッチアップ座位を経ての起き上がり動作，端座位，ベッドから車いす（車いすからベッド）への移乗動作の指導が行われる．
- 脳卒中片麻痺で，運動麻痺（とくに弛緩性麻痺）に加え，身体失認，注意障害などの高次脳機能障害などを伴うと，麻痺側上肢を身体の後方に残したまま無理に寝返り，起き上がり動作を行うことがある．
- これらの動作を繰り返すと，軟部組織が脆弱化した肩関節に過度な負荷が加わることで微細損傷を引き起こし，肩関節周囲の軟部組織に炎症が生じて疼痛を誘発，さらに肩手症候群発症の危険性が高まる．
- 身の回り動作においても注意する必要があり，とくに上着の更衣動作の介助で肩関節を乱暴に動かすことが問題となる．
- また，端座位や立位といった抗重力肢位では，麻痺側上肢に下垂力が加わり，肩関節亜脱臼が発症する可能性が高まる．
- さらに，床から，または端座位からの立ち上がり動作，歩行動作では，体幹の動きによって，麻痺側上肢が振り子様に大きく振られ，動作遂行の効率性が低下することがある．
- 肩関節痛，肩手症候群が発症すると，疼痛によって起居移動動作の遂行が制限され，また活動意欲そのものを低下させる可能性がある．

3 上肢装具

- 肩関節亜脱臼，二次的に発症する肩関節痛や肩手症候群は難治性であるため，まずは発症させない，つまり予防が重要な課題となる．
- 肩関節亜脱臼を発症し，麻痺側上肢に弛緩性麻痺がある場合は，肩甲上腕関節の位置を正し，その状態を保持するための上肢装具を用いる．

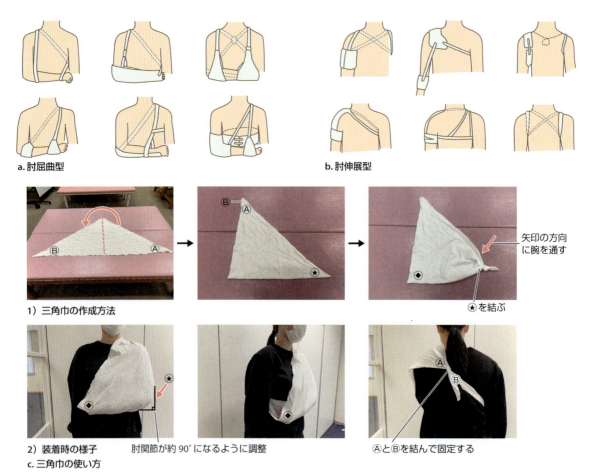

図 10-2　アームスリング

- また，寝返りや起き上がり動作などの起居移動動作において，麻痺側肩関節に過度な負荷が加わる上肢の動きが頻繁にみられる場合も上肢装具を検討する．

a. アームスリング

- 脳卒中片麻痺における肩関節亜脱臼には，上肢の重量による下垂力を軽減し，関節包や靱帯の過度な伸張を防ぐため，アームスリングを用いる．
- アームスリングには，三角巾のような構造および装着が簡易的なものから，複雑なものまである．
- 肩関節亜脱臼の防止は上腕骨頭の肩甲骨臼蓋での前方移動を押さえ，肩関節をやや屈曲外転位に保持することで行われ，上腕骨頭は肩甲骨臼蓋のなかで生理的肢位をとる．
- アームスリングは，肘屈曲型（図 10-2a）と肘伸展型（図 10-2b）に分類され，肘屈曲型は肘伸展型に比べて肩甲上腕関節の安定性がよい．
- しかし，肘屈曲型アームスリングは，麻痺側上肢の筋緊張が強いと肘関節の拘縮を生じる可能性が高くなるので注意が必要である．
- また，安価に購入でき，簡易的に使えるものとして三角巾がある．その使用方法はつぎのとおりである（図 10-2c）．

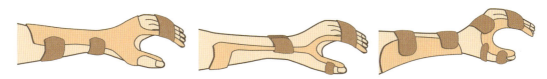

図 10-3　安静用スプリント
手関節，手指を機能的肢位に固定することにより，浮腫軽減と筋緊張亢進に伴う拘縮予防を目的とする．

- 1枚の三角巾を二等辺三角形の等しい2辺を合わせるように折り，折り重なった角の鋭角のほうを結ぶ．
- 三角巾の結んだところに肘と前腕を包み込むように入れ，三角巾の前側を前腕の同側の肩，後側を対側の脇の下に回す．
- 三角巾が肩を包み，三角巾で吊るす前腕の肘関節が約90°になるように吊り上げて調整し，三角巾の端を結ぶ．
- 高次脳機能障害などにより，起居移動動作における麻痺側上肢の管理が十分でない場合は，ベッド臥床中も三角巾やアームスリングを用いて麻痺側上肢を保護することがある．
- 床からの立ち上がり動作では，アームスリングを装着することにより，麻痺側上肢の振り子様運動が制限されるため，立ち上がるときの体幹伸展が遂行しやすくなることがある．
- ベッドから車いす（車いすからベッド）への移乗動作における麻痺側上肢の振り子様運動に対しても同様である．また，麻痺側上肢が弛緩している場合，アームスリングを装着したほうが非装着に比べて歩行速度が向上することがある．

b. 安静用スプリント（ナイトスプリント）

- 脳卒中片麻痺に対する安静用スプリントは，手指，手関節の浮腫軽減と筋緊張亢進に伴う拘縮の予防を目的に用いられる．
- 急性期において手指の痙縮が弱くても，回復過程において上肢の痙縮が強くなる可能性がある．さらに手の浮腫や感覚障害などがある場合も，スプリントの使用を検討する必要がある．
- 安静用スプリントは，機能的肢位であるMP関節20〜40°屈曲位，IP関節30〜50°屈曲位，母指のCM関節は対立位，MP関節とIP関節は中間位あるいは軽度屈曲位とする．
- 筋緊張が亢進している場合は機能的肢位より伸展位，母指のCM関節は軽度橈側外転位にする（図10-3）．
- 手指が伸展したときに痛みがある場合は，手指・手関節の角度を調整する．また，手掌面と装具の接触状態，装具の素材によって筋緊張が亢進することがあるので，装具の使用法の是非，装具の素材選び，スプリントの形状などを検討する．
- 安静用スプリントは昼・夜間の休息時に装着するように指導する．筋緊張は起きているときより眠っているときのほうが低いので，夜間の装着が睡眠を妨げ

MP 関節：metacarpophalangeal joint
IP 関節：interphalangeal joint
CM 関節：carpometacarpal joint

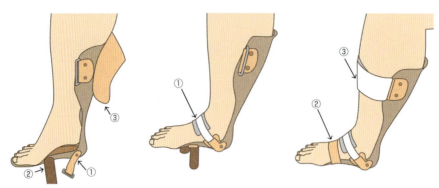

図 10-4 装具装着の手順
内反尖足が強い場合は膝の上から圧迫をかけて矯正する.
①→②→③の順でベルトをかける.

ているようであれば，無理に装着する必要はない.

B 脳卒中片麻痺患者の下肢装具

1 歩行や日常生活活動における適応

a. 足関節底屈内反，尖足

AFO：ankle foot orthosis

- 足関節**底屈内反**を防止するために，**プラスチック短下肢装具（AFO）**または**金属支柱付短下肢装具**を使用する.
- 一般に**金属支柱付短下肢装具**のほうが関節の動きを制御する力は強いが，重量がある.
- 下腿三頭筋や後脛骨筋の痙性による内反尖足が強い場合は，**金属支柱付短下肢装具**を選択する.
- 初期背屈角度は，背屈 0〜5°を目安とする.
- 装具装着の手順は，図 10-4 に示した．まず，装具の中で踵が浮かないように足部のベルト①からかける．内反尖足が強い場合は，膝の上から圧迫を加えて矯正する．続いて内反により前足部内側が浮きやすいためベルト②をかけ，最後にベルト③の順でかける.
- 底背屈の 2 方向を制御できる足継手が付いた**金属支柱付短下肢装具**では，後方の金属ロッドを下げて，底屈制限の角度を調整する.
- 装具装着時，装具の中で足関節が**底屈内反**し，踵が浮いている場合があるので注意を要する.
- この場合，T ストラップにて強固に固定する．また，**プラスチック短下肢装具**ではベルトの位置を下腿部だけではなく，足関節部に位置するように工夫する.
- 足関節不安定のために，底背屈固定を必要とする場合，足関節背屈が制限されるため，階段昇降や立ち上がり動作などに影響がでる.
- **尖足**のため，背屈への矯正が困難な場合は，短下肢装具に**踵補高**をつける．装

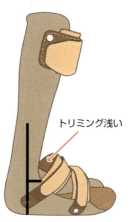
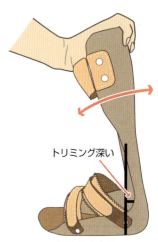

トリミング浅い　　トリミング深い

底背屈の可動性がない　　底背屈にたわむ
固定性大

図 10-5　足関節部トリミングの違いによるプラスチック短下肢装具の制動力の違い

具の初期角度を底屈位にする場合は装具の足底面で**踵補高**をする．装具の初期角度を背屈位にする場合は装具の足部の内面で**踵補高**をする．
- 麻痺側の**踵補高**による脚長差を補うために，非麻痺側の履物にも補高をする．
- **プラスチック短下肢装具**では，素材の厚みや内・外果のトリミングカット量によって，底屈制動力を調節できる（図 10-5）．

b. **足関節底屈内反に伴う反張膝*，膝完全伸展***

- 下肢の**伸展共同運動パターン**が強い場合は，随意的な足関節背屈位と膝関節軽度屈曲位での支持が困難となる．
- 正常歩行では着床初期から荷重応答期においては膝関節屈曲約15°，立脚中期において膝関節屈曲約5°，足関節背屈約5°が必要である．
- 足関節底屈内反位で接地すると，下腿は後傾する．重心は膝関節の前方に位置するため，**反張膝，膝完全伸展**が生じる．
- 反張膝，膝完全伸展は着床初期から立脚中期においてよく観察される．
- **反張膝，膝完全伸展**を防止するためには，足関節背屈位となるよう短下肢装具によって，**底屈内反**を制限，制動する（図 10-6，図 10-7）．膝関節には屈曲方向の力が加わるので，膝関節軽度屈曲位での大腿四頭筋の遠心性収縮を促す運動療法を併用する．

c. **膝折れ**

- **膝折れ***は初期接地から立脚中期においてよく観察される．
- 原因は膝関節屈曲拘縮，足関節底屈筋の筋力低下，膝伸展筋の筋力低下，膝関節屈筋群の痙性，深部感覚障害などである．
- 麻痺の回復の初期段階である弛緩から共同運動が一部可能な段階では，足，膝関節の支持性が低下するため，**膝折れ**が起こりやすい．
- 足関節底屈筋の筋力低下により**膝折れ**しやすい場合，足関節の背屈を制御できる足継手のついた**金属支柱付短下肢装具**または**プラスチック短下肢装具**を選択する．

*反張膝　膝関節が基本肢位の0°をこえて後方凸に過伸展した状態である．
*膝完全伸展　屈曲位に保持できず急に完全伸展する状態である．

*膝折れ　膝の支持性がなく急に屈曲する状態である．

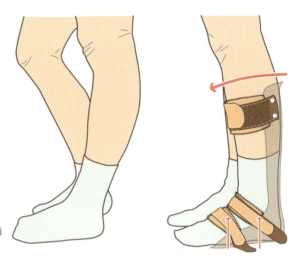

図 10-6 プラスチック短下肢装具による効果
足関節底屈を制動し，下腿の後退を制御することにより，膝関節を軽度屈曲位に保つことができる．

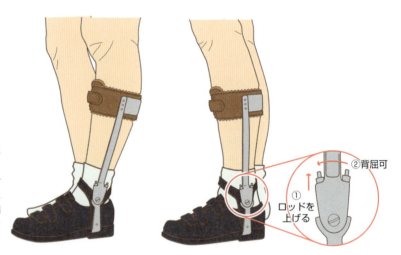

図 10-7 金属支柱付短下肢装具による効果
後方のロッドを下げることにより底屈を制限し（左図），前方のロッドを上げることにより背屈の可動性を調整し，膝関節を軽度屈曲位（右図）に保つことができる．

KAFO：knee ankle foot orthosis

- 短下肢装具によって**膝折れ**を防止できない場合，**長下肢装具（KAFO）**を選択する．
- 膝継手は**ロック式膝継手**を選択し，治療用装具として積極的に**長下肢装具**を利用する．
- 大腿四頭筋の遠心性収縮などの機能改善に伴い，長下肢装具から短下肢装具へ移行する．

d. 前足部，足部外側接地
- 前足部または足部外側接地となる場合は，短下肢装具の初期角度を背屈位にする．
- 初期接地における足関節背屈は約 0° 必要である．

e. 振り出しが不十分（つまずきも含む）
- **振り出し**の問題は，前遊脚期から遊脚初期にかけて，また遊脚中期に観察される．
- 原因は背屈可動域制限，股関節屈筋の筋力低下，足関節背屈筋の筋力低下，膝

表 10-2　正常歩行に必要な関節位置

	股関節	膝関節	足関節
前遊脚期	伸展　約 10°	屈曲　約 40°	底屈　約 15°
遊脚初期	屈曲　約 15°	屈曲　約 60°	底屈　約 5°
遊脚中期	屈曲　約 25°	屈曲　約 25°	底屈　約 0°

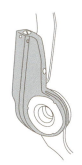

図 10-8　ゲイトソリューション継手

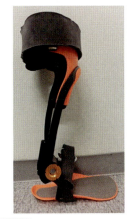

図 10-9　ゲイトソリューション

関節屈筋の筋力低下，膝伸展筋の痙性，深部感覚障害などである．
- 正常歩行に必要な関節位置を**表 10-2** に示す．
- 装具による対策では，初期背屈角度を 0〜5° とし，**トウスプリング**をつけることで踏み返しをしやすくする．
- また，装具側下肢が装具の厚みで長くなっている場合は，非麻痺側のインソールなどで調節する．
- 装具の初期背屈角度が適切であるにもかかわらず，つまずきがみられる場合，つまずきの原因は膝伸展筋の痙性による膝関節の屈曲不十分であることが多い．
- 代償動作としては，麻痺側下肢の分回しや非麻痺側下肢の伸び上がりが観察される．
- この場合，運動療法にて麻痺側下肢の分離運動を促す．

f. ロッカー機能の低下
- 油圧式の足継手を用いた**ゲイトソリューション**（**図 10-8**，**図 10-9**）は，底屈制動力が無段階に調節可能である．底屈制動範囲は初期角度から底屈方向に 18° までである．背屈は遊動である．
- ゲイトソリューションは，下腿三頭筋や後脛骨筋の痙性が軽度から中等度の症例に対して適応となる．
- 立脚初期の初期接地が難しい片麻痺患者では，**ヒールロッカー**が機能しない（⇨p.22，memo）．このため，続いて起こる立脚中期の**アンクルロッカー**，立脚終期の**フォアフットロッカー**にも支障をきたすことになる．
- ヒールロッカーは，初期接地時に床反力によって生じた足関節底屈方向の力を，前脛骨筋の遠心性収縮によって制御しながら，足関節を底屈することによって

機能する.

- ヒールロッカー機能を改善するために，ゲイトソリューションは油圧による底屈制動によって，初期接地から荷重応答期までの前脛骨筋の遠心性収縮の不足を補う.
- さらに，背屈遊動により荷重応答期からのアンクルロッカー，続いて底屈制動により立脚終期のフォアフットロッカーがうまく働くように歩行を補助する.

② 歩行障害に対する下肢装具療法の実際

症例は右中大脳動脈の梗塞による左片麻痺患者である．左立脚期では，足関節が**底屈内反**することにより初期接地が困難であり，急激な膝関節完全伸展が起こる．左遊脚期では，つま先が床面と接触し，つまずく．この症例を通して，下肢装具療法の実際について以下に紹介する.

a. 下肢の主な機能障害

- 筋緊張は，改訂アシュワース尺度 Modified Ashworth Scale において，股関節内転筋 1＋，膝関節伸筋 1＋，および足関節底屈筋 2 であり，筋緊張の亢進を認める.
- 左麻痺の回復段階は，ブルンストロームステージにて，下肢Ⅲである.

ROM : range of motion

- 関節可動域（ROM）は，左股関節屈曲 115°，左股関節伸展 5°，左股関節外転 10°，左股関節内転 10°，および左足関節背屈 5°である.

b. 裸足での歩行分析

- リハビリテーション室内の T 字杖歩行は，2 動作にての軽介助レベルである.
- 左下肢の着床初期では，下腿三頭筋と後脛骨筋の緊張が高く，足関節底屈内反位で，つま先から接地する.
- 初期接地から立脚中期において，足関節の背屈はみられず，足関節底屈位でのつま先接地となり，下腿は後傾し，体幹の前傾が起こる．これにより，重心は膝関節の前方へ移動し，急激な膝関節の伸展が起こる.
- 立脚終期の股関節の伸展はみられない.

*重複歩距離 stride length 歩行しているとき，踵が接地してから再び同側の踵が接地するまでの距離．一般に重複歩距離は，身長の高い人ほど長く，小児や高齢者では若者と比べて短い.

- 右遊脚期および右重複歩距離*は短い.
- 左遊脚期において，足関節は底屈内反位となり，膝関節も伸展方向へ緊張が高まる．股関節と膝関節の屈曲は起こらず，つま先が床面と接触し，つまずく．このため，下肢の**振り出し**に介助が必要である.

c. 装 具

- 歩行時の足関節**底屈内反**を防止し，立脚期におけるつま先からの接地と急激な膝関節の伸展を改善すること，および遊脚期において，つま先が床面と接触することによるつまずきを生じないようにすることを目的として短下肢装具を使用した.
- 足関節底屈筋の筋緊張亢進を認めるが，他動的に背屈方向へ動かすことは可能であり，**プラスチック短下肢装具**による制動が期待できるため，**プラスチック短下肢装具**を使用した．また，**プラスチック短下肢装具**は**金属支柱付短下肢装具**と比較して軽量であるため，歩行時の下肢の運動にとって有利である.

■プラスチックの厚みは 3〜5 mm である．材質はポリプロピレンである．

■背屈 5°位で底屈制限とし，**トウスプリング**と靴の前部底面を削ることにより，**踏み返し**を行いやすくした．

■マジックテープは後方支柱の上下 2 ヵ所，足関節外果および前足部の位置に取り付けた．

■足関節外果のマジックテープは，足部を固定するために用いた．とくに，足関節底屈内反方向への筋緊張が高いことによって，踵部が浮くことを防止した．

d. 装具装着しての歩行分析

■短下肢装具装着により，リハビリテーション室内監視レベルで 2 動作での T 字杖歩行が可能となる．

■左下肢立脚期において，足関節**底屈内反**は防止されている．これにより，初期接地が可能となる．

■初期接地から立脚中期において，下腿の後傾がなく重心は膝関節の後方に位置することにより急激な膝関節の伸展はみられない．

■左立脚期の体重支持は向上しており，右遊脚期は裸足歩行時と比較して延長している．しかし，左立脚終期にかけての股関節伸展は十分にみられない．

■大腿四頭筋の遠心性のコントロールが不十分なため歩幅を大きくすると膝折れがみられる．

■左下肢遊脚期において，足関節**底屈内反**は装具により防止されている．しかし，下肢の振り出しは，体幹をやや後ろに傾け，股関節外転外旋位での振り出しとなっている．

■つまずきは，足関節の底屈制限と**トウスプリング**により減少している．しかし，股・膝関節屈曲が十分に起こらず，前足部のつまずきは出現する．

e. 歩行練習との併用

■歩行能力向上のためには，運動療法の併用が不可欠である．

■本症例では，歩行練習として短下肢装具装着，非装着にて，着床初期から立脚中期での膝関節のコントロール，立脚終期での股関節の伸展および振り出しの練習を行った．

■これにより，家屋内の T 字杖歩行は自立し，屋外の T 字杖歩行は監視レベルで可能となった．

脳卒中片麻痺患者の短下肢装具療法の効果についてのエビデンス

　Erelらは，脳卒中片麻痺患者に対するダイナミック短下肢装具の効果を検証している．研究デザインは，**無作為化比較対照試験**である．対象者は28名の慢性期の片麻痺患者である．取込基準は，Functional Ambulation Classificationにて3～5レベル，修正アシュワーススケールにて最大3レベルの者であった．無作為化が実施され，統制群と介入群は，ともに14名ずつであった．介入群に対して，3ヵ月間の短下肢装具療法が実施された．帰結評価指標は，ファンクショナルリーチテスト，Timed up and go test，階段（10段）を上がる時間，階段（10段）を下る時間，100 mを歩いたときの歩行速度およびphysiological cost index（PCI）*であった．3ヵ月後，介入群は統制群と比較して，階段を上がる時間，歩行速度およびphysiological cost indexについて有意な改善を認めた

[出典　Erel S, et al.：The effects of dynamic ankle-foot orthoses in chronic stroke patients at three-month follow-up：a randomized controlled trial. J Clin Rehabil 25：515-523, 2011]

*Physiological cost index（PCI）　生理的コスト指数のこと．歩行時のエネルギー消費効率の間接的な指標として用いられる．歩行後の心拍数から安静時の心拍数を引いた値を歩行速度で割って算出する．PCIの値が小さいほど，歩行を効率よくできる運動能力を有していることになる．

学習到達度自己評価問題

1. 脳卒中片麻痺患者において肩関節亜脱臼，肩関節痛，肩手症候群が発症する要因を説明しなさい．
2. 脳卒中片麻痺患者に対してアームスリングの使用を検討する必要がある脳卒中片麻痺の症状をあげなさい．
3. 脳卒中片麻痺患者にアームスリングを用いることで，どのように起居移動動作が改善されるか説明しなさい．
4. 足関節_____を防止するために，背屈約0～5°を目安として，底屈制限・制動を行う．
5. 反張膝，膝完全伸展を防止するためには，短下肢装具によって底屈制限・制動し，足関節_____位となるようにする．
6. 短下肢装具によって膝折れを防止できない場合，_____を選択する．
7. 踏み返しをしやすくするためには，_____をつける．
8. 膝折れに対しては，装具療法とともに，運動療法にて，_____の収縮を促す．

疾患別の装具

11 脊髄損傷患者に対する装具

一般目標
1. 頸髄損傷の残存レベルに適応する上肢装具の特徴，使用目的を理解する．
2. 脊髄損傷に対する下肢装具の適応と使用方法について理解する．

行動目標
1. 頸髄損傷の損傷レベルによって適応となる上肢装具について説明できる．
2. 上肢装具を用いることによって遂行が可能となる ADL について説明できる．
3. 脊髄損傷患者の残存髄節レベルと ADL および移動（歩行）の概要について説明できる．
4. 脊髄損傷患者の残存髄節レベルに応じた下肢装具の使用方法について説明できる．

調べておこう
1. 頸髄損傷の C5，C6，C7，C8 などの損傷レベル別でそれぞれ可能な上肢運動について調べよう．
2. 脊髄損傷の残存髄節レベルと機能する筋の関係について調べよう．

A 脊髄損傷患者の上肢装具

- 頸髄損傷，主に頸髄第 5（C5）以下の損傷では，残存する髄節レベルによって可能な上肢運動機能が異なるため，それぞれのレベルに合わせて起居移動動作や身の回り動作の指導，上肢装具の適応を行う必要がある．
- 頸髄損傷に対する装具療法は，麻痺した上肢を機能的な状態に保持し，残存機能を活用することで，身の回り動作や職業などでの活動のために用いられる．
- 頸髄損傷に対して装具療法を適応する時期と方法は，頸髄の損傷レベルと損傷範囲，および急性期の回復状況などによって決まる．
- とくに，急性期から回復期では，変形や拘縮などの二次障害を予防し，肩甲帯から上肢，手指を良肢位に保つことが重要である．
- 本章では，頸髄損傷に対する上肢装具を阻害する二次障害，これを予防するための治療法，ADL を遂行するために用いる上肢装具について述べる．

ADL：activities of daily living

1 変形・拘縮予防

- 頸髄損傷の受傷直後は，脊髄ショックによって完全な弛緩性麻痺を呈する．急

ROM：range of motion

- 性期では徐々に機能回復していくが，臥床状態はしばらく続くことになる．
- 頸髄損傷では，肩甲帯，上肢，および手指の筋力や筋緊張の不均衡によって関節可動域（ROM）制限が生じ，変形，拘縮を起こしてしまう．
- C5，C6 レベルでは，肩甲帯挙上位，肩関節外転位，肘関節屈曲位，前腕回外位での拘縮が起こりやすく，これらの拘縮が生じると，残存機能を用いた ADL の遂行ができなくなってしまう．

MP 関節：metacarpophalangeal joint
IP 関節：interphalangeal joint

- **急性期の変形・拘縮予防には，良肢位を保持し**，過剰な筋緊張を起こさず，適切な可動範囲を確保するための愛護的な関節可動域練習を実施する必要がある．
- また，C6 レベルでは，手関節背屈位，MP 関節伸展位，IP 関節屈曲位での拘縮が生じてしまうと，テノデーシスアクション*を活用した把持動作が行えなくなるため，急性期から手部を良肢位に保持する必要がある．

*テノデーシスアクション tenodesis action　　手関節を背屈すると多関節筋である深・浅指屈筋が引かれることによって手指関節に屈曲を促し，把持機能を強める作用のことをいう．

PIP 関節：proximal interphalangeal joint

- ハンドロールは手部の良肢位を保持する目的で使用され，手掌を下にして置いたときに**手関節が 30°背屈，MP 関節が 90°屈曲，PIP 関節が 90°屈曲，母指を対立位**にするような大きさにロールをつくり，手掌をしっかり握らせて使用する．
- 材質はタオルやクッション材などを利用するが，手掌部に当たる部分がやわらかく吸湿性のよいものが適切である．
- 急性期における良肢位の保持では，四肢の位置，身体とシーツの接触状態などによって筋緊張が増大することがあるので，良肢位を保持するためにクッションや枕などを使用し，体位変換時に筋緊張の変化をよく観察することが大切である．
- 良肢位を保持し，関節の変形，拘縮を防ぐには，作業療法士，看護師などとの協力が必要不可欠である．

2 損傷レベルによる上肢装具と ADL

- 頸髄損傷における上肢装具は，主に食事や整容など身の回り動作の遂行を補助するために用いられる．
- 上肢装具の適応は，損傷レベルと麻痺の程度（完全麻痺か不全麻痺）による残存筋の筋機能，麻痺筋の筋緊張，拮抗する残存筋と麻痺筋の不均衡，関節の変形，拘縮の程度などによって決定される（**表 11-1**）．

a. C5 レベル

BFO：balanced forearm orthosis
PSB：portable spring balancer

- ADL は食事や一部整容が可能になる．しかし，肩関節周囲筋や肘関節屈筋が十分に回復しない段階での ADL には腕保持用装具の<u>バランス式前腕補助具（BFO）</u>（⇨p.84, **図 7-9**），<u>ポータブルスプリングバランサー（PSB）</u>（**表 11-1**）などが適応となる．
- BFO は前腕を下から支持，PSB は前腕を上から吊り下げる構造になっている．
- PSB は，支柱の中にあるスプリングで垂直方向の腕の動き，近位アームと遠位アームの接合部にあるボールベアリングで水平方向の腕の動きを補助しており，調整がシンプルで適合しやすい．
- 手部の装具としては，ポケット付手関節伸展装具を使用し，ポケットにスプー

表 11-1 頸髄損傷の残存レベルと適応装具

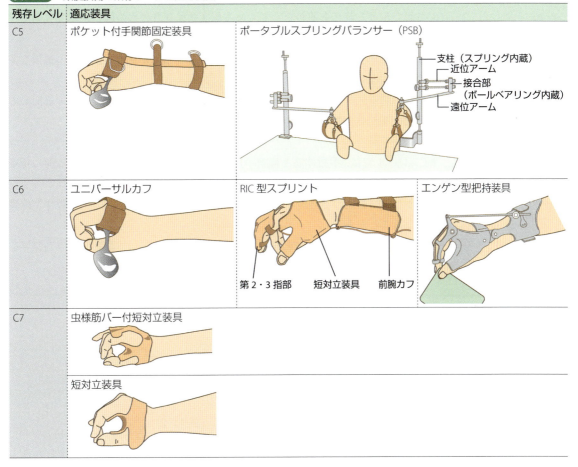

残存レベル	適応装具		
C5	ポケット付手関節固定装具	ポータブルスプリングバランサー（PSB）	
C6	ユニバーサルカフ	RIC型スプリント	エンゲン型把持装具
C7	虫様筋バー付短対立装具		
	短対立装具		

ンやフォークを差し込むことで保持させる．

b．C6 レベル

- C6 レベルでは，長・短橈側手根伸筋と回内筋が機能するので，手関節の背屈による把持動作ができる．
- テノデーシスアクションの原理を利用した装具を手関節駆動式把持装具といい，RIC 型スプリント，ランチョ型把持装具，エンゲン型把持装具などがある．
- RIC 型スプリントは，前腕部カフ，短対立装具，第 2・3 指部で構成され，掌側に通した紐が手関節背屈時に第 2・3 指を屈曲させて把持動作を可能とする（**表 11-1**）．
- RIC 型スプリントは，手関節の動的支持がないので使いにくく，実用性が低いとの指摘もあるが，容易に作製することができるため，早期に装具を導入し把持動作を獲得するのに適している．
- 一方で，エンゲン型把持装具などは，動的支持があるので RIC 型スプリントよりも使いやすく，把持動作を理解させやすい（**表 11-1**）．

RIC：rehabilitation institute of Chicago

- 回復期に把持装具を使用して把持動作訓練を行うが，手指関節にある程度の固さがでると，装具を使わなくてもある程度の大きさのものはつかんで移動できるようになることがある.
- また，ADL でよく使用されるものとして，万能カフがあり，市販品の種類も多く，耐久性も高く，便利である.
- 筆記用具やスプーン，フォークを挟み，健常者の把持状態に近づけ，肩関節の過剰な運動を少なくするユニバーサルカフもある.

c. C7 レベル

- C7 レベルでは，手指伸筋と橈側手根屈筋が機能し，手指の伸展を随意的に行うことができる.
- しかし，筋機能の不均衡によって MP 関節の過伸展が起こり，把持動作が困難になることがある.
- テノデーシスアクションを利用した把持動作を行うには，MP 関節の過伸展を防ぎ，母指を対立位に保持する虫様筋バー付短対立装具が適応となる.
- MP 関節に関伸展が起こらない場合は，短対立装具を用いることによって把持動作ができるようになる.

B　脊髄損傷患者の下肢装具

1 歩行や日常生活活動における適応 （表 11-2）

- 脊髄損傷患者が生活に歩行や立位を取り入れるためには，装具が必要となる.
- 脊髄損傷患者において，実用的な歩行が可能となるのは，大腿四頭筋が機能する第 3 腰髄節以下の機能残存レベルである.
- **実用性**が伴わなくても，立位や歩行練習は，拘縮，筋萎縮，骨萎縮などを予防するうえで大切となる.
- 平行棒内での立位練習は，第 6 頸髄節までの機能残存レベルでは可能である.
- 立位や歩行は，実用性の有無にかかわらず，心身の健康に寄与するものである.

a. 頸髄損傷

① ADL および移動の概要

- 第 1〜3 頸髄節機能残存では人工呼吸器が必要である.
- 第 1〜4 頸髄節機能残存は ADL 全介助である. 電動車いすには，リクライニング式ヘッドレスト*付バックレスト*が必要である.
- 第 4 頸髄節機能残存では，頭頸部の運動により下顎操作式電動車いすによる移動が可能となる.
- 第 5 頸髄節機能残存では，手操作式電動車いすにて移動が可能となる. 平地走行であれば車いす操作が可能である.
- 第 6〜7 頸髄節機能残存では，ハンドリム*に滑り止めを使用して実用的車いす駆動が可能となる.

ADL：activities of daily living

＊ヘッドレスト　車いす座位時の身体支持部のひとつで，使用者の頭部と頸部を適切な位置に支持する.
＊バックレスト　車いす身体支持部のひとつで，背もたれや背支持とも呼ばれている. 体幹の後方からの支持を目的としている.
＊ハンドリム　車いすの駆動輪の外側に付けている輪状のパイプで，この部分を握って駆動輪を回転させて推進する.

表 11-2 脊髄損傷レベルと歩行・移動，ADL の概要

機能残存レベル	移動に使用する補助具	歩行・移動能力	ADL
C3	電動車いす リクライニング式ヘッドレスト付バックレスト	電動車いす使用 人工呼吸器使用	全介助
C4	下顎操作式電動車いす リクライニング式ヘッドレスト付バックレスト	電動車いす使用	全介助
C5	手操作式電動車いす	電動車いす使用	大部分介助
C6〜C7	車いす，ハンドリムに滑り止め ゴム手袋 長下肢装具 骨盤帯	実用的車いす駆動 平行棒内立位練習（C6） 平行棒内歩行練習（C7）	大部分自立
C8〜Th1	車いす 長下肢装具 骨盤帯	実用的車いす駆動 平行棒内歩行練習	自 立
Th2〜Th12	車いす 長下肢装具 骨盤帯（腹筋の機能に応じて） 内側股継手 ロフストランド杖 松葉杖	実用的車いす駆動 実用性のない歩行	自 立
L2	車いす 長下肢装具 ロフストランド杖	実用的車いす駆動 実用性のない歩行	自 立
L3	短下肢装具 ロフストランド杖 車いす	実用的歩行 車いす併用	自 立
L4〜L5	短下肢装具 ロフストランド杖	実用的歩行	自 立
S1	靴型装具	実用的歩行	自 立

- 車いす走行の重要な駆動力源となる筋は，三角筋（C5），上腕二頭筋（C5），大胸筋（C6）である．上腕三頭筋（C7）は強く駆動するために最も重要な役割をもつ．またハンドリムを強く握るためには指の屈伸筋（C8〜Th1）が重要となる．第 5〜7 頸髄節機能残存では，手掌でハンドリムを圧して車輪を回転させるために，ゴム手袋やハンドリムに滑り止めを使用する必要がある．
- 大胸筋，上腕三頭筋の筋力が十分あれば移乗動作能力は高くなる．
- 第 8 頸髄節〜第 1 胸髄節機能残存では，車いす上 ADL 自立となる．
- 屋外走行するためには，キャスター上げを練習する必要がある．

② 歩　行

- 対麻痺患者は長下肢装具を用いて C-posture と呼ばれる姿勢で立位を維持できる（図 11-1a）．腸骨大腿靱帯により股関節を過伸展位に固定して，重心線を股関節の後方に移動することで，立位を安定させることができる．過度に腰椎が前彎しないように注意が必要である．
- 第 6 頸髄節までの機能残存の患者は，長下肢装具（KAFO）を使用して，平行棒内立位練習が可能である．
- 第 7 頸髄節までの機能残存では，長下肢装具を使用して，平行棒内での立位・

KAFO：knee ankle foot orthosis

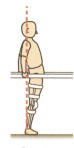
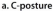

C-posture：股関節の支持性が弱い場合は，重心線（-----）から股関節を前方に移動することにより，立位の安定をはかることができる．
腰椎前彎の増強に注意すること．股関節の随意性が低く，不安定な場合は，立位保持が基本となる．

a. C-posture

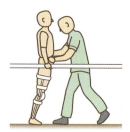

b. 立位・歩行練習

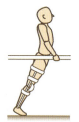

c. 引きずり歩行

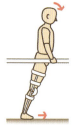

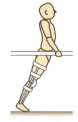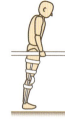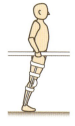

d. 小振り歩行

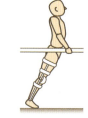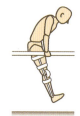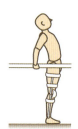

e. 大振り歩行

図 11-1　平行棒内立位・歩行練習

歩行練習が可能である（図 11-1b）．
- 骨盤帯を使用する．

b. 胸髄損傷

①ADL および移動の概要
- 第 1 胸髄節機能残存では，ADL が自立する．
- 実用的な移動手段は，車いすである．

②歩　行
- 胸髄損傷患者では，実用性はないが，残存髄節が下位になるほど，肋間筋，腹筋，脊柱起立筋の機能が加わってくるため，長下肢装具とロフストランド杖または松葉杖にて歩行可能となる．
- 腹筋の機能に応じて，骨盤帯を使用する．
- 股関節屈筋は機能しないので，随意的な交互歩行は困難である．
- したがって，歩行様式は，引きずり歩行や小振り歩行，大振り歩行などとなる（図 11-1c, d, e）．

- 近年，両側の長下肢装具を連結する**内側股継手**が開発され，**内側股継手付長下肢装具**（図 11-2, 図 11-3）を使用することによって交互歩行が可能となった．
- 1992 年に開発されたヒンジ式**内側股継手**（Walk-about®）は両側の長下肢装具を単軸股継手で接続したものである．股継手は会陰下部，両側大腿内側に取り付けられる．脱着式となっており，車いすに座った状態で脱着が可能である（図 11-4）．
- 大腿内側に単軸股継手があることにより，股関節の内外転を制限でき側方の安

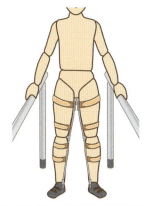
図11-2 立位での内側股継手付長下肢装具（Primewalk®）

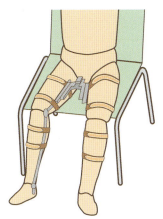
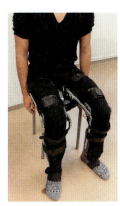
図11-3 座位での内側股継手付長下肢装具（Primewalk®）

定性を保つことができる．また立脚側下肢への体重移動により，遊脚側下肢が引き上げられ，振り出し可能となる．立位や歩行の安定性に優れている．
- しかし股継手の位置が解剖学的股関節の位置より低いため，改良が進められている．改良された股継手としてPrimewalk®のヒンジ式内側股継手がある（図11-5）．

c．腰髄損傷
①ADLおよび移動の概要
- 第3腰髄節機能残存では，装具を使用して実用的歩行が可能であるが，車いすは併用する．

②歩行
- 第2腰髄節機能残存では，大腿四頭筋は機能しないが，腰方形筋と腸腰筋は十分に機能するため，長下肢装具とロフストランド杖使用にて，交互運動での4点歩行が可能である．屋外を安全に歩行できるほどの高い能力はない．
- 第3腰髄節機能残存では，腸腰筋と内転筋に加えて，大腿四頭筋も弱いが機能する．短下肢装具（AFO）とロフストランド杖にて実用的歩行が可能となる．
- 第4〜5腰髄節機能残存では大腿四頭筋は完全に機能する．前脛骨筋，ハムストリングス，中殿筋も機能してくる．短下肢装具とロフストランド杖使用にて2点歩行の実用的歩行が可能となる．
- **金属支柱付短下肢装具**または**プラスチック短下肢装具**を選択する．
- 足継手による制限・制動について，足関節背屈筋が弱い場合は，底屈制限・制動を行い，底屈筋が弱い場合は，背屈制限・制動を行う．

AFO：ankle foot orthosis

d．仙髄損傷
①ADLおよび移動の概要
- 第1仙髄節機能残存では，装具なしで実用的歩行が可能である．

②歩行
- 第1仙髄節機能残存では，大殿筋と腓腹筋，ヒラメ筋が機能し，装具を使用しないで実用的歩行が可能である．

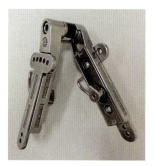
a. 股軸

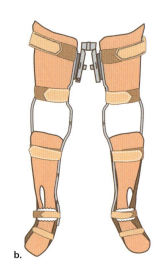
b.

図 11-4　ヒンジ式内側股継手（Walk-about®）

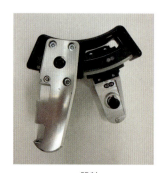
a. 股軸

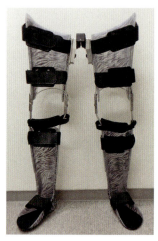
b.

図 11-5　ヒンジ式内側股継手（Primewalk®）

- 足趾伸筋も機能するが屈筋は弱い．足趾変形に対して，靴型装具を使用する．

2 歩行障害に対する下肢装具療法の実際

　症例は第 12 胸髄不全損傷による対麻痺患者である．家屋内 **4 点歩行**の獲得を目指し，筋力増強運動を施行するとともに，**金属支柱付長下肢装具**を装着しての歩行練習を小振り歩行から大振り歩行，さらに 4 点歩行へと段階的に進めていった．この症例を通して，下肢装具療法の実際について以下に紹介する．

a. 下肢の主な機能障害
- 膝関節伸展位での股関節屈曲は，右 120°，左 130° である．
- 徒手筋力検査では，左右骨盤挙上 3，体幹屈曲 3，左右体幹回旋 3，左右股関節屈曲 2，左右股関節伸展 1，左右膝関節屈曲 1，左右膝関節伸展 1，左右足関節底屈 1，および左右足関節背屈 1 である．両足趾の筋力は 1 レベルである．
- 両上肢の筋力は 4 レベルである．

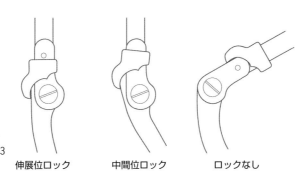

図 11-6 スリーウェイ継手
輪止めを止める位置によって，3段階の調節ができる．

伸展位ロック　　中間位ロック　　ロックなし

- 握力は右 30 kg，左 27 kg である．

b. 装具なしでの立位，歩行

- 平行棒内立位は，両膝関節を他動的に固定し膝折れを防止すれば，約 10 秒間の保持が可能である．
- 歩行は不可能である．

c. 装　具

- **金属支柱付長下肢装具**を使用した．
- 足継手は底背屈角度を調節可能な**ダブルクレンザック**である．
- 膝継手は輪止め式の**スリーウェイ継手**である（図 11-6）．
- **輪止め式膝継手**は輪止めを下げると固定し，輪止めを上げると固定が解除され，遊動式となるのが一般的である．
- **スリーウェイ継手**は，輪止めを止める位置（上，中，下）によって，ロックなし，中間位ロックおよび伸展位ロックの3段階で調節できるようになっている．
- ロックなしでは，一般的な**輪止め式膝継手**と同様に完全に遊動式となる．
- 中間位ロックでは，0〜20°の遊動範囲がある．
- 中間位ロックおよび伸展位ロックでは，立位や歩行での膝折れを防止することができる．
- 中間位ロックにより，立位，歩行時，膝関節軽度屈曲位で荷重されるので，大腿四頭筋の促通効果が期待できる．

d. 装具装着しての立位，歩行

▷立　位

- **金属支柱付長下肢装具**装着により，足関節と膝関節の支持性は高まり，両手支持なしで，3秒間の立位保持が可能となる．
- 足関節は背屈 5°で固定され，膝関節は，中間位ロックにより軽度屈曲位で保持されている．大腿四頭筋の収縮を確認できる．
- 骨盤は後傾し，股関節と体幹は伸展している．

▷歩　行

- **金属支柱付長下肢装具**装着により，平行棒内での小振り歩行が可能となる．
- 松葉杖での**4点歩行**は，両上肢，腰方形筋，腹直筋および腹斜筋の筋力が不足しているため，遊脚期において足部が床面から十分に離れない．このため下肢の振り出しに介助を必要とする．

- 膝継手伸展位ロックと比較して，膝継手中間位ロックでは，遊脚初期に膝関節の軽度屈曲がみられるが，下肢の振り出しに介助は必要である．

e. 施行した主な理学療法

- 松葉杖による **4点歩行** を獲得するために，両上肢，腰方形筋，腹直筋および腹斜筋の筋力増強運動を積極的に施行した．
- 筋力増強運動と併行して，**金属支柱付長下肢装具** を装着しての立位・歩行練習を施行した．
- 平行棒内での歩行は，小振り歩行から大振り歩行，さらに **4点歩行** へと段階的に可能となっていった．
- リハビリテーション室だけでなく病棟内においても，交互式歩行器による移動や松葉杖による **4点歩行** を取り入れていった．
- 以上の経過により，松葉杖による **4点歩行** は，監視レベルで可能となった．

③ 最新技術の動向―3D プリンタの活用とロボットスーツ

a. 3D プリンタを活用した義肢装具の作製

- 近年，**3D プリンタ** の技術が医療分野に応用されてきている．
- 具体的には，義肢装具をはじめ，人工関節，ギプス，手術器具の部品，生体模型などの製造である．
- 3D スキャナーで測定したデータに基づいて製造するため，寸法の精度が増す．義肢装具の作製にとっては，無理なく身体にフィットした形状となる利点がある．
- また，従来の義肢装具作製にかかるコストより低く作製できることや個人の好みに応じたファッショナブルなものが作製できること，作製期間が短いことも利点である．
- 義肢については，アジア，アフリカ諸国における地雷被害による四肢切断者や成長期にある小児に対して適用された例が報告されている．すでに製品化されているものもある．
- 装具については，足底板や短下肢装具の作製に関する報告が散見される．
- 義肢装具への 3D プリンタの活用は，今後さらに発展する可能性がある．

HAL® : Hybrid Assistive Limb

b. ロボットスーツ HAL® を利用した最新技術

- ロボットを使用した機能回復治療が近年注目を浴びている．
- 筑波大学が開発した **ロボットスーツ HAL®** はリハビリテーション用ロボットとして日本国内の施設で使用されるようになった．
- 脊髄損傷や脳卒中の治療に期待される．
- ロボットスーツ HAL® は，装着者の筋肉が収縮した際に検出される微弱な生体電位を読み取り，随意運動を補助することが可能である．
- 随意運動を補助することにより，運動に伴う感覚信号が脳へフィードバックされることで脳が活性化され，さらに脳から四肢への信号が強化されるものである．
- ロボットスーツ HAL® による治療介入は中枢神経系の機能改善を促通する

interactive bio-feedback 仮説に基づいている.

■ つまり中枢神経系（脳，脊髄）-末梢神経系（神経，筋）-HAL®の間で，双方向性へ（interactive），生体情報に関する（bio），フィードバック（feedback）が強化されるとする仮説である.

学習到達度自己評価問題

1. 頸髄損傷に対して上肢装具を適応させるため，急性期から回復期に実施すべきことは何か説明しなさい.
2. C5，C6，C7 レベルで実施可能な上肢運動を述べ，それぞれのレベルで適応を検討する上肢装具をあげなさい.
3. 実用的な歩行が可能となる上位の残存髄節レベルは，＿＿＿である.
4. 胸髄損傷患者に対して，＿＿＿＿＿＿を使用することにより交互歩行が可能となる.
5. 第 4〜5 腰髄機能残存では，大腿四頭筋は完全に機能し，＿＿＿＿＿＿とロフストランド杖使用にて 2 点歩行の実用的歩行が可能となる.
6. 足継手による制限・制動について，足関節背屈筋が弱い場合は，＿＿①＿＿制限・制動を行い，底屈筋が弱い場合は，＿＿②＿＿制限・制動を行う.
7. ＿＿＿＿＿＿は，輪止めを止める位置（上，中，下）によって，ロックなし，中間位ロック，および伸展位ロックの 3 段階で調節できるようになっている.

疾患別の装具

12 小児疾患患者に対する装具

一般目標
- 小児疾患患者への装具療法の目的と適応について理解する．

行動目標
1. 装具療法の適応となる小児の疾患を説明できる．
2. 各疾患における装具療法の適応と目的について説明できる．
3. 適応となった装具の種類と構造について説明できる．

調べておこう
1. 代表的な小児疾患（特に脳性麻痺や進行性筋ジストロフィーなど）の病態や障害像を調べてみよう．

A 小児疾患患者の装具療法

- 小児疾患患者に対する装具は，成人同様，機能障害の軽減や機能低下の予防に用いられる．すなわち骨や関節の変形・矯正，失われた機能の代償・補助を目的として用いられる．
- 下肢装具は関節の固定・制動による立位保持，免荷，矯正，歩行時の支持目的として，下肢帯に装着して骨盤帯以下の関節を制御する目的で処方される．
- ただし小児装具の処方にあたっては，成人とは異なり，運動麻痺，筋緊張，関節可動域（ROM）など機能障害の所見だけでなく，装着する児の体力，全身状態，合併症や母子関係を中心とした家庭生活，幼稚園や学校の環境も考慮する必要がある．
- とくに小児では，装着を嫌がるなど協力が得られないことも多いため，装具の必要性に応じた臨機応変な対応が必要である．
- 次項では実際に用いられる頻度が高く，エビデンスが比較的整っている下肢装具療法を中心に取り上げる（体幹装具については第8章［p.87］参照）．

ROM：range of motion

B 小児疾患患者の下肢装具療法

1 脳性麻痺の装具療法

CP：cerebral palsy

- 脳性麻痺（CP）は，静的な抗重力姿勢として定頸から座位，起立位へ発達し，それとともに動的な抗重力動作として，寝返り→這い這い→伝い歩き→歩行へと発達する段階において運動機能の障害を呈してくる．
- その原因として，さまざまなレベルでの原始反射の亢進や減弱と，立ち直り反応や平衡反応など正常な反応の欠如や不全があげられる．

a. 装具療法の目的

- CPの治療は，原始反射の抑制と正常反応の促通を通して，できる限り正常発達に近い発達段階の獲得を目的としている．
- 正常発達の獲得のため，装具療法は以下の6つの目的で用いられる．
  ①運動発達を助長，補助するため．
  ②拘縮や変形の予防・矯正のため．
  ③立位における体重支持のため．
  ④不随意運動を抑えるため．
  ⑤失われた機能の代償または補助のため．
  ⑥痙性抑制のため（とくに痙直型，緊張型アテトーゼ）．
- これらの目的で作製された装具は，治療用装具であると同時に，食事・整容動作などのADLや，通学・勉強などの社会生活に必要な動作の獲得を目指して，機能を補助・代償する装具という目的もあわせもつ．

ADL：activities of daily living

- 近年，成人のCP患者の増加とともに，変形拘縮などの二次的合併症の予防のために頸椎装具（CO）なども増加している．

CO：cervico-orthosis

b. 装具療法の実際

①痙直型CP児への下肢装具処方の実際

- 脳性麻痺に対する装具の処方は，痙直型CPが主たる対象となる．実用歩行については，短下肢装具（AFO）が用いられることが多い．

AFO：ankle foot orthosis

- 下肢の麻痺が強く，抗重力運動が困難であり，内旋および内反尖足が強い痙直型では，ツイスター*型長下肢装具（図12-1）が歩行練習に用いられる．

- 独歩が未獲得で抗重力での筋活動が不十分な場合にはスタビライザーが用いられる（図12-2）．
- スタビライザー*は立体保持の獲得を目的に使用する．

*ツイスター　痙直型両麻痺の内反尖足位に対して，弾性帯やコイルばねを用いて，股関節を内旋位から外旋位へシフトさせる補助をするものである．

*スタビライザー　股関節周囲筋や体幹筋の強化に使用されることもある．

*クリアランス　足部クリアランスのことで，歩行時の遊脚期における足底部から床までの距離である．

②痙直型CP児への短下肢装具と足部変形への処方の実際

- 歩行練習を行っている脳性麻痺児への装具の目的は，歩行時の立脚相の安定と遊脚時のクリアランス*の確保，そして内反尖足変形の矯正である．
- 早期の歩行練習には両側金属支柱付底屈制限付短下肢装具が使われてきたが，重量が重いため，軽量であるプラスチック短下肢装具の処方が増えている．
- 近年では，シリコン製などの足継手付プラスチック短下肢装具（図12-3）の種

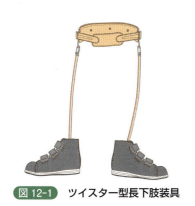
図12-1　ツイスター型長下肢装具

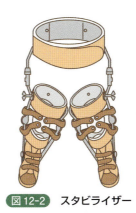
図12-2　スタビライザー

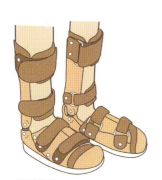
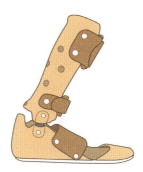
図12-3　足継手付プラスチック短下肢装具（タマラック）

類も増え，脳性麻痺児の痙性治療に用いられる．
- 中等度以下の痙性であれば，足継手付装具の方が，立脚期支持，遊脚期クリアランスともに足関節の円滑な背屈が可能であり，エネルギー消費も少ない．
- そのほか，外反扁平足変形には，トーマスヒールや月形しんを入れたり，内側Yストラップを付けることもある．
- また内反足変形には，逆トーマスヒール，外側への長い月形しん，さらに内反矯正の外側Tストラップを付けることもある．

2 進行性筋ジストロフィーの装具療法

- 進行性筋ジストロフィーは，「筋線維の変性・壊死を主病変とし，進行性の筋力低下をみる遺伝子の疾患である」と定義されている．
- また，X連鎖（性染色体）潜性遺伝をとるため，患者は男児に限られる．
- デュシェンヌ型筋ジストロフィー（DMD）は，男児約3,500人に1人の割合で発症し，ベッカー型筋ジストロフィー（BMD）は，発病率がDMDの約1/3といわれている．
- 障害の進行度とステージに合わせて装具を処方する．
- 障害の進行には個人差があるが，主に装具療法の対象となるのは厚生労働省障害度分類でステージ5〜6*である．

DMD：Duchenne muscular dystrophy
BMD：Becker muscular dystrophy

*厚生労働省障害度分類によるステージ5は起立歩行不能，四つ這い可能レベルである．ステージ6は四つ這い不能，いざり可能レベルである．自力で歩行可能レベルはステージ4である．

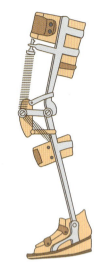
図12-4　徳大式ばね付長下肢装具

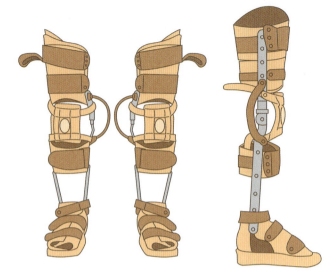
図12-5　膝固定式長下肢装具

a. 装具療法の目的
- ステージ5〜6では，装具による歩行期間の延長，歩行が難しくなった後の装具による起立練習が，装具療法の目的となる．

b. 装具療法の実際

①徳大式ばね付長下肢装具（図12-4）
- 立位および歩行時に膝関節を約25°屈曲位に保持し，体幹の安定をはかり，膝伸展筋力をばねにより補助する．また足継手は，90°後方制動とすると足関節の安定と駆動に働く．
- この両方をもってアライメントを調整し，姿勢の安定をはかる．残存する膝屈筋，足底筋，体幹筋を活用して歩行能力の維持や再獲得を目指す．
- 下肢の筋力低下と，関節拘縮がみられるステージ4の末期〜ステージ5レベルより装具の適応となる．

②膝固定式長下肢装具
- 下肢の拘縮，変形が強いときは適応が難しいが膝関節伸筋が弱化している場合に用いられる．
- 膝継手はリングロック式である．歩行時は股関節・膝関節は伸展位となる（図12-5）．

③ ペルテス病の装具療法

- ペルテス病は，3〜10歳の活発な男児に好発する大腿骨頭の骨端症で，栄養動脈の血行障害により骨頭の阻血性壊死を起こす疾患である．
- 原因は不明であるが成長とともに再生するため，2〜6年の治療が必要な期間で適切な治療を受けていれば，ほとんどの場合完治するといわれている．

a. 装具療法の目的
- ペルテス病の装具療法の目的として，主に以下の4点があげられる．

①大腿骨頭の変形や巨大化を防ぐ.

②股関節の正常可動域を保持する.

③将来的な変形性股関節症を予防する.

④長期安静臥床を回避する.

■ 大腿骨頭の壊死を修復させることが，装具療法を含めた治療のポイントとなる.

b. 装具療法の実際

▷ 整復のメカニズム

■ ペルテス病の整復は，骨頭壊死が起こった初期（カテラル Catterall 分類 Group 1）より，壊死骨が吸収され，新生骨に置換される修復期にかけて，大腿骨骨頭を寛骨臼蓋におさめ，骨頭の修復・再生を促す必要がある.

■ 骨頭壊死が進行した状態（Catterall 分類 Group 3・4）であっても，免荷装具により，股関節を外転位にし，大腿骨頭を臼蓋におさめ，股関節を免荷することで修復させると，6ヵ月～2年以内で，骨頭壊死が落ち着き，骨頭が修復してくる.

■ ペルテス病の装具は，免荷型と非免荷型の2つのタイプがある.

▷ 免荷型の装具

■ 骨頭壊死を起こし，免荷したほうが良好な治療経過をたどると判断された場合，免荷型の装具が用いられる．これは，股関節を外転，内旋位に保持して大腿骨頭を寛骨臼内に保持する containment 療法*（骨頭を正常の臼蓋に包み込む）を目的に処方される.

*containment 療法　骨頭の変形発生をできるだけ防止するために，壊死骨頭を寛骨臼に十分包み込む治療法．骨頭の血流が回復して再生が始まるまで，骨頭を臼蓋の丸い部分に包み込んでおいて，再生してきたときに球形になりやすいようにしておく.

①**三辺形ソケット股外転装具** trilateral socket hip abduction orthosis（Tachdjian ら）

■ 股関節外転・内旋位に保持され，坐骨支持にて免荷を行うタイプの長下肢装具である．ソケット外壁は高く，大転子が出ている（**図 12-6a**）.

■ 8歳以上でないと上手に使いこなせない.

②**改良型ポーゴスティック装具** modified Pogo-stick brace（渡辺ら）

■ Pogo-Stick Brace と同じく股関節を外転位で保持する坐骨支持型長下肢装具であるが，不十分であった内旋位保持を改良し，containment を十分にはかることを目的とする．また，支柱には膝継手があり，端座位がとりやすくなっている．また下肢長に合わせて長さ調節機構がある（**図 12-6b**）.

③**西尾式外転内旋位免荷装具**

■ 股関節外転 25～30°，屈曲 20～25°，内外旋中間位に保持する.

■ 坐骨支持部下に支柱があり，動きやすくするために膝関節屈曲可能である（**図 12-6c**）.

④**バチェラー（Batchelor）装具**

■ 左右の股関節を対称的に外転角度 40°で保つ.

■ 膝関節はハムストリングスの緊張を弱めるために 20～30°屈曲位をとる.

■ 安静により股関節浮腫が軽減し，初期症状の可動域制限が改善した後に装着する（**図 12-6d**）.

▷ 非免荷型の装具

■ 股関節を外転位にして骨頭が臼蓋内に完全に入っていれば，たとえ荷重しても骨頭は回復すると想定する場合，免荷しなくてもよいタイプの装具が用いられ

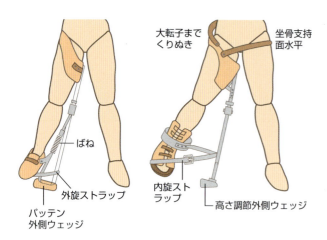
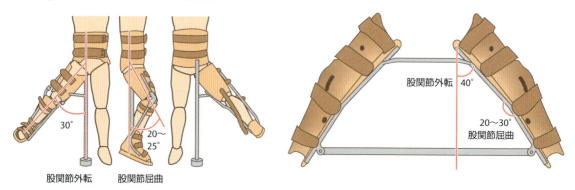

 図12-6　ペルテス病の装具［免荷型］

る．片側罹患でも両下肢に装具を装着し，股関節外転位で歩行を行わなければならず，児童の活動性は大きく制限される．

①トロント式股外転装具 Toronto hip abduction orthosis（Bobechkoら）
- 股関節外転45°，内旋15°に保持される両側長下肢装具である．フレームの中央の継手で歩行時や腰掛け時の膝屈曲と股関節屈曲が可能である．
- 履物の足底には外側ウェッジの補高をし，履物が床面に対して45°に保持できる．しかし歩行は困難で，両側松葉杖が基本となる（図12-7a）．
- 装具装着した状態で股関節のX線撮影によりcontainment（壊死した骨頭を寛骨臼内に包み込むという意味）が得られているか確認する．

②アトランタ（Atlanta）装具
- 大腿骨頭壊死部のcontainmentを得やすく，簡易的に装着できる．
- 自由度が高いが，その分患児の活動性が増すので活動の抑制が難しい（図12-7b）．

 ④二分脊椎の装具療法
- 二分脊椎は胎生期における神経管の癒合不全による病態をまとめた疾患であり，

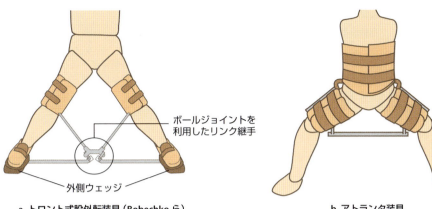

図 12-7　ペルテス病の装具［非免荷型］
a. トロント式股外転装具（Bobechko ら）
b. アトランタ装具

潜在性と嚢腫性の 2 種類に分類される．
- 遺伝性，かつ環境要因の影響により発症する多因子遺伝の疾患である．
- わが国における発生頻度は 1/3,000 人である．
- 症状と障害は基本的に先天性の脊髄不全損傷と同様とみてよい．

a. 装具療法の目的
- 二分脊椎の装具の処方目的は，①変形の矯正，②歩行の支持，であり，乳幼児期に矯正肢位の保持，起立，歩行など運動発達練習に用いる．
- 幼児期以降は，歩行用装具としての役割が重要となる．
- 二分脊椎の活動の予測や歩行能力評価については成書を参照されたい．

b. 装具療法の実際
- 装具は，整形外科的治療の主要な治療手段であり，変形矯正，歩行支持を主な目的としている（表 12-1）．

①靴型装具
- 扁平足，外反足，凹足に使用される．
- 扁平足にはアーチサポート，外反足・凹足には，足底アーチ支持の靴型装具が処方される．
- 靴型装具については第 4 章（p.37）を参照されたい．

②短下肢装具（AFO）

AFO：ankle foot orthosis

- 踵足，内反足，尖足に処方される．
- 短下肢装具は，二分脊椎児に最も多く処方される装具である．下部腰椎レベルの麻痺による踵足には，プラスチック短下肢装具が用いられる．
- 短下肢装具については第 2 章（p.11）を参照されたい．

③長下肢装具（KAFO）

KAFO：knee ankle foot orthosis

- L2～5 レベルの麻痺で，上記麻痺に加えて，下肢内旋，内転が強い場合に処方される．

表 12-1　残存機能レベルと装具について

残存機能レベル	運動機能	歩行能力	装具
胸髄・腰髄1・2 (Th, L1・2)	座位保持可能 装具装着で立位保持可能	装具・歩行器使用で歩行可能 実用的な歩行不可能 車いすでの移動	起立安定板付長下肢装具 骨盤帯長下肢装具 交互歩行装具（RGO）
腰髄3～5 (L3～5)	座位保持・立位保持可能 膝関節拘縮 膝伸展筋力低下・膝折れ 股関節外転筋力低下・膝外反 尖足・内反尖足・踵足変形	短下肢装具と杖使用で室内・屋外歩行可能	長下肢装具（膝折れ・外反膝が出現する場合） 後方支柱付短下肢装具 金属支柱付短下肢装具
仙髄1～3 (S1～3)	外反足・扁平足・凹足変形	装具なしで歩行可能	足底板 足関節装具 靴型装具

HKAFO：hip knee ankle foot orthosis

④ **骨盤帯長下肢装具（HKAFO）**
- 胸髄レベルの対麻痺の症例に処方され，実用的ではないが，移乗（トランスファー）能力を維持するための立位，歩行練習に用いられる．

⑤ **交互歩行装具（RGO）（図 12-8）**

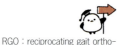

RGO：reciprocating gait orthosis

- 両側の股関節継手がケーブルで連結されているため，一方の下肢を振り出すと，もう一方の下肢が伸展に働く仕組みになっている．
- 骨盤帯長下肢装具に比べ，振り出しの速度が速くエネルギー効率に勝る．

5 発育性股関節形成不全（先天性股関節脱臼）の装具療法

- 新生児，乳幼児期に股関節が，先天，後天にかかわらず，脱臼，亜脱臼，または整復と脱臼の繰り返しによる不安定により，臼蓋の発育が不全となる病態で，変形性股関節症へ移行することもある．わが国の発生率は，0.1～0.3％である．9割は女児で起こる．
- 症状として，股関節の開排制限や脚長差が生じる．
- 発育性股関節形成不全の治療は主に装具療法である．乳幼児期からの治療にはフォンローゼン装具（von Rosen splint）やリーメンビューゲル（Riemenbügel）が用いられる．

a. 装具療法の目的
- 発育性股関節形成不全の場合，早期発見，早期治療が大原則である．
- 新生児期から乳幼児期の装具療法の目的は，骨頭傷害を起こさずに愛護的に脱臼を自然整復することである．
- しかし，初期治療で優先されるべきは，生涯にわたり影響を及ぼす骨頭傷害の防止である．

b. 装具療法の実際
- 以前は，徒手整復後に長期間ギプス固定を行う方法が用いられたが，近年，簡単な吊りバンドで股関節および膝関節の伸展運動のみを制限する機能的治療法が多く用いられるようになった．

▷ **リーメンビューゲル（Riemenbügel）**

- 1957年にパブリック（Pavlik）が発表した治療法であり，簡便な吊バンドで股

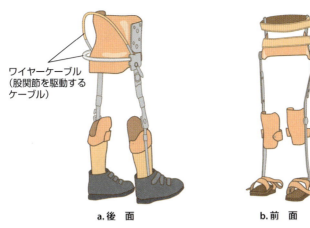

図 12-8 交互歩行装具（RGO）

関節，膝関節の伸展運動のみを制限し，ほかの運動は自由に保つ機能的な治療法である．リーメンビューゲルは，肩から体幹にかける胴ベルトと，膝下から足部へのベルトとを吊紐にて連結した構造となっている（図 12-9a）．
- リーメンビューゲルの整復メカニズムは，主に股関節の外転運動を促すことで股関節内転筋群の緊張を低下させ，足部のあぶみを蹴ることで，大腿四頭筋の伸展作用が股関節方向に大腿を押す力となり整復することである．
- また，下肢の重みによって内転筋が伸張され拘縮が消失し整復されるとも考えられる．
- この吊り具はすべての発育性股関節形成不全の初期治療に用いられ，生後 3 ヵ月以降で使用される．
- 装着して 1〜2 週間後から徐々に下肢の動きは増加し，整復も安定してくる．
- おおよそ 4〜6 週間装着する．
- 1 歳以前では整復が得られやすいが，1 歳以降になると，自然整復が難しくなることもある．自然整復率は約 80％である．

▷**フォンローゼン装具（von Rosen splint）**
- 新生児期（〜生後 3 ヵ月以内）に使用される場合がある．
- 股関節屈曲，外転，外旋の保持が可能で，体型や成長に合わせて調整できる（図 12-9b）．

6 先天性内反足の装具療法

a. 装具療法の目的
- 先天性内反足は，主に距踵舟関節と距腿関節で底屈・回外・内転・凹足変形を伴う．治療原則として，できるだけ早期に矯正ギプス corrective cast を開始する．矯正を維持し，再発を予防することに目的が置かれる．

b. 装具療法の実際
- 装具療法として，装具のみで変形の改善に用いられることは少なく，矯正ギプスや手術によって得られた矯正を維持し，再発を防止するために用いられる．

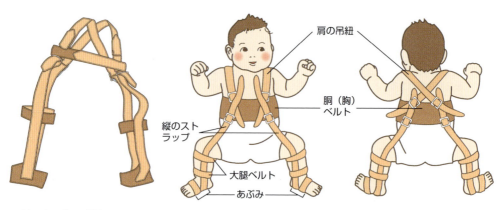

a. リーメンビューゲル

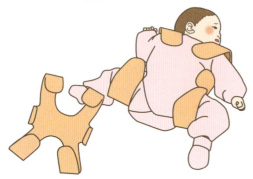

b. フォンローゼン装具

図 12-9 発育性股関節形成不全の装具
[a：井上明生：義肢装具学，第 4 版（川村次郎ほか編）．p.228，医学書院，2008 より許諾を得て改変し転載]

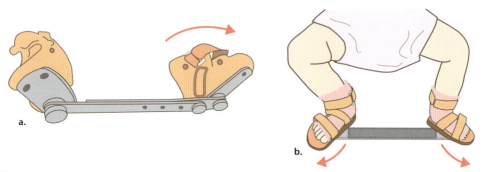

図 12-10 デニスブラウン装具
（a）下から見た図．足部の外反・外転角度を足底にとりつけた金属バーとネジで調整する．足部の外転を 60°以上となるように調整する．
（b）着用時の図．つま先の向きは外転外反位になるように保持する．

▷デニスブラウン（Denis Browne）装具（図 12-10）
- 他動的に背屈が 30°以上可能となった生後 3 ヵ月以降では，デニスブラウン装具を用いる．

- 両側の足部覆いと覆いを結合するバー（アルミ板）からなる装具で，片側下肢を蹴る（膝伸展させる）と対側の足部が外反位に保持される．
- 徒手矯正やギプス包帯，観血的治療により良好な変形矯正（ギプスなしでも軽い外反位が保たれる状態）が得られた後に使用する．
- 外反矯正の装具ではなく，矯正した結果を維持するための装具であり，足関節の可動性は保たれている．
- 自発的な動きが可能なため，関節可動域の維持や筋萎縮の予防にもつながる．
- 常に評価を行いながら運動療法との併用が重要である．

学習到達度自己評価問題

1. 脳性麻痺の装具について正しいものはどれか．
   a. 痙直型脳性麻痺の実用歩行については，長下肢装具を用いる．
   b. 痙直型脳性麻痺では足部変形はあまりみられない．
   c. ツイスター型長下肢装具は痙直型両麻痺の内反尖足を予防矯正する．
   d. 逆トーマスヒールは足部外反変形を矯正する．
   e. 内側 Y ストラップは足部内反変形を矯正する．
2. 正しいものはどれか．2 つ選べ．
   a. 進行性筋ジストロフィーの障害度分類でステージ 3 は装具療法の対象となる．
   b. 徳大式ばね付き長下肢装具はステージ 4 末期から適応となる．
   c. 膝固定式長下肢装具は下肢の拘縮，変形が強くても使用できる．
   d. スタビライザーは股関節周囲筋や体幹筋の強化に使用される．
   e. ツイスターは股関節を内旋位から外旋位へシフトさせ，補助する．
3. 以下の組み合わせで正しいものはどれか．
   a. Perthes 病————————リーメンビューゲル
   b. 先天性内反足————————デニスブラウン
   c. 二分脊椎症————————トロント式股外転装具
   d. 発育性股関節形成不全————股外転保持装具
   e. Duchenne 型筋ジストロフィー—modified Pogo stick 装具
4. ペルテス病の装具療法について正しいのはどれか．
   a. ペルテス病に対する装具療法では大腿骨頭の変形を防ぐことができない．
   b. ポゴスティック装具はコンテインメント療法を十分にはかることを目的としている．
   c. 三辺形ソケット股外転装具は大転子をソケットの中におさめている．
   d. トロント股関節外転装具は股関節外転 45°内旋 5°に保持される．
   e. ペルテス病は装具療法だけでは完治しない．
5. 誤っているのはどれか．
   a. 二分脊椎で L3 腰髄以上の高位麻痺では内反尖足が出現しやすいため短下肢装具などを検討する．
   b. 二分脊椎で L4，L5 腰髄レベルの麻痺では踵足変形が出現しやすいため靴型装具を検討する．
   c. 発育性股関節形成不全では，生後 3 ヵ月以内はリーメンビューゲルを使用する．
   d. 骨盤帯長下肢装具は胸髄レベルの対麻痺に処方され，移乗能力を維持するために立位練習などに用いられる．
   e. 二分脊椎で機能残像レベルが第 4 腰髄の場合，短下肢装具と杖を使用して歩行練習を行う．

疾患別の装具

13 変形性膝関節症患者に対する装具

一般目標
1. 変形性膝関節症に使用する膝装具の種類と効果を理解する．
2. 変形性膝関節症に使用する足底板の機能を理解する．
3. 新しい膝装具の効果を知る．

行動目標
1. 膝装具の種類をあげることができる．
2. 患者の状態に合わせた膝装具を選択することができる．
3. 足底板の効果を説明できる．

調べておこう
1. 膝装具にはどのようなものがあるか調べよう．
2. 足底板にはどのようなものがあるか調べよう．

*軟骨の変性が大腿脛骨関節の内側に偏在するものを内側型変形性膝関節症といい，膝の内反変形（O脚）を伴う．

*スクリューホームムーブメント　膝の完全伸展前の約30°あたりから大腿骨に対して脛骨が外旋し，完全伸展位からの屈曲初期に脛骨が内旋する現象を終末強制回旋運動（screw-home movement）という．

A 変形性膝関節症患者の装具

1 変形性膝関節症とは

- 変形性膝関節症とは関節軟骨変性を主体とした加齢による慢性変性疾患で，50歳以降発症が増加し，約80％以上が内側型*である．
- K-L（Kellgren-Lawrence）分類により，グレード0からグレード4までの5つに分類される（図13-1）．
- 典型的な症状は，荷重時痛および動作時痛，可動域制限，関節腫脹であり，変形の進行とともに増悪する．
- 変形性膝関節症の発症と進行には年齢，性別，体重，膝アライメント，下肢筋力など多くの因子が関与している．
- 変形性膝関節症が進行すると可動域制限やスクリューホームムーブメント*の消失など，正常な膝関節動作の破綻がみられる．
- 変形性膝関節症に対する保存療法は薬物療法と理学療法（装具療法，運動療法，物理療法）に大別される．薬物療法では疼痛抑制を目的とした非ステロイド系消炎鎮痛薬や軟骨変性抑制を目的としたヒアルロン酸の関節内注射が選択される．装具療法では足底板，膝装具（KO；軟性装具，硬性装具），歩行補助具と

memo
変形性膝関節症とスクリューホームムーブメント

膝の屈曲に伴う内旋は約20°，伸展に伴う外旋は約10°とされており，膝の完全伸展前の約30°前後から，脛骨の外旋が起こる．これをスクリューホームムーブメントという．変形性膝関節症によりSHMが消失すると，膝関節のアライメント異常によって，代償動作が起こり，関節，靱帯，筋肉などに負担がかかるために，変形や関節痛が助長される．

KO：knee orthosis

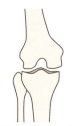 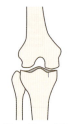 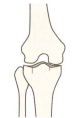 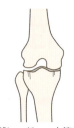 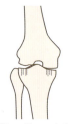

グレード0：とくに異常がみられず，正常な状態

グレード1：関節裂隙の狭小化が疑われ，軽度の骨棘が生じている状態

グレード2：はっきりとした骨棘が形成され，軽度の関節裂隙狭小化が生じている状態

グレード3：中等度かつ複数の骨棘が形成され，関節裂隙狭小化，軟骨骨化が生じている状態

グレード4：大きな骨棘が形成され，著しい関節裂隙狭小化，軟骨硬化が生じている状態

図 13-1 K-L（Kellgren-Lawrence）分類

K-L分類とは，変形性膝関節症の重症度を膝関節のX線正面像から判断する分類であり，グレード0から4までの5つに分類される．グレード2以上から変形性膝関節症と診断される．

して各種の杖が使用される．理学療法は膝関節機能改善を目的とした運動療法と，疼痛や腫脹の改善を目的とした物理療法が行われる．

B　膝装具

1　膝装具の目的と種類

- 膝装具を使用する目的は，膝関節にかかる荷重を分散および軽減することと，膝関節を安定させることである．結果として疼痛の軽減がなされるため歩行をはじめとした動作能力が高まる．
- 膝装具には軟性装具と硬性装具（機能的膝装具）がある．
- 軟性装具にはいわゆるサポーターと，内外側に支柱の入った支柱付装具がある．

2　変形性膝関節症に対する膝装具療法の推奨グレードとエビデンス
　　（表 13-1，表 13-2）

- 日本整形外科学会による変形性膝関節症診療ガイドライン2023において，変形性膝関節症に対する膝装具，外側楔状足底板を用いた装具療法は鎮痛および機能改善に関して，その有用性は弱く推奨されている．
推奨度：2（実施することを提案する）
エビデンスの強さB：効果の推定値に中程度の確信がある
- 理学療法診療ガイドライン第1版において変形性膝関節症に対する装具療法は推奨グレードB（行うように勧められる科学的根拠がある），エビデンスレベルは1（システマティック・レビュー/RCTのメタアナリシス）としている．
- 2019年の米国リウマチ学会（ACR）ガイドラインでは膝装具の使用を強く推奨している．
- OARSI 2019では膝装具のエビデンスの質は非常に低いとされ，使用しないこ

memo

エビデンスと推奨グレードについて
エビデンスとは科学的根拠という意味であり，その治療を行うにあたり，安全性や有効性において確証的なデータが存在している場合には，エビデンスレベルが高いという表現をする．また，各学会が作成している診療ガイドラインで推奨される診療行為が「推奨グレード」として表される．

ACR：American College of Rheumatology

OARSI 2019：Osteoarthritis Research Society International 2019

表 13-1　エビデンスレベルの分類（質の高いもの順）

エビデンスレベル	内容
I	システマティック・レビュー/RCT のメタアナリシス
II	1つ以上のランダム化比較試験による
III	非ランダム化比較試験による
IVa	分析疫学的研究（コホート研究）
IVb	分析疫学的研究（症例対照研究，横断研究）
V	記述研究（症例報告やケース・シリーズ）
VI	患者データに基づかない，専門委員会や専門家個人の意見

[福井次也ほか（編）：Minds 診療ガイドライン作成の手引き 2007, p.15, 医学書院, 2007 より引用]

表 13-2　「理学療法介入」の推奨グレード

推奨グレード	内容
A	行うように勧められる強い科学的根拠がある
B	行うように勧められる科学的根拠がある
C1	行うように勧められる科学的根拠がない
C2	行わないように勧められる科学的根拠がない
D	無効性や害を示す科学的根拠がある

[日本理学療法士協会：理学療法診療ガイドライン，第 1 版, p.1, 2011 より許諾を得て転載]

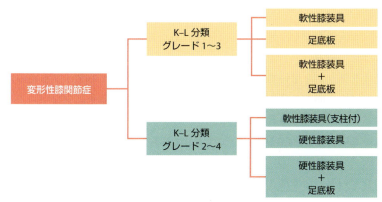

図 13-2　膝装具処方のアルゴリズム（考え方）

とを中等度推奨している．

③ 膝装具処方のアルゴリズム（考え方）（図 13-2）

- K-L 分類グレード 1〜3 の軽度から中等度の症例では主に軟性装具や足底板が処方される．また，軟性装具と足底板を組み合わせて処方されることもある．
- K-L 分類グレード 2〜4 の中等度から重度の症例では支柱付きの軟性装具や硬性装具が処方される．また，硬性装具と足底板を組み合わせて処方されることもある．

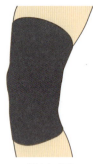 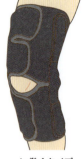

　　　　　　　　　a.履くタイプ　　　　　b.巻くタイプ

図 13-3　サポーター型膝装具（履くタイプ，巻くタイプ）

4 膝装具装着時の関節力学的効果

- 内側型変形性膝関節症においては内側関節面への内反モーメントによる圧縮ストレスが減少する効果がある．
- 変形性膝関節症で出現する lateral thrust を軽減する効果がある．

5 軟性膝装具

a. サポーター型膝装具（図 13-3）

①特　徴
- フレーム構造がなく，伸縮性，適合性のある素材で圧迫することにより固定力をもたせている．
- 回旋ストラップを用いて前後，側方の不安定性を防止するタイプもある．
- 関節安定性を向上させたり，アライメントを矯正する効果は少ない．
- 軽量で着脱が容易かつ安価である．
- 装着感がよいため高齢者からの受け入れがよく，装具使用継続率が高い．

②目　的
- 膝の若干の安定性増加と，保温性による疼痛軽減効果を目的としている．

③効　果
- 装着により患者自身が感じる安定感と保温による鎮痛が効果の主体となる．
- 履くタイプのサポーター型膝装具は膝を締め付けることにより固有知覚を高めるとともに膝に意識を傾け，痛みを誘発するような動作を避ける効果がある．
- 巻くタイプのサポーター型膝装具は固有知覚を改善し臨床症状を改善するだけでなく，転倒防止にも有効との報告がある．また水腫の発生予防にも効果があるとされる．

④適　応
- K-L 分類グレード 1〜3（比較的軽度から中等度の変形）．

b. 補強機能付軟性膝装具（図 13-4）

①特　徴
- サポーター型膝装具に，継手の付いた支柱やばねなどの補強材が付いたタイプ．

Lateral thrust とは
歩行の立脚初期から中期に膝関節が外側へ動揺する現象．内反変形を助長し，膝関節痛を悪化させる要因となる．原因はさまざまだが膝関節伸展制限や大殿筋，中殿筋，大内転筋，前脛骨筋，後脛骨筋などの筋力低下が関連している．

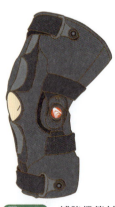

図 13-4　補強機能付軟性膝装具（支柱付）

- やや重量があり大きいため，装着時の不快感が出現し，装具使用継続率が低い．

② 目　的
- 膝の動揺減少と安定性向上．

③ 効　果
- 内側に支柱が付いている場合，関節の内側ストレスが減少するため，歩行など動作時の疼痛が軽減される．
- 変形性膝関節症の重症患者では，軟骨損傷に加え ACL（前十字靱帯）や側副靱帯も損傷されている症例が多いため ACL や側副靱帯の機能を補強する補強機能付軟性膝装具が有効である．

ACL：anterior cruciate ligament

④ 適　応
- K-L 分類グレード 2～4（軽度から重度の変形）．

6 硬性膝装具（図 13-5）

① 特　徴
- 機能的膝装具（ファンクショナルニーブレイス）ともいわれる．
- 膝関節の両側もしくは片側に支柱があり，それを支えに膝の動揺を抑え，種類によっては膝の外側から内側に向かってモーメントをかけてアライメントを矯正し疼痛などの症状の緩和がなされる．
- 膝内外側に金属製の継手がある．
- 大腿および下腿はプラスチック製のフレームとストラップで固定される．
- 使用者の重症度や変形の度合いに合わせて義肢装具士により作製されるため，高価である．
- 装着手順がやや複雑で重いため，装具使用継続率は低い．

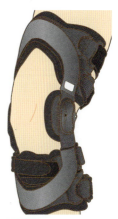

図 13-5　硬性膝装具

② 目　的
- 膝関節の安定性向上とアライメント矯正を実際に得ることを目的とする．

③ 効　果
- 膝関節のアライメント矯正だけでなく，歩行時のスラストやスクリューホームムーブメントの破綻など，変形性膝関節症で出現する異常運動の改善にも効果がある．
- 疼痛軽減，QOL 向上，内反モーメントの改善効果などが報告されている．

QOL：quality of life

④ 適　応
- K-L 分類グレード 2～4 で，進行期かつ中等度以上の変形性膝関節症を呈し，手術適応でありながら全身の合併症などで手術が困難である場合や，患者自体が手術を望まない場合．

⑤ 種　類
- 継手や支柱の位置（内側，外側，両側），材質（皮，金属，プラスチック，カーボン）などの点で数多くの種類が開発されている．
- 代表的なものは旭川医大式膝装具（外側支柱，ポリプロピレン製パッド，大腿骨顆上バンド）であり，有効な臨床成績が報告されている．
- アルケア社製 G-Ⅱ OA brace は内側の継手に多軸のヒンジが付いている．この

表13-3　膝装具装着のチェックポイントと注意点	
チェックポイント・注意点	☑
■膝蓋骨の位置が装具の中央に位置しているか	☐
■支柱継手の位置が関節裂隙に一致しているか	☐
■支柱による圧迫が強すぎて疼痛が出現していないか	☐
■膝関節の適切な屈曲・伸展角度で膝継手が固定されているか	☐
■継続的な装着で皮膚の「かぶれ」や「傷」などがないか	☐
■衣服などに損傷がないか	☐
■立ち座りの動作を阻害していないか	☐
■歩行などで装具が動いてしまい装着位置がずれるなどの不具合がないか	☐
■歩行において膝関節痛が増悪しないか	☐

ヒンジは2ヵ所の可動部分があり，膝屈曲に伴い近位軸から遠位軸へ回転軸が移動しながら外反運動を行い，内反変形を矯正する．
■CBブレイスは多軸の継手を有するセンターブリッジ機構により，軽量でコンパクトかつ強い固定力を有する硬性膝装具である．
■DONJOY OAEVRYDAYブレイスは内側型の変形性膝関節症に最適な3点支持機構を採用することで，大腿と下腿の内側部のカブと荷重調節ヒンジによる3点支持によって膝の不安定性に対する支持力を強化している．

7 膝装具装着のチェックポイントと注意点

■患者に膝装具を処方する際は装着位置や膝継手の角度，疼痛の有無などに注意する必要がある（**表13-3**）．

C　足底板

1 足底板の目的と種類

■足底板装着の目的は膝内反の矯正と下肢重心線の移動により膝内側にかかる荷重負担を軽減することである．
■足底板には足部に装着するタイプと，靴の中に入れて使用する中敷きタイプがある．
■足部に装着して距骨下関節を固定するタイプは，膝の内反矯正により有効であるとされる．
■変形性膝関節症患者に対する疼痛緩和，歩行能力の改善を目的とした足底板が有効である．

2 足底板の効果

■進行期の変形性膝関節症患者に対しての効果は低いとされている．
■膝の疼痛軽減に対する効果が認められる．
■歩行能力向上の効果はみられない．
■長期的に変形性膝関節症の進行を防止する効果は少ない．

memo
足底板の使用で60〜80%の患者に除痛効果がみられたとの報告がある．
変形性膝関節症の進行に足底板の有無は影響を与えないという報告もある．

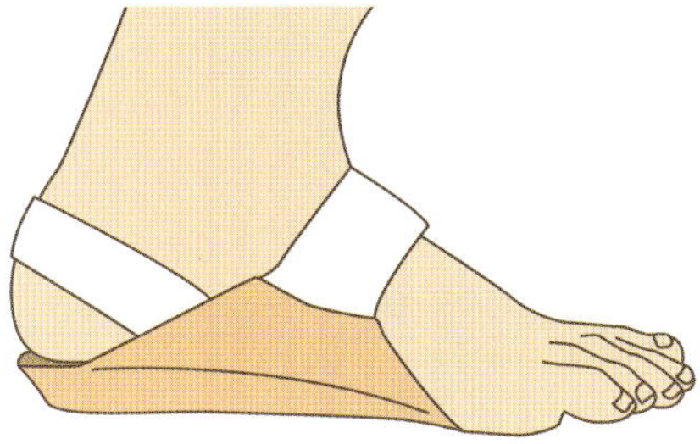

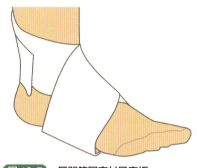

図 13-6　外側楔状足底板

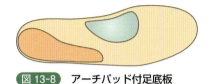

図 13-8　アーチパッド付足底板

図 13-7　足関節固定付足底板

3 足底板の適応

- 膝関節の FTA が 180° 未満で，膝の外側への動揺が少ない症例に限定される．
- K-L 分類グレード 1〜3 の軽度から中等度の変形性膝関節症で屈曲拘縮のみられない症例に有効である．

FTA：femorotibial angle（大腿脛骨角もしくは大腿脛骨外側角）

4 外側楔状足底板（図 13-6）

- 外側を高く楔状にした装具．
- 内側脛骨大腿関節への負荷の軽減を目的とする．
- 外側楔の高さについて，15 mm を推奨する報告や 7〜10 mm とする報告がある．
- アジア人を対象とした報告では有効であるとの報告が多いが，欧米人を対象とした報告では無効との報告が散見される．
- ヒールのついた履物で使用した場合，足底板の効果が打ち消される．

5 足関節固定付足底板（図 13-7）

- 膝の内反変形を矯正する目的．
- 足関節捻挫用サポーターによる足関節固定と外側楔状足底板を結合させたもの．
- 踵部での外反矯正力を膝まで伝動させる．
- 利点は単純型足底板に比べ FTA を有意に減少させることである．
- 臨床効果を有意に改善する．臨床においては膝関節の除痛効果がみられる．
- 欠点は靴を履くことで締め付け感が強くなることである．

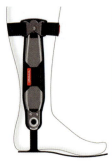 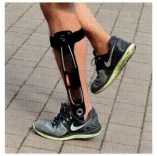

a. 側面　　　　　b. 装着時

図 13-9　変形性膝関節用短下肢装具（アジリウム スリーステップ）[ottobock.]

6 アーチパッド付足底板（図 13-8）

- 外側楔状板との併用で膝にかかる内側モーメントを減少させる．
- 単純型足底板無効例にも有効な場合がある．
- 変形性膝関節症の重症例ではかえって内反変形を増加させる．
- 内反変形が高度な症例ではアーチパッドが外側楔状板の効果を上回り症状が悪化する．

D　変形性膝関節症に対する新しい概念の装具

1 変形性膝関節用短下肢装具（図 13-9）

AFO：ankle foot orthosis

- 変形性膝関節症に対する短下肢装具（AFO）は膝関節の lateral thrust を制限する．
- 膝装具や足底板との併用で効果が期待できる．

学習到達度自己評価問題

1. 膝装具は大きく分けて＿＿＿＿装具と硬性装具に分類される.
   a. 金属　　b. 軟性　　c. プラスチック　　d. ゴム製
2. 変形性膝関節症の説明について正しいのはどれか.
   a. 変形性膝関節症の発症と進行は上肢筋力が深く関係している.
   b. 変形性膝関節症は 30 歳前後の女性に多くみられる.
   c. 変形性膝関節症の保存療法は薬物療法と理学療法に大別される.
   d. 変形性膝関節症の重症度は X 線読影で 7 つのグレードに分類される.
3. 膝装具の説明について正しいのはどれか.
   a. 内側型変形性膝関節症においては内側関節面への外反モーメントによる圧縮ストレスが減少する.
   b. 軟性膝装具はアライメント矯正が期待できる.
   c. 硬性膝装具は装着感がよいとされており, 装具使用継続率は高い.
   d. 硬性膝装具は K-L 分類グレード 2〜4 で, 進行期かつ中等度以上の変形性膝関節症を呈している症例に適応があるとされる.
4. 足底板の説明について誤っているものはどれか.
   a. 足底板は足部に装着するタイプと, 靴の中に入れて使用するタイプがある.
   b. 外側楔状足底板は外側脛骨大腿関節の負荷を軽減する.
   c. 重度の変形性膝関節症を呈している場合, アーチパッド付足底板は適応にならないことがある.
   d. 足関節固定付足底板は膝の内反変形を矯正する.

疾患別の装具

14 スポーツ外傷に対する装具

一般目標
- スポーツ外傷に対する装具療法（サポーターやテーピング，足底板（足底挿板）を含む）について理解する．

行動目標
- スポーツ外傷に対する装具の使用目的とその種類を説明できる．

調べておこう
1. 代表的なスポーツ外傷の種類とその発生要因について調べよう．
2. 主な関節（肩，膝，腰）における一般的な装具の種類について調べよう．

A　スポーツ用装具とは

1 スポーツ外傷と装具療法

- スポーツ外傷は，1回もしくは数回の機械的ストレスを受けて発症する急性スポーツ外傷と，持続的な機械的ストレスを受けて発症する慢性スポーツ外傷に大別される．どちらの場合も，スポーツ活動中に関節や靱帯，筋，腱に過剰な機械的ストレスが加わることにより，いずれかの組織に損傷，炎症を引き起こして発症する．
- 機械的ストレスは，その方向によって伸張，圧迫，回旋，剪断に分類される．この機械的ストレスの発生には，スポーツ動作時の動的アライメントが大きく関与する．
- たとえば，下肢における動的アライメントの代表例であるニーイン・トゥーアウト Knee-in & Toe-out では，膝内側にある組織は伸張力に，膝外側は圧迫力にさらされることとなる．さらには大腿骨に対して下腿は外旋することにより回旋・剪断力も生じることになる（**図 14-1**）．これらの機械的ストレスによって，内側側副靱帯損傷をはじめ，さまざまなスポーツ外傷を引き起こす可能性がある．
- スポーツ外傷に対する装具療法では，身体にかかる機械的ストレスを軽減させることが重要となる．
- スポーツ用装具は，関節や筋のもつ機能を補う役割をもつが，長期的な使用に

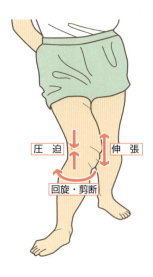

図 14-1 ニーイン・トゥーアウトによる機械的ストレス
この肢位から下肢に荷重がかかり膝関節が屈曲することによって，前額面からみてつま先が外側，膝が内側に偏移する．これに伴って膝関節内側には伸張ストレス，外側には圧迫ストレス，水平面上では回旋・剪断ストレスが生じる．

より身体機能の回復に影響を及ぼす可能性がある．

memo

ニーイン・トゥーアウト

　スポーツ動作時における動的アライメントについて，荷重時の膝の屈曲する方向とつま先の向きから，①ニーイン・トゥーアウト Knee-in & Toe-out，②ニーアウト・トゥーイン Knee-out & Toe-in，そして③ニュートラル Neutral の3つのタイプに大別される．タイプ別により荷重時における機械的ストレスは異なっており，スポーツ外傷の発生にも関与する．

　ニーイン・トゥーアウトタイプでは，膝内側側副靱帯損傷，膝蓋骨亜脱臼症候群，外側半月板損傷，鵞足炎，シンスプリント，アキレス腱内側部炎，扁平・回内足症候群といったスポーツ外傷を発症しやすい．

　一方，ニーアウト・トゥーインタイプでは，膝外側側副靱帯損傷，内側半月板損傷，アキレス腱外側部炎，腓骨筋腱脱臼，内反捻挫を発症しやすい．

2 スポーツ用装具の目的

■ スポーツ用装具の目的には以下の3点があげられる．
　①**治療**：疼痛や熱感などの炎症症状に対して患部に機械的ストレスをかけない肢位に固定して，安静を保つ．
　②**再発防止**：スポーツ動作時の関節，筋など身体にかかる機械的ストレスを軽減する．
　③**予防**：スポーツパフォーマンスに影響を与えないうえで，スポーツ外傷を予防する．

3 スポーツ用装具の種類

■ スポーツ用装具には，①装具（スプリント*を含む），②サポーター，③足底板

*__スプリント__　副子ともいい，損傷部位を固定して，安静，保護することを目的とする．手の手術後においてスプリントを用いた後療法が積極的に行われており，スプリント療法といわれている．この場合，static splint（静的スプリント），dynamic splint（動的スプリント），functional splint（機能的スプリント）に分類される．

（足底挿板もしくはインソールともいう），④テーピングがある．

①**装具**：使用している素材によって硬性装具や軟性装具，半硬性装具に分類される．

②**サポーター**：素材によって，固定力に影響する．テーピング効果をもたせたバンドにより関節制動を行うものや，プラスチック製支柱を利用したものもある．

③**足底板**：足板（中敷き）と一体化したものと，部分的にチップを挿入するものがある．

④**テーピング**：素材によって，伸縮性や非伸縮性，自着性などさまざまなテープがある．

B　疾患別にみた装具療法

1 肩関節

a. 肩関節前方脱臼

■肩関節前方脱臼は，タックルなどのコンタクト時に肩関節が外転・外旋強制されることによって，上腕骨頭が関節窩に対して前方へ脱臼する急性スポーツ外傷である．

■受傷後の急性期では，患部の安静，固定を目的とした装具を使用する（**図14-2a**）．装具療法では，上肢を体側に垂らした状態で肩関節を内旋位に保持して，肩関節に上肢の重量がかからないようにする必要がある．一般的に「腕吊り」としても使用されている装具である．

■一方，肩関節外旋位での固定が再脱臼予防に有用であることが報告されている（**図14-2b**）．そのメカニズムとして，肩関節外旋位により損傷を受けた関節唇を整復位に保持することができると考えられている．

2 肘関節

a. 外側上顆炎（テニス肘）

■装具療法では，疼痛部位より遠位の伸筋腱部を圧迫することによって患部への直接的な伸張ストレスを減少させることを目的とする．

■手関節伸筋腱に圧迫を加えるパッドとこれを締め付けるベルトから構成されたサポーターが用いられる（**図14-3**）．疼痛の発生状況に応じて圧迫を加えるパッドの面積やベルトの締め付け強度を調整できる．

3 手関節，手指

a. 三角線維軟骨複合体（TFCC）損傷

■手関節背屈・回内強制や回内外運動を繰り返すことによって三角線維軟骨複合体（TFCC）*に損傷が生じる．

---

memo

スポーツ用サポーターの素材

サポーターは直接，皮膚に密着することから，フィット性とともに通気性や吸汗性が求められる．このためにさまざまな材料を用いたサポーターが開発されており，現在ではナイロンやクロロプレン，ポリウレタン，ポリエチレン，ポリアセタールといった素材を組み合わせて作製されている．

＊三角線維軟骨複合体（TFCC）　橈骨の尺骨切痕と尺骨茎状突起をつなぐ三角形の関節円板と掌背側の遠位橈尺靱帯，メニスクス類似体，尺側側副靱帯，尺側手根伸筋腱鞘，尺骨手根靱帯から構成されている．前腕の回内・回外時の遠位橈尺関節の安定性に重要な役割を果たしている．

TFCC：Triangular Fibrocartilage Complex

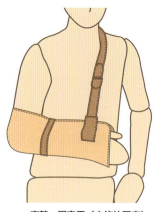 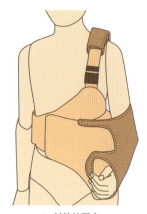

a. 安静・固定用（内旋位固定）　　　b. 外旋位固定

図 14-2　肩関節前方脱臼に対する装具

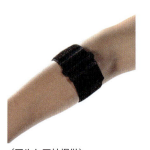 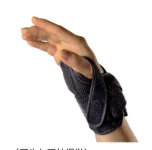

（アルケア社提供）　　　　　　　　　　（アルケア社提供）

図 14-3　外側上顆炎（テニス肘）に対する装具　　　図 14-4　TFCC 損傷に対する装具

- 手関節尺屈や回内外時に疼痛を訴え，遠位橈尺関節の不安定性を生じる．
- 野球やゴルフ，テニス，剣道，卓球やバドミントンなどの競技で，運動時痛を訴えることが多い疾患である．
- 装具療法では，手関節尺屈制限および回内外制限を目的として，さまざまな既製のサポーター類（図 14-4）が存在する．固定力を調整するためにプラスチック製パッドを手関節尺側へ当てて固定するサポーターもある．

b. 突き指

- 突き指では，遠位指節間関節（DIP 関節）の伸展機構の損傷である槌指（マレット指）や，近位指節間関節（PIP 関節）の中央索や掌側板，側副靱帯の損傷を生じることが多い．
- マレット指では，急性期に DIP 関節伸展位固定を持続的に行い，自動屈曲開始後ではコイルスプリング式装具（⇨p.68，図 6-1c）を適応する．
- 側副靱帯損傷による側方不安定性の制動には，プラスチック製装具やリングスプリント（⇨p.82，図 7-6）を適応する．

DIP 関節：distal interphalangeal joint
PIP 関節：proximal interphalangeal joint

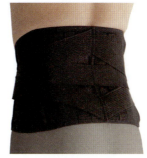

図 14-5　腰痛症に対する装具　（アルケア社提供）

4 体　幹

a. 腰痛症

- あらゆるスポーツ競技において発症しやすく，腰痛の出現パターンから，①屈曲型，②伸展型，③回旋型に分類される．
- 装具療法では，いずれの腰痛に対しても腰部可動性を制動し，腹圧を高めることを目的とする．加えて腰痛の発生パターンを考慮して運動制限を行う．
- スポーツ用装具として脊椎分離症の急性期や治療用としてギプスを利用した硬性装具（図 14-5）を用いる場合もある．

5 膝関節

a. 前十字靱帯損傷

- 前十字靱帯（ACL）損傷は，サッカーやバスケットボール，スキーなどの側方への切り返しやターン動作の際，膝外反・下腿回旋により発症することが多い．内側側副靱帯や後外側構成体の合併損傷を伴うこともある．
- ノンコンタクトスポーツでは，動的アライメントの影響を受けやすいことから，装具の役割として膝外反・下腿回旋を抑制するアライメントコントロールが重要である．一方，コンタクトスポーツでは関節の保護，固定の役割が大切となる．
- 一般的に手術療法を行うことから，装具療法では受傷後急性期から術後管理，スポーツ復帰までが適応となる．
- 受傷後急性期もしくは術後早期（安静期）では，軟性膝サポーター（図 14-6a）により膝軽度屈曲位で固定して，安静を保持することを目的として使用する．急性期や術後早期に使用し，患部への伸展および回旋を制限する．
- 再建術後の硬性膝装具（図 14-6b）は，膝継手部に調整用チップを用いて関節可動域（ROM）制限を調整することができ，術後早期の疼痛軽減や合併症の軽減が期待される．
- 機能回復期から競技復帰期では，機能的装具が広く普及した．この装具の利点として，①生体力学的な支持，②神経−筋反射の促通，③心理的な安心感がある．欠点として，①可動域制限，②パフォーマンス低下，③筋萎縮があげられ

ACL：anterior cruciate ligament

ROM：range of motion

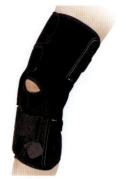 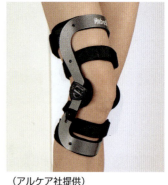

a. 軟性膝サポーター　　b. 硬性膝装具

図 14-6　ACL 損傷に対する装具

る．
- 硬性装具は，膝関節の前後および内外反に対する支持性を高めることにより，スポーツ活動時には膝関節外反ストレスも生じやすいニーイン・トゥーアウトを抑制することができる．
- 装具の使用効果に関するエビデンスは確立されておらず，装具の有効性は明らかではない．このため装着時期や心理面も考慮して装具使用を検討する必要がある．しかし装具を使用しない場合と比較して術後1〜2年後の膝関節機能，不安定性，筋力に影響を及ぼさないことも報告されている．

b. オスグッド-シュラッター病

- オスグッド-シュラッター Osgood-Schlatter 病は，ジャンプやストップ動作などを繰り返し行うことにより，脛骨付着部に炎症を引き起こしたもので，バレーボールや陸上競技（跳躍系）のスポーツに多く発症する．
- 装具療法では，膝蓋靱帯パッドと周回ベルトの調節により膝蓋靱帯を圧迫する構造（図 14-7）になっており，機械的ストレスを軽減する．圧迫に使用する素材の硬度が重要であり，疼痛の程度によって固定力の調整を行う．

6　下腿・足関節

a. 足関節外側靱帯損傷

- 足関節を内反・底屈位に強制されることにより，足関節外側に存在する前距腓靱帯および踵腓靱帯の損傷を伴い，内反および前方不安定性を生じる．
- 装具療法では，内反・底屈を制動して不安定性を改善し，再発防止を目的とする．
- 損傷の程度によって足関節の固定力を調整する必要がある．
- バンテージタイプや軟性サポーター（図 14-8），半硬性装具，硬性装具といったさまざまな種類の装具が市販されている．
- バンテージタイプは，最も固定力は弱いものの，容易に装着できる．また自着性テープのものもあり繰り返し使用できることから，テーピングと比較して費

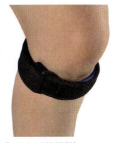

図 14-7　オスグッド–シュラッター病に対する装具　　（アルケア社提供）

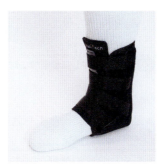

図 14-8　足関節外側靱帯損傷に対する軟性サポーター　　（株式会社洛北義肢提供）

用面からも有益である．
- 軟性サポーターは，素材によって固定力に影響を受ける．
- 半硬性装具では，ストラップを巻きつけるタイプや，プラスチック製のU字型フレームをもつタイプ，硬性装具では硬性ヒンジ付きで内・外側に非伸縮性ストラップを有するタイプなどがある．

b. アキレス腱断裂
- アキレス腱断裂は，ランニングやジャンプ動作時に突然発症する急性スポーツ損傷である．
- アキレス腱断裂後は患部に伸張ストレスをかけないことが重要である．
- アキレス腱断裂の治療には観血的治療と保存的治療があり，いずれの場合も足関節底屈位を保持することを目的とする．
- 装具療法（図 14-9）では，患部の状態に応じて足関節底屈位から徐々に背屈位へ角度を変更できることが必要である．

C　手段・方法論からみた装具療法

1　足底板（足底挿板）

a. 特　徴
- 足底板（足底挿板）とは，靴型装具とは異なり，靴内部から補正する「踏まずささえ」のことである．

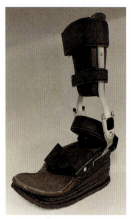 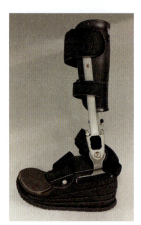

図 14-9　アキレス腱断裂に対する装具（株式会社洛北義肢提供）

- 足底板では，①除圧や免荷とともに，②足底アーチの保持もしくは再形成（矯正），②動作時における下肢アライメントの調整を目的としている．
- 足底には，内側縦アーチ・外側縦アーチ・横アーチが存在する．内側縦アーチは距骨，舟状骨，第1〜3中足骨と趾骨から構成される．外側縦アーチは踵骨，立方骨，第4〜5中足骨と趾骨からなる．
- 内側縦アーチのサポートは，内側縦アーチの要石である舟状骨低下の防止，踵骨回内防止の役割があり，外側縦アーチのサポートは，要石である踵立方関節の低下防止の役割がある．横アーチのサポートは，外反母趾，開張足の予防などの効果がある．
- 3つのアーチサポートは，接地時の衝撃吸収，ウィンドラス機構*の再獲得による前方推進力の効率化，足部剛性の向上などの足部機能改善のみならず，上り坂や下り坂の歩行における全身的な疲労や筋疲労の軽減に寄与する．
- 足底板は，地面に足が接地した状態，つまり荷重下において効果を発揮する．このため，荷重時における下肢アライメントの変化による機械的ストレスとスポーツ外傷の発症機序を考慮して作製する必要がある．

b. 種　類

- 足底板には，①足板（中敷き）と一体化したものと，②部分的にチップを貼付するものがある．
- 足板（中敷き）と一体化した足底板は，義肢装具士によって作製されることが多い．石膏による型取りやコンピュータを利用した計測器により足部の形状を計測したうえで，患者個々の症状に応じて形状が決定される．
- 材質は，熱可塑性プラスチックやカーボン，スポンジ，ゴム（ソルボ繊維）などものがある．
- 部分的にチップを貼付する場合，ゴム（ソルボ繊維）をグラインダーと呼ばれる研削盤で適切な形状にチップを加工する方法と，既成のパッド状のチップ（図 14-10）を貼り付ける方法がある．
- 近年では，カスタムメイドの足底板が製品開発されており，一般のスポーツ店

*ウィンドラス機構　巻き揚げ機機構ともいう．MTP関節が過伸展すると，足底腱膜が中足趾節間関節に巻きついて腱膜は緊張し，中足骨と足根骨も引かれて，足底の縦アーチを高くする現象である．

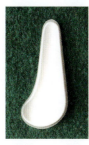 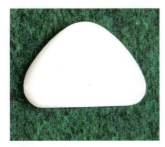 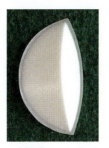

a. 外側ウェッジパッド　b. 横アーチパッド　　　c. 内側縦アーチパッド

図 14-10　足底板に用いるチップ類（三進興産社提供）

や薬局などでも市販されている．一方，理学療法士によって考案された足底板も開発されている．
- 理学療法士によって開発された足底板には，足底アーチの形状を考慮してウィンドラス機構をはじめ足部機能の再獲得を目指す場合と，足底アーチの形状を考慮せずに動作時の重心移動や荷重状態を優先的に変化させて，下肢アライメント修正を目指す場合が紹介されている．

c. 足底板の作成手順
- 足底板の作成過程について，義肢装具製作所で採用されている足板（中敷き）と一体化した足底板作成の一例について説明する．
- 足底アーチの形状は，フットインプレッションフォームを使用して足形を採型する．この足型から3次元的スキャナーによってコンピュータに読み取り，足底板の形状を決定する．次に形状データを用いて，コンピュータと連動したインソール作成システムに取り込み，自動的に研削盤によって足底板を作成する．

2 テーピング

①肘関節内側側副靱帯（MCL）損傷に対するテーピング

MCL：medial collateral ligament

- 肘外反に対する不安定性を制動することを目的とする．
- 皮膚を保護するために，上腕部中央から前腕部近位 1/3 程度を目安にアンダーラップを巻く．
- アンカーテープとして，上腕部と前腕部に 38 mm 幅のコットンテープを巻く．
- サポートテープとして，肘内側を交点とする X サポートおよび縦サポートのテープを巻く．
- X サポートテープは，前腕後方から肘内側を通り，上腕内側に巻く（図 14-11a の①）．続いて前腕前方から肘内側で1本目のテープと交点をなすように通り，上腕後方へ巻く（図 14-11a の②）．
- 縦サポートテープは，前腕の長軸に沿って，肘内側で X サポートテープの交点を通り，上腕へ巻く（図 14-11b の③）．
- 50 mm 幅の伸縮性ハードタイプテープを使用する．
- サポートテープを固定するために，アンカーテープと同様のテープを巻く．

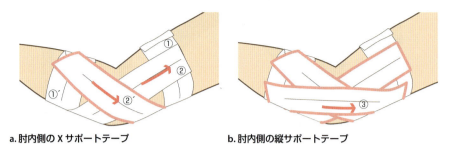

a. 肘内側のXサポートテープ　　b. 肘内側の縦サポートテープ

図 14-11　肘関節 MCL 損傷に対するテーピング

②足関節外側靱帯損傷に対するテーピング

- 足関節外側靱帯損傷に対する巻き方にはさまざまな方法が紹介されている．一般的には非伸縮テープ（コットンテープ）を用いて足関節を固定する方法が，以前より広く普及している．
- 近年，発症機序を考慮して，背屈への制限を行わない巻き方が提唱されている．この方法は，関節機能やスポーツ動作の観点からも有用であることから，本章ではこの方法を紹介しておく．なお，急性期ではなく，競技復帰時に適応となる巻き方である．
- 足関節内反の制動および踵骨内旋の制動を目的とする．
- アンカーテープとして，下腿部と中足部に巻く．さらに中足部外側に巻いたテープから足底に平行に踵を通って中足部内側のテープに向けてホースシューと呼ばれるテープを巻く．いずれも 38 mm 幅のコットンテープを用いる．この際，皮膚を保護するためにアンダーラップを使用する．
- 足関節内側から踵骨を包み込み，外側の足部から下腿部を通る 3 本のスパイラルテープを巻く．1 本目は内果を中心に踵を包み込むように後方 45° 斜め後方へ巻き，踵から外果，下腿前面へと巻き上げる（図 14-12a の①）．2 本目はやや後方，（1 本目よりもやや前方）からやや斜め後方から始め，踵を包み込み外果，下腿前面へ巻く（図 14-12a の②）．続いて 3 本目は 2 本目よりもさらに前方から下腿長軸方向に沿って踵を通り，外果，下腿外側に巻き上げる（図 14-12a の③）．
- さらに足底から斜め後外側に向けて巻き始め，踵外側を斜めに通り，下腿後面，内側，前面へとスパイラルに巻き上げる（図 14-12a の④）．
- 踵部の位置を内外反中間位に調整するために，外果を中心に踵部の斜め後方から始め，踵を包み込み外果，下腿前面へ巻く（図 14-12b の⑤）．さらに足底から斜め後内側に向けて巻き始め，踵内側を斜めに通り，下腿後面，外側，前面へとスパイラルに巻き上げる（図 14-12b の⑥）．
- 最後にサポートテープを固定するために，アンカーテープと同様のテープを巻く．

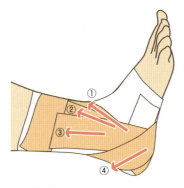
a. 足関節外側

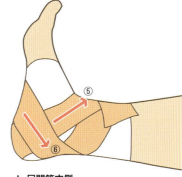
b. 足関節内側

図 14-12 　足関節外側靱帯損傷に対するテーピング

学習到達度自己評価問題

1. スポーツ外傷に対する装具療法について，以下の問いに答えなさい．
   ①目的は，治療，再発防止，予防である． 正/誤
   ②下肢のアライメントをコントロールできない． 正/誤
   ③装具の選定にあたって固定力や制動方向を考慮する． 正/誤
2. 軟性サポーターとテーピングの比較について，以下の問いに答えなさい．
   ①固定力の調整は，テーピングが軟性サポーターよりも優れている． 正/誤
   ②装着時の簡便さは，テーピングが軟性サポーターよりも優れていない． 正/誤
   ③費用面では，テーピングが軟性サポーターより優れている． 正/誤

第Ⅱ部

義肢編

15 義肢総論

16 切断の原因と治療

17 切断部位と切断術

18 切断者の評価①　全体的評価

19 切断者の評価②　断端評価

20 断端管理法

21 大腿義足ソケット

22 膝継手

23 足継手

24 下腿義足ソケット

25 股義足, 膝義足, サイム義足, 足部義足

26 義足歩行の特徴, 立位歩行練習

27 異常歩行分析と指導, アライメント

28 義肢・装具を理解するための運動学

29 義手

30 ケーススタディ―義肢の処方とリハビリテーション

義肢，切断と評価

15 義肢総論

一般目標
1. 切断と義肢の歴史，変遷，将来展望について理解する．
2. 義肢の基本的事項と仕組み，特徴，歩行について理解する．

行動目標
1. 義肢の開発過程について基本的知識を説明できる．
2. 歴史の流れの中での義肢の位置づけを説明できる．
3. 義肢の各部分の役割について説明できる．

調べておこう
1. 義肢ソケットにはどのような役割があるか調べよう．
2. 世界とわが国での義肢の発達について調べよう．
3. 義肢の構造について調べよう．
4. 義肢開発と社会的な出来事を調べよう．

A 義肢とは

- 義肢とは，義肢装具士法で「上肢または下肢の全部または一部に欠損のある者に装着して，その欠陥を補塡し，またはその欠損により失われた機能を代替するための器具器械をいう」と定義されている．

1 義肢の仕組み

- 義肢は大きく分けて3つの部分から構成される．
  ①手足の欠損した部分に取り付けるためのソケット部分（マン-マシン-インターフェース）．
  ②目標とする対象物に直接接触する部分（手部ターミナルデバイス・足部など）．
  ③それぞれをつなぐ支柱部分（チューブ）（連結部分に加え肘や膝などの関節の役割をする継手なども含む）．
- 義手に関しては，軽量で操作性のよいもの，そして人前に出すことが多いため，見ため（コスメティックな面）が重視される．義足に関しても同様のニーズはあるが，体重を支える役割が大きいため，耐久性や安全性が第1に重視される．

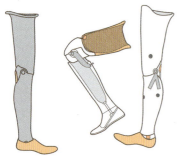
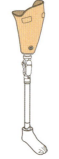
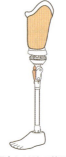
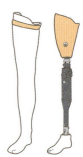

アルミ製義足　　木製差し込み式義足　　　モジュラー義足　　仮合わせ時の義足　　システム義足
　　　　　　　　　　　　　　　　　　　　　　　　　　　　　　（カップリング使用）

a. 殻構造義肢 exo-skeletal prosthesis　　　　　　b. 骨格構造義足 endo-skeletal prosthesis

図 15-1　義肢の種類

② 義肢の特徴

- ソケットを含めた義肢部品は時代とともに材料や形状が変わり，高機能化してきている（**図 15-1**）．しかし実際の義肢装着練習が十分行われないまま，社会で義肢を使用すると本来ある義肢の機能を十分活用できないまま生活することになる．
- たとえば義足においては，義足を持ち上げて歩行する伸び上がり歩行や，義足に十分体重をかけないまま歩く外転歩行や分回し歩行などの異常歩行が生じる．これが長期間続くと習慣性になり，修正が難しくなる．
- そのため初期の義足歩行練習における異常歩行の修正は重要な要素である．

B　義肢の目的

① 一般的な目的

- 先天的な欠損や外傷，病気などによって手足を失った人に対し，外観的な再現を目的とするものと，欠損した四肢による運動機能の代償として義肢が利用される．

② 理学療法における目的

- 義肢の役割として，ソケットには断端の成熟促進と収納，断端機能を義肢に伝えるための力の伝達，自己懸垂と体重支持などがある．これらと並行して理学療法介入を義肢療法として行っていく必要がある．とくに義足を用いた義肢療法の目的としては以下の点があげられる．
①ADL再建：義足立位，義足歩行など移動の改善を目的としたもの．
②循環器系の維持改善：立位をとることによる身体機能の維持，向上のサポート．

③外観上の改善：見た目上欠損した四肢を補完することを目的とし，心理的サポートにも関与する．

3 対象部位別の目的

①上肢切断

■ 肩甲胸郭間切断 forequarter amputation，肩関節離断 shoulder disarticulation などでは外観的補完としての役割が大きく，機能的な面では限られた条件の中での ADL 改善を目的する．

■ 上腕切断 trans-humeral amputation，肘関節離断 elbow disarticulation，前腕切断 trans-radial amputation においては上肢機能に対する補完としての役割があり，とくに両側切断においては ADL 自立のためには義手の装着が必須である．

ADL：activities of daily living

■ 手関節離断，手指切断では機械的な構造を組み入れることが難しいことから外観的補完が主になる．

②下肢切断

■ すべての下肢切断の場合，第1の目的として体重支持があり，移動手段として立位，歩行などをサポートすることを目的とする．

■ 片側骨盤切断 trans-pelvic amputation（hemipelvectomy），股関節離断 hip disarticulation などの高位切断の場合は体重支持や外観的な要素が占める割合が多く，大腿切断 trans-femoral amputation，膝関節離断 knee disarticulation，下腿切断 trans tibial amputation と下位切断になるにしたがって，活動度が高い動作に対するサポートへの役割が多くなってくる．

C 義肢の役割

■ 義肢の役割は，外観的な役割，機能代償，ADL の拡大などである．時代の変化や義肢の発展に伴って，義肢の果たす役割や切断者のニーズも変わってきている．

■ 義足には移動手段としての重要な役割があり，長時間歩いても痛みを生じない，歩行介助物なしで歩行できる，転倒しにくいなどが要求されてきた．これらはソケットの材質や形状，義足部品の開発によって満たされるようになってきており，これに加え，健常者同様に楽に速く，きれいに歩くことなどが要求されてくるようになり，義足開発の焦点も徐々に変化してきている．

義肢の目的別名称

①練習用仮義肢：四肢切断術後，義肢適応の評価のために利用する義肢で，断端成熟までのソケット修正や常用義肢で利用する部品の選択のために利用される．

②常用義肢：日常生活において使用する義肢．

③作業用義肢：各種職業別，作業内容別に就業用に開発された義肢．

④その他：レクリエーションなど活動別に開発された義肢，例として競技走行用義足，水泳用義肢，吹奏楽用義手など．

D 義肢の歴史

1 世界での歴史

a. 最古の義肢

- 義足に関する最古の記録は紀元前1500年から800年のもので，インドの医学書「リグ－ベダ」の中に記されている．実際，どのようなものが使用されていたかについては，絵で示されているものとしては紀元前4世紀ころのもので「イオニア人の花瓶」に描かれている下腿義足があり，実物の義肢として残っている最古のものは紀元前3世紀のイタリアのカプアの墓から発掘された「カプアの棒義足」とされている．

- 義手に関する最古の記録はゲーテが書いた「鉄の手のゲッツフォンベルリヒンゲン」という戯曲に出てくるものである．これは主役のゲッツフォンベルリヒンゲンが1504年のランツフートの戦いで右手を失い，その後の戦争にも義手で参戦したという自叙伝をゲーテが戯曲にしたものである．この当時は義肢を製作できる職人も少なく，重量も重く，耐久性も低かったため，実用的な義肢には至っていなかった．

b. 義肢と世界大戦

＊外傷 世界的な戦乱期には戦傷による外傷が多く，戦後の復興期には労働災害や交通事故などが主な外傷の内容となる．

- 当時の切断原因の多くは**外傷**＊によるものであり，第1次世界大戦は義肢が大きく発展することになった大きな要因である．国際的に多くの切断者を出したことに対し各国が義肢の開発や支給を国際レベルで検討したことにある．このときにベルサイユ条約において国際保護機関と国際赤十字が義肢についての国際情報交換のための出版物の刊行や義肢の研究，国際義肢展示会の開催などが行われた．

PTB：patellar tendon bearing

- 第2次世界大戦のなかで戦傷による切断者が増え，さらに義肢の研究開発が進んでいった．大腿義足ソケットでは吸着式四辺形ソケットの開発が行われ，下腿義足ソケットでは膝蓋腱（靱帯）支持PTB式ソケットなどが開発された．

- 義手に関しては米国の切断者ドランス（Dorrance）による能動フックが開発され，広く用いられるようになった．この時期から義肢は機能的に著しく発達したといえるであろう．

2 わが国での歴史

- わが国における義肢の歴史について**表15-1**に示す．

- わが国における最古の義肢の記録は明治初期につくられたものである．これは立女方（たておやま）として当時活躍していた歌舞伎役者　沢村田之助が壊疽にかかり1867年に下腿を切断し，米国でつくられた義足を装着して舞台に立ったもので，これがわが国における現在の義足の始まりであろう（**図15-2**）．

- 1893年にわが国で最初の義肢装具製作所として奥村済生館が大阪に設立された．日清戦争，日露戦争のときに天皇陛下から授かる恩賜の義肢があったが，義手

D 義肢の歴史　183

表 15-1	わが国の義肢年表
年	出来事
1867	歌舞伎役者　沢村田之助がヘボン（Hepburn）により下腿切断，米国より義足を取り寄せる
1893	わが国ではじめての義肢装具製作所　奥村済生館設立
1894	日清戦争（〜1895）
1895	日清戦争による切断者へ皇后陛下より恩賜の義肢を給付
1902	義肢に関する最初の書　鈴木祐一「義手足纂論」
1904	日露戦争（〜1905）
1905	乃木式義手製作
1908	田村式義手足製作所開設
1924	同潤啓成会創設
1937	日中戦争 商工省義肢研究所設立（現鉄道弘済会義肢研究所） 鉄脚義足，15 年式義手
1939	帝国議会で国立義肢研究所設置決定
1941	太平洋戦争（〜1945）
1946	義肢協会設立
1949	国立身体障害者更生指導所（現国立身体障害者リハビリテーションセンター）設置
1965	理学療法士・作業療法士法公布
1967	社団法人日本義肢協会発足
1968	第 1 回義肢装具研究同好会
1977	補装具に骨格構造義肢の採用
1985	「日本義肢装具学会」に発展
1987	義肢装具士法が制定

ではヤットコの原理を利用した能動義手として**乃木式義手***が開発された.

■ 義肢に関する製作方法などの指導書として「義手足纂論」が出され，著者であり自らが切断者でもある鈴木祐一が各地の陸軍予備病院を慰問し，実際の歩行デモンストレーションを行った「暗夜無杖無燈歩行演習」が義足歩行練習についてはじめて記されたものである **（図 15-3）**.

■ このようにわが国を含む世界において義肢の発展には戦争が大きく関与しており，公的な資金や制度が義肢の発展を促したのである．この時代の義肢に関しては精神論的な要素が多く含まれており，切断者の努力を称え軍の士気を高めている面もうかがわれる.

■ 現在のわが国における戦傷による義足使用者数は極端に少なくなってきているが，国際的な視野からみた切断者の状況は，直接戦傷によるものや枯葉剤を代表とする化学兵器や対人地雷，不発弾など戦争がもたらした後遺症ともいえる影響と深い関係があることは否めない.

***乃木式義手**　明治 37〜38 年，日露戦争の際，乃木将軍がつくらせた義手.

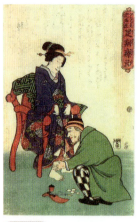

図 15-2　沢村田之助
[中野操（編）：錦絵医学民俗誌．金原出版，1980より引用]

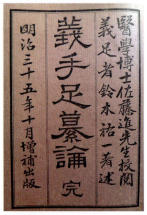

図 15-3　義手足纂論

E　義手部品の変遷

- 義手の世界的な歴史として，ベルリンの歯科医バリーフ（1818）が製作したものが初めての能動義手であり，ばねにより握った状態である手指を，肩と胸に取り付けたバンドによって開く仕組みになっている．
- 整形外科医ヘフトマン（1913）は各種作業に合わせた作業用義手を開発し，まとめて報告している．
- 近年までに手先具としてフック型の物が多く開発され，代表的なものに Hosmer-Dorrance 社の Dorrance（ドーランス）フックやゼンマイばねを動力とした APRL フックなどがある．
- さらに近年においては筋電義手の開発が進んできている．1919年ベルリン大学の Schlesinger（スレセンジャー）が電動義手（図 15-4）を開発し，1943 年に Reiter（ライター）が世界で初めて筋電を利用した義手（図 15-5）を開発した．そして 1980 年代に起こったサリドマイド*被害者である小児四肢欠損者に対する義手の開発が進み，わが国でも筋電義手の開発が多くの大学で行われた．

*サリドマイド　西ドイツで開発された睡眠薬．妊娠中の母親が服用したことが原因で四肢に欠損がある奇形児（アザラシ肢症）が多く誕生した．

*ソケット　義肢部品と切断者の断端部分を結合させる man-machine interface の役割を果たすものである．その役割としては断端の収納や断端からの力の伝達などを果たすものであり，ソケット形状によってソケット自体が義肢の懸垂機能を果たすものも多い．また義足においては切断者の体重を支持するという役割ももっている．

F　義足部品の変遷

1　ソケット

a．大腿ソケット

- 昭和初期までにつくられたソケット*は竹籠のように編んだものなどが使用されていた（図 15-6）．

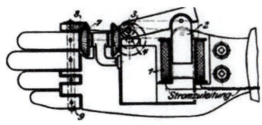

図 15-4　Schlesinger の電動義手
[Dudly S. Childress：Historical Aspects of Powered Limb Prostheses. *Clinical Prosthetics & Orthotics* 9：3, 1985 より引用]

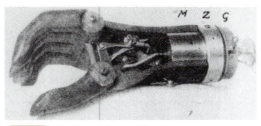

図 15-5　Reiter の世界初の筋電義手
[Dudly S. Childress：Historical Aspects of Powered Limb Prostheses. *Clinical Prosthetics & Orthotics* 9：3, 1985 より引用]

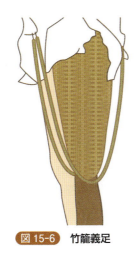

図 15-6　竹籠義足

- その後，職人が義足をつくるようになるとアルミニウムの板を断端に合うように叩いて修正した金属ソケットや，セルロイド製のソケットがつくられるようになった．そしてこれらのソケットに皮革を貼り，装着感や外観がよくなるように工夫していた．
- 当時の大腿義足は**差し込み式ソケット**で，肩吊りや骨盤帯（シレジアバンド）を利用して義足が抜けないように断端袋を 2 枚から 3 枚使用し装着していた．
- 第 2 次世界大戦後にドイツでは四辺形木製ソケットが断端に吸着するように工夫されるようになり，わが国においても 1956 年に**吸着式大腿ソケット**が導入され，大腿義足から懸垂用バンドが徐々に姿を消していった．
- この木製ソケットから樹脂製ソケットに材質を変え，1983 年にはフレーム構造の外ソケットと軟らかい内ソケットを組み合わせた**二重ソケット**（flexible socket）などが開発された．最近ではカーボンなど多くの種類の樹脂を利用したソケットが作製されている．
- ソケット形状では四辺形からハート型などの形を経由して，1981 年には NSNAソケット，1985 年には CAT-CAM ソケットなどの多くのソケット形状が開発され，1987 年に**坐骨収納（IRC）ソケット**として名称を統一された．

NSNA：Nomal Shape-Nomal Alignment
CAT-CAM：Contoured Adducted Trochateric-Controlled Alignment Method
IRC：ischial-ramal containment

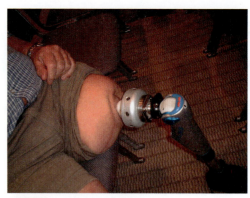
図15-7　骨直結型大腿義足

PTS：prothèse tibiale supra-condylienne
KBM：Kondylen-Bettung Münster
TSB：total surface bearing

b. 下腿ソケット

- 下腿ソケットにおいては大腿コルセットによって懸垂と荷重をしていたものが，1960年代前半にはPTB式へ変更され，1960年代後半にはストラップによる懸垂もPTS式やKBM式などソケット形状による懸垂へと変化してきている．
- ソケットの形式も二重ソケットとなり，材質も改良され，内ソケットとしてシリコンなどの素材を用いたライナーが用いられるようになり，1980年代後半からはソケット形状も断端全体で支持，懸垂するTSBソケットが多く使われるようになってきている．

c. その他

- 2001年にはブレネマルクBrånemarkらがソケットを使用しない**骨直結型大腿義足**（図15-7）を報告し，諸外国ではソケットの適合に難渋していた多くの下肢切断者が歩行できるようになっている．

2 継　手

- 1940年代，わが国では屈曲することができない固定膝から，前止め・横引きタイプ（図15-8）の屈曲可能な膝継手が多く使用された．ヒンジ式膝継手の伸展屈曲の補助や制限をベルトで行うように調整され遊動膝として使用するようになった．さらに立脚相制御を行う膝継手として荷重ブレーキ膝が開発されるようになり，ドイツのJüpa膝継手（図15-9）などが利用されるようになった．
- また継手の機構も，膝の動きを生理的な動きに近づけるためにHabermann（ハーベルマン）膝継手などの開発が行われた．それまで単軸であった膝継手から多軸の開発が行われ，後に軸設定によって遊脚相での下腿の短縮や立脚相での膝固定などの機構が組み込まれるようになった．
- 1980年代には流体制御による膝継手の開発が行われ，油圧・空圧ダンパーによる遊脚相と立脚相の制御を行えるようになった．現在ではマイクロコンピュータを利用して制御を行う膝継手が多く開発されてきている（Nabtesco社製）．
- そして2006年ころより完全に力源を身体外部から供給する動力膝継手として，POWER KNEE（図15-10）などが実用化されてきている．義手に関しても指

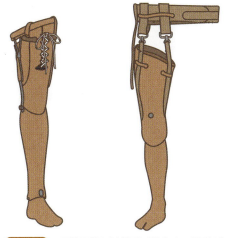

図15-8 屈曲可能な膝継手（前止め・横引き）

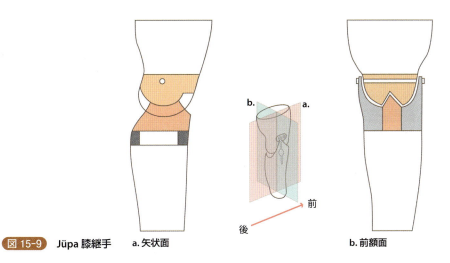

図15-9 Jüpa膝継手　a. 矢状面　b. 前額面

1つひとつの動きに対し外部力源を利用した筋電義手が開発されている（図15-11）．

3 足　部

- 足部は1本の木の根から削りだしてつくられたものや耐久性を重視して鉄製の板を足部に利用したものなどがあった．歩行を重視するようになると踵と前足部を分け，綿などを皮革で覆い柔軟性を確保するなどの方法を用いた．昭和初期にはゴム製の足部が製作されるようになり，足首が底背屈する単軸足などが開発され，踵部分に軟らかいクッション材を用いたサッチ足が広く使われるようになった．
- 前足部のキール部分に新しい樹脂を用いた足部が開発されるようになり，足部の踏み返しが得られるようになるとエネルギー蓄積型足部と呼ばれ，多くの足部が開発されるようになった．そして1980年代に反発力を重視した板ばね型

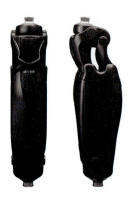 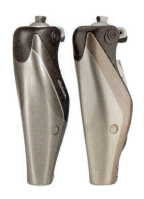 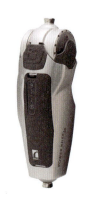

a. Nabtesco 社製 ALLUX（アルクス）　　b. ottobock. 社製 Genium　　c. Ossur 社製動力義足 POWER KNEE

図 15-10　コンピュータ制御膝継手

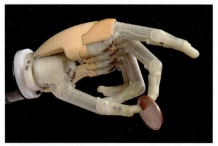 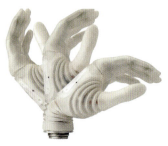

a. Touch Bionic 社製ハンド　　b. ottobock. 社製ミケランジェロハンド

図 15-11　筋電義手

足部（⇨p.292, 図 23-6）が登場すると切断者も容易にスポーツ参加ができるようになってきている.

- このような義足部品が各メーカーで開発され，共有して使用できるようになった1つのきっかけは，骨格構造モジュラー義肢の開発である．1960 年代から骨格構造義肢が術直後義肢装着法とともに開発され，1980 年代には多くの義肢メーカーが骨格構造用部品を中心として開発するようになると，異なったメーカーの部品を個々の切断者に適合させることができるようになった．

G　義肢の課題

- 義肢は戦争とともに発達した経緯があるが，現在における切断者の傾向としては戦傷や労働災害などの外傷による切断が減少し，末梢動脈疾患（PAD）による切断者が増加してきている．また切断者を取り巻く環境も変化してきていることもあり，義肢に対する課題も移り変わってきている．

PAD：peripheral arterial disease

1　制度にかかわる課題

- 義肢に関しては比較的高額であるため，公的な給付制度を利用する場合に自治

体の財源に大きくかかわってくることが多い．ましてや近年の義肢部品の高機能化に伴う価格帯の上昇などさまざまな課題が考えられる．

2 入院期間にかかわる課題

■ 医療保険制度の改革に伴い**入院期間の短縮化**が進められている．しかし義肢装着練習に関しては処方から作製，適合，装着練習，そして実用的な利用にいたるまで比較的長期間かかる場合が多い．とくに切断者の高齢化に伴い練習期間も長期化することも報告されている．そのため入院中に最終的な動作能力を獲得することが難しく，退院後外来または義肢装具製作所でのフォローに委ねられているところも多いのが事実である．

3 教育にかかわる課題

■ 義肢療法は義肢の機能を理解したうえで切断者への適合とトレーニングを進めていくものであるが，病院施設では義肢機能の発達や新しい材料による義肢製作など，新しい情報がないままに義肢療法が進められることも多い．そのため情報が入りにくい理学療法士の多くはパーツ選択から介入内容にいたるまで義肢装具士へすべて委託するか，もしくはあまりかかわりを持たないことも，しばしばみられるようになっている．養成校における教育も義肢装具士へ委託されていることも多く，教育内容から臨床における介入部分が少なくなってきていることも大きな課題である．

学習到達度自己評価問題

1. 世界最古の義肢は下腿義足であり，わが国に義肢が入ってきたのは江戸時代末期である．
   正／誤
2. 第1次大戦後，義肢製作が普及し，第2次大戦後，義肢部品の発展を遂げている．
   正／誤
3. 1970年以降から切断者数は急激に減少している．
   正／誤
4. 義肢ソケットはマン―マシン―インターフェースとして重要な機能を有する．
   正／誤
5. 義手は構造から殻構造と＿＿1＿＿構造に分けられ，基本的にソケット，支柱部，＿＿2＿＿の3つの要素からなる．
   a. 1. 中身　　2. 手部・足部
   b. 1. 骨格　　2. 継手
   c. 1. 骨格　　2. ターミナルデバイス
   d. 1. 中身　　2. 継手

義肢，切断と評価

16 切断の原因と治療

一般目標
- 切断の原因となる疾患についての基本的知識，治療方法，理学療法について理解する．

行動目標
切断の三大原因（重度な外傷，末梢動脈疾患，悪性腫瘍）について以下の点を理解する．
1. 切断の原因疾患について，その経過と治療を説明できる．
2. 切断の原因疾患の臨床症状評価ができる．
3. 切断の原因疾患における理学療法とのかかわり方について理解し，説明できる．

調べておこう
1. 血管の病変（アテローム変成，血栓，虚血）について調べよう．
2. 糖尿病について調べよう．
3. 外傷の治療（複雑骨折，外傷による感染，再接着手術）について調べよう．
4. 悪性腫瘍の治療（化学療法，放射線療法，外科的療法，患肢温存手術）について調べよう．

A 切断者数と切断原因

1 切断者数の動向

- 2007年の内閣府調査によると，切断者総数は143,200名（男女比約7：3），上肢切断者82,300名（57％），下肢切断者60,900名（43％），人口比は0.11％である．
- 上肢では手指切断，下肢では下腿切断が多い．
- 人口20万人以上，6ヵ国，10都市での国際的な疫学調査結果によると人口10万人に対する下肢切断発生率はわが国で3.8人，スペイン2.8人，イタリアの6.9人や台湾の9.2人と比較して英国（16.4～19.8人），北米（34.9～43.9人）では明らかに高いとされている．

2 切断原因の動向

- わが国の切断者の疫学・身体的特徴についての最近の動向としては，下肢切断者では切断原因が外傷性によるものから閉塞性動脈硬化症や糖尿病などの血管

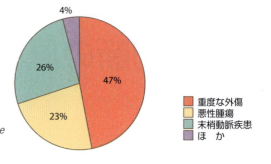

図 16-1　切断原因
1965〜2000年，179名，190肢．
[磯崎弘司，相澤純也：切断原因と年齢，義足作成期間の変化．The Journal of Tokyo Academy of Health Sciences 3：164, 2000]

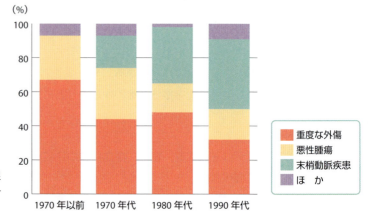

図 16-2　切断原因の年代別推移
[磯崎弘司，相澤純也：切断原因と年齢，義足作成期間の変化．The Journal of Tokyo Academy of Health Sciences 3：164, 2000]

　　原性切断の割合が増加している．
- 切断時年齢では高齢切断者の占める割合が増え，疾病構造が変化している．
- 澤村らの下肢切断者の原因疾患の変遷に関する疫学的調査結果によると，1968〜1997年の年間切断者数には大きな変化がないが，70％を占めていた外傷性による切断者は減少傾向となり，代わって閉塞性動脈硬化症や糖尿病による切断者が著しく増加していると報告されている．
- 腫瘍や外傷による切断が減少している要因として，マイクロサージャリーをはじめとする血管外科や四肢温存術などの外科的手術の進歩と，化学療法や放射線治療の進歩，職場の安全基準改善などがあげられる．
- 米国の疫学調査報告では切断原因における血管原性切断者の割合は，外傷性切断者の8倍以上であり，9年間に27％も増加している．
- この要因として末梢血管障害の重要なリスクファクターとなる糖尿病発症率の増加，喫煙，高血圧，高コレステロールなどの健康管理や臨床的管理の変化が血管障害による切断の割合を増加させていると考えられる．

3 切断の原因（図 16-1）

*轢断　自動車のタイヤや電車などの車輪の轢過により四肢が切断されること．

① 轢断*，骨折，血管損傷，凍傷，熱傷など重度な**外傷**．
② 動脈硬化や糖尿病などによる**末梢動脈疾患**．
③ がんや肉腫などの**悪性腫瘍**．

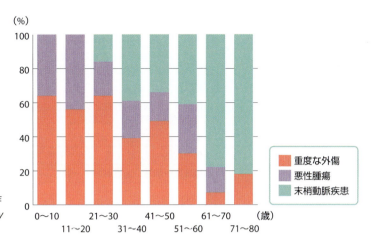

図 16-3 年齢別切断原因
[磯崎弘司，相澤純也：切断原因と年齢，義足作成期間の変化．The Journal of Tokyo Academy of Health Sciences 3：164，2000]

④その他：骨髄炎，骨関節結核などの炎症，先天性の奇形，著明な脚長差によるもの．
- 近年の切断原因（図 16-2，図 16-3）は，外傷，末梢動脈疾患，悪性腫瘍の 3 つに集約される．

B 重度な外傷

- 重度な外傷による切断は，以下の 2 点の際によることが多い．
  ①交通事故や作業中の事故．
  ②重度あるいは広範囲な熱傷や凍傷によるもの．
- 交通事故は若年者に多く，作業中の事故は 20 歳前後から 60 歳までと広範囲である．

▷経過と治療
- 外傷による切断では，轢断のように事故により直接切断されることは少なく，挫滅創や皮膚剥離損傷 degloving injury，複雑骨折や粉砕骨折などで治療困難なもの，外傷に伴う血管損傷による壊死，重度な感染症（ガス壊疽，敗血症）を併発した場合などやむをえない状態で切断することとなる（表 16-1，図 16-4，図 16-5）．
- 挫滅などが少ない外傷による切断肢は，再接着が可能であり，血管外科の進歩により再接着率は高い．

▷理学療法実施上の留意点
- 外傷による切断後の理学療法は，その他の器官に対する障害（他肢の骨折や損傷，頭部や内臓損傷）がなければ比較的スムースに進行できる．
- 外傷による切断は救急外来で緊急手術を施行することがあり，皮膚状態や断端形状など切断端の不良例をみることがある．
- これらの症例では，ソケット適合時の障害となることがあるため注意を要する．

*ゴールデンアワー golden hour　重症外傷時などで治療が効果的に作用する最適（最短）時間．解放骨折では受傷後6時間まで．重症外傷や阻血状態によるゴールデンアワーは，筋肉で4～6時間，神経で8時間とされている．

表 16-1　切断原因1：重度な外傷

1	四肢の主要動脈損傷（6～8時間ゴールデンアワー*）
2	指切断：再接着は可能であるが機能的にマイナスとなる面がある．乾燥した状態で冷却保存（水に浸すと組織がふやける）
3	高度な挫滅創，轢断
4	複雑骨折（開放骨折）などの外傷に続発する感染症：骨髄炎，ガス壊疽（X線画像中にガス壊疽像確認，進行速い），敗血症など→抗生物質に反応がなければ切断を勧める
5	熱傷（3度＝皮膚全層の壊死）
6	凍傷（3度＝壊死性凍傷，4度＝傷害は筋骨に及ぶ）
	組織壊死→放置→急性腎障害→死亡

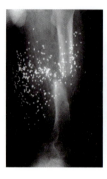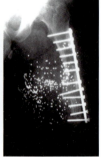

図 16-4　重度な外傷
（左）散弾を大腿部に被弾，（右）プレート固定．
［細田多穂（編著）：Q＆Aフローチャートによる下肢切断の理学療法，第3版．p. 22，医歯薬出版，2002より引用］

受　傷
↓
外科的治療：骨折部や損傷軟部組織の治療，神経/筋/血管などの再接合
内科的治療：投薬＝感染防止，化膿止め，抗生物質の投与など
↓
度重なる治療にもかかわらず骨折や軟部組織の治療不良，重度な感染により生命の危機状態に陥る
↓
　　場合により，理学療法/手術前評価依頼
↓
内科的治療継続：投薬＝感染防止，化膿止め，抗生物質の投与など
四肢切断後の理学療法開始

図 16-5　外傷による切断：治療の流れ

C 末梢動脈疾患

1 末梢動脈疾患（PAD）の原因

①閉塞性動脈硬化症（ASO）．
②糖尿病（DM）．

> **memo**
> 内科学，外科学などの臨床医学の基礎知識が必要である．とくに血管の病変については復習することを勧める．
> 切断の原因となる疾患の特徴とその治療を理解することは，切断者の理学療法を進めるうえで大変重要なことである．この点をよく理解して学習を進めよう．

③バージャー病 Buerger disease（閉塞性血栓性血管炎［TAO］）．
④その他：動脈瘤 aneurysm，動静脈瘻 arteriovenous fistula．

▷切断までにいたる過程
- 動脈硬化や炎症などによる血管内面の変化により阻血，乏血などの血行障害が生じ，この症状の進行により壊死，壊疽を起こす．
- この状態に感染症が加わり，局所症状のみならず全身状態が悪化し切断をせざるをえない状態となる（表16-2，図16-6）．

▷臨床症状の確認（表16-3）
- 皮膚温，皮下組織状態，壊死・潰瘍の周囲やその程度，安静時疼痛，間欠性跛行合併症の有無で行う．
- 皮膚温度の低下（左右差や周囲組織との差），皮膚組織が薄く光沢を帯び，無毛で皮下組織が薄い場合は血行不良である．
- 壊死・潰瘍の周囲やその程度では，その範囲が大きく境界線が不明瞭な場合は局所壊死の進行を示している．
- 安静時疼痛は壊疽や感染の拡大に応じて増強する．

▷末梢血行の測定方法
- 足関節/上腕収縮血圧比（下肢動脈狭窄閉塞を評価する指標，ABI），触診による脈拍確認（鼠径部，膝窩部，足背部），動脈造影術（CT，MRアンギオグラフィ），血管エコー検査，サーモグラフィ，トレッドミル等を使用した運動負荷試験などがある．

＊臨床症状の確認と末梢血行の測定は，切断部位の判定に重要となる．

2 閉塞性動脈硬化症（ASO）

- 動脈硬化により，腹部大動脈以下の下肢動脈，弓部大動脈分岐部が狭窄または閉塞をきたし，慢性の血行障害が生じ，四肢の冷感，しびれ感，間欠性跛行，疼痛，末梢皮膚の壊死や潰瘍，指趾壊死などの症状を呈する．

PAD：peripheral arterial disease

ASO：arteriosclerotic obliteration
DM：diabetes mellitus

TAO：thromboangiitis obliterans

間欠性跛行：Intermittent claudication

ABI：Ankle brachial pressure index

ASO：arteriosclerotic obliteration

表 16-2　切断原因 2：末梢動脈疾患

特　徴	
経過が長く全身状態が悪い，高齢者多く，増加傾向にある 手足が冷たい→温熱→痛みを生じる→血行障害	
病　名	血管の大きさ
閉塞性動脈硬化症（ASO）	大中血管
急性動脈閉塞症 acute arterial occlusion 　下肢では膝窩・足背動脈触診不能＝側副血行に期待	大中血管
バージャー病 Buerger disease	中小血管
糖尿病 　下肢では膝窩・足背動脈触診可能＝にもかかわらず壊死	小微細
※通常血管手術では大腿動脈を温存し膝関節を残すよう心がける	
※下肢の血行障害：ABI≦0.9　　（⇨p. 222）	
血管性と神経性間欠跛行鑑別	
エルゴメータテスト：疼痛出現＝血管性　疼痛なし＝神経性	

ABI：ankle brachial pressure index

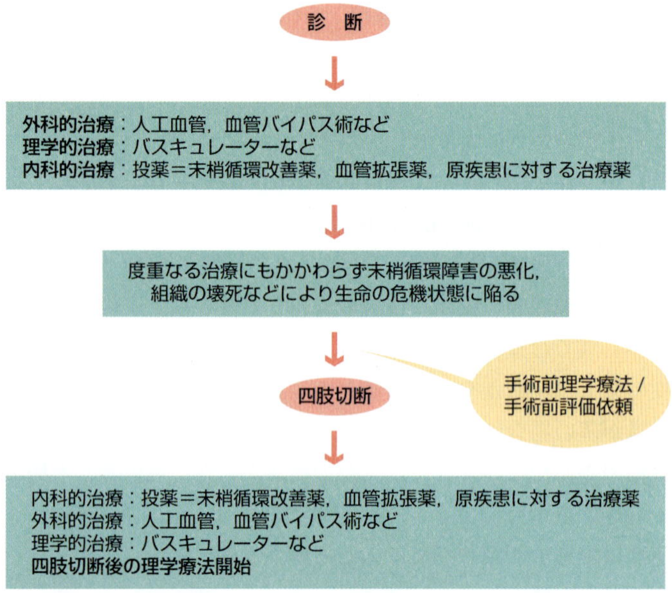

外科的治療：人工血管，血管バイパス術など
理学的治療：バスキュレーターなど
内科的治療：投薬＝末梢循環改善薬，血管拡張薬，原疾患に対する治療薬

度重なる治療にもかかわらず末梢循環障害の悪化，
組織の壊死などにより生命の危機状態に陥る

四肢切断 ─ 手術前理学療法／手術前評価依頼

内科的治療：投薬＝末梢循環改善薬，血管拡張薬，原疾患に対する治療薬
外科的治療：人工血管，血管バイパス術など
理学的治療：バスキュレーターなど
四肢切断後の理学療法開始

図 16-6　末梢動脈疾患による切断：治療の流れ

表 16-3　フォンテイン分類 Fontaine stage

Ⅰ期	臨床的に症状のない動脈閉塞症，冷感やしびれ感
Ⅱ期	間欠性跛行出現，安静時は無症状
Ⅲ期	安静時にみられる虚血症状，臥位での下肢痛
Ⅳ期	潰瘍・壊死　a＝限局した壊死　b＝広範な壊死

臨床的虚血症状分類：虚血症状の進行度，重傷度を示す．

▷経　過
- 脈内膜の浮腫，線維性肥厚に始まり，血管内膜アテローム沈着，内膜弾性線維

- 破壊，石灰沈着を起こし内腔が狭窄する．
- 内腔狭窄が高度化，アテローム潰瘍化が生じると閉塞性血栓が形成される．
- 動脈硬化は全身変化であるが，四肢末梢動脈は閉塞していないことが多い．
- 動脈造影所見では開存動脈にアテローム沈着が特徴的に認められる．
- 肥満，糖尿病，高脂・高糖質食，高血圧やストレスなどは増悪因子となる．

▷症　状
- 初発症状は間欠性跛行で，動脈閉塞部により殿筋，大腿筋群，腓腹筋などに歩行痛を起こす．
- 指趾のしびれ，冷感，チアノーゼなどを伴うが，後述のバージャー病に比べれば軽い．動脈閉塞が広範に及ぶと症状が高度化し，筋萎縮，阻血性潰瘍，壊死に進展する．
- 安静時疼痛は軽いことが多いが，糖尿病を併発するものでは，感染症を起こし疼痛が高度となる場合がある．

▷治　療
- 軽症例では，食事療法に加えて保存的治療（血管拡張薬，抗凝固薬，血小板凝集阻止薬）を行う．
- 高度の間欠性跛行例や阻血性潰瘍例に対しては，人工血管，自家静脈によるバイパス移植術，血栓内膜摘除術などの血行再建を行う．
- 限局性の閉塞性病変に対しては，経皮的血管形成術を用いた血管内治療を行う．

③ 糖尿病（DM）

DM：diabetes mellitus

- 膵臓のインスリン産生細胞（B細胞）のインスリン分泌不全ないしインスリンの標的細胞での作用不全の結果生じる糖代謝異常であり，蛋白質，脂質の代謝異常を伴う．
- わが国の患者総数は40歳以上成人の5～10％を占める．
- 糖尿病の進行により末梢神経障害が生じ深部痛覚が鈍化，減少し，足部に再三の外傷が生じやすく感染しやすい状態となる．
- 糖尿病の影響で末梢血管にアテローム変性を起こしやすくなり，阻血性の壊死を起こしやすくなる．
- 欧米では，糖尿病患者の約半数が四肢切断者であるといわれている．
- わが国でも糖尿病による切断が増加している．

④ バージャー病 Buerger disease（閉塞性血栓性血管炎［TAO］）

TAO：thromboangiitis obliterans

- 四肢小動脈に慢性多発性分節性閉塞をきたし，四肢末梢部に難治性の阻血性変化を起こす．
- 原因は不明，東洋人の20～40歳代の男子に好発，欧米人にもみられるが少ない．
- 血管内膜炎を主病変とする動脈全層炎で，罹患動脈は血栓性閉塞を起こし周囲組織と強く癒着する．
- 動脈に併走する深部静脈ならびに皮下静脈にも同様の血栓性静脈炎を起こすことが多い．

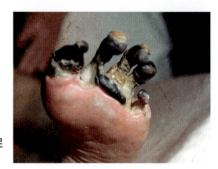

図 16-7　下肢末梢動脈疾患：糖尿病による足趾壊死

- 皮下静脈の血栓性静脈炎を遊走性静脈炎と呼ぶ．
- 病変の進行は二次血栓の連続性進展による場合と，血管炎の非連続性進展による場合とがある．
- 近位側の動脈が罹患することはほとんどないが，ときに腸骨動脈，臓器動脈，冠動脈に閉塞性病変を形成することがある．

▷ 症　状
- 初発症状としては，指趾の冷感，しびれ，蒼白がみられ間欠性跛行（腓腹筋・足底筋痛）を訴える．
- 次第にチアノーゼ，阻血性発赤，光輝皮膚，筋萎縮（腓腹筋，足底筋，手掌筋群），脱毛がみられる．
- さらに進行すると阻血性潰瘍を形成し，壊死に陥る（図 16-7）．阻血性潰瘍は感染を起こしやすく安静時疼痛が強い．

▷ 治　療
- 禁煙し患肢を清潔に保つことを指導する．
- 軽症では血小板凝集阻止薬，抗凝固薬，血管拡張薬などの薬物療法を長期間継続する．重症例では血管造影所見から適応を厳選し血行再建術，交感神経切除術などを試みるが長期的効果は期待できない．
- 安静時疼痛が強く治療効果が得られない場合は，患肢の切断術を行う．

5 理学療法実施上の留意点

- 末梢動脈疾患による切断は 30 年ほど前から急激な増加傾向を示し，閉塞性動脈硬化症（ASO）や糖尿病（DM）がその中心疾患である．
- 生活習慣病であるこれらの疾患は，食生活の欧米化，生活様式の変化，運動不足，現代社会における各種ストレスの増加などによるものが原因と考えられる．
- 末梢動脈疾患は高齢になるに従いその罹患率は高くなり（表 16-4），治療経過も長くなる．
- 末梢動脈疾患は，全身性の疾患であるため切断肢のみならず他肢や全身状態も悪いことが多い．
- 本義足完成までの期間は，他の切断原因と比較すると長くなる．
- このように末梢動脈疾患は全身性の疾患であるため，切断肢のみならず疾患自

表16-4 末梢動脈疾患による切断部位の選択と創治癒成功率

	適応	禁忌および注意	成功率 ()は報告者と症例数
足趾切断	壊疽がPIP関節*より遠位にある場合	母指,小指の場合は基節骨よりも中足骨頭下で切断	
中足骨切断	壊疽が1～2指に限局し,足底部MP関節**より遠位にある場合	皮膚切開線まで壊疽が進み感染のある場合	78%（Silbert 59） 74%（Haimovici 46） 64%（McKittrick 145） 67%（Warren 43） 73%（Pederson 23）
サイム切断	①壊疽が足指にあり中足骨切断不良の場合 ②全身状態が不良で下腿切断の適応に危険性のある場合	女性の場合（外観が不良）	64%（Silbert 14） 83%（Warren 6） 73%（Dale 22） 50%（Sarmiento 38） 28%（Hunter 54）
下腿切断	①中足骨切断に失敗し,壊疽が足関節上方に及ぶ場合 ②ほとんどの足趾がMP関節をこえて壊死に陥り,健常部との明瞭な境界線がない場合 ③足指の感染の広がりが著明で敗血症の恐れがある場合	下腿中央部で筋肉の変色が著明な場合 〔膝窩動脈,大腿動脈の脈拍を触れないとき。また,血管造影で,膝上部で膝窩動脈の血行を認めない場合でも下腿切断の可能性は十分にある。とくに最近のギプスソケットの装着によって実用義足としての成功率が高い〕	93%（Silbert 183） 90%（Hoar 100） 83%（Pedersen 60） 91%（Shumacker 58） 84%（Kendrick 51） 80%（Kelly 131） 85%（Bradham 84） 71%（Warren 121）
膝切断	下腿切断として可能性がないが,大腿部の血行がよい場合	長い前方皮膚弁よりも,内外に皮膚弁をもつ切開を用いる	50%（Chilvers 22） 90%（Baumgartner 72） （内外皮膚弁による）
大腿切断	①下腿部の壊疽と感染が広範囲で,膝離断が不能な場合 ②反対側に大腿切断など障害があり,将来のゴールとして車いすが考慮される場合 ③大腿動脈の閉塞が急性に起こった場合		84.4%（Thompson 128） 100%（Warren 41） 98%（Shumacker 61） 98%（Claugus 71） 96%（Bradham 46）

*proximal interphalangeal joint：近位指節間関節
**metacarpophalangeal joint：中手指節関節
〔澤村誠志：切断と義肢,第2版. p.12, 2016, 医歯薬出版より引用〕

体の治療を含めた全身ケア,本人および家族に対する生活指導が重要となる.
- 具体的には,皮膚状態確認や傷の管理,断端浮腫管理などの断端管理指導,断端を清潔に保つ,局所の保温,締め付けの少ない衣類の配慮,食事,運動,喫煙などの嗜好品の生活習慣改善などを本人と家族を含め指導する必要がある.

D 悪性腫瘍

a. 骨肉腫 osteosarcoma

- 腫瘍細胞が直接類骨あるいは幼若な骨を形成する能力を有する悪性腫瘍である（図16-8b）.
- 原発性骨悪性腫瘍中,最も発生頻度の高い腫瘍である.
- 男女比は3:2で男性に多く,好発年齢は10代で,とくに15～19歳に好発する.
- 好発部位は大腿骨遠位骨幹端で,罹患者の約半数がこの部に発生し,脛骨近位

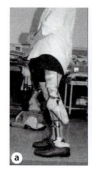
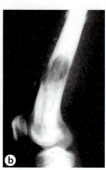

図 16-8　悪性腫瘍
(a) 回転形成術 rotation plasty, (b) 大腿部骨肉腫.

側，上腕骨近位側，腓骨骨頭部，骨盤や脊椎などにも生じる．

▷**症　状**

- 初期に運動痛，次第に自発痛となり局所の腫脹を伴うようになる．
- 隣接関節の可動制限，疼痛性跛行を呈する．
- X線画像では骨髄内の境界不明瞭な骨破壊もしくは骨硬化像，両者の混在像，外骨格膜反応として針状骨などの所見を示す．
- 臨床検査所見ではアルカリホスファターゼ*の高値を示す例が多い．
- 病理所見では，腫瘍細胞により類骨，幼若な骨梁形成がみられる．
- 四肢に発生した場合，切断，離断の適応であったが，腫瘍の大きさや年齢，化学療法の効果などの条件によっては広範囲切除術が適応となる例が増加している．

▷**治　療**

- 肺や骨への遠隔転移防止目的に化学療法を行い，手術不可能な部位に対しては放射線療法を行う．

▷**患肢温存術**

- 近年，四肢の悪性腫瘍に関しては積極的な患肢温存努力がなされ，悪性腫瘍による四肢切断は減少傾向にある．
- 患肢温存術は四肢に発生する悪性骨・軟部腫瘍に対して行われる手術である．
- 従来の切断や離断術とは異なり限局根治性をもった腫瘍切除の後に，組織の欠損を同種骨移植や人工骨に置き換える手術である．
- 腫瘍の切除範囲は腫瘍周囲組織 2〜3 cm 以上の広範囲切除で十分といわれている．
- 腫瘍切除後の広範囲な組織欠損に対する再建は，自家あるいは同種組織，人工関節，人工材料の組み合わせで行われるが，感染などの合併症の克服，日常生活上の機能損失の度合いが課題である．
- 患肢温存術の特殊例として，回転形成術 rotation plasty がある（図 16-8a）．この方法は大腿骨の肉腫に対して行われる手術で神経血管部分を残して腫瘍部を切除し，残存する末梢部を 180° 回転させて接着する．足関節を膝関節に代用し膝屈伸機能を補うものである．

＊アルカリホスファターゼ（ALP）　体内のアルカリ性状況下でリン酸化合物を分解する酵素．肝臓や骨，小腸，胎盤などに多く含まれ，これらの臓器がダメージを受けると血液中に流出する．一般的に，肝臓や骨の異常により上昇する．
ALP：alkaline phosphatase

表 16-5	切断原因 3：悪性腫瘍
特　徴	原発巣での増殖，周囲組織への浸潤，遠隔部位への血行・リンパ性転移
主たる例	骨肉腫，軟骨肉腫，ユーイング肉腫，皮膚がん，悪性線維性組織球腫
治　療	外科療法，放射線療法，化学療法

近年，診断技術の進歩（MRIにより病変の転移が確認容易）や，多剤の抗悪性腫瘍薬投与法，放射線療法，手術技術の進歩により四肢切断を避ける患肢温存療法，広範囲切除術が選択されるようになった．

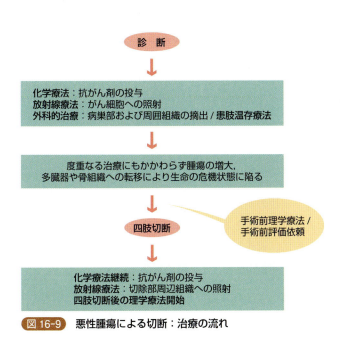

図 16-9　悪性腫瘍による切断：治療の流れ

b. 四肢に発症する主な悪性腫瘍

▷治療（表 16-5，図 16-9）
- 化学療法：適切な抗がん薬の手術前後の投与．
- 放射線療法．
- 外科的療法：計画的で正確な手術により可能な限り患肢温存．

c. 皮膚がん（悪性黒色腫 malignant melanoma）

- 色素細胞のがん化により生じる悪性腫瘍であり，多くは黒褐色調の病変として皮膚に生じる．
- 転移しやすくきわめて悪性度の高い腫瘍である．
- 病型別相対頻度は白人が最も多く黒人で低い．黄色人種はその中間である．
- 日本人の好発部位は，足底と手足の爪部である．
- 予後を規定する因子として原発巣の厚さがあり，0.75 mm 以下であれば 5 年生存率は 100％近く，4 mm 以上であれば 50％以下とされている．

▷治療
- 外科的な広範切除が第 1 選択であり，多剤併用の化学療法が行われる．
- 症例により所属リンパ節の郭清術も施行する．

d. 理学療法実施上の留意点

- 悪性腫瘍による切断では，切断後に局所再発と肺などの臓器転移防止のために抗がん薬などの大量投与による化学療法を継続する必要がある．
- 化学療法の効果は大きいが，その副作用も大きく骨髄機能の抑制，肝・心筋障害などを生じ定期的な検査が必要となる．
- 理学療法を進めるうえで化学療法の影響は，体重の減少，浮腫の出現などにより，ソケット不適合を生じることがあり，適合のための細かな調整が難しい．
- 食欲不振や嘔吐，気分不良などを訴えることもあり，切断者の全身状態のチェックと状態にあった理学療法が必要となる．
- 通常，化学療法実施時期は定期的に設定されているため，化学療法実施をふまえた理学療法プラン作成が望ましい．

E 肢切断と理学療法

切断者への理学療法のかかわりについて第1に留意する点は，切断者の心理状態を把握し配慮することである．

具体的な理学療法は後述し，切断者心理については第19章で述べる．本章ではB～Dの各項にて，切断原因別の理学療法留意点について述べた．

memo

患肢温存は以下の条件がすべて満たされたとき行われる．
①腫瘍の適切な手術ができるとき．
②再建術が技術的に可能なとき．
③切断手技を選択するよりも明らかに優れた外観と機能が獲得され，対象者のQOLを高め職業や余暇に参加できると予想されるとき．

学習到達度自己評価問題

1. 切断の原因で誤っているのはどれか．2つ選べ．
   a. 切断の3大原因は重度な外傷，末梢動脈疾患，悪性腫瘍である．
   b. 外傷による切断は複雑骨折（感染），轢断，熱傷，凍傷などである．
   c. 悪性腫瘍による切断は生命予後の観点から積極的に実施する．
   d. 末梢動脈疾患による切断は高齢化，合併症が問題となる．
   e. 近年，末梢動脈疾患による切断は食生活の改善により減少している．
2. 切断の原因疾患について誤っているのはどれか．2つ選べ．
   a. 複雑骨折や挫滅などの外傷は感染のおそれがあるためにできるだけ早期に切断する．
   b. 悪性腫瘍の治療は外科的治療，放射線治療，化学治療の3つの治療法が柱となる．
   c. 末梢動脈疾患の治療は長期化し，切断四肢以外に全身状態の悪化が考えられる．
   d. 先天性奇形や著明な脚長差など社会的に不利益が生じる場合は早期から切断する．
   e. 悪性腫瘍による切断は化学治療の進歩，患肢温存療法の導入により減少している．

義肢，切断と評価

17 切断部位と切断術

一般目標
1. 切断部位の名称とその特徴と，切断肢の運動について理解する．
2. 各切断部位に対応する義手・義足の特徴について理解する．
3. 切断手術では，まず，切断手技について学ぶとともに，その具体的手術における状況を知り，理学療法士が留意しなければならないことを理解する．

行動目標
1. 上肢切断に対応する義手と切断部位の特徴および切断肢の運動について説明できる．
2. 下肢切断に対応する義足と切断部位の特徴および切断肢の運動について説明できる．
3. 切断手術時における皮膚，血管，神経，骨，筋肉の処置などについて理解し，実際の切断手術の状況を知り，理学療法士が留意すべき点について説明できる．

調べておこう
1. 切断者の心理的状況や障害の受容について考えよう．
2. 創の治癒機転について調べよう．
3. 切断手術後の合併症に関する知識を深めよう．

A 切断と離断

1 切断および離断と切断部位の選択因子

a．切断と離断
- **切断** amputation とは，四肢，手指，足趾が途中で切り離されることである．
- **離断** disarticulation とは，関節の部分で切り離されることである．
- 切断および離断は，もともと存在していた自分自身の一部が，何らかの原因（**外傷，末梢循環障害，悪性腫瘍，感染，先天性奇形**など）で取り除かれてしまった状況である．
- 交通事故に代表される外傷による切断の場合を除き，切断手術が施行されるまで，ある程度の期間がある．
- 切断者 amputee のリハビリテーションを担当する理学療法士や作業療法士は，対象者の生活に起こりうる障害を事前に予測し対応することが重要である．
- 理学療法士や作業療法士は，切断者のもつ活動性が最大限に活用されるために

memo
情報収集する際に本人からだけでなく，リハビリテーションチームや家族および居住地域からの情報を十分に入手することが必要である．

義手・義足の種類，パーツ（部品）の提案・選定を行う．

b. **個人・環境因子からみた切断部位の選択に関する因子**

- 切断および離断においては，病状や外傷の状況とともに生活にかかわるさまざまな因子が存在する．
- 将来，装着する義手，義足を常に念頭において，**切断部位の選択**を行う．
- 切断者について呼吸・循環機能，残存肢を含む頭頸部，体幹の機能，障害の受容などに関する**全身の状態**を考慮に入れる．
- **男性**の切断者に対しては，一般的に**外観より機能面を重視**する傾向にある．
- **女性**の切断者に対しては一般的に**外観や服装との関連を優先**させる傾向にある．
- **若年者**，とくに**小児期**においては，骨の成長を考慮し，切断よりも**関節離断を優先**させる．
- **高齢**切断者については，**末梢循環障害**による切断が多く**基礎疾患，全身状態，廃用症候群**に留意する．
- 原因疾患が**血行障害**に起因する際は，**創の治癒状況**や**生活習慣**に留意しながらプログラムを進める．
- 原因疾患が**悪性腫瘍**の場合，**化学療法**の計画や**副作用**の状況を考慮する．
- 畳や上がりがまち，和式トイレなど，わが国特有の生活様式や環境を理解する．
- 切断者の性別や**社会的役割**（社会人，学生，主婦/主夫）を考慮した義手・義足の選定が必要である．
- **移動手段**（自動車，電車，バスなど）に留意する．
- 趣味やスポーツなど**生活スタイル**に配慮する．
- 義肢導入にあたり，**経済的負担**を考慮した選択を行う．

2 切断離断部位の名称表記

- 和語では「大腿切断」や「股離断」など切断された肢節や離断された関節名が使用される．英語表記では，1993年，ISO（国際標準化機構）にて規定された，切断された骨名称を用いる表記が主流である（ISOホームページ参照）．なお，前腕は橈骨，下腿は脛骨の名称を用いる．
- しかし，それ以前の英語表記は，上肢では肘関節，下肢では膝関節よりの位置（関節より上：above，下：below）で表されていた．
  大腿切断：above knee amputation（A/K amputation）
  下腿切断：below knee amputation（B/K amputation）
- 臨床現場において，混雑して使用されていることがあるので注意が必要である．

3 上肢切断に対応する義手（図17-1）

a. **肩甲胸郭間切断 forequater amputation**（対応義手：肩義手）

- この切断は**肩甲骨，鎖骨**を含めて一側上肢を失った状態になるものである．
- **重症外傷か悪性腫瘍**で実施されるまれにしかない切断である．

▷ **身体的側面からの特徴**

- 切断側の**肩甲帯**の運動が欠落する．

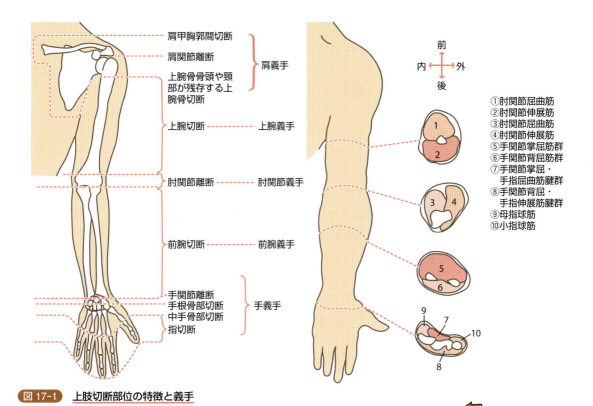

図 17-1　上肢切断部位の特徴と義手

- 義手の制御を行う**体内力源**としては，非切断側の**胸郭**，**肩甲帯の動き**と**体幹**の**側屈**が用いられる．

▷**義手装着，操作からの特徴**
- 切断側の動きが期待できないため，機能的実用性に乏しい．
- 装着時ソケットは，反対側の肩の**鎖骨**まで広げなければならない．
- ソケットは，**非切断側に強く固定**しなければならない．
- 上着着用のため義手は必要である．

b. 肩関節離断 shoulder disarticulation（対応義手：肩義手）
- 義手制御のため，**非切断側肩甲骨外転，胸郭の拡大運動**が利用される．
- 上腕骨頭に病変があるとき，肩関節離断術が選択される．

▷**身体的側面からの特徴**
- **肩甲帯**が残存している．
- 離断側の**肩甲骨**の外内転，挙上，下制が可能である．
- 筋の発達が悪い切断では，肩峰が突出したようになることがある．

▷**義手装着，操作からの特徴**
- 肩峰，烏口突起，鎖骨などの骨隆起に圧がかかることがある．

c. 上腕骨頭や頸部が残存する上腕切断（対応義手：肩義手）
- 上腕骨の動きは少なく，腕の長さが短いため，**肩関節機能**はほとんど期待できない．

▷**身体的側面からの特徴**

■肩甲胸郭間切断より，外観上良好な結果を得る．

■**三角筋**がある程度残存するため，肩部の盛り上がりを期待することができる．

▷**義手装着，操作からの特徴**

■**骨頭の残存**により，ソケットの適応性が向上する．

■上腕骨頸部の残存は，肩甲帯の横幅を拡大させ，肩甲骨の外内転，挙上，下制が容易となり，肩離断より**義手制御が向上する**．

d. **上腕切断** trans-humeral amputation（対応義手：上腕義手）

■米国では，機能的に断端の長さによって**上腕短断端** 30〜50%，**上腕標準型断端** 50〜90%，**上腕長断端**（90〜100%肘関節離断）に分類される（上腕断端長は腋窩でなく**肩峰を基本**としている）．

▷**身体的側面からの特徴**

■長断端であれば，上腕の**回旋能力**が残る．

■上腕短断端と上腕標準断端の場合，**上腕回旋可動域**は非切断側の約 1/2 である．

■肩関節屈曲・外転拘縮を生じやすい．

▷**義手装着，操作からの特徴**

■短断端のソケット適応は，断端を挟み込むためソケット上縁が高位となり**コントロールケーブル**の取り付け位置が変わる．

■短断端でもソケットとコントロールケーブルの工夫で上腕義手の機能を生かすことができる．

■長断端であれば，**吸着義手**の可能性がある．

e. **上腕顆部切断および肘関節離断** elbow disarticulation（対応義手：肘義手）

■小児期の肘関節離断は，骨端軟骨があるため**骨端線を温存**する．

▷**身体的側面からの特徴**

■上腕部の回旋運動は **120° 以上**である．

▷**義手装着，操作からの特徴**

■**能動単軸肘ヒンジ継手**により実用性が向上した．

f. **前腕切断** trans-radial amputation（対応義手：前腕義手）

■米国では，短断端の長さによって**極断端** 0〜35%，**短断端** 35〜55%，**中長断端** 55〜100%の区別がある．

▷**身体的側面からの特徴**

■極短断端は肘関節の**肘屈筋の筋力は半減**しているが**伸展力はほぼ残存**している．

■極短断端は**円回内筋の筋力が弱く**，上腕二頭筋残存の影響で**回外位**をとりやすい．

■短断端においては **60° の回旋運動**が可能である．

■中断端では，**120° の回旋運動**が可能である．

■肘関節屈曲拘縮を生じやすい．

▷**義手装着，操作からの特徴**

■ソケットの工夫により断端に残存した**回旋能力を向上**させることができる．

g. 手関節離断および手根骨部切断，中手骨部切断 wrist disarticulation, partial hand amputation（対応義手：手義手）

▷**身体的側面からの特徴**

■肘関節の**屈曲・伸展と回内・回外機能が残存**している．

■手根骨部，中手骨部の切断では，その動きが半減するものの**手関節運動が残存**している．

▷**義手装着，操作からの特徴**

■**橈骨および尺骨の茎状突起の一部を切除**することで，ソケットの適応性が向上する．

■中手骨切断の場合は，残存した**手関節運動**を義手の**コントロール源**として利用する．

h. 指部切断 finger amputation（対応義手：手指義手（義指））

■手の機能には**握り動作，つまみ動作，ひっかける動作**などの機能をできる限り残すよう，必要と考えられる部分は温存する．

■手の外科分野で機能を中心とした，機能再建手術がなされている．

④ 下肢切断に対応する義足（図17-2，図17-3）

a. 仙腸関節離断 sacroiliac amputation および腸骨切断 transiliac amputation（対応義足：半側骨盤切断用股義足）

■過去にハインドクウォーター切断，半側骨盤切断といわれていた．

▷**身体的側面からの特徴**

■とくに，仙腸関節離断については反対側の骨盤が切離されるため，**体重負荷が困難**となる．

■**胸郭下部**も補助的な**荷重部**である．

■ソケット懸垂部位として**非切断側腸骨稜上部**と**切断側対称部**が選択される．

■腹直筋，腹斜筋，腰方形筋が腹膜を包むように後方の大殿筋と縫合され，この外側下部が**荷重面**となる．

▷**義足装着，操作からの特徴**

■ソケットが胸郭下部に及ぶため，**和式生活**（畳・和式トイレなど）においてはソケットの圧迫が問題となる．

b. 股関節離断 hip disarticulation（対応義足：カナダ式股義足）

■股関節から**大腿骨頭がなくなる場合**（解剖学的股関節離断）と，**大腿骨頭や頸部が残存する場合**を含む．

▷**身体的側面からの特徴**

■解剖学的股関節離断（大腿骨の切除）の場合，**大殿筋**が後方より切断部を覆い荷重面となる．

■大腿骨頭頸部残存の場合，**内転筋の作用不全**により**股関節の外転・屈曲拘縮**を起こしやすい．

■小転子が残存する場合，腸骨筋機能が残存するのに対し，伸展筋（大殿筋）機能が半減するため**股関節屈曲拘縮**を起こす傾向がある．

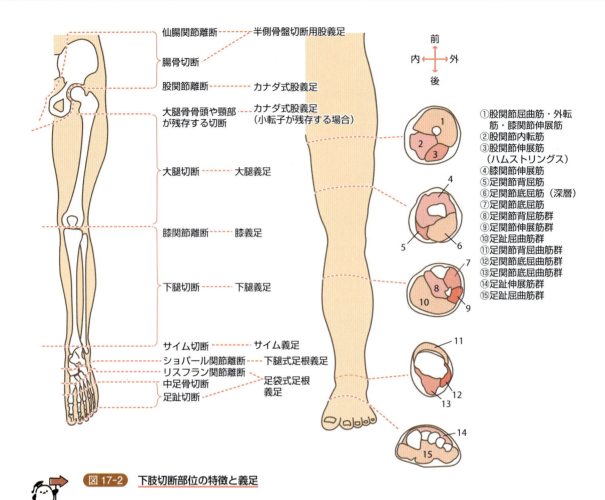

図 17-2　下肢切断部位の特徴と義足

- 早期の**内転・伸展方向への筋力強化**開始が必要である．
▷**義足装着，操作からの特徴**
- ソケットの懸垂固定は**両側腸骨稜の上部，切断下部の坐骨結節，大殿筋部**の3点により行われる．
- 股関節屈曲傾向が強いため，カナダ式股義足の股継手取り付け位置を**通常より前方**にする．
- 股継手取り付けが前方の場合，いす座位での義足膝部が**非切断側より前方へ突き出る**．

c. **大腿切断** trans-femoral amputation（対応義足：大腿義足）
- 切断した骨端部に，筋を固定する方法（**筋肉固定術**）が用いられ，筋肉の等尺性収縮が起こりやすくなる．
▷**身体的側面からの特徴**
- 大腿部の外側部と内側部，前部と後部の筋群を**生理的緊張が保てるように縫合**する方法が用いられる．
- 生理的緊張が保たれた断端は循環状態を保ち，筋肉の**等尺性収縮**によりソケッ

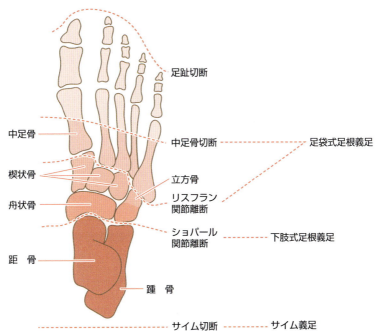

図 17-3　足部切断部位

トの懸垂が容易になる．
- **大腿短断端**は股関節離断例より，ソケットの適応感に優れる．
- 大腿骨が 3～5 cm 残存する短断端は，**断端の屈曲・外転（外旋）拘縮**を起こしやすい．
- 短断端は**内転筋の骨端部への縫合**と術後早期からの**内転方向の筋力強化**が必要である．

▷**義足装着，操作からの特徴**
- 大腿骨顆部上 5～8 cm 残存する長断端は，**遊脚相制御機能をもった膝継手**が取り付けられない．
- 長断端は，**ターンテーブル**＊を取り付けるスペースがない．
- 長断端は**断端末荷重**に適し，膝の操作性が**リンク膝継手**を用いることで向上する．
- 短断端は，ソケットの適応手技の進歩により大腿切断として十分な機能をもつ．

d. **膝関節離断** knee disarticulation（対応義足：膝義足）

▷**身体の側面からの特徴**
- 手術的侵襲が少なく，**高齢者**に適する．
- 大腿の**屈筋群，伸筋群**の機能を十分に保つことが可能となる．
- 小児の場合は，成長に影響を及ぼさないよう**骨端線を残存**させる．
- 循環障害が存在する例では，**創の治癒遅延**が生じる場合がある．

▷**義足装着，操作からの特徴**
- 断端が長く大腿骨顆部の残存により，**前後および回旋方向の安定性**が得られる．

継手の意味
生体の関節に相当する人工の関節のことをいう．切断者の残余筋力のコントロール下におかれる．

＊**ターンテーブル**　義足の長軸回りの回旋運動を可能にする補助装置である．大腿義足ではソケットと膝継手の間に取り付けられ，ロックを解除すると膝継手以遠を回旋することができる．断端とソケットの間の回旋運動を代償するもので，あぐら，横座り，靴の着脱などに有用である（図17-4）．

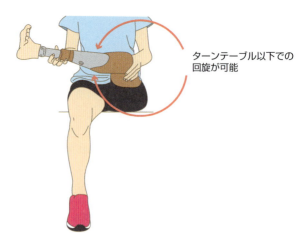

図 17-4 ターンテーブルのロックを解除した靴着脱時の様子

- 断端末荷重が可能なため**膝立ち**，**膝歩き**や**立位感覚**のフィードバックに優れている．
- 大腿骨顆部の膨隆により，ソケットの懸垂が良好である反面，適合が困難である．
- 立脚相，遊脚相制御機能をもつ膝継手の取り付けが困難である．

e. **下腿切断** trans-tibial amputation（対応義足：下腿義足）
- 下腿切断の理想的な断端長は，一般的には **12〜15 cm** である．

▷**身体的側面からの特徴**
- 腓骨と脛骨は，**同じ長さで切断**する．
- 下腿中下 1/3 部の切断は，**末梢循環障害者には不適**であり，また**女性**においても外観の点で**不適**である．
- 膝関節の機能は，ほぼ**完全に残存**している．

- 股関節屈曲・膝関節屈曲拘縮を起こしやすい．

▷**義足装着，操作からの特徴**
- 長断端は，義足制御の点から不要であるとされるが，最近では状況によって選択される場合がある．

f. **足部切断** partial foot amputation（サイム切断 Syme amputation，ショパール関節離断 Chopart disarticulation，リスフラン関節離断 Lisfranc disarticulation，中足骨切断 trans-metatarsal amputation，足趾切断 toe amputation）
- 対応する義足は，サイム切断の場合**サイム義足**，ショパール関節離断，ピロゴフ切断，ボイド切断では**下腿式足根義足**，リスフラン関節離断や中足骨切断では**足袋（たび）式足根義足**が用いられる．

⑤ **人名などで呼ばれる切断**（図 17-5）

a. 上肢での切断

① **クルーケンベルグ切断** Krukenberug amputation
- **前腕部**での切断である．

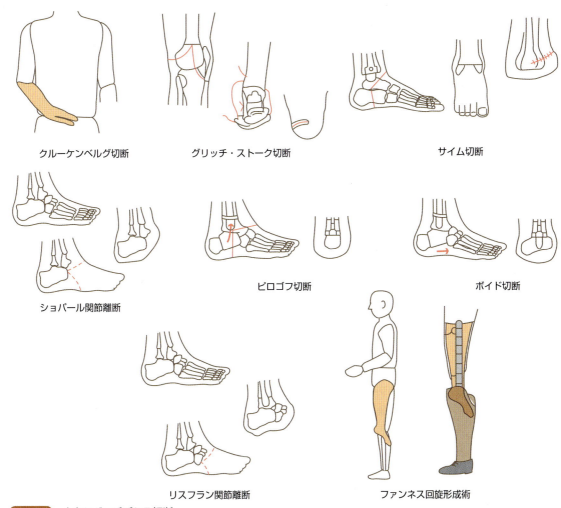

図 17-5 人名などで呼ばれる切断

- 橈骨，尺骨間を縦に二分割して，**前腕部の回内回外で断端の開閉**を行いものを把持する．
- **視覚障害者**切断者，**両上肢先天奇形**例などに有用である．

b. 下肢での切断

①**グリッチ・ストーク切断** Gritti-Storkes amputation（対応義足：膝義足）
- **大腿部遠位**の切断である．
- 大腿骨の下端と膝蓋骨に**骨癒合**を起こさせ，**断端末の荷重**を目的とする．
- **骨癒合**の期間を要するため，義足歩行までに長時間を有する．
- 断端末での荷重は，正常の体重支持点に近い線上で断端支持ができ，**腰椎前彎の増強を防止**できる．
- 断端末荷重は床反力を直接断端に感じるため，膝継手の安定性が向上し義足の制御が容易になる．

②**サイム切断** Syme amputation（対応義足：サイム義足）
- 足部の切断である．
- 脛骨下端において**内果，外果ともに骨隆起の一部を切断**し，足底の皮弁で覆い**断端に荷重性**をもたせる．
▷**身体的側面からの特徴**
- 断端に荷重が可能であり，**和式生活様式**に有利である．
- 断端の状況が安定している．
- **4～7 cm の脚長差**を生じる．
- **外観が不良**で，一般的には女性には不向きといわれている．
▷**義足装着，操作からの特徴**
- 断端が長いため，**正常に近い歩行**が獲得できる．
- 断端末が膨隆しているため**ソケットの懸垂が容易**である．
- 義足装着方法と適合を得ることが困難である．

③**ショパール関節離断** Chopart disarticulation（対応義足：下腿式足根義足）
- 足部の切断である．
- 距骨と踵骨前方，ショパール関節部の離断である．
- 筋の不均衡により尖足・内反足変形を起こしやすい．

📎**memo**
長短腓骨筋を切離した場合：内反変形
前脛骨筋・長趾伸筋を切離した場合：尖足

④**ピロゴフ切断** Pirogoff amputation（対応義足：下腿式足根義足）
- 足部の切断である．
- **踵骨の後半部を回転**させて脛骨下端部に骨癒合させる．
- 骨癒合の期間を要するため義足歩行までに長時間を有する．

⑤**ボイド切断** Boyd amputation（対応義足：下腿式足根義足）
- 足部の切断である．
- 距骨を摘出し，**踵骨を前方**へずらして脛骨下端と踵骨間に骨癒合させる．
- 骨癒合の期間を要するため義足歩行までに長時間を有する．

⑥**リスフラン関節離断** Lisfranc disarticulation（対応義足：足袋式足根義足）
- 足部の切断である．
- 足根骨群と中足骨群間のリスフラン関節部の離断である．
- 筋の不均衡により**尖足，内反足変形**を起こしやすい．

memo
ショパール関節離断と同様の理由により尖足や内反足変形を起こす．しかしショパール関節離断よりも残存する筋があるため，内反変形は生じにくい．

⑦**ファンネス回旋形成術** Van Nes rotaion plasty
- **下部脛骨を 180°回旋**させ，大腿骨に接合させる特異な切断法である．
- **足関節**は，**膝関節**として機能することになる．

6 骨腫瘍の手術療法（図 17-6）

- 良性腫瘍で病的骨折の危険性がある場合に選択される．
- 悪性腫瘍で患肢を温存する場合に選択される（患肢温存術，p.202）．

a. **良性腫瘍**

①腫瘍内切除術
- 骨皮質の一部を開窓して腫瘍組織を完全に搔爬する術式である．

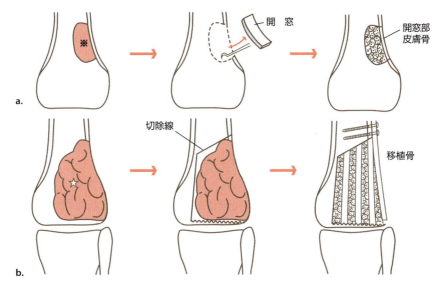

図 17-6　良性骨腫瘍に対する手術療法
(a) 腫瘍内切除術（掻爬），骨移植術（※印：非骨化性線維腫）．(b) 腫瘍辺縁部切除術（準切除術）（☆印：骨巨細胞腫），骨移植術．

②腫瘍周辺部切除術
- 腫瘍周囲の健常組織を含めて摘出する術式である．

b. 悪性腫瘍
①広範切除術
- 腫瘍の反応層より外側で腫瘍を切除する術式である．

B　切断手術における各種の処置

- 断端は，義肢装着により今まで経験しなかった新しい環境に遭遇する．
- 義肢装着，操作に適した断端は，①**皮膚の処置**，②**血管の処置**，③**神経の処置**，④**骨の処置**，⑤**筋肉の処置**，を良好な状態に保つことが原則である．
- 各切断手術には，それぞれ決められた処置方法がある（ここでは，下肢切断について記載）．

1 切断手術における皮膚の処置

- 皮膚の処置の目的は，切断手術後の適度な**皮膚の可動性**と，**緊張性の確保**である．
- 切断時に縫合する皮膚，筋肉などを総称して**皮膚弁**という．
- 血行障害の有無，荷重の程度により，処置方法が選択される．
- 断端に体重負荷が予想される場合は，**負荷面に手術創を形成しない**．
- 上肢断端の場合は，**前後皮膚弁は同じ長さ**とする．
- 大腿および下腿切断で，断端末で体重負荷をしない場合は，**手術創が骨断端の**

後方へくるように前後にほぼ等長の魚口状皮膚弁をつくる.

- 循環障害がある場合は，良好な血行がみられるほうの皮膚弁を長く用いる.
- 循環障害のある下腿切断の場合は，**後方皮膚弁**を長く残存させ用いる（手術創が前下部にくる）.
- 股関節離断，サイム切断では後方皮膚弁を長く残存させ用いる.
- 膝関節離断，グリッチ・ストークス切断では**前方皮膚弁**を長く用いる.
- 血行障害による切断の場合は，皮膚弁を可能な限り愛護的に扱う.

▷ 理学療法士が留意するポイント

- 断端皮膚は，常に清潔に保ち，とくに**感染に注意**する.
- **創部の回復状況**について経過を観察する. とくに疾患等により，循環障害がみられる場合，抜糸が遅れる場合もあるため，主治医からの情報収集を密に実施する.
- **皮膚温の変化**がある断端には，疼痛が生じる場合がある.
- 断端における**皮膚炎**などに注意を払う.
- **荷重面と術創部の状況**は，常にチェックする.

① 半側骨盤切断の場合

- **皮切**（皮膚の切離）は，恥骨結合から鼠径靱帯，腸骨稜に沿って腸骨後上棘のところから大転子を通り大殿筋皺襞に沿って後方の坐骨結節に達し会陰にいたる.

② 股関節離断の場合

- 前方の皮切は，上前腸骨棘の下から鼠径靱帯まで.
- 内側は，坐骨結節部下 5 cm を横切する.
- 外側の皮切は，転子下 8 cm である.

③ 大腿切断の場合

- 前方皮膚弁を後方皮膚弁よりやや長く残存させる.

④ 膝関節離断の場合

- 前方に長い皮膚弁を残存させる.

⑤ 下腿切断の場合

- 通常，皮膚に対して直角に行う.
- 外傷，腫瘍などの場合は，前後の長さがほぼ同じになるように**魚口状切開**を行う.
- 血管障害の場合は，前方より長くした後方皮弁が用いられる.

⑥ サイム切断の場合

- 外果遠位から脛骨下端を通り，内果遠位端から 1.5 cm のところを皮切する.
- これにより足底部の長軸に対して皮切が直角になる.

② 切断手術における血管の処置

- 切断手術おける血管の処置の目的は，手術後，創の治癒に影響を与えたり感染源となる**血腫形成**を防ぎ，**止血処理**を行うことである.
- **結紮**とは，血管をしばって血行を止めることである.

B　切断手術における各種の処置　　215

- 大きな動脈や静脈は，**二重に結紮**を行い切断する．
- 周囲に残存する軟部組織層の剝離は避ける．
- 骨の断端より**1〜2 cm 近位**で結紮し切断する．
- ドレーンは，手術創縁を避け，**近位部から挿入**する．
- **ドレーン**とは，液体の除去を容易にするために，創や内腔に挿入する管のことである．

③ 切断手術における神経の処置

- 神経の処置の目的は，**断端神経腫の形成予防**と，太い神経に伴走する血管からの**出血防止**である．
- 神経の切断は，神経を軽く**遠位部に牽引**しながら鋭利なメスで切断する．
- 神経断端が，刺激の少ない**軟部組織内**に存在すれば，疼痛の原因とはならない．
- 不良な瘢痕組織内に**神経断端が存在**したり，神経断端自体が**挫滅**していたりすると，軽い圧迫で鋭い痛みを起こしうる．
- ▷**理学療法士が留意するポイント**
- **断端神経腫**の形成は，**幻肢痛**の原因となる場合がある．
- **断端部の疼痛**は，**断端神経腫**を疑う．

> memo
> 断端神経腫 amputation neuroma：断端部神経の非腫瘍性の増殖．

④ 切断手術における骨の処理

- 骨の処理の目的は，骨形成術と断端に体重が負荷される際の**皮膚の突き上げ防止**と，骨膜の架橋形成による**負荷性獲得**などがある．
- 断端部皮膚の創傷形成の危険がある温存した骨の粗い端を滑らかにすることを**骨形成術**という．
- 成長期にある小児切断の場合は，切断術を受けても**成長が続く**ことを考慮する．
- 切断された骨に，新たな**骨が新生**する場合がある．
- 下腿切断では，**脛骨前面を斜めに切り落とし**，**腓骨外側を丸く**する．
- 断端負荷性獲得のため，脛骨腓骨間の骨膜で**架橋形成**が行われることがある．
- ▷**理学療法士が留意するポイント**
- 断端末に疼痛の訴えがあった場合，**骨の新生**を疑う．
- ①**半側骨盤切断の場合**
- 前方は恥骨結合，後方は仙腸関節の近くで腸骨を垂直に切る．
- ②**大腿切断の場合**
- 横切された骨にヤスリをかけ**丸み**をつける．
- とくに大腿ソケット適応のため**外側前部**で丸みをつける．
- ③**膝関節離断の場合**
- 大腿骨顆部の隆起および顆部の後方突出部を切除する．
- ④**下腿切断の場合**
- 脛骨端は前面を 45〜60°の角度で**斜めに切り落とす**．
- 腓骨は過去 4〜5 cm 短く切断されるとされていたが，最近では男性の場合，同じ高さで切断することがある．

- 下腿短断端では，**腓骨を切除**する．
- 脛骨腓骨間の接合術は，症例に応じて選択される．

⑤**サイム切断の場合**
- 脛骨関節面直上で，腓骨とともに切断される．

5 切断手術における筋肉の処置 （図 17-7a〜d）

- 筋肉の処置の目的は，切断する筋肉に可能な限り**切断前と同様の緊張**をもたらすことである．
- 筋肉を切断後，筋膜のみの縫合を行うと，筋の機能が失われ，萎縮や局所の循環機能の低下をきたす場合がある．

a. 筋膜縫合法 myofascial suture
- 切断手術で，切断された**筋膜を縫合**する方法である．
- 縫合された筋膜は，骨断端を覆う結果となり，**近位部に短縮し萎縮**する．
- 断端は，次第に**円錐形**となる．

b. 筋肉形成術 myoplasty
- 切断された**筋肉を縫合**することである．
- 断端部で内側にある筋肉と外側にある筋肉，および前後の筋肉どうしを縫合する．
- 縫合した筋肉どうしが骨断端を覆い，適度な緊張保持がある程度の**筋萎縮予防**に役立つ．

c. 筋肉固定術 myodesis
- 骨断端に開けた**孔に筋肉を固定**する方法である．
- 近年，筋膜内側のみを骨に縫合し，断端の骨を覆うように相対する筋膜どうしを縫合すべきであるとされている．

①**半側骨盤切断の場合**
- 腹筋，腰方形筋が鼠径靱帯とともに残存する．
- 最後に大殿筋弁が前の腹筋と縫合される．

②**股関節離断の場合**
- 前方では縫工筋が上前腸骨棘より外される．
- 大腿直筋が外される．
- 腸腰筋が小転子より外される．
- 内方では薄筋，長・短内転筋が恥骨より外される．
- 外方では中殿筋が大転子，大腿筋膜張筋は大殿筋より外される．
- 後方大殿筋は殿筋粗面，股関節外旋筋大腿骨，大腿二頭筋，半腱・半膜様筋も坐骨からより外される．
- 最後に大殿筋を恥骨に結合する．

③**大腿切断の場合**
- 直接骨に固定し骨端部を覆うように縫合される．
- 内側内転筋と外側の大腿筋膜張筋，外側広筋を縫合し，つぎに前方の大腿直筋，内側広筋と後側の半腱・半膜様筋，大腿二頭筋を縫合する．

a. 筋膜縫合術 myofascial suture　　b. 筋肉形成術 myoplasty

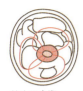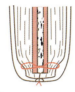

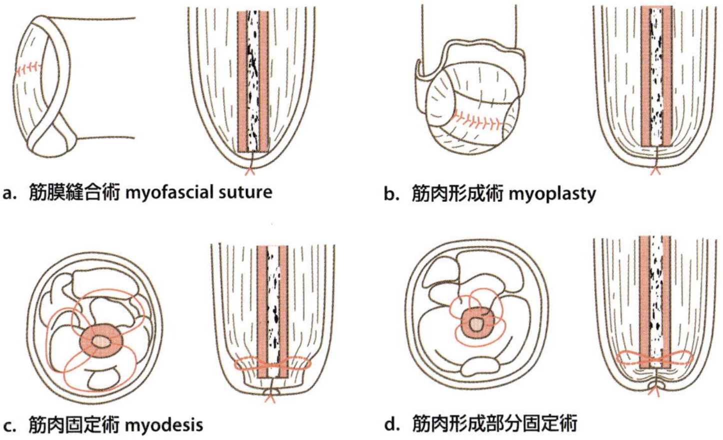

c. 筋肉固定術 myodesis　　d. 筋肉形成部分固定術

図 17-7 切断手術における筋肉の処置

[陳隆明：義肢装具のチェックポイント，第 9 版（日本整形外科学会　日本リハビリテーション医学会監），切断とリハビリテーション治療，p.52，医学書院，2021 より許諾を得て改変し転載]

- 最終的に前方の大腿四頭筋で骨端部を覆う方法や，後方のハムストリングスで骨端部を覆う方法がある．

④膝関節離断の場合
- 膝蓋靱帯を十字靱帯に結合もしくは，ハムストリングスを十字靱帯または関節包に結合する．

⑤下腿切断の場合
- 後方皮弁を用いる際，後脛骨筋やヒラメ筋を切離する方法がある．
- **血行障害**では**筋固定は禁忌**とされており，**筋形成術**を行う．

⑥ショパール関節離断の場合
- 背屈筋である前脛骨筋が切離されることに対して主たる足底屈筋は残存するため，**尖足**を起こしやすい．
- 長短腓骨筋付着部が切離されるため，**内反変形**を起こしやすい．

d. 筋肉形成部分固定術 osteo-myoplasty
- 筋肉を切断前に近い緊張度で縫合し，生理的な状態におこうとする方法である．
- 筋肉の内層部のみを骨端部に縫合し，断端の骨を覆うように相対する筋腹どうしを縫合する方法である．
- 従来の筋膜縫合より血管や筋活動に与える影響が優れている．

学習到達度自己評価問題

1. つぎの（　）に適当な語を入れよ.
   - 四肢, 手指, 足趾が途中で切り離されることを（　　　　）といい, 関節の部分で切り離されることを（　　　　）という.

2. 切断部位の選択に関する個人要因で誤っているのはどれか.
   a. 一般的に男性の切断者に対しては, 外観より機能面を重視する.
   b. 一般的に女性の切断者に対しては, 外観や服装との関連を優先させる.
   c. 若年者, とくに小児期においては, 骨の成長を考慮し, 骨幹部離断を優先させる.
   d. 高齢切断者については, 廃用症候群の存在に留意する.
   e. 原因疾患が血行障害に起因する際は, 創の治癒状況や生活習慣に留意する.

3. 上肢切断についての説明で誤っているのはどれか.
   a. 肩甲胸郭間切断（フォークォーター切断）は, 肩甲骨, 鎖骨を含めて一側上肢を失った状態になるもので, 対応する義手は, 肩義手である.
   b. 上腕切断における切断側身体的側面からの特徴としては, 上腕に回旋機能が残存する.
   c. 肘部の切断は, 肘関節離断と上腕顆部切断が分類され, 肘義手を用いる.
   d. 手根骨・中手骨部の切断では, 手関節の運動が消失している.
   e. 指部の切断では, 握り動作, つまみ動作, ひっかける動作などの機能をできる限り残す考慮をした切断, 離断が実施される.

4. 下肢切断についての説明で誤っているのはどれか.
   a. 骨盤部での切断は, 半側骨盤切断用股義足が用いられるが, 和式生活においてはソケットの圧迫が問題となる.
   b. 股関節離断に対応する義足は, カナダ式股義足である.
   c. 大腿切断において大腿骨が 3〜5 cm 残存する短断端は, 断端の伸展・内転拘縮を起こしやすい.
   d. 膝関節離断は, 断端が長く大腿骨顆の残存により, 切断側の安定性が得られる.
   e. 下腿切断において下腿中下 1/3 部の切断は, 末梢循環障害例や外観の点で女性に不適である.

5. 手術における各種の処置において誤っているのはどれか.
   a. 大腿および下腿切断で, 断端末で体重負荷をしない場合は, 手術創が骨断端の後方へくるように前後にほぼ等長の魚口状皮膚弁をつくる.
   b. 切断手術における血管の処置において, 大きな動脈や静脈は二重に結紮を行い切断する.
   c. 切断手術における神経の切断は, 神経を軽く遠位部に牽引しながら鋭利なメスで切断する.
   d. 骨の処理の目的は, 骨形成術と断端に体重が負荷される際の皮膚の突き上げ防止と, 骨膜の架橋形成による負荷性獲得などがある.
   e. 切断手術における筋肉固定術とは, 内側にある筋肉と外側にある筋肉, および前後の筋肉どうしを縫合する方法である.

義肢，切断と評価

18 切断者の評価① 全体的評価

一般目標
1. 切断の理学療法評価の目的を理解する．
2. 術前，術後の適切な理学療法評価の選択を理解する．
3. 術前，術後の理学療法評価の実施方法を理解する．

行動目標
1. 切断の理学療法評価の目的を説明できる．
2. 切断部位および併存疾患にあわせて術前，術後の適切な理学療法評価を選択できる．
3. 術前，術後の理学療法評価を実施できる．
4. 実施した理学療法評価より問題点を抽出できる．

調べておこう
1. 糖尿病，末梢動脈疾患（PAD）の病態を調べよう．
2. バイタルサインの基準値を調べよう．
3. 加齢による心身機能の変化（筋力，心肺機能，心理）を調べよう．

PAD：peripheral arterial disease

A 理学療法評価の目的

- 切断の理学療法評価は包括的であり，評価から得られた多くの情報をもとに理学療法が実践される．
- 評価の主軸をなすものとして，①全身および断端の運動機能の評価，②切断原因および**併存疾患***comorbidity（表 18-1）に関連した評価，③四肢の欠損により生じる心理面の評価である．
- これらの理学療法評価を通して，表 18-2 に示す目的を達成し，目標に向けて対象者を導く必要がある．

***併存疾患** 原疾患（切断）とあわせて存在するもので，予後に大きな影響を及ぼすものである．切断者においては，関節炎，側彎，皮膚疾患なども含まれる．

B 理学療法評価

表 18-2 の目的を達成するために，一般情報および理学療法士による問診，検査測定が実施される．理学療法評価は，術前と術後（術後早期，義肢装着前，仮義肢装着時，本義肢装着時）に分けて実施する．各期における評価項目を表 18-

表 18-1　ハザード比と併存疾患指数（comorbidity score）

Variable	ハザード比	Updated Weight	Charlson Weight
男性	1.28		
65 歳以上	4.40		
チャールソン併存疾患			
心筋梗塞	0.99*	0	1
うっ血性心不全	1.91	2	1
末梢血管疾患	1.10*	0	1
脳血管疾患	1.10*	0	1
認知症	2.39	2	1
慢性肺疾患	1.28	1	1
リウマチ性疾患	1.30	1	1
消化性潰瘍疾患	1.08*	0	1
軽度の肝臓疾患	1.94	2	1
慢性合併症のない糖尿病	1.12*	0	1
慢性合併症を伴う糖尿病	1.22	1	2
片麻痺か対麻痺	2.26	2	2
腎疾患	1.43	1	2
白血病やリンパ腫を含む悪性腫瘍	2.28	2	2
中等度，重度の肝臓疾患	3.83	4	3
転移性充実性腫瘍	6.01	6	6
エイズ	3.69	4	6
最大の併存疾患スコア		24	29

* $p>0.05$

チャールソン併存疾患指数（Charlson comorbidity score）は併存疾患から予後を予測するスコアである．アップデート（Updated Weight）されたスコアは，日本を含む先進 6 ヵ国における院内死亡率を予測する上で開初当初の指数（Charlson Weight）よりも優れている．

ハザード比は，相対的な危険度を客観的に比較する指標である．ハザード比が大きいと危険度が増し，たとえば 1.91 のハザード比では，死亡率を 91% 上昇させる．

[Quan HI, Li B, Couris CM, Fushimi K, Graham P, Hider P, Januel JM, Sundararajan V：Updating and validating the Charlson comorbidity index and score for risk adjustment in hospital discharge abstracts using data from 6 countries. *Am J Epidemiol* 173：676-682, 2011 より引用]

表 18-2　切断者における理学療法評価の目的

①切断原因と併存疾患を把握する
②全体像を把握する
③全身および断端の運動機能を把握する
④社会的背景を把握する
⑤心理面を把握する
⑥問題点を把握する
⑦予後を予測する
⑧目標設定の根拠とする
⑨理学療法プログラムの立案および実施にあたっての危険性や禁忌を把握する
⑩義肢の適応の判断と義肢の種類を選択する

3 に示した．

1　一般情報

　一般情報の収集は，カルテおよび他部門からの情報収集となる．併存疾患の情報収集もこのときより開始する．また，併存疾患として糖尿病のある対象者の場合は，血糖のコントロール状態を把握しておく．

表 18-3 理学療法評価項目と評価時期

評価項目	大項目	小項目	術前評価	術後評価：術後早期	術後評価：義肢装着前	術後評価：仮義肢装着	術後評価：本義肢装着
一般的情報	医学的情報	診断名および障害名	○				
		現病歴	○				
		切断高位および術式	◎	◎			
		既往歴	○				
		薬物療法	○	○	○	○	○
		各種検査結果	○	○	○	○	○
		他職種からの情報	○	○			
	社会的情報	社会的役割・職業	○		○		
	（患者および家族のサポート体制）	家族構成およびキーパーソン	○	○			
問診	障害にかかわる情報	障害歴	◎				
		補装具の使用	◎				
	健康全般	全般的な健康状態	○	○			
		体重減少・増大	○	○	○	○	○
	将来の職業およびライフスタイル	希望	◎	○			
		家屋環境	○		○		
全身状態	バイタルサイン	脈拍，血圧，呼吸	○	○	○	○	○
	視診・触診（潰瘍・感染）	皮膚の状態	○	○	○	○	○
		パッチテスト	○				
	形態測定	身長，体重，四肢長	○	○	○	○	○
		周径	○	○	○	○	○
	感覚	表在・深部感覚	○	○			
身体面	断端管理	創の状態		◎	◎	◎	◎
		断端部の浮腫の状態		◎	◎	◎	◎
		ドレッシング方法		◎	◎	○	○
	疼痛	断端痛		◎	◎	○	○
		幻肢痛		◎	◎	○	○
		その他の疼痛（腰痛など）	◎	◎	○	○	○
		幻肢感覚		◎	○	○	○
	関節可動域	切断側	◎	◎	◎	◎	◎
		健側（上肢・下肢）・体幹	◎	◎	◎	◎	◎
	筋力	切断側	◎	◎	◎	◎	◎
		健側（上肢・下肢）・体幹	◎	○	◎	◎	◎
	姿勢（ポジショニング）	切断側	○	◎			
		健側（上肢・下肢）・体幹	○		○	○	○
	移動・移乗/機能レベル	車いす駆動・歩行能力	◎		◎	◎	◎
		バランス	◎		◎	◎	◎
		持久力および疲労	◎		◎	◎	◎
心理面	心理的機能（問診を含む）	予期される心理面の問題	◎				
		心理面の反応（憂うつ，依存性，恐怖）		◎	◎	○	○
	人生・生活面	職業・家庭の役割	○		○	○	○

*○印と◎印が評価時期を示しており，とくに◎印が重要となる評価項目である．

2 問 診

問診内容は，**表 18-3** に示したが，問診を通して以下のことを把握するように努める．

①認知面および学習面
- 認知面と学習面に問題がないかを把握し，義肢の装着と利用が可能であるか否かを判断する．

■ 術前において，理学療法士によるオリエンテーションへの注意力のレベルをみる．注意力は断端管理，非切断側の保護にもかかわる．

②心理面

■ 切断後には，長期のうつ状態を引き起こすことがある．そのため，術後にチームとして心理面の配慮が必要か否かを術前に判断する．

③安全面への認識

■ 安全面への配慮ができるか否かを判断する．

④理学療法サービスに対する関心および必要性

■ 対象者自身が理学療法に対して必要性を感じているのか，また理学療法士に対し好意的か否かを判断する．

⑤義肢の必要性

■ 義肢の適応があるか否かを判断する．これは義肢作製後に継続的に使用しない場合もあり，不要な義肢作製を控えるためである．

⑥職場復帰，家庭復帰のための障壁

■ 職場環境や家屋環境，経済状況を把握し，義肢使用のための環境が整っているかを判断する．

■ 復帰にあたって要求される機能レベルを把握する．

⑦家族および利用可能な支援体制

■ 家族による介護，介助が可能であるか，さらに利用可能な行政サービスがあるかを判断する．

③ 全身状態

全身状態の評価は，併存疾患を抱える対象者に対して，リスク管理を行うために必要である．

a. バイタルサイン

■ **バイタルサイン**は，理学療法評価とエクササイズに際し，実施可能か否かの判断と運動負荷量の設定に必要なため評価する．

① 脈拍，血圧，呼吸回数は，術前，術後の理学療法評価とエクササイズ実施の前，中，後，5 分後に測定する．

RPE：rating of perceived exertion

② 適切な運動負荷量で実施するために，**自覚的運動強度**（**RPE**）である 15 ポイントの**ボルグスケール** Borg scale を使用し，疲労感や息苦しさなどを聴取する．

③ 心臓疾患のある切断者の運動では不整脈の誘発が認められることがある．そのため，必要に応じて心電図でモニタリングをする．

ABI：ankle-brachial pressure index

④ **糖尿病，血管原性**による切断者では，足関節上腕血圧比（ABI），四肢血管の脈拍の大きさを評価する．

■ 足関節上腕血圧比の検査結果をカルテから情報収集する．ABI は，足関節収縮期血圧（後脛骨動脈または足背動脈）を上腕収縮期血圧（左右の高い値）で除して算出する．ABI の低下は，心臓と足関節との間に閉塞性動脈疾患（ASO）

ASO：arteriosclerotic obliteration

の存在を示唆する．ABI が 1.0 以上で正常，0.9 以下で ASO 疑いとなる．

■ 切断側のみではなく，非切断側の脈拍も評価し，脈拍の大きさの左右差，上下

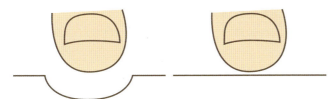

a. 指を離したあとも圧痕が残る圧痕性浮腫
b. 圧痕が残らずに速やかに回復する非圧痕性浮腫

図 18-1 圧痕性浮腫と非圧痕性浮腫の違い

肢で差があるかをみる．
- カルテの記載は，0（欠損），＋1（減少），＋2（正常），＋3（増大）の4段階で行うとよい．

b. 視診，触診
- 切断者では，断端部のみではなく全身の皮膚の状態を評価する．とくに糖尿病，血管原性による切断者では，潰瘍や感染の問題もあり必須である．

①皮膚の状態
- 糖尿病，血管原性による切断者では，創をつくりやすく，治癒も遅延することが多いため，理学療法や義肢装着の障壁となる場合がある．そのため，術前，術後に評価が必要である．
- 評価方法のポイントは以下のとおりである．
  - 切断側のみではなく，非切断側と体幹の皮膚の状態も観察する．
  - 視診では，皮膚の色（赤み，青白い，灰色，紫色など），創（断端の術創を含む），水疱形成などに注意して観察する．
  - 皮膚の状態を観察し，定期的に評価，記録する．必要に応じてスケッチやデジタルカメラなどの画像で経過を記録するとよい．
  - 皮膚の視診のみではなく，触診にて皮膚温を確認する．
  - カルテへの記載は，正常，温かい，冷たいで記載するとよい．
  - 切断肢と非切断肢の浮腫を視診，触診で確認する．浮腫は母指で圧迫して，圧痕性浮腫（pitting）と非圧痕性浮腫（non-pitting）を確認する．圧痕性浮腫は圧迫により陥凹が残る（図 18-1a）．非圧痕性浮腫は圧迫による陥凹が残らない（図 18-1b）．圧痕性浮腫は細胞間質に水が貯まっている状態を示し，水は自由に移動できるため指で圧迫すると陥凹が残る．非圧痕性浮腫は水も貯まっているが，血漿由来の物質（ムコ多糖類，蛋白質）の蓄積や炎症細胞の浸潤により水が自由に移動できない状態になっている．

②パッチテスト
- 切断では，義肢装着や創部の治療に人工物と接することで，接触性皮膚炎を起こすことがある．そのため，術前に皮膚の感受性をみるために**パッチテスト**＊を行う．
- 評価方法のポイントは以下のとおりである．
  - 問診にて，人工物への感受性の高さを聴く（例：絆創膏かぶれ，金属アレルギーなど）．

---

memo
局所性浮腫には，圧痕性を示す静脈性や初期のリンパ性浮腫，非圧痕性を示す外傷性やリンパ性浮腫（初期を除く）がある．全身性浮腫は，低アルブミン血症や心不全，腎不全などで認められ，圧痕性浮腫を示す．

＊パッチテスト（貼布試験）
アレルギー性接触性皮膚炎の原因を解明するための検査である．原因と思われる（予測される）物質を皮膚に貼付し，炎症反応を観察するテストである．

表 18-4 年齢層別にみた身体の部分重量比

年齢	高齢者（61〜86歳）		アスリート（18〜24歳）		学童（9〜15歳）	
男女	男性	女性	男性	女性	男性	女性
頭部	9.1	8.8	6.9	7.5	9.8	9.5
胴体	49.7	49.3	48.9	45.7	46.6	46
上腕	2.5	2.5	2.7	2.6	2.4	2.4
前腕	1.7	1.6	1.6	1.5	1.5	1.4
手	0.8	0.6	0.6	0.6	0.9	0.8
大腿	9.2	9.8	11	12.3	10.7	11.2
下腿	4.7	4.8	5.1	5.3	4.7	4.7
足	1.7	1.5	1.1	1.1	1.8	1.7

単位：％

[岡田英孝ほか：日本人高齢者の身体部分慣性特性，バイオメカニズム13．125-138，東京大学出版会，1996．阿江通良，湯海鵬，横井孝志：日本人アスリートの身体部分慣性特性の推定，バイオメカニズム11．23-33，東京大学出版会，1992．横井孝志，渋川侃二，阿江通良：日本人幼少年の身体部分係数，体育学研究 31：53-66，1985 より作成]

- パッチテストの準備として，病院，施設で使用される絆創膏類，ソケット材質を用意する．
- 用意した材質を非切断側上腕・大腿内側面および腹部などに貼付し，24〜48時間後の皮膚の反応をみる．
- 皮膚の状態を観察し，発赤などが認められた場合には，医師や義肢装具士などへ結果を連絡する．

c. 形態測定（身長，体重，四肢長，周径）

- 術前では，栄養状態や筋肉量を評価するために行う．
- 術後には，断端の成熟度の判定や義肢の長さの決定のために非切断側を含めた**形態測定**を行う．

①身長

- 身長を立位または臥位にて，身長計やメジャーを使用し計測する．
- なお，片側下肢切断の場合には，身長計測は可能であるが，両側下肢切断の場合には，問診より得るか，代替として指極*で計測する．

*指極　両側肩関節を90°外転して，上肢を伸ばしたときの指尖間の距離を身長とするものである．

②体重

- 切断者では，併存疾患や術前，術後の機能障害により，体重の増減がみられることがある．そのため，実測または推定した体重計測が必要となる．
- 肥満者では，体格指数である **BMI（body mass index）*** を算出する．
- 切断後の体重測定は，年齢や活動状態を考慮し欠損肢の重量を含めて求める．欠損肢の重量は，部分重量比（**表18-4**）を参考に％断端長より算出する．
- 切断後の運動療法の際に，あらかじめ体重や栄養の指標（アルブミン：ALB，総蛋白：TP，総コレステロール：T-CHO）を確認する．とくに高齢者や術前からの低栄養状態の患者の場合は，運動負荷量を設定する際にエネルギー消費量がエネルギー摂取量を上回らないようにモニタリングする．

*BMI（body mass index）
BMI＝体重（kg）/身長（m）^{2}

ALB：albumine
TP：total protein
T-CHO：total cholesterol
TLC：total lymphocyte

③四肢長（断端長は第19章を参照のこと）

- 術前に四肢長を測定し，左右差（脚長差）を確認しておく．この四肢長のデー

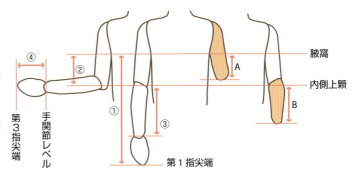

> 図18-2 ● 上肢長，下肢長の測定部位と測定方法

〈非切断肢の場合〉
①上肢実用長：測定側は非切断側とし，上肢腋窩下縁から第１指尖端まで
②上腕長：腋窩下縁から上腕骨内側上顆まで
③前腕長：上腕骨内側上顆から尺骨茎状突起まで
④手長：手指を伸展位で，橈骨茎状突起と尺骨茎状突起を結ぶ線の中点から第３指尖端まで
⑤下肢実用長：測定側は非切断側とし，坐骨結節から足底まで
⑥大腿長：坐骨結節から膝内側関節裂隙まで
⑦下腿長：膝内側関節裂隙から足底まで
⑧足長：踵後端から最も長い足趾尖端

〈切断肢の場合〉
＊上腕切断の%断端長：A/②×100（%）
＊前腕切断の%断端長：B/③×100（%）
＊大腿切断の%断端長：C/⑥×100（%）
＊下腿切断の%断端長：D/⑦×100（%）
＊足部切断の%断端長：E/⑧×100（%）

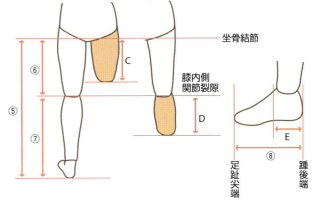

タは義肢の長さの指標となる．
■ 評価方法のポイントは以下のとおりである．
　■ 測定には，メジャーを使用するが，誤差が生じやすいために，対称的な姿勢に修正してから測定する．
　■ 測定単位は，1 mm とする．
　■ 測定肢位は自然立位とし，**図 18-2** の①から⑧の部位を測定する．なお，立位バランスが不良の場合には，平行棒内立位や臥位で測定する．

④**周径**（断端周径は第 19 章を参照のこと）

■ 筋萎縮の程度や浮腫の状態をみるために評価を行う．
■ 評価方法のポイントは以下のとおりである．
　■ 測定には，メジャーを使用するが，誤差が生じやすいために，いったん軽く締めてから若干緩めるようにするとよい．
　■ 切断予定者では，切断高位を考慮し，測定部位を非切断側と一致させると術前，術後を比較しやすい．
　■ 測定単位は，1 mm とする．
　■ 測定時間は，術前・術後をとおし同一時間帯とする．
　■ 術後は立位で周径を計測するため，術前より立位で測定するとよい．ただし，立位バランスが不良の場合には，安全が優先されるため平行棒内や臥位で測定する．
　■ 測定肢位は自然立位とし，**表 18-5** の部位を測定する．

表 18-5　周径の測定部位と測定方法

上肢周径	
上腕周径	■ 腋窩レベル ■ 腋窩より 5 cm 刻み（短断端の場合は，2.5 cm 刻み）
前腕周径	■ 上腕骨内側上顆より 5 cm 刻み（短断端の場合は，2.5 cm 刻み）
手部周径	■ 手関節レベル ■ 手掌レベル（遠位水平しわと近位水平しわを指標とする．）
下肢周径	
骨盤周径	■ 両側上前腸骨棘レベル
大腿周径	■ 坐骨部レベル ■ 坐骨結節もしくは上前腸骨棘から 5 cm 刻み（短断端の場合は，2.5 cm 刻み）
下腿周径	■ 膝関節外側裂隙から 5 cm 刻み（短断端の場合は，2.5 cm 刻み）
足部周径	■ 足関節前面と踵を結ぶレベル

d. 感覚検査

- 糖尿病や血管原性による切断の場合，断端部とともに非切断側にも感覚障害が認められる場合があるため，非切断側も含めて感覚検査を行う．
- **感覚検査**では触覚，痛覚を行うが，糖尿病性神経障害が認められる場合には，振動覚や位置覚などの深部感覚が障害されるために，深部感覚の評価も必要である．

4 身体面

- 身体面の評価は，切断側のみでなく，健側（上肢・下肢），体幹を含めて行う必要がある．
- 断端管理として，創の状態，断端部の浮腫の評価（⇨第 19 章），ドレッシング方法（⇨第 20 章）を確認したうえで，身体機能の評価を行う．

a. 幻肢感覚 phantom sensation

- 幻肢とは，四肢切断後にその肢が実在するように感じる現象をいう．
- 大塚は，投影図から幻肢を，Ⅰ型：実大型，Ⅱ型：遊離型，Ⅲ型：断端密着型，Ⅳ型：瘢痕型，Ⅴ型：断端陥入型に分類している．
- 幻肢のⅠ型とⅡ型は，義肢装着時に，幻肢と義肢が一致するため利用できる．Ⅲ型とⅣ型，Ⅴ型は，義肢装着時に障壁となることがあり，幻肢の状態の経時的な観察と治療介入が必要となる．とくに痛みを伴う幻肢痛では，治療介入が必須となる．
- 幻肢の強さ（外形，長さ，質感）に個人差はあるが，一般的には遠位部に感じることが多い．
- 時間の経過とともに変化し徐々に消失することもあるが，切断された遠位部が，断端に近づく現象（これをテレスコーピング telescoping と呼ぶ）を認めることもある．
- 評価方法のポイントは以下のとおりである．
  - 幻肢の外形，長さ，質感，欠損部位を問診する．また，姿勢による幻肢の変化も確認する．

- 幻肢の形を対象者にボディチャートへ描画してもらうとよい．
- 定期的に評価，記録する．

b. 疼　痛

- 切断者の疼痛では，**断端痛**，**幻肢痛**，その他の疼痛（腰痛など）の3種類を区別して評価する必要がある．

① 断端痛 stump pain

- 断端痛は切断端の特定の場所に生ずる疼痛で，1) 骨（断端部の骨突出部位），2) 軟部組織（創部，瘢痕，癒着，炎症），3) 神経（神経腫），4) 血管（虚血）により引き起こされる．
- 神経腫 neuroma は，非腫瘍性の増殖を示し，神経末端部に生じる．切断後1〜12ヵ月でみられ，切断者の13〜32％に痛みの徴候が認められるとされている．神経腫に関連する痛みは，叩打によるティネルサイン*と合わせて認められることもあるが，正確な部位特性を示さず幻肢痛と区別することが難しい場合がある．

*ティネルサイン　神経傷害部の叩打により，神経支配領域や経路に痛みや異常感覚が放散する様子を指す．手根管症候群などの診断に用いられる．

② 幻肢痛 phantom limb pain

- 幻肢痛とは，四肢の切断後に実在しない肢が激しく痛む感覚であり，幻肢（後述）とは区別して扱う．原因は明らかにされていないが以下の説が考えられている．
    1) 末梢神経説：切断肢の残った神経への刺激で起こる．
    2) 脊髄神経説：脊髄後角の痛覚細胞が何らかの理由で過剰なインパルスを発生し続けるために起こる．
    3) 視床・大脳説：切断後，体性感覚系の受容野分布に再構築が起き，隣接する感覚野分布の侵入により，興奮性の異常が起こる．

memo
術前に切断肢の疼痛があった場合は，なかった場合に比べ幻肢痛の出現する確率が高いとされている．そのため，術前における切断肢の痛みの予防は，術後の幻肢痛の発生を減少させる可能性がある．

③ その他の疼痛

- 断端痛，幻肢痛のほかに疼痛部位があれば，評価を行う．股義足や短断端の大腿義足使用者では，その歩行様式から腰椎前彎が増強され腰痛を訴える場合がある．
- 能動義手使用者は，義手の重さと，肩甲帯の運動により頸部，肩甲帯の疼痛を訴える場合がある．
- 評価方法のポイントは以下のとおりである．
    - 痛みの部位を**ボディチャート**に記載する．なお，対象者に記載させるのもよい．
    - 痛みの程度，種類，性状，期間を正確に評価する．
    - 痛みの程度は，**視覚的アナログスケール**（VAS）を使用するとよい．
    - 痛みの種類は，安静時（夜間痛を含む），運動時，荷重時などに分けて評価する．
    - 痛みの性状を評価する．性状は刺されるような，焼けるような，撃たれたような，ズキズキ，締め付けられる痛みなどがあり，性状を対象者の言葉で表す．
    - 痛みの継続期間と持続時間，日内変動を問診する．なお，幻肢痛は6ヵ月以

VAS：visual analogue scale

上続いたものは，慢性的で治療が難しくなるといわれている．
- **増悪因子**と**緩和因子**を問診する．幻肢痛の増悪因子には，断端への機械的刺激のほか，天候，気圧，温度（メカニズムは不明）がある．さらに，義足の適合などの不安や恐怖などの心理的要因の関与も報告されている．幻肢痛の緩和因子には，マッサージ，薬物療法，温める，冷やす，安静などがあり，理学療法に役立てる．

c. 関節可動域（ROM）

ROM：range of motion

下肢切断における実用歩行獲得のためのROMの目安は，股関節屈曲拘縮15°以内，膝関節屈曲拘縮10°以内とする．

- ROMの測定は，日本リハビリテーション医学会と日本整形外科学会の方法に準じて，角度計を使用して行う．
- 術前には，切断側のみではなく，非切断側および体幹も測定し，術後は定期的に測定する．
- 評価方法のポイントは以下のとおりである．
  - 他動運動のみではなく，必要に応じて自動運動でも測定する．
  - 下肢の切断予定者および切断者では，下肢のROMが歩行獲得に影響を与える．大腿切断では，股関節伸展，内転，内旋，下腿切断では，股関節伸展，膝関節伸展のROMが保たれているかを確認する．
  - 拘縮を生じやすいのは，上腕切断で肩関節屈曲・外転，前腕切断で肘関節の屈曲，大腿切断で股関節屈曲・外転・外旋，下腿切断で股関節屈曲，膝関節屈曲である．
  - 足部切断にみられる拘縮は，ショパール関節切断では内反尖足，リスフラン関節離断では尖足拘縮が多い．中足骨切断では変形することが少なくなる．
  - 切断部位の保護のため，術後3週間程度は無理な伸張を行わない．
  - 断端では，移動軸（断端）が短くなるため角度計を正確に当てづらく，測定誤差が大きくなる場合がある．
  - 断端では，他動運動の力を加える部位が関節の近位となるため，理学療法士が力を加えづらく正確なROMを測定できない場合がある．
  - 切断後の拘縮により，**代償運動**が出現しやすく測定誤差が生じる．
  - 測定誤差を少なくするため，1人で測定できない場合，必要に応じて2人で測定するとよい．このほか，大腿切断の評価時の工夫を図18-3に示した．

d. 筋　力

義足装着での筋力は，義足の操作性を反映しており，実用的な筋力をみることになる．

- 術前は切断側のみではなく，非切断側および体幹も測定し，術後は定期的に評価する．
- 筋力測定には，徒手筋力テストやハンドヘルドダイナモメータを使用した測定が行われる．臨床的には徒手による判定が簡便であるが，経時的な変化をみるためには，定量的なハンドヘルドダイナモメータがよい．
- 評価方法のポイントは以下のとおりである．
  - 非切断側の粗大筋力を握力やスクワットの実施可能回数で評価する．
  - 上肢の切断予定者および切断者では，肩甲骨の動きに関与する筋力も必ず測定する．大腿では，股関節伸展，外転，下腿では，股関節外転，膝関節伸展の筋力測定は必ず実施する．

B 理学療法評価

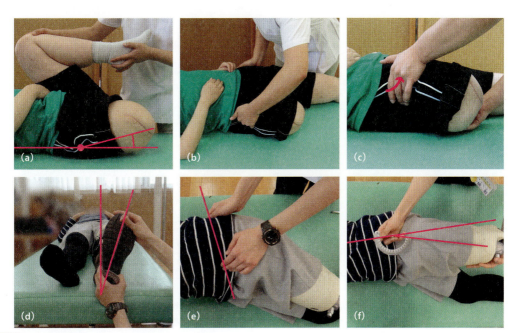

図18-3 大腿切断における ROM 測定方法の工夫

(a) 筋長テスト muscle length test
股関節伸展の ROM 測定のほかに,筋長テストも実施する.図 a は腸腰筋の長さをみるためのトーマステストである.左側股関節を屈曲した際,右側(断端側)の腸腰筋の短縮により,ベッドより断端部が浮くとトーマステスト陽性である.
大腿切断の場合に,内旋・外旋 ROM の測定は移動軸(下腿)の欠損により測定が難しい.実測は困難であるが,骨指標を利用し図 b,c の方法で左右差を確認することができる.
(b) 大転子の触診
股関節の回旋をみる場合には大転子を指標とする.図 b では左側(健側)を内外旋中間位とし,右側(断端側)と比較する.
(c) 断端側の股関節内旋可動域の検査方法
大転子を後方より前内方へ引き出し,断端の内旋可動域をみている.
(d) 大腿義足装着での股関節回旋可動域の測定方法
背臥位にて,基本軸を床面への垂線とし足部長軸を移動軸として測定する.
(e) 大腿切断の股関節伸展可動域の測定準備
腹臥位での測定が最良の方法であるが,腹臥位姿勢が保持できない場合,側臥位で測定する.その場合,骨盤の代償運動が入りやすいため,事前に上前腸骨棘と上後腸骨棘の位置を確認し,骨盤中間位であることを確認する.中間位の目安は,上前腸骨棘が上後腸骨棘に対して,2 横指尾方(下方)とする.
(f) 大腿義足装着での股関節伸展可動域の測定
大腿切断では移動軸が短くなるため義足を装着して測定すると確認しやすい.
腰椎前彎の代償運動が出現しないように,健側股関節を屈曲位とする.

- 上肢切断では義手を挙上,保持する筋力,下肢切断では義足を操作するだけの筋力が最低限必要となる.上肢切断の場合,使用されると思われる義肢の重さを事前に把握しておくと最低限必要な筋力の目安となる.
- 疼痛や浮腫により十分に筋力を発揮することができないことがある.
- 術後の治癒過程を考慮し,3 週間程度は抵抗運動を控え徐々に抵抗を加えていく.
- 切断により四肢の重量が減少するため,切断肢の重量を考慮した筋力判定が必要となる.
- 非切断肢の股関節屈曲や膝関節伸展の筋力テストでは,切断により体幹の固

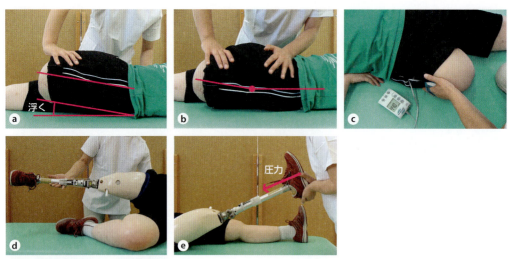

図 18-4　大腿切断における筋力測定方法の工夫
(a) 股関節伸展時の代償運動
運動方向のオリエンテーションの不足や骨盤の固定がないことにより，腰椎前彎の代償運動が出現している．
(b) 運動方向のオリエンテーションを実施し，骨盤を固定することにより，適切な股関節伸展が促されている．
(c) ハンドヘルドダイナモメータを使用した筋力テスト
除重力位で，股関節外転筋を等尺性収縮で検査している．定量的な評価方法であり，経時的に観察する場合に適している．
(d) 義足装着による股関節外転
義肢装着後には，義肢を装着したまま筋力測定をすると，切断肢の代わりとして義肢の重量が加わり，運動方向がわかりやすくなる．必要に応じて，検者の左手でソケットの中央部に抵抗を加える．右手は，急激に落下することがあるため，いつでも支持できるようにしている．
(e) 立脚期の筋力テスト
このテストにより，義足側の立脚初期から中期に必要な股関節伸展筋群，外転筋群を評価している．義足足部より長軸方向（頭方）へ加えた圧に抗せるかをみる．なお，立脚後期の再現は腹臥位で行うとよい．

定が不十分となるため，実際の筋力を反映しないことがある．
- 徒手筋力検査の場合，断端肢ではレバーアーム（てこの腕）が短くなるため，非切断側と比較する際，抵抗を加える部位を同部位とする場合もある．
- 大腿切断における筋力測定方法の工夫を図 18-4 に示した．

e．姿　勢
- 拘縮や変形があると義肢の使用が困難となる．そのため，術前より姿勢評価を行う必要がある．
- 術前には，座位，立位を矢状面，前額面，水平面より観察し，術後は臥位姿勢を含めて評価する．
- 評価方法のポイントは以下のとおりである．
    - 下肢切断の場合には，就寝時に下肢が屈曲位をとりやすく，拘縮の原因となるため，就寝時の姿勢も観察する．就寝時に膝窩に枕を入れない指導が必要である．
    - 立位を保持するようになると，脊柱の変形をきたす場合があるため，立位時の脊柱，骨盤の姿勢を評価する．また，非切断側，切断側（下腿切断断端側）の膝関節が内反，外反，反張を呈していないかみる（図 18-5）．

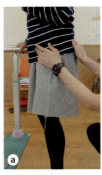
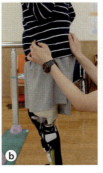
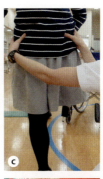
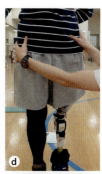
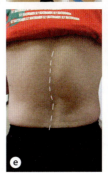
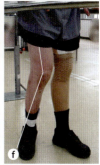

図 18-5　下肢切断における姿勢評価と変形

図 a, b のように義足装着, 未装着時に骨盤の高さの違いを評価する. 理学療法士の左手は上前腸骨棘, 右手は上後腸骨棘を触診している.
(a) 義足未装着で骨盤の前傾, 後傾の評価. (b) 義足装着で骨盤の前傾, 後傾の評価

図 c, d のように義足装着による骨盤の前額面および水平面上の傾きを評価する. 理学療法士の手は, 両側上前腸骨棘を触診している.
(c) 義足未装着で骨盤の高さの評価. (d) 義足装着で骨盤の高さの評価
(e) 脊柱のアライメントの評価
後方より視診し, 変形の有無を評価する. 図中では脊柱変形(点線で示している)が確認できる. なお, 後方のみならず矢状面からも脊柱をみる必要がある. とくに腰椎の前彎には注意する.
(f) 下肢のアライメントの評価
矢状面, 前額面, 水平面より視診し, 膝関節, 足関節の偏位を評価する. 図中では外反変形(実線で示している)が確認できる. 非切断側の機能は, ADL 獲得に与える影響が大きいため必ず評価を行う.

f. 移動・移乗手段および機能レベル

- 下肢切断における移動手段の評価は, 術前, 術後に必ず評価を行う. とくに高齢者や糖尿病, 血管原性による切断の場合には重要である.
- 評価方法のポイントは以下のとおりである.
    - 歩行では, 自立レベルを評価し, 歩行補助具の有無と種類についても確認する.
    - 歩行だけでなく, 車いす移動の能力も評価する. 必ずしも義足の装着を行うとは限らず, 車いす使用による日常生活活動(ADL)を目指す場合もある. 認知症や高齢者の場合には, 義足を作製するとは限らないためである.
    - 和式生活を考慮し, 裸足歩行, 四つ這い移動, プッシュアップ, いざりも評価する. また, 義足未装着時のホッピングの能力もみる.
    - 機能レベルの評価には, 義足装着の有無にかかわらない切断者の移動性予測因子スコア Amputee Mobility Predictor score(AMP スコア)(**表 18-6**)や義足装着後のホートンスケール Houghton scale(**表 18-7**)を使用するとよい.

ADL：activities of daily living

g. バランス

- 下肢切断者のバランス能力は, ADL 獲得の予後に影響を及ぼすため必須の評価項目である.
- そのため, 術前より評価を行い, 術後は義足装着, 未装着の双方を評価するべ

表 18-6 Amputee Mobility Predictor Scoring Form

始めの指示：被検者（対象者）は肘受けの付いた硬めのいすに座らせる．課題は義足装着時，未装着時のどちらの場合でも検査する．どの課題も実施前に動作を説明する．検査中に不必要な会話をしないようにする．被検者の安全の確保が最優先で，検査者，被検者（対象者）ともに安全性に確信がない場合は，課題を実施すべきではない．

左下肢　　□足部切断　□下腿切断　□膝離断　□大腿切断　□切断なし
右下肢　　□足部切断　□下腿切断　□膝離断　□大腿切断　□切断なし

課題（NO.）	判 定	得点	検査の指示および注意点
1. 座位バランス：背もたれにもたれず，いすに浅く腰掛ける．両手を胸の前で組み 60 秒間保持する．	60 秒間，まっすぐな姿勢を保持できない． 60 秒間，まっすぐな姿勢を保持できる．	0 1	体幹をまっすぐにして座る．
2. 座位でのリーチ：前方へ上肢を伸ばし，定規を握る．（被検者の胸骨前方で，被検者の上肢を伸ばした位置より，30 cm 先に検査者は定規を固定する）	動作を試行することができない． 定規を握れない，もしくは上肢の支持が必要である． 前方へリーチし定規を握ることができる．	0 1 2	30 cm 程度の定規を用意する．リーチする上肢は，利き手側か健側かは対象者の選択による．
3. いすからいすへの移動：2 脚のいすを 90° に設置する．被検者は動作の手順を選択したり，上肢を使用するかもしれない．	要介助である． 自立しているが不安定である． 自立しており，安定し安全に行える．	0 1 2	肘受けのないいすを使用する．切断側か非切断側かは対象者が選択する．
4. いすからの立ち上り：手を胸の前で組み，いすから立ち上がる．不可能であれば，介助およびいす，補助具を使用する．	介助がなければ不可能である． 両上肢/補助具を使用して可能である． 上肢，補装具を使用せず可能である．	0 1 2	
5. いすからの立ち上がりの試行：No. 4 における試行で 2 点の場合のみ，No. 5 を試みる．	介助がなければ不可能 2 回以上の試行で可能 1 回の試行で可能	0 1 2	ストップウォッチを準備し，No. 6 の検査に備える．
6. 立ち上がり直後のバランス（最初の 5 秒）：すぐにストップウオッチで時間を測定する．	不安定（ふらつき，足の移動，傾き）である． 歩行補助具などがあれば立位が安定する． 歩行補助具などがなく立位が安定する．	0 1 2	補助具の有無にかかわらず，いすの前でまっすぐな立位を保つ．下腿でいすを押してはいけない．
7. 立位バランス（30 秒）（ストップウォッチを準備する）：No. 7 と No. 8 は，最初の試行では補助具を使用しない．補助具が必要な場合には，1 回目試行後に行う．	不安定である． 歩行補助具などがあれば立位が安定する． 歩行補助具などがなく立位が安定する．	0 1 2	1 回目の試みは，補助具なしで行う．補助具を使用し安全に行えるのであれば，No. 6 と No. 7 を繰り返す．
8. 片脚立位バランス（ストップウォッチを準備する）：非切断側と義足側の両方の片脚立位は 30 秒間とする．保持時間ではなく，バランスを評価する． 非切断側＿＿＿＿秒 義足側＿＿＿＿秒	■非切断側 不安定である． 補助具などの支持があれば，安定して 30 秒間立位保持が可能である． 支持なしで 30 秒立位保持が可能である．	0 1 2	
	■義足側 不安定である． 補助具などの支持があれば，安定して 30 秒立位保持が可能である． 支持なしで 30 秒立位保持が可能である．	0 1 2	義足のない場合には，義足側は行わない．
9. 立位でのリーチ：前方へ上肢を伸ばし，定規を握る．（被検者の胸骨前方で，被検者の上肢を伸ばした位置より，30 cm 先に検査者は定規を固定する）	動作を試行することができない． 定規を握れない，もしくは上肢の支持が必要である． 支持なしで前方へリーチし定規を握ることができる．	0 1 2	足部を 5 cm から 10 cm 開く．リーチする上肢は，利き手側か非切断側かは被検者の選択による．
10. 立位での外乱負荷検査（No. 7 の 2 点の人）：可能な限り両足をそろえ，検者は 3 回手掌で被検者の胸骨をしっかり押す（つま先が上がる程度）．	転倒し始める． 補助具の使用で可能，もしくは動揺やつかまろうとしたり，自分をつかんだりして可能． 補助具を使用せず，安定している．	0 1 2	一貫した圧力で，3 回素早く押す．

（つづく）

課題（NO.）	判 定	得点	検査の指示および注意点
11. 閉眼立位（No. 7の2点の人）：支持を必要とするなら，不安定＝0点とする。	不安定，もしくは補助具を握る。 補助具なしで安定している。	0 1	足部を5 cmから10 cm開く。 30秒間の立位保持をみる。
12. 立位で床から物を拾う。（つま先より30 cm前方中央に置いた鉛筆を拾う）	物を拾えず立位に戻る。 動作を行うのに支持が必要（机，いす，歩行補助具など） 自立して動作が可能（支持や介助なしで）	0 1 2	足部を5 cmから10 cm開く。足部を動かさず，膝関節伸展位で行う。安全であるならば，支持なしで行う。
13. いすに座る：手を胸の前で組む。不安定であれば，手や補助具を使用する。	危険（距離の誤り，いすからの転倒） 上肢，補助具の使用や滑らかに動作ができない。 滑らかな動作が安全に可能	0 1 2	
14. 歩行の開始（歩き始めるとき）	躊躇したり，多く試行する。 躊躇せずにできる。	0 1	補助具の有無にかかわらず，立位から行う。
15. ステップの長さと高さ：3.66 mの距離を往復歩く。4つの得点が得られ，おのおのの足部に2つの得点（aとb）がある。「著しい足部の逸脱」とは，足部と床の間隔をとるための大きな代償運動（分回しなど）のことを意味する。	a. 足部の振り出し 最小で足を30 cm進めることができない。 最小で足を30 cm進めることができる。 b. 足部の間隔 著しく足部を逸脱することなく，足部と床との間隔をとることができない。 著しく足部を逸脱することなく，足部と床との間隔をとることができる。	0 1 0 1	合計7.32 mを歩行する。 a. 義足側＿＿＿＿ 　　非切断側＿＿＿＿ b. 義足側＿＿＿＿ 　　非切断側＿＿＿＿
16. 連続的なステップ	ステップ間において停止あるいは非連続性がある（止まったり歩いたりする）。 連続でステップできる。	0 1	
17. 向きを変える：いすに戻るとき180°向きを変える。	向きを変えることができない。転倒を防ぐことが必要となる。 介助なしで，3歩以上必要である。 補助具のあるなしにかかわらず，2歩以内でできる。	0 1 2	7.32 mを歩行することができる。検査者は，動きの質に注意する。
18. 多様な歩調：3.66 mの距離を4回安全に速く歩行する。（速度は，速くから遅く，遅くから速く変更する。多様な歩調とする）	調整された方法で多様な歩調にすることができない。 調整された方法で，歩調の非対称性が増加する歩調となる。 調整された方法で，歩調が対称性に増加し，速度を上げることができる。	0 1 2	合計14.63 mを歩行する。
19. 障害物をまたぐ：歩行路に高さ10 cmの箱を置く。	箱をまたぐことができない。 箱につまずき，またぐことが中断する。 つまずくことなく，またぐことができる。	0 1 2	10.16 cmの高さの箱かハードルを使う（長さは45〜60 cm）。
20. 階段（少なくとも2段）：手すりにつかまらないで，階段を昇降する。対象者が手すりにつかまりたければ許可する。被検者の安全の確保が最優先であり，検査者が危険であると判断すれば，0点として省略する。	■昇り 不安定で遂行できない。 2足1段で，手すりや補助具を使用しなければできない。 1足1段で，手すりや補助具を使用しないでできる。 ■降り 不安定で遂行できない。 2足1段で，手すりや補助具を使用しなければできない。 1足1段で，手すりや補助具を使用しないでできる。	 0 1 2 0 1 2	階段は3段から4段がよい。

（つづく）

表 18-6 Amputee Mobility Predictor Scoring Form（つづき）

課題（NO.）	判　定	得点	検査の指示および注意点
21. 補助具の選択：2つ以上の補助具を使用する場合には，点数を加える．義足のない場合には，適切な補助具は必ず必要である．	ベッド上 車いす 歩行器 松葉杖（腋窩支持，前腕支持） 杖（T字か四脚） 使用しない	0 1 2 3 4 5	
合計得点		/47	
試　行　□義足未装着　□義足装着　　　　日付＿＿＿＿＿＿＿＿＿＿＿　　検査者氏名＿＿＿＿＿＿＿＿＿＿＿＿＿＿			

*義足を装着していない場合には，8つの質問（No. 8の義足側，No. 14〜20）に対して実施できない．
［Gailey RS et al：The Amputee Mobility Predictor：an instrument to assess determinants of the lower-limb amputee's ability to ambulate. *Arch Phys Med Rehabil* 83：613-627, 2002 より引用］

表 18-7 ホートンスケール

1. 義足を装着している時間はどのくらいですか．	0—起床している時間の25%よりも少ない（1〜3時間）
	1—起床している時間の25〜50%（4〜8時間）
	2—起床している時間の50%以上（8時間以上）
	3—起床している時間すべて（12〜16時間）
2. 歩くときに義足を使用していますか．	0—病院を受診するとき
	1—室外では使用しないが，室内で使用
	2—ときどき，室外で使用
	3—室内外問わず使用
3. 屋外での義足歩行の際に，補装具は使用していますか．	0—車いすの使用
	1—両側の松葉杖，2本の杖，歩行器
	2—1本の杖
	3—杖などの補装具は使用しない
4. 外出時の義足使用で，不安定感を感じるのはいつですか．	
4a. 平地を歩く	0—はい
	1—いいえ
4b. スロープを歩く	0—はい
	1—いいえ
4c. 不整地を歩く	0—はい
	1—いいえ
屋外で車いすを使用している場合には，0点である．	

［A. D. Houghton, et al：Success rates for rehabilitation of vascular amputees：implications for preoperative assessment and amputation level. *Br J Surg* 79：753-755, 1992 より引用］

きである．

■評価方法のポイントは以下のとおりである．

　■バランスの基本的な評価は，座位と立位で行う．評価では，支持の有無の違いによる能力や左右へのリーチ動作，外乱負荷によるバランス評価を行う．

　■術後は，身体イメージの欠如や変形があるため，恐怖心を抱かせないように評価を行う．

TUG：timed up and go test

　■機能的な移動能力を示す簡易な検査であるTUGも動的なバランスをみるよ

| 表18-8 | 6分間歩行距離推測の回帰式 |

Y（6分間距離）＝－12.239－1.226（年齢）＋0.129（切断後の経過月）＋7.956（義足未装着の
AMPスコア　表18-6の合計点）－6.235（Charlson Weight　表18-1の合計点）

[Gailey RS：Predictive Outcome Measures Versus Functional Outcome Measures in the Lower Limb Amputee. *J Prosth Orthot* 18：56, 2006より引用]

い評価方法である.

h. 持久力

■ 下肢切断における義足装着による歩行では，健常者の歩行と比較しエネルギー消費や運動負荷量の増大が認められている．片側下肢切断においては，エネルギー消費が健常者の1.5～2倍となる．そのため，義足歩行に耐えることができるか術前より評価を行う.

■ 評価方法のポイントは以下のとおりである.

  ■ 持久力レベルの評価には，**6分間歩行テスト**を利用するとよい．この検査は，歩行能力，運動耐容能，心機能の状態を総合的に評価することができる.

  ■ 検査方法は，平らな廊下を6分間できるだけ速く歩き，歩行距離を測定する.

  ■ 義足作製前においても，AMPスコアおよび併存疾患スコアを求め，回帰式（**表18-8**）を用いて6分間歩行距離を推測することができる.

  ■ 高齢者の場合には，6分間の歩行ができない場合もある．そのため，2分間で実施することもある.

5 心理面

■ 身体面のみならず心理面を含めた包括的な評価が行われるべきである.

■ 心理面の評価のポイントは以下のとおりである.

a. 心理的機能

■ 心理面について，切断者は必要に応じて専門家からのアドバイスを受けることが必要である.

■ 術前より，術後に予測される心理面の問題を把握する.

■ 心理面の反応には，抑うつ，依存性，恐怖があり，問診などを通して把握する.

■ 理学療法士は，切断者の心理状態に対する専門的な情報を他部門（精神科医師，臨床心理士）より得るべきである.

b. 人生・生活面

■ 包括的な評価をチームとして実施し，医学的な問題点のみでなく家庭における役割を把握し，生活の再構築につなげる社会的，職業的な問題点も把握する.

学習到達度自己評価問題

1. 筋力測定について誤っているのはどれか.
    a. ハンドヘルドダイナモメータを用いて測定すると, 経時的変化を観察しやすい.
    b. 粗大筋力テストには, 握力やスクワットの実施可能回数によるものがある.
    c. 徒手筋力テストは, 術後早期より開始される.
    d. 徒手筋力テストでは切断肢の重量を考慮する.
    e. 断端部の徒手筋力テストでは, 運動方向のオリエンテーションを十分に行うことで, 代償運動を少なくできる.
2. 形態計測で誤っているのはどれか.
    a. 上肢実用長の測定点は, 非切断側肩峰から第 3 指先端である.
    b. 下肢実用長の測定点は, 坐骨結節から足底である.
    c. 足長の測定点は, 踵後端から最も長い足趾先端である.
    d. 前腕周径は, 上腕骨内側上顆を基点として 5.0 cm 刻みで計測する.
    e. 切断者の大腿周径では, 坐骨部周径の計測が必要である.
3. 幻肢, 幻肢痛について誤っているのはどれか.
    a. 幻肢とは, 切断した肢があたかも実在するような感覚のことをいう.
    b. 幻肢痛は, すべての切断者に認められる.
    c. 幻肢痛は, 断端痛と混在することも多い.
    d. 幻肢痛の評価は, 経時的に実施すべきである.
    e. 切断前に疼痛が長期間続いた症例では, 幻肢痛が発現する確率が高い.
4. 切断後の ROM 測定方法について正しいのはどれか.
    a. ROM は自動運動で測定する.
    b. 股関節伸展可動域測定の別法として, オーバーテストを行う.
    c. 大腿切断では, 内旋可動域の測定が大切である.
    d. 大腿切断では, 股関節内旋外旋の ROM 測定は容易である.
    e. 下肢切断における歩行獲得のための股関節伸展 ROM の目安は 15°である.
5. 切断者の移動・移乗手段の評価について正しいのはどれか.
    a. 移動手段の評価では, 歩行のみ評価を行う.
    b. 一側下腿切断者の義足歩行は, 健常者のエネルギー消費量の約 5 倍となる.
    c. Houghton scale は術前より使用できる.
    d. Amputee Mobility Predictor の評価では, 義足未装着時で可能である.
    e. 6 分間歩行テストは, 義足装着者に適応できない.

義肢，切断と評価

19 切断者の評価②
断端評価

一般目標

- 下肢切断者の断端評価について理解する．

行動目標

1. 断端評価の目的や意義について説明することができる．
2. 断端評価の基本的な留意事項について説明することができる．
3. おのおのの断端評価の意義と具体的方法について説明しながら一連の評価が実施できる．

調べておこう

1. 切断の3大原因について調べよう．
2. 切断手術における骨・軟部組織の代表的な処理方法について調べよう．
3. 断端の成熟を促進するための代表的な断端管理方法について調べよう．
4. 断端の皮膚に異常を認めた場合の対応について調べよう．

A　断端評価の目的

- 切断者では，**四肢の欠損による外観上の問題，精神的負担，身体機能低下，動作障害などが生じ，これらの問題に対応するために義肢が用いられる．**

ADL：activities of daily living

- 義肢により四肢の機能を代償し，日常生活活動（ADL）やスポーツ活動を安全かつ効果的に再獲得させるためには切断者と義肢との適合が鍵となる．
- 切断者と義足・義手との良好な適合を得るためには，定期的な断端評価により断端の成熟度や形状などを正確に把握し，その結果に基づいて義足構成部品の選択，ソケット作製・修正，アライメント調整などを行わなければならない．
- 一般的に，**切断手術後数日から数週間は腫脹や浮腫が残存し，断端のボリュームは大きく，日内や日間の変動が大きい．** 時間の経過や適切な断端管理によって断端ボリュームは徐々に減少し，変動も小さくなってくる．
- 断端周径などから断端のボリュームやその変動が小さくなったかどうかを判断することは，ソケットの作製時期や種類を決定するために不可欠である．
- 断端長は断端による筋力発揮や固有受容性フィードバックに影響するため，立位・歩行の安定性に大きくかかわる．
- 断端長を正確に測定することはソケットのタイプや設置状態の判断，義足構成

表 19-1　断端評価の基本的留意事項

①切断原因，切断術式の把握
②術創部の清潔への配慮
③測定肢位の安全性確保
④断端痛，幻肢痛への配慮
⑤対象者への説明（断端評価の目的，内容）
⑥測定条件の統一（測定者，測定機器，測定肢位，測定部位，測定時間）
⑦機能評価（関節可動性，筋力など）結果との統合解釈
⑧断端状態の経時的変化の把握

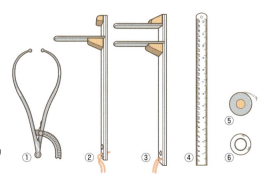

図 19-1　断端評価に用いる各種器具
①キャリパー，②断端長測定キャリパー，③前後径・左右径測定キャリパー，④定規，⑤テープメジャー，⑥サージカルテープ．

部品の選択において欠かせない．
- 断端の皮膚状態による痛みや感染症はソケットの適合や義肢の操作を阻害しやすい．断端とソケットを適合させるために断端の皮膚を注意深く観察し，適切に管理する．

B　断端評価の基本的留意事項

- 断端評価では，評価の安全性，実用性，妥当性・再現性を考慮するべきである．
- 断端評価を進める前には基本的な留意事項（表 19-1）を理解しておく．
- 基本的な評価項目としては**断端の長さ**，**周径**，**左右径**，**前後径**，**ボリューム**があり，各種の測定器具（図 19-1）を用いて数値化する．
- 断端の形状や皮膚の状態もあわせて確認する．

memo

義肢装具士との情報共有
　断端評価の結果を義足の作製や修正に正確に反映させるためには，最新の測定値をサポートチーム内の義肢装具士と共有することが大切である．断端状態の変化に対してソケット修正や再作製などの対応が遅れると切断者と義肢の機能を十分に活かせないだけでなく，二次的な障害・傷害につながりやすい．

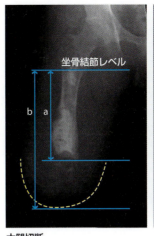

図 19-2　単純 X 線画像上での断端長測定
(a) 機能的断端長，(b) 断端長．

C　断端評価の実際

以下に，大腿切断者と下腿切断者における具体的な断端評価方法について項目別に述べる．

1 断端長

- 断端長はソケットの形状や設置状態，義足長，構成部品（継手やターンテーブル（⇨p.209）など）を選択するために必要な情報である．
- 断端長は筋力発揮などの断端の機能や，義足の操作性に大きく影響する．
- 断端長は，キャリパーなどを用いた実際の測定と，単純 X 線画像上での測定により数値化される．
- 単純 X 線画像上では，機能的断端長の測定が可能である．機能的断端長とは義足操作の力源となる実質的な断端長であり，大腿切断では坐骨結節から骨断端，下腿切断では膝関節裂隙から骨断端までの距離を測る（図 19-2a）．軟部組織が描写されていれば画像上で断端末までの距離を測定することもできる（図 19-2b）．なお，画像上での計測では 110％前後の拡大率を考慮する．
- 大腿切断端の実測では，平行棒や 4 点歩行器を把持させた片脚立位を測定肢位とする．切断手術による筋柔軟性の不均衡により股関節は屈曲，外転，外旋位をとりやすいが，可能な限り中間位で測定する．
- キャリパーの端を坐骨の後下方に押し当てながら，断端末までの長さを測定する（図 19-3a）．測定器の長軸と大腿骨の長軸を平行にし，断端末の軟部組織をキャリパーで圧迫しないように測定する．
- 下腿切断端の実測では，いす座位で膝関節をできるだけ伸展位に保たせる．
- 膝蓋腱中央部もしくは膝関節裂隙から断端末までの長さを測定する（図 19-3b）．測定器の長軸と脛骨の長軸を平行にし，断端末をキャリパーで圧迫しないように測定する．

> **memo**
>
> **断端長**
>
> 切断されて，もしくは欠損して残った上肢や下肢の部分は断端と呼ばれる．断端長とは断端の長軸の長さのことである．断端長は体重の支持や義肢のコントロールに影響する．より長いほうが義肢をコントロールしやすいが，長すぎると継手などの部品を組み込むスペースが限られることがある．

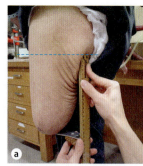
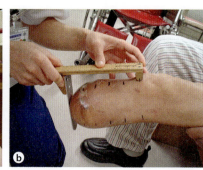

図 19-3　断端長の実測
(a) 坐骨～断端末（大腿切断者）．点線は坐骨レベルラインを示す．(b) 膝蓋腱中央部～断端末(下腿切断者)．

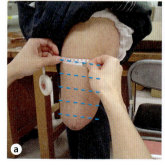
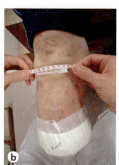

図 19-4　断端周径測定
(a) 坐骨レベル（大腿切断者），(b) 膝蓋腱中央部レベル（下腿切断者）．

- 断端長とソケット長（ソケット膝蓋腱棚とソケット末までの距離）を比較するためには，膝関節裂隙よりも膝蓋腱中央部を指標とした断端長計測値のほうが臨床的価値は高い．

2 断端周径

memo
断端周径
切断されて，もしくは欠損して残った上肢や下肢の部分は断端と呼ばれる．断端周径とは断端の周囲の太さのことである．断端周径やその変化は義肢のソケット適合やコントロールに影響する．

- 断端周径は，断端のボリューム変化や成熟度を判断し，仮義足や本義足を作製するタイミングを決定するための重要な情報である．断端とソケットの適合性を把握し，ソケットを修正，変更することや付属品を選択するうえでも不可欠である．
- 周径はメジャーテープやサージカルテープを使用して測定する．
- 測定単位は，1 mm とする．
- 測定の誤差を最小限にとどめるために以下の点に留意する．
  ①各測定部位をペンでマーキングし，常に同一部位の周径を測定する（患者の同意が得られれば，マーキングが消えないように残しておく）．
  ②周径値を読み取る際にメジャーテープの締め付け具合を一定にする．
  ③メジャーテープは大腿，下腿の長軸と直角に当てる．
  ④断端の筋収縮状態を一定にしておく．

- **大腿切断**では，**坐骨レベルより遠位へ 5 cm ごと**の各部位と，断端末から 5 cm 上方の部位の周径を測定する（図 19-4a）．
- **下腿切断では膝蓋腱中央部より遠位へ 5 cm ごと**の各部位と，断端末から 5 cm 上方の部位の周径を測定する（図 19-4b）．
- 短断端では 5 cm の測定間隔では大きすぎるため，2～4 cm の間で測定間隔を適

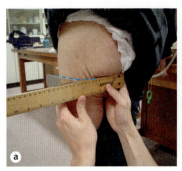
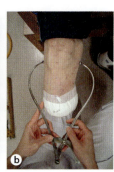

図 19-5　断端左右径の測定
(a) 坐骨レベル（大腿切断者），点線は坐骨レベルラインを示す．(b) 膝蓋腱中央部レベル（下腿切断者）．

宜設定する．
- サージカルテープを用いて周径を測定する方法もある．断端の周径測定部位を1周させて貼り付けたテープをソケット内側の該当部位に再び貼る．この時のテープの過不足により断端とソケットの周径差を把握し，ソケットによる圧迫の程度を推察することができる．
- 周径値により**断端の成熟度を判断する基準**としては，一般健常成人の**日内周径変化**（大腿部で 5～10 mm，下腿部では 10～15 mm といわれている）を参考にして，日内変化が 10 mm 以内になった時点，また**同じ部位での周径値が1週間程度同一の値を示すようになり，日内変化が非切断側と同程度になった時点**とする．
- 周径の経時的変化は折れ線グラフとして記録し，視覚的に把握するとともに対象者への説明に役立てる．

③ 断端左右径

- 左右径は断端とソケットの前額面上の適合性を把握するために重要な情報である．
- 断端に対してソケットの左右径が大きすぎると，前額面におけるソケット内での断端の安定性が低下し，義足操作性や歩容が不良となる．
- 大腿切断では，患者を立位とし坐骨レベルで大腿内側面から大腿外側面までの距離をキャリパーにより測定する（**図 19-5a**）．キャリパーは断端を圧迫しないように注意しながら矢状面に沿って大腿長軸に直角に当てる．
- 下腿切断では膝蓋腱中央部レベルでの内外側距離をキャリパーで測定する（**図 19-5b**）．

④ 断端前後径

- 前後径は断端とソケットの矢状面上の適合性を把握するために不可欠な情報である．
- 四辺形ソケットの場合，断端に対してソケットの前後径が大きすぎると鼠径部/スカルパ三角部への対抗圧が不足し坐骨を坐骨棚へ十分に乗せることができない．
- 大腿切断の場合，**最小前後径**（長内転筋腱前縁から坐骨結節までの距離）と，**最**

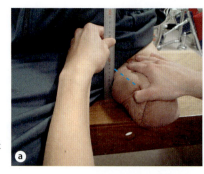
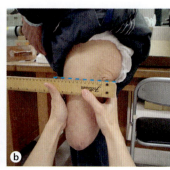

図 19-6 最小前後径の測定
大腿切断者．(a)点線は長内転筋腱部を示す．(b)点線は坐骨レベルラインを示す．

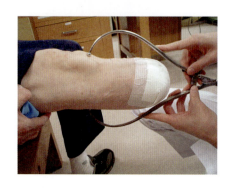

図 19-7 前後径の測定
下腿切断者（膝蓋腱中央部）．

　　大前後径（大腿直筋と大殿筋までの距離）を測定する．
- 最小前後径は，硬い平面台上の端座位で股関節が90°屈曲位となるように台の高さと姿勢を調整した後に，長内転筋腱前縁から座面までの距離を定規で測定する（**図 19-6a**）．定規は先端の目盛りがゼロのものを使用する．測定する際は，切断者に股関節を軽く内転するよう指示し，測定者は長内転筋腱前縁に指腹を軽く押し当てるようにすると腱の前縁部の高さを特定しやすい．
- 最大前後径は，患者を立位とし坐骨レベルでの大殿筋部と大腿直筋部の距離を測定する（**図 19-6b**）．殿部と大腿部の筋を等尺性に共同収縮させた状態で，測定器を軽く押し当てたときの数値を読み取る．
- 下腿切断の場合，いす座位にて膝蓋腱中央部から膝窩部までの距離をキャリパーで測定する（**図 19-7**）．

> **memo**
> 　断端のボリュームは周径や断端長から推測することはできるが，正確に計測するには水や機器を用いる必要がある．計測法としては，浸水法，CADシステム，CT，体表スキャナーがある．信頼性，携帯性，実用性，価格の面から，ハンディタイプのCADスキャナーが普及してきている（**図 19-8**）．

CAD：computer-aided design
CT：computed tomography

5 形状や皮膚の状態

- 断端の形状や皮膚の状態は義足装着の可否や時期にかかわる．義足の適合やコントロールにも大きく影響する．
- 断端の形状や皮膚の問題への対応を誤ると皮膚障害や感染，ひいては再切断と

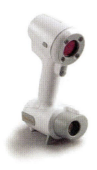

図 19-8　ハンディタイプの CAD スキャナー
（OMEGA® Scanner 3D）

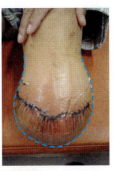

図 19-9　下膨れ状の下腿切断端（術後 7 日目）

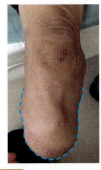

図 19-10　円錐状の下腿切断端

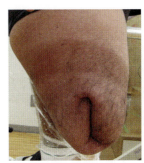
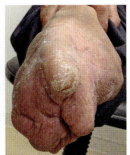

図 19-11　術創部が割れ目状になった断端

いう最悪の結果を招きかねない．したがって主治医や義肢装具士と綿密に連絡しながら迅速に対応する．
- 断端の形状は切断の原因や術式，断端成熟度，筋発達度により個々の症例で異なる．
- 一般的に，切断手術直後は浮腫や腫脹により下膨れ状の断端（図 19-9）になることが多いが，ソケット装着には適度に緊張した筋と軟部組織に覆われた円錐状（図 19-10）の形状が望ましい．
- 術創部が窪んだり，割れ目状になった断端（図 19-11），断端末の軟部組織が骨から遊離した不安定な断端（図 19-12），骨の先端が突出しているような断端（図 19-13）は，ソケットと適合させることが困難で痛みを生じやすいため，ソケットの形状や構造をより工夫する必要がある．
- 評価としては，形状を模式図や実際の画像で記録しておく．軟部組織の硬さや可動性についても触診によって把握しておく．
- 皮膚の状態としては，創部の治癒状態，瘢痕の位置，皮膚の過敏性，その他の皮膚障害（皮膚炎，水疱，湿疹，擦傷など）について把握する．
- 視診や触診により詳細に観察し，図や画像にコメントを入れて記録しておく．
- ソケット内で体重を受ける部位については，義足装着練習前後に痛みとともに発赤や擦傷の有無を確認することを怠らないようにする．断端に感覚障害のある症例ではとくに慎重に確認する．
- 接触性皮膚炎を生じやすい症例では，義足装着前にソケットの素材でパッチテ

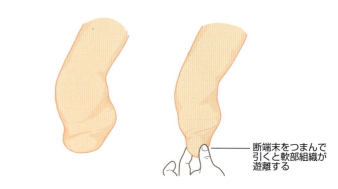

図 19-12　軟部組織が骨から遊離した断端

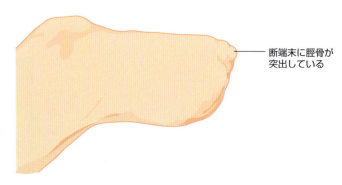

図 19-13　骨の先端が突出している断端

スト（貼布試験⇨p.223）を必ず行う．
- 皮膚状態は，切断手術後早期や義足装着練習開始時に悪化しやすいため，とくに注意深く観察する．
- 自己管理能力低下，感覚障害，循環障害を有する場合は，皮膚の異常が起こる可能性が高いうえ，皮膚の可塑性や治癒能力が低いために管理がとくに重要になる．

memo

　断端の皮膚の状態を他者が観察する時間やタイミングには限界がある．したがって，切断者自身にも断端を目視や鏡で自己観察させることも大切である．起こりうる現象や症状，その対応について事前に紙面を用いてわかりやすく説明しておき，自己管理を習慣化させる．

学習到達度自己評価問題

1. 断端評価の目的について述べなさい．
2. 断端評価の基本的留意事項をあげなさい．
3. 断端評価項目を5つあげなさい．
4. 断端評価項目のなかから3つ選択し，その意義と具体的測定方法について述べなさい．

義肢，切断と評価

20 断端管理法

一般目標
- 切断後の断端の管理について理解する．

行動目標
1. 断端管理の目的について説明できる．
2. 断端管理の種類について理解し，その利点と欠点を説明できる．
3. 弾性包帯の巻き方について理解し実施できる．
4. 切断後の拘縮の予防について対処できる．
5. 義肢装着後の断端の管理について指導できる．

調べておこう
1. 切断の原因疾患には何があるか，切断術後にも影響する因子には何があるか調べよう．
2. 切断の部位ごとの各名称についてどのようなものがあるか調べよう．
3. 切断手術における断端の筋肉の縫合方法にはどのようなものがあるか調べよう．

A 断端管理の目的

- 切断術後に，義肢との適合を改善するために以下の目的で断端管理を行う．
  ①早期に断端の創部の治癒を促進する．
  ②浮腫を改善する．
  ③脂肪組織を少なくする．
  ④断端の安定化をはかる．
  ⑤断端成熟を促進させる．

B 切断から義肢装着までの流れ

- 切断術直後から断端の成熟までの過程において断端管理法であるドレッシング dressing には，①ソフトドレッシング soft dressing，②リジドドレッシング rigid dressing，③セミリジドドレッシング semi-rigid dressing の3つのアプローチが紹介されている（図 20-1）．

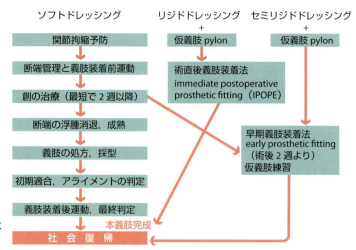

図 20-1 断端管理法（ドレッシング）ごとの断端管理の流れ

- 義肢装着までの経過において，リジドドレッシングの場合は術直後義肢装着法によって仮義肢を早期から装着することが可能である．
- ソフトドレッシングは断端成熟に時間がかかるため，仮義肢作製まで最も時間がかかる．
- 従来のソフトドレッシングのみの方法では，断端が成熟した後に仮義肢を作製していたため（大腿切断の場合は約 9 週間），本義肢処方までより時間がかかっていた．
- 近年の早期義肢装着法によって，術後 3 ヵ月程度で本義肢移行が可能になっている．

C 切断手術後の断端管理法の特徴

　以下に断端管理法の特徴を述べるとともに，表 20-1 に各ドレッシングの利点と欠点を示す．

1 ソフトドレッシング

- ソフトドレッシングとは，術直後から断端に**弾性包帯**を巻き成熟をはかる断端管理法である．
- 従来から行われていた方法で，切断創の上にガーゼを当て弾性包帯を巻いて血腫の形成を予防し，断端に圧を加えて浮腫を改善させたり，断端を固定する最も一般的な方法である．
- 手術中に血腫を防ぐ目的で挿入された持続吸引用のドレーンは，2〜3 日後に出血の持続がなくなれば抜去される．
- 創の一次治癒が得られるまでは，軽度の圧を加える程度にし，その後は，断端に十分な圧を加えて断端の形状を整えるように巻いていく．

C 切断手術後の断端管理法の特徴　247

表 20-1　断端管理法の利点と欠点

	ソフトドレッシング	リジドドレッシング	セミリジドドレッシング	CET
利点	1. 装着や創部の観察が容易 2. 安価で特別な装置を必要としない	1. 創の治癒が得やすい（ソフトドレッシングと比較） 2. 浮腫の予防，断端成熟が早い 3. 必要により巻き直し，浮腫発生の可能性がない 4. 断端痛，幻肢痛が少ない	1. 創治癒観察が可能で装着・脱が容易 2. 部分荷重可能，早期立位歩行可能 3. 創の治癒が良好 4. 特別な技術を要さない	1. 加圧変化により疼痛や浮腫軽減 2. 断端に優れた環境をつくる 3. バッグを通じて断端の観察や触診が可能
欠点	1. 断端痛や幻肢痛が強い 2. 創治癒が遅れる 3. 断端萎縮，浮腫，循環障害を生じやすい 4. 安定した持続圧迫がない 5. 緩みやすく頻回の巻き直しが必要 6. 創部出血による細菌感染の可能性	1. 創部の状態観察ができない 2. 正確なソケット装着技術が必要 3. 断端の変化に応じた対応が困難 4. ギプスソケット内の温度，湿度のコントロールが不能で細菌感染を起こしやすい	1. ギプスソケット内の温度，湿度のコントロールが不能で細菌感染を起こしやすい 2. エアスプリントは体重負荷に限界あり	1. 機械設備の関連で行動範囲に制限 2. バッグが透明のため創が直視でき不安 3. バッグからの空気音が気になる

2 リジドドレッシング

- **リジドドレッシング**とは，**ギプス包帯**を使用し，手術直後の断端に巻いて軽量のソケットをつくり，断端固定，血腫および浮腫の予防，静脈還流の促進を目的とした方法である．
- 手術直後の持続吸引用ドレーンの抜去は，ギプスに窓を開けて行ったり，ドレーンの固定を滅菌テープにて行っておくことによりそのまま引き抜く方法で対処したりする．

> **memo**
> **シリコンライナーによる圧迫療法とは**
>
> リジドドレッシングでは，断端の創部の状況が確認できない欠点がある．一方，ソフトドレッシングでは安定した持続的圧迫力が期待できない欠点がある．その両者の欠点をカバーするシリコンライナー（右図）によって圧迫する方法が用いられるようになっている．手術創の閉鎖を確認後，医師がシリコンライナーを装着して問題ないと判断した後，はじめは１日２時間装着し，１日ごとに２時間漸増し，最終的には６〜８時間/日とする方法である．３週目よりキャストソケットを装着し，早期から立位練習に移行できる．

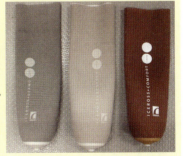

3 セミリジドドレッシング

- **セミリジドドレッシング**は，ウナペースト unna paste，ロングレッグエアスプリント long leg air splint，コントロール・エンバイロメント・トリートメント（CET）の３者に大別される．

CET：controlled environment treatment

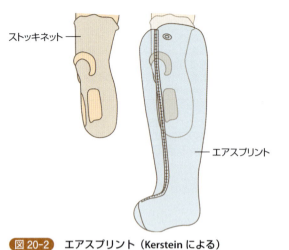

図 20-2　エアスプリント（Kerstein による）

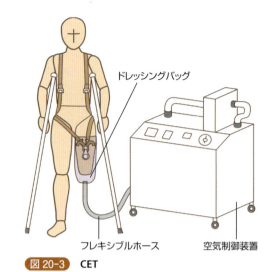

図 20-3　CET

a. ウナペースト
- ウナペーストとは，酸化亜鉛，ゼラチン，グリセリンと水の素材を混合して柔軟性があり伸張しないペースト状のものをつくり，それをガーゼに塗布して断端表面を覆う方法である．
- その上にストッキネットをかぶせた後，ソケットを装着する．ウナペーストが断端を保護するかたちとなり，より早期からの荷重が可能となる．

b. ロングレッグエアスプリント
- ロングレッグエアスプリントとは，簡単に包帯を巻いた断端にストッキネットをかぶせ，ビニール状の足部もついたエアスプリントを装着することにより，早期の運動と荷重を目的として断端を管理する方法である（図 20-2）．
- 術後 48 時間は 25 mmHg の空気圧に保ち，その後 30～40 mmHg に設定する．荷重によりスプリント内の圧が上昇することで断端の容積減少を促進する．

c. コントロール・エンバイロメント・トリートメント（CET）
- CET はリジドドレッシングの利点をさらに生かし，その欠点を可能な限り改善させた断端の管理方法として，英国の BRADU で開発され，1974 年に開催された第 1 回国際会議義肢装具連盟世界会議において発表された．
- CET システムは，空気制御装置（空気圧縮器，圧縮時間調整装置，温度・湿度調整装置，殺菌濾過装置を内蔵），断端を挿入するドレッシングバッグ，および，両者をつなぐフレキシブルホースからなる（図 20-3）．
- ドレッシングバッグは透明で柔軟性のあるポリ塩化ビニールでできており，外部から観察可能である．空気制御装置から滅菌し至適な温度（約 32℃）と低湿度（20～50％）に調節した空気をドレッシングバッグへ間欠的に 30 mmHg で 30 秒，10 mmHg で 60 秒と陽圧を送り込むことによって，浮腫を軽減させ，術創部の治癒を促す効果がある．
- このドレッシングバッグは足部切断，サイム切断，下腿切断，膝離断，大腿切断の長断端に使用でき，バッグの上縁は大腿用で大転子および会陰部まで，下

BRADU：Biomechanical Research and Development Unit

腿用で大腿中央まで覆うようになっている．バッグはウェビング webbing ハーネスによって切断者に固定される．
- フレキシブルホースは，柔軟性があり，ベッド上での寝返り，座位，ベッドサイドでの立位を可能にするが，行動範囲はホースの長さに制限され，寝返りや座位などへの体位変換によってハーネスが緩み，断端とバッグとの間の不適合を引き起こすこともあるので注意が必要である．

memo

ドレッシング方法の選択
　ギプスソケットによるリジドドレッシングは，断端の感染，血行不良による壊死の可能性など切断の原因疾患，理解力や判断力など断端の自己管理能力があるかどうか，全身状態や残存機能などの身体的能力を加味して，チームにて十分考慮して選択するようにする．なお，近年，ソフトドレッシングとシリコンライナーを用いる方法も導入されている．

D　断端への包帯の巻き方

1 良好な断端

- 術直後では図20-4bに示すように，断端末が球根状になっていたり，縫合部が**犬の耳（dog ear）状**になっていたり不良な断端の場合が多い．
- ソフトドレッシングにおいて，弾性包帯を使用し，**図20-4a**に示すように，円錐状の断端に成熟するようにすると，義肢装着後に断端の問題で義肢装着練習が難渋しなくてすむ．

2 弾性包帯の巻き方

- 弾性包帯は，下腿および上肢の切断では 10 cm，大腿切断では 12.5～15 cm の幅の包帯を 2～4 m 使用する．
- 弾性包帯の巻き方が悪いと図20-5の不良例のように断端を締め付けて血行状態を悪くし，創の治癒が不良となる．
- とくに，断端の上部で締め付けると断端末の浮腫をかえって増すことになるので注意が必要である（**とっくり締め**）．
- 図20-5の良好例に示すように，**断端が円錐状になるように遠位から近位に向かって弾性包帯の圧が徐々に弱くなるように巻くように心がける．**
- 巻く順序は基本的にどの切断部位でも図20-6に示すようにする．断端の長軸に沿って2～3回巻き，後は8の字になるようにできるだけ斜めに巻きつける．
- 縦方向に弾性包帯を巻いているときは，弾性包帯の弾力性を利用しながら巻くが，長軸に対して横方向に巻いているときは，弾性包帯を引っ張ることなく転がすぐらいの気持ちで，締まりすぎないようにする．
- 大腿切断では必ず骨盤まで，下腿切断の中断端または短断端では大腿部まで，

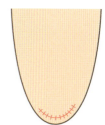

a. 良好な断端

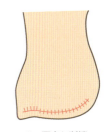

b. 不良な断端

図 20-4　断端の形状

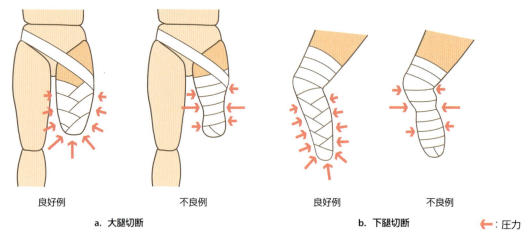

　　　　　良好例　　　　　　不良例　　　　　　　　　良好例　　　　　　不良例
　　　　　　　a．大腿切断　　　　　　　　　　　　b．下腿切断　　　　　　←：圧力

図 20-5　弾性包帯の巻き方（1）

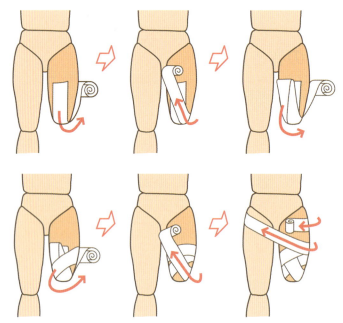

図 20-6　弾性包帯の巻き方（2）

　　　上腕切断では胸部まで，前腕短断端では上腕まで巻き，弾性包帯がずれ落ちないようにする（図 20-7）．
- 断端の上位の関節の運動を制限しない程度に巻くよう心がける．
- 弾性包帯は1日中装着し，4〜5回巻き直し，夜間も装着するようにする．
- 弾性包帯の特性として，ずれや緩みやすい反面，巻いてからしばらくすると弾性力によりきつく締まってくるため，循環の状態や疼痛の状況をよく確認して巻き替えをする．
- 巻き替えるときの圧の加減も調整するように心がけ，とくに，末梢循環障害による切断原因の症例に対しては慎重に対処するようにしていく．
- 弾性包帯のずれに対しては，テープを利用して断端の長軸方向に固定するとず

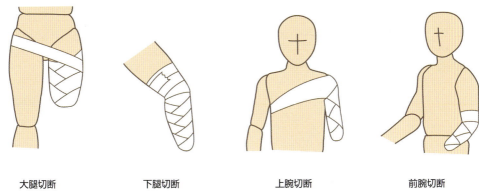

　　大腿切断　　　　下腿切断　　　　　上腕切断　　　　　　前腕切断

図20-7　各部位ごとの弾性包帯の巻き方

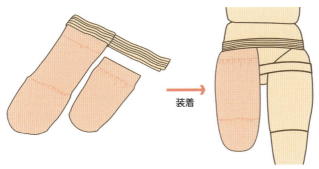

図20-8　断端シュリンカー（大腿切断用）
近位部を緩めに，遠位部を強めにし，段階的に圧迫が可能である．

れにくくなる．
- 弾性包帯がうまく巻けない場合は，**断端シュリンカー***（図20-8）を使用することもある．

***断端シュリンカー**　切断端の浮腫予防用段階式着圧断端袋．

E　切断手術後の良肢位の保持と拘縮の予防

1 切断によって損傷を受ける筋と残存筋

- 大腿切断では，大腿四頭筋，大腿筋膜張筋，ハムストリング，大内転筋，長・短内転筋，薄筋が損傷を受ける．
- 腸腰筋，大殿筋，中殿筋，恥骨筋，深層外旋筋または外旋筋群が残存し，腸腰筋や中殿筋，外旋筋群が優位となり，股関節が**屈曲・外転・外旋拘縮**が生じやすくなり，とくに，短断端になるに従って著明になる．
- 下腿切断では，腓腹筋，ヒラメ筋，前脛骨筋，後脛骨筋，長・短腓骨筋が損傷される．
- 大腿四頭筋，ハムストリングは残存するが，膝屈曲筋が優位になって，**膝屈曲**

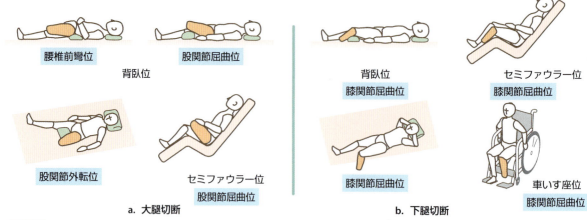

図 20-9　不良肢位
a. 大腿切断
b. 下腿切断

拘縮が生じやすくなり，とくに，短断端になるに従って著明になる．

② 日常生活上の不良肢位（図20-9）

- 大腿切断では，ベッド上で腰部に枕をおいて腰椎の前彎を強めたり，大腿の後面に枕をおいて股関節屈曲位に保持したり，また，大腿内側面に枕をおいて常時股関節外転位に保持したりしないようにする．
- 浮腫の軽減のために挙上位に保持する場合は，長時間行わないようにする．
- 下腿切断では，ベッド上で膝窩に枕をおいたり，ベッド端から下腿のみを垂らしたりして常時膝屈曲位にしないようにする．
- 背臥位で断端の浮腫を軽減させる場合は，膝を伸展位に保持して下肢を挙上位にするようにする．
- 座位では，ギャッチベッド座位にて膝窩の部分を挙上して膝屈曲位にしたり，車いす座位にて下腿を垂らしたりして座るような膝関節を屈曲位した姿勢を長時間しないようにする．

③ 良肢位の保持

- 先述の筋のアンバランスによる拘縮や不良肢位による拘縮を予防するために，図20-10に示すように大腿切断では，股関節伸展・軽度内転・内旋位にできるだけ保つようにしたり，できるだけ頻回に腹臥位になるようにする．
- 下腿切断では膝伸展位に保持するように指導したり，車いすでは切断側のシート面を延長して膝伸展位で座位保持できるように工夫したりする．

④ 関節可動域（ROM）運動，筋力増強運動，姿勢の矯正

- 断端の拘縮を予防する目的で，日頃から繰り返し自動運動を行うように指導し，大腿切断であれば股関節伸展・内転方向へ，下腿切断であれば膝関節伸展方向へとくに運動するように指示する．
- 大腿切断では図20-11にあるようにトーマス肢位にして，股関節の伸展運動を

ROM：range of motion

トーマス肢位で何がわかる？
背臥位にて非検査側の股関節，膝関節を他動的に屈曲させることで，検査側の腸腰筋や大腿直筋の短縮または股関節の屈曲拘縮の有無を調べることができる．大腿切断では，ソケットの初期屈曲角の設定に股関節の屈曲拘縮が大きく影響するので，拘縮予防が重要となる．

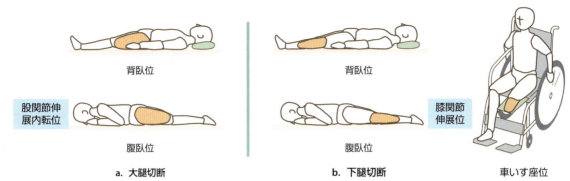

図 20-10　良肢位
a. 大腿切断
b. 下腿切断

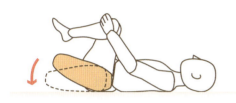

図 20-11　ROM 運動（トーマス肢位）

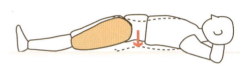

図 20-12　姿勢の矯正

行ったり，断端前面に砂のうをおいて股関節屈筋群のストレッチを行ったりする．
- 自動運動が十分可能になってきたら**抵抗運動**を行い，筋力増強運動を進める．
- 大腿切断では，骨盤の前傾と腰椎の前彎になる傾向が強いため，図 20-12 のような体操を指導して姿勢の矯正をはかる．
- 義足装着前では，平行棒内や歩行器を利用して立位バランスの練習を始め，姿勢の非対称性が生じないように指導する．

F　脱感作および断端末の強化

- 術後の断端は知覚過敏になっていたり，術創部付近の皮膚が脆弱になっていたりするため，**脱感作*法**として皮膚に対してマッサージやタッピングを行い皮膚の強化を行って，義肢装着における圧迫や摩擦の影響を少なくするように心がける．
- そのつど，断端末の骨棘や神経末端付近の知覚過敏がないかどうかや，感覚障害の部位があるかどうかもチェックしながら行う．
- 膝離断やサイム切断などの断端末で荷重を行っていく症例へは，荷重練習の前段階として断端末に対して，徒手によるタッピングや圧迫から始め，慣れてきたら座位や立位で砂のうやベッド，床面上で断端末を刺激する動作を繰り返し，断端末の強化を行う．

*脱感作　感受性を除去または減弱すること．

G 断端の衛生管理

- 術後に抜糸した後は，断端を毎日就寝前に温水と石けん水で洗い，最後に石けん水を十分に洗い流す．
- 石けん水を残すと**皮膚刺激**の原因となるため，乾いたタオルで皮膚を完全に乾かすようにする．
- 断端が湿気を帯びる状態になると擦過傷などの皮膚障害を起こしやすい状態になる．そこで，義肢装着練習が始まったら，朝の断端清拭は避けるか，十分乾かしてから装着するようにする．
- 断端袋は毎日交換して使用するが，発汗が多い場合は1日2～3回交換したほうがよい．
- ソケット自体も清潔に保つようにして，皮膚湿疹の原因にならないように心がける．
- 断端の状態は，毎日鏡を使って普段はみえない場所もよく観察して，皮膚に異常がないかどうかチェックしてから義肢を装着するよう習慣化する．

> **memo**
> **末梢血行動態の確認の重要性**
> 末梢循環障害が原因で切断にいたった症例の場合は，とくに断端の管理上，血色などの皮膚の状態を確認するだけでなく，断端の皮膚温の状態や残存している動脈（大腿動脈，膝窩動脈，足背動脈，後脛骨動脈など）の触診を頻回にして，末梢循環障害が悪化していないかをよく確認する．

学習到達度自己評価問題

1. 本義肢作製が早期に可能になる順番は下記のどれか．
   a. リジドドレッシング→ソフトドレッシング→セミリジドドレッシング
   b. ソフトドレッシング→セミリジドドレッシング→リジドドレッシング
   c. リジドドレッシング→セミリジドドレッシング→ソフトドレッシング
   d. セミリジドドレッシング→リジドドレッシング→ソフトドレッシング
2. 断端の成熟をはかるため，切断手術直後から圧を十分かけて弾性包帯を利用してソフトドレッシングを行う．
   正/誤
3. 大腿切断の場合の拘縮になりやすい肢位は下記のどれか．
   a. 股関節　伸展・外転・内旋　　b. 股関節　屈曲・内転・外旋
   c. 股関節　伸展・内転・外旋　　d. 股関節　屈曲・外転・外旋
4. 大腿切断の場合，ベッド上で腹臥位を頻回にとらせるようにすると拘縮予防になる．
   正/誤

義足

21 大腿義足ソケット

一般目標 GIO
1. 大腿義足の概要とソケットの種類と特徴と機能を理解する.
2. ソケットの開発の流れや歴史的変遷を理解する.

行動目標 SBO
1. 大腿義足ソケットの種類とその形状と特徴を説明できる.
2. 大腿義足の懸垂機構を説明できる.
3. 体重支持や義足制御のための力の伝達性と安定性との関係を考察できる.

調べておこう
1. 差し込み式と吸着式ソケットの利点と欠点について調べよう.
2. 差し込み式ソケット,四辺形ソケット,IRCソケットの特徴について調べよう.

A 大腿義足の概要

- 大腿部の切断に対して処方される大腿義足は,下肢形態の補足と歩行などの生活機能を補うように考案されている.
- 切断の原因疾患には,欧米のみならず,近年,わが国においても高齢で糖尿病などが合併する動脈硬化症などの循環障害などが多くみられるようになり,切断者の義足適応ニーズは多様化している.

- 要介護レベルの高齢切断者の例においては,介護予防やトイレや身の回りの生活機能を維持するため,装着が簡便で,軽量かつ安定性を重視した義足が望まれる.
- 身体能力の高い切断者には,スポーツ参加も可能な高機能義足など,義足の機能として多様で広範な適応を求められている.

1 大腿義足の基本構成

- 大腿義足はソケット,大腿部と下腿部,膝継手,足継手,足部が基本構成である(図21-1).
- 上記のほか,ソケットと大腿部,下腿部チューブと継手部を接続する各種アダプター,付属装置(シレジアバンド*,ターンテーブル,トルクアブソーバー*,カップリングなど),フォームラバー,ストッキングなどの装飾品などがある

*シレジアバンド 吸着式ソケットの牽引補助装置であり,短断端の場合,処方することが多い.バンドは非切断側腸骨稜と大転子の間を通して,残余肢の運動を妨げないように考案されている.

*トルクアブソーバー 下腿パイロンに組み込む装置であり,TTパイロンとも呼ぶ.上下動による断端への衝撃吸収(クッション)と捻転トルクの吸収ができるように考案されている.

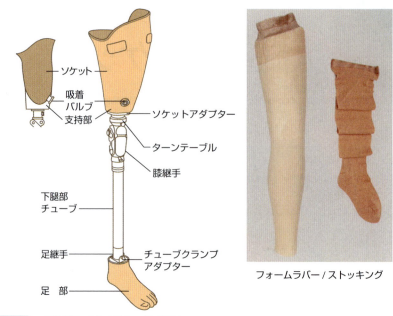

図 21-1 骨格構造式大腿義足の構成要素

（図 21-1）．
- ソケットには，分類上，形状や材料，構造，懸垂機能の違いによって異なった名称がある．

2 ソケットの必要条件

- 義足のソケットには，①痛みがない，②義足を制御しやすい，③装着感がよい，④外的情報，固有感覚の伝達性がよいなどの必要条件を満たすことが求められる．
- 切断者と義足との接点となるソケットには，痛みがなく，十分に体重を支持し，断端の力を義足足部遠位に効率よく伝えるマン-マシーンシステムとして重要な役割をもつ．

3 ソケットの力の伝達性と装着性

- ソケットの断端の固定力は，義足立脚相と遊脚相に断端肢の関節モーメントを，ソケットを介して義足遠位へ伝達して義足の安定と制御力に利用している．
- 断端の制御力は，ソケットの適合性や装着性が良好であることが条件となる．
- 切断者のソケット装着には，チャネルの位置に筋・腱を正確に合わることが必要で，誘導帯による装着の際には断端の向きを正しく合わせるような指導が必要である．

- 一般に義足制御力に影響を与える因子は，断端の長さ（またはソケット長）で，長断端ほどその力の伝達性は有利に働く．
- 短断端の場合，ソケット内での断端固定は不十分で断端とソケットのずれ運動

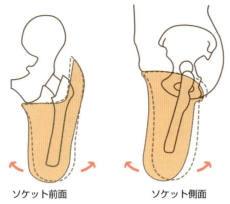

ソケット前面　　　　ソケット側面

図 21-2 ソケットと断端のずれ
ソケットの中で軟部組織と骨が動いて，ソケットに遊びが生じている．

が生じて，力の伝達効率は低下しやすい（図 21-2）．
- 吸着式ソケットの固定性や懸垂性が不十分な短断端の場合には，シレジアバンドを懸垂の補助目的で使用する．
- 大腿義足の懸垂機能をチェックする場合，そのピストン運動は，大腿切断においては 1 cm 以内にとどめることが望ましい．
- ソケットの装着感がよいことは，痛みを少なくして，力の伝達性を高めることになる．

4 大腿義足ソケットの種類（表 21-1，図 21-3，図 21-4，図 21-5）

a. 差し込み式ソケット
- 厚い断端袋を装着したまま断端に差し込んで装着する比較的容易な装着方法である．
- 現在でも，視力障害者や虚弱高齢者，糖尿病患者に用いられている場合もある．
- 懸垂機能がないために，断端のピストン運動が生じやすく，ソケット内壁上部に内転筋ロール*や摩擦性皮膚炎などのトラブルが生じやすい．
- 義足の懸垂には，肩吊りバンド，腰ベルトなどの装置を使用する．

b. 四辺形ソケット
- 長内転筋腱，内側ハムストリングス，大殿筋，大腿直筋を収める 4 つのチャネル（溝）を有しており，断端筋の作用を有効に使えるように考案されたソケット（図 21-6）
- 四辺形ソケットの各壁とその機能・形状は，表 21-2 にまとめられている．
- 初期内転角は 3〜5° とする．

---

*内転筋ロール　ソケット装着時に断端の引き込みが不十分な場合，ソケット内側上縁と恥骨との間に軟部組織が挟まれる．その状況で歩行を続けると，恥骨と内壁上部に生じる内転筋ロール部への荷重の繰り返しにより，その部に胼胝形成を生じやすい．

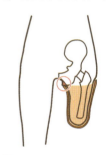

memo

初期内転角
ソケット M-L 径の中点からおろした垂線とソケット軸とのなす角度．断端を内転位に保持することで，股外転筋が伸張した状態であるため外転作用が高まり，骨盤を水平保持することができる（⇨p.345，memo「大腿義足の初期屈曲」）．

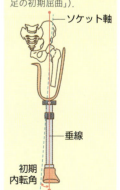

ソケット軸

垂線

初期内転角

表 21-1　現在使用されているソケットの比較

	差し込み式ソケット	四辺形ソケット	IRC ソケット	MAS ソケット	NU-FlexSIV ソケット
坐骨レベルの形状および特徴	丸形あるいは四辺形	四辺形	丸形あるいはハート型に近い	IRC ソケットの形状に準ずる	坐骨より 2.5 cm 下で円形
内外径	ほぼ断端周径の 1/3	断端周径の 1/3〜0.5 cm	ほぼ断端周径の 1/3 より，さらに 2〜3 cm 短い	同左	同左
坐骨棚，および後壁の傾き	水平	水平あるいは，やや内方へ傾斜	内方へ傾斜，かつ坐骨を収納	坐骨収納部は 2〜3 cm のみ．後壁中央部は坐骨より 2〜3 cm 下に開口している.	坐骨棚なし
側壁の高さ	大転子より約 1 横指程度高い（坐骨レベルより 5，6 cm）	同左	大転子より 3 横指程度高い	同左	大転子より 2〜3 cm 低い
内壁の方向	進行方向と平行	進行方向と平行	長内転筋から坐骨の接する面をみるとやや内旋位にソケットが向いている	同左	同左
吸着式	非吸着式	吸着式，一方向バルブ使用	同左	ライナー式	シリコンライナー式
ソケットタイプ	一重式	一重ソケット，二重ソケット	二重ソケット，多重ソケット	二重ソケット	二重ソケット
懸垂装置	肩吊りバンド，腰ベルトの使用	ソケット自体短断端は懸垂の補助目的でシレジアバンド使用	ライナーピンまたはキスキットによる内外ソケットの固定	ライナーピンまたはキスキット	ライナーピンまたはキスキット
断端末の空間	open end（空間あり）	closed end（密閉）	closed end（密閉）	同左	同左
ソケット材質	ハードソケット（皮，熱硬化性樹脂）	ハードソケット，軟ポリソケット	ハードソケット，軟ポリソケット，シリコンソケット	同左	同左
装着方法	断端袋使用にて差し込んで装着	誘導帯にて引き込んで装着	同左	ライナーロールアップまたはキスキットでの装着	ライナーロールアップまたはキスキットでの装着
体重支持	ソケット周囲，あるいは坐骨棚	坐骨棚とソケット後壁から断端全体へ荷重分散	断端全体へ荷重分散	同左	同左
適応	断端誘導帯の使用困難な虚弱高齢者	坐骨荷重が可能，かつ皮膚の状態が良好な断端，四辺形ソケット使用になれている切断者	切断者に広く適応する．坐骨部，内側ハムストリングスのチャネル（溝）部に違和感のある断端	同左	同左

A　大腿義足の概要　259

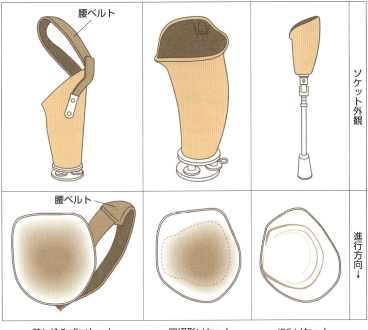

図 21-3　各ソケットの形状
IRC：ischial-ramal containment
図 21-7，図 21-11 もあわせて参照されたい．

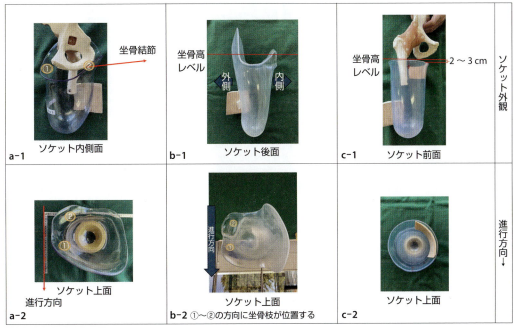

図 21-4　さまざまな IRC ソケット
①長内転筋の位置，②坐骨の位置
a-1：坐骨棚は有していない．坐骨をソケット内に収める後壁形状をしている．a-2：四辺形ソケットのようなチャネルは有していない．
b-1：坐骨高より 2〜3 cm 低い後壁，前壁を有するため，断端屈伸の可動性が高い．
c-1：NU-FlexSIV ソケットの上端は坐骨高より 2〜3 cm 下．

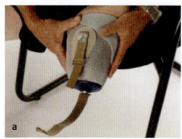
ライナー装着

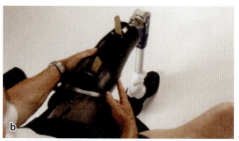
ストラップを通す

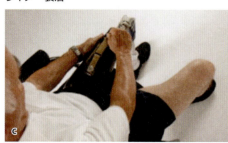
ストラップをとめる

図 21-5　キスキットの装着方法
a：断端末に空気が入らないようにライナーを装着する．
b：2本のストラップをそれぞれソケットの穴に通す．
c：断端をソケットに収納した後，ストラップをとめ，固定する．
[画像提供：オットーボック・ジャパン株式会社]

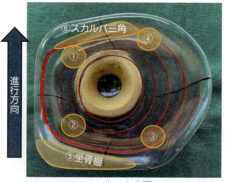
ソケット上面

図 21-6　四辺形ソケット（右大腿切断肢）の形状
一番外側の赤い周径形状は坐骨レベルのソケットパターンを示している．
ソケットは以下の①〜④の筋を収めるチャネル（溝）を有している．
①長内転筋チャネル，②内側ハムストリングスチャネル，③大殿筋チャネル，④大腿直筋チャネル，⑤坐骨棚，⑥スカルパ三角（長内転筋，縫工筋，鼠径靱帯で囲まれた三角）

A 大腿義足の概要 261

表 21-2 四辺形ソケットの各壁の機能と特徴（NYU 式ソケット）

前 壁	①接触筋	■ 長内転筋腱，縫工筋，大腿直筋，大腿筋膜張筋
	②機 能	■ 内側 1/3 部（スカルパ三角）（⇨memo）での前方からの押し→坐骨結節が前方に落ち込むことを防ぐ役割をもつ押しが強すぎると痛みが出現する ■ 外側 2/3 部分には大腿直筋のチャネルを有して，歩行時において振り出しの運動伝達をよくする ■ 体幹の前方への安定性を高める
	③高 さ	■ 坐骨結節棚より通常 6 cm 高くする ■ 鼠径部に沿って座位で前壁が邪魔にならない高さで，短断端はやや高くする
	④形 状	■ 長内転筋チャネルは 5 mm 程度の丸みをもつ ■ スカルパ隆起の頂点は内壁より外側へ 2〜2.5 cm の部分 ■ 大腿直筋チャネルは大腿直筋の発達と大転子の位置により変化（大腿直筋が大で大転子が前方なら深く，大腿直筋が小で大転子が後方なら浅く）
内 壁	①接触筋	■ 大・長・短内転筋，薄筋，ハムストリングス
	②機 能	■ 断端を内転位に保持制御（外転筋の効率をよくする） ■ 内壁では体重の支持に対する役割はほとんどなく，断端を内転位に保持して，歩行時の内外側への安定に関与 ■ すべての内転筋群を収納して，内転筋ロールを防止する
	③高 さ	■ 坐骨支持面と同じ高さ（屈曲拘縮がある場合，骨盤は前傾して恥骨に痛みが生じる）
	④形 状	■ 坐骨結節の高さで水平に，進行方向と平行 ■ 上縁から 10 cm は床面に対して垂直 ■ 厚さは 1 cm 以内にする ■ フレヤー（丸み）をもたせる→内転筋ロールをつくらないため
外 壁	①接触筋	■ 大腿筋膜張筋，外側広筋，大殿筋
	②機 能	■ 大転子に軽い圧迫をかけて骨盤安定を保持 ■ 立脚期に大腿骨の外転を防止して，外転筋群の効率をよくする ■ 最大内転角は 5° ■ 体重支持面として利用
	③高 さ	■ 坐骨結節棚より 6 cm 高く ■ 少なくとも大転子を包み込む ■ 断端が短ければさらに高く
	④形 状	■ 大殿筋部のチャネル（大転子との間を圧迫する）→回旋防止 ■ 大殿筋での体重負荷 ■ 坐骨面より上は内方に彎曲 ■ 前額面よりみて内転位
後 壁	①接触筋	■ 大殿筋，ハムストリングス
	②機 能	■ 内側で坐骨結節に，外側で大殿筋による体重支持 ■ 初期屈曲角が義足歩行で重要な伸筋群の効率をよくする
	③高 さ	■ 義足の長さに相当；非切断側の坐骨から足底（靴底）≧0
	④形 状	■ 上面：水平 ■ 大殿筋チャネル筋の発達度合いに応じて，前額面と後壁のなす角度を変える（軟らかい 5〜7°，普通 8〜9°，硬い 10〜12°）

memo

スカルパ三角（大腿三角）

鼠径靱帯を底辺とし，縫工筋内側縁，長内転筋外側縁を2辺とする三角形の場所を指している．

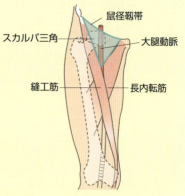

[原和彦：変形性股関節症の機能解剖とバイオメカニクス．理学療法21：579-588, 2004を参考に作成]

c. IRCソケット

- 四辺形ソケットでの側方不安定性を解決するために内転位保持を強調したソケット．

- 四辺形ソケットと比較して内外径（M-L径）が狭く，前後径（A-P径）が広く，坐骨結節がソケット内に収めるように後壁形状となっている（図21-7）．
- 四辺形ソケットのようにチャネルや坐骨棚は有していない．

- 初期内転角は7°と四辺形ソケットよりも大きい．
- 重心線が股中心から踵中央に落ちるアライメントになっており，立位保持時の断端の股外転力がより義足遠位に伝達しやすい力学的構造を持つ．
- 坐骨下枝はソケット外側上部と下部から内側に向かう2つのベクトルと坐骨下枝から外側に向かうベクトルにより3点固定の原理が働くため，内外側の安定性は良好となる．
- また垂直荷重により坐骨下枝をややソケット内へ変異させる剪断力は働くが，荷重圧はソケット内の坐骨より下部の断端全体に荷重分散されて，恥骨はソケット内側上端に当たりにくい．
- これらの結果から義足歩行時の左右の動揺が少なく，安定した荷重を受けやすい特徴を持つ．
- 一方，坐骨を収納するために後壁内側のトリミングラインが坐骨を包み込むように深いため股関節可動域制限がある．

d. MASソケット（図21-8）

- ソケット内転位により，股関節内外の安定性を保持するIRC理論を有する．
- 後壁・前壁は坐骨高より2～3cm低いトリミングラインとなっており，断端股関節屈曲・伸展の可動性が大きい．
- ソケット後壁の形状は，坐骨を収納して内外径（M-L径）は四辺形ソケットより短い．

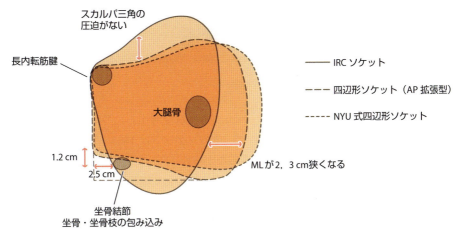

図 21-7 四辺形ソケットと坐骨収納ソケットとの形状比較

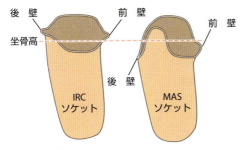

図 21-8 トリミングラインの比較
MAS ソケットの前後壁のトリミングラインは従来の IRC に比べて，高さが低く，後壁では座位保持の際に軟部組織がクッション代わりになり座りやすく，前壁が低いことから大きな屈曲可動性を獲得できる．また内外転方向の可動性もよい．

- 従来の IRC と比較して，①座位での快適さ，②装着が容易，③断端肢の可動性が大きい，④歩容改善，⑤容易な坐骨収納性，⑥側壁からの安定性強化，⑦コスメティック性（おしりの形に左右差が少ない）などに利点を持つ．

e. NU-FlexSIV ソケット

- Northwestern University Flexible Subischial Vacuum(NU-FlexSIV) Soket System として，2015 年に発表，2020 年以降にわが国でも普及した．
- ソケットは円筒形のライナーを使用し，坐骨結節より 25 mm 低く，外側では大転子より 50 mm 低いトリミングラインを基本設定とされている．
- 股関節可動性の確保と座位での坐骨棚の突き上げ感がないという利点がある．

B 各種ソケットの変遷

1 吸着式ソケットの変遷

- 最初に吸着式ソケット suction socket を考案したのは，米国デュボア・D・パーミリー（Parmelee DD）で，そのソケットは 1863～1926 年まで特許として登録されたが，実用化には至らなかった．
- 1949～63 年ころの吸着式ソケットでは，断端末とソケットの間に空間（死腔）のある open end type（図 21-9）のソケットが用いられていた．
- open end type のソケットでは，コンプレッション値*が高いことや，断端末の死腔部が常に陰圧となることから皮膚のトラブルが生じていた．
- 上記の問題を解決するために，1963 年ころより UCLA の吸着式ソケットは closed end type となる全面接着式ソケット total contact socket である四辺形ソケットへ移行した．

*コンプレッション値　吸着式ソケットは，断端周径よりソケットの周径を小さくして断端に圧迫（1～3 cm）をかけて吸着するように考案されている．その値は，断端軟部組織が軟らかい場合には大きく，硬い場合は，小さくするように考案されていた．しかし近年のソケットは，装着感を重視しあまり圧迫をしないようにしている．

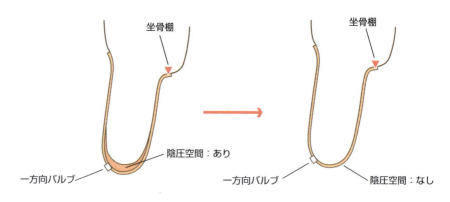

図 21-9 open end type と closed end type のソケット
ソケットの吸着（suction）という考え方より接着（contact）というソケットの考え方をもつ．

② ソケット形状の変遷 (表21-3, 図21-10)

a. 四辺形ソケット

■ 坐骨支持の考え方がない古い時代の差し込み式ソケットから坐骨支持へ移行した四辺形ソケットの形状デザインは，はじめはトスバーグ（Tossberg WA）にみられる坐骨支持を強調した NYU 式四辺形ソケットであり，最近では AP 径を拡張して断端全体に荷重分散をはかった四辺形ソケット（**図 21-11**）へと移行している．

■ 四辺形ソケットは，世界各国で義肢教育の基本形として用いられている．

b. 坐骨収納（IRC）ソケット

■ 近年の四辺形ソケットは，ML 径を短縮し断端荷重をソケット全体に分散をはかる AP 径拡張ソケットへ移行している．

■ 坐骨収納（IRC）ソケット適合の考え方は，さらに発展して，坐骨を収納する特徴を有した IRC ソケットへと移行している（⇨**図 21-7**）.

■ わが国では 1991 年以降に普及したソケットである．

IRC : ischial-ramal containment

c. MAS ソケット

■ 1999 年にオルティス（Marlo Ortiz）氏（義肢装具士，メキシコのグアダラハラ出身）が考案した．

■ 3 つの力のベクトルシステムにて骨盤を安定させる仕組みをもつ坐骨収納（IRC）ソケットである（⇨**図 21-8**）.

■ 近年，わが国でも導入されて，その適合と機能性の高さがユーザーに認められて臨床応用が進められている．

表 21-3　大腿義足ソケットに関連する年表

年	場 所	事 柄	ソケットタイプ
1863	米 国	パーミリー Parmelee が吸着式ソケットを考案	
	イタリア	プッチェ Puttie のソケット	差し込み式坐骨支持
	ニュージーランド	ニュージェント Nugent の三角ソケット	差し込み式坐骨支持
1920	ドイツ	木製義足, 吸着式ソケット	坐骨支持
1937～45ころ	日 本	鉄脚義足	差し込み式坐骨支持
1945	米 国	CPRD（義肢装具開発研究委員会）が設置され, VAPC（退役軍人省義肢研究所）, UCLA（カリフォルニア大学ロサンゼルス校）, UCBL（カリフォルニア大学生体工学研究室）, NYU（ニューヨーク大学リハビリテーション研究所）, APRL（陸軍義肢研究所）, IBM その他企業による合同の義肢研究が開始	
1946	米 国	CPRD 調査団がヨーロッパ, ドイツへの派遣	
1946	米 国	UCLA ソケットの報告	吸着式四辺形ソケット
1950	日 本	身体障害者福祉法の施行	
1956	日 本	国連のトスバーグ Tossberg 氏による国立身体障害者更正相談所にて講習会の開催	吸着式四辺形ソケット
1958	フランス	ベルモント Berlemont による術直後義肢装着法の試行	
1962	ドイツ	カーン Kurn により四辺形ソケットが total contact socket（全面接触式ソケット）へと改良	全面接触式吸着式四辺形ソケット
1963	ポーランド	ウェイス Weiss による術直後義肢装着法の確立（骨格構造義足の利用）	
1963	米 国	トスバーグ Tossberg らの NYU ソケットは closed end type socket へ移行	全面接触式吸着式四辺形ソケット
1967	米 国	US Manufacturing Co.による骨格構造義足の発売開始	
1969	ドイツ	オットーボック ottobock. 社より骨格構造義足の量産開始	
1973	日 本	飯田式ソケット（ハート型）の開発開始	全面接触式吸着式ソケット
1977	日 本	飯田式ソケットがドイツ式, 坐骨傾斜式 AP 拡張ソケットへ移行	全面接触式吸着式四辺形ソケット
1978	日 本	TC ソケット（石倉義肢, 東京都心身障害者福祉センター）の開発	全面接触式吸着式四辺形ソケット
1982	日 本	細田らによる医歯大式ソケットの紹介	全面接触式吸着式四辺形ソケット
1981	米 国	ロング Long による Normal Shape-Normal Alignment（NSNA）ソケットの発表	IRC ソケット
1983	アイスランド	クリスティンソン Kristinsson による ISNY ソケット（フレキシブルソケット）の発表	フレキシブルソケット 二重ソケット
1996	アイスランド	クリスティンソンによる ICEROSS/BK ソケットの発表	
1985	米 国	サボリッチ Sabolich による CAT-CAM ソケット発表（UCLA）	IRC ソケット
1986	米 国	Staats による Narrow M-L ソケット発表（NYU）	IRC ソケット
1987	米 国	NSNA, CAT-CAM, Narrow M-L ソケットなどは IRC ソケットへ総称される	IRC ソケット
1996	アイスランド	クリスティンソンによる ICEROSS/AK ソケットへの応用	二重ソケット
1999	メキシコ	マルロ Marlo による MAS Above knee Socket design 発表 MAS（Marlo Anatomical socket）	IRC ソケット
2000	日 本	ICEROSS/AK ソケット多重ソケットへの応用	多重ソケット

CPRD：Committee on Prosthetic Research and Development
VAPC：Veterans Administration Prostetic Center
UCLA：University of California, Los Angeles
UCBL：University of California Biomechanics Laboratory
NYU：New York University
APRL：Army Prosthetics Research Laboratory

B 各種ソケットの変遷　267

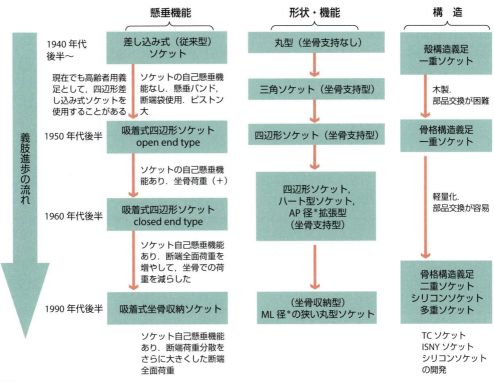

図 21-10　大腿義足ソケットの変遷
AP 径：断端とソケットの最大前後径，ML 径：断端とソケットの内外径．
ISNY：Icelandic Swedish New York，AP（前後）径：anterior posterior，ML（内外）径：medial lateral

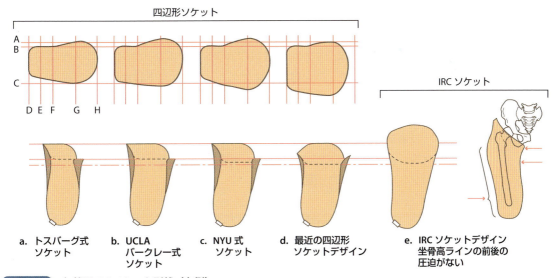

a. トスバーグ式ソケット
b. UCLA バークレー式ソケット
c. NYU 式ソケット
d. 最近の四辺形ソケットデザイン
e. IRC ソケットデザイン 坐骨高ラインの前後の圧迫がない

図 21-11　矢状面でのソケット形状（右側）
トスバーグ式ソケットの形状と各ソケットの比較のために補助線を引いている．
A～B：大腿直筋チャネルの深さ
A～C：最大前後径（AP 径）
D～H：内外径（ML 径）
D～F：内外径の 1/3 の部分，スカルパ隆起の部分を指す
D～E：DF 間の 1/2，内外径の 1/6
G：外側 1/3，大腿直筋のチャネルと大殿筋チャネルを結ぶ最大前後径の位置
[田澤英二：義足ソケットデザインにおける最近の動向．整・災外 31：793, 1988 より許諾を得て改変し転載]

③ その他，ソケット構造の変遷

a. ISNY ソケット（柔軟ソケット flexible socket）（図 21-12a）

- SFS（スカンジナビアン柔軟ソケット）ともいう．
- 1983 年アイスランドのクリスティンソン Kristinsson のアイデアで，熱可塑性樹脂 thermoplastics に属する軟質ポリエチレン（軟ポリ）またはサーリン（商品名）で作製した透明で柔軟な構造をもつ内ソケットと，熱硬化性樹脂で作製した外ソケット（支持枠）からなる二重式の四辺形ソケットである．
- 内ソケットは，柔軟で筋肉の動きに応じてソケットが部分的に変形するので，断端に違和感が少なく，吸着力が良好で義足が軽い感じがする．
- ソケットが透明であることから適合状態がわかりやすく放熱効果もよい．

b. TC 型ソケット（図 21-12b）

- 1978 年からわが国で開発されたソケットで，軟ポリで作製した内ソケットと熱硬化性樹脂で作製した外ソケットの二重構造からなる吸着式四辺形ソケットである．
- TC 型ソケットは，柔軟ソケットの長所のほかに内ソケットを義足から取りはずして吸着操作を行えるため，ソケット装着が容易である利点を有する．
- ソケット底部にバルブ口とゴム製の一方向バルブを有し，内ソケットと外ソケットはマジックテープを使用して固定する特徴をもつ．
- 四辺形から近年の IRC ソケットにも用いられている吸着式ソケットである．
- ソケット底部にバルブを有するため，knee space* の乏しい長断端には不向きである．

c. 多重ソケット

- 多重ソケットは，内ソケットに ICEROSS などのシリコンソケットを使用し，中間ソケットにサーリン材料のソケット，外ソケットには熱硬化性樹脂ソケットを用いた多重ソケットである．
- 断端皮膚表面に凹凸があるきわめて瘢痕化が大きい断端（図 21-13）の症例では瘢痕部の陰圧化によって，皮膚のトラブルを生じる．
- 瘢痕部とソケットとの間に生じる死腔部を埋めるように内ソケットにシリコンソケットを用いる（図 21-14）．

ISNY：Icelandic-Swedish-New York
SFS：Scandinavian flexible socket

TC：旧，東京都補装具研究所，同センターの略

*knee space　坐骨から膝軸までの距離から断端長の長さを引いた距離をいう．

ICEROSS：Icelandic Roll-On Silicone Socket

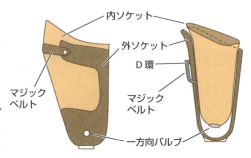

図 21-12　二重ソケット
ISNY ソケットの断端内側の外ソケットは硬性で体重を支持して，外側はマジックベルトで内外のソケットを固定する．TC 型ソケットはソケット底部に一方向バルブを有して，座位で内ソケットを装着したのちに，外ソケットを内ソケットに装着した後にマジックベルトにて外ソケットに固定する．両内ソケットは透明なサーリン材を使用している．

a. ISNY ソケット　　b. TC 型ソケット

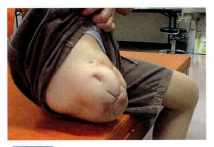

図 21-13 断端皮膚の瘢痕化

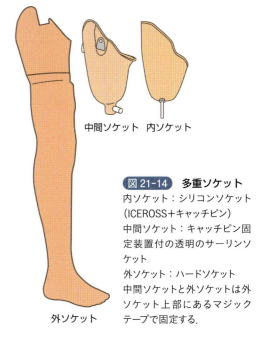

中間ソケット　内ソケット

図 21-14 多重ソケット
内ソケット：シリコンソケット（ICEROSS＋キャッチピン）
中間ソケット：キャッチピン固定装置付の透明のサーリンソケット
外ソケット：ハードソケット
中間ソケットと外ソケットは外ソケット上部にあるマジックテープで固定する．

外ソケット

学習到達度自己評価問題

1. 吸着式ソケットに該当しないソケットはどれか．
    a. ISNY ソケット　　b. 差し込み式ソケット　　c. TC 型ソケット
    d. IRC ソケット　　e. NYU 式ソケット
2. 内外径の最も小さいソケットはどれか．
    a. IRC ソケット　　b. トスバーグ式ソケット
    c. UCLA バークレー式ソケット　　d. NYU 式四辺形ソケット
    e. TC 型ソケット
3. ソケットの必要条件としてあてはまらないのはどれか．
    a. 装着感　　b. 痛みがない　　c. 軽量
    d. 義足の制御　　e. 固有感覚の伝達性
4. 義足制御力に与える因子について誤っているのはどれか．
    a. 断端の長さ　　b. 断端の筋力　　c. ソケット長
    d. ソケット吸着性　　e. 断端の瘢痕
5. 差し込み式ソケットの特徴としてあてはまらないのはどれか．
    a. シレジアバンドを使用する　　b. 断端袋を使用する
    c. ソケット前面にバルブ穴を有する
    d. シリコンソケットを使用する　　e. 非吸着式

義足

22 膝継手

一般目標
1. 膝制御機構を学び，膝折れとの関係を理解する．
2. 対象者の残存機能，社会的背景を十分配慮した処方の立て方を理解する．

行動目標
1. 膝継手の目的と種類について説明できる．
2. 遊脚相制御，立脚相制御に用いられる制御膝をあげることができ，その特徴（制御機構）について説明できる．
3. 膝継手の選択について，その指標を説明できる．

調べておこう
1. 正常歩行における膝関節運動とその役割を調べよう．
2. 膝継手を使用する義肢について調べよう．

A 膝継手とは

- 膝継手 prosthetic knee joint とは，大腿部と下腿部を連結する目的に用いられる継手の総称である．
- 両下肢切断もしくは筋力低下の著しい高齢者には，安定性を重視するために固定された膝継手を用いることが多い．しかし，一般的には，正常歩行を再現させるために**遊動性制御膝継手**に力が注がれた膝継手が用いられる．
- 膝継手の多くは，体重負荷時に**制動**（摩擦，油圧，空圧，多軸など）のかかるものと，**アライメント**（膝軸の位置，足関節の可動制限，股関節の初期屈曲角など）の関係で制御されるものに二分化される．
- 膝継手には，股義足および大腿義足に用いる**ブロック継手**と，膝義足および下腿義足に用いる**膝ヒンジ継手**がある．
- 膝継手には，多くの種類があるが，切断者の身体要因（年齢，性別，断端長，残存筋力，股関節の可動域）や生活要因（仕事，余暇，スポーツ，活動性）などを念頭において選択する必要がある．
- 膝継手に要求される項目を**表 22-1** にまとめる．

> **memo**
>
> **ブロック継手**
> 大腿末端部を構成する膝ブロックを貫通する継手軸の両端に下腿部筋金を取り付けた継手として，誘導式，固定誘導切替式，安全膝がある．
>
> **膝ヒンジ継手**
> 膝継手および下腿義足に用いる継手として，横引固定式，前止固定式がある．

表 22-1 膝継手に要求される項目（内容）

①立脚相（荷重時）で，不用意に膝折れ（中折れ）しないこと
②遊脚相（平地歩行時）で，下腿部の振り出しが正常に近く，エネルギー効率が高いこと
③歩行速度に応じた，膝の制動抵抗が生じ，膝屈曲・伸展の制御ができること
④わが国（和式）の生活様式を考慮すると膝屈曲角度は，少なくとも120°以上の可動域が必要である
⑤高価ではなく，軽量で耐久性に優れ，外観，触感にも違和感がないこと．とくに女性の場合見た目を重視し，スカートがはけることを考慮すること
⑥切断者の生活環境（職業）に適合するサイズや機能が選択できること

B　膝継手の分類

- 膝継手は，軸機構により**単軸**と**多軸**に分けられ，補助装置により**立脚相制御**と**遊脚相制御**に分類できる．

1 機能別分類

- 定摩擦・荷重ブレーキ膝，定摩擦・四節リンク膝など骨格構造の開発に伴い多くの製品が開発されてきた．現在では，**表 22-2** の 10〜13 の項目に示した同一の油圧・空圧による立脚相・遊脚相を制御する単軸もしくはリンク（多軸）膝が開発の中心となってきている．
- 固定遊動切り替え膝などは，ロック時に立脚相の安全性が確実に得られるため，重量の運搬作業に適し，支持不安定な路面でも使用できるため，その汎用性も広い．

2 立脚相制御

- 立脚相を制御する機構（図 22-1）は，単軸，多軸を用いた**随意制御**（ハムストリング，大殿筋力により，断端を随意的に伸展して膝折れを防ぐ）と，固定，荷重ブレーキ，油圧シリンダーもしくは一方向クラッチを用いた**不随意（機械）制御**（機構上の特性により膝折れを防ぐ）に大別される．

a. 単軸膝 single axis knee（図 22-2）
- 回転軸が貫通する 1 本の膝継手で下腿部が回転する構造（0°以上過伸展しないように止め金を用いる）である．
- アライメントは，荷重線が膝軸の前方を通過するように調整され，とくに膝折れや遊脚相を制御する機構は組み込まれてはいない．
- 高齢者，両下肢切断など膝の安定性があまり望めないものには，固定する装置（前止め固定膝継手，横引き固定膝継手）をもったものが処方され，これを遊動固定または固定膝継手といっている．

b. 多軸膝 polycentric knee（図 22-3，図 22-4）
- 生体の膝関節の動きを再現するため，下腿の回転軸が 2 本以上あり，膝の屈曲角度に合わせて回転中心が変化（立脚相では，回転の中心は後下に，遊脚相で

表 22-2　国内で使用可能な膝継手の機能別分類表

機　能		立脚相制御						遊脚相制御				
		ロック機構あり			遊動性制御			フリー	機械式制御		流体式制御	
		手動解除	自動解除	油圧	荷重ブレーキ	アライメント	リンク機構		定摩擦	可変摩擦	油圧	空圧
遊脚相制御機構なし	1.	○						○				
	2.		○					○				
遊脚相制御機構あり	3.　単軸					○			○			
	4.　単軸					○				○		
	5.　単軸					○					○	○
遊脚相制御機構および立脚相制御機構あり	6.	○							○			
	7.　単軸				○				○			
	8.　多軸						○		○			
	9.　単軸				○					○		
	10.　単軸			○							○	
	11.　単軸				○							○
	12.　多軸						○				○	
	13.　多軸						○					○

　　　　：現在，開発の中心となっている膝継手（立脚・遊脚相同時に制御できる機構）

は前上に移動）する構造である（**図 22-3①②**）.

■単軸膝継手と比較し，膝部の瞬間回転中心の位置が股関節に近い位置に設定されることで，立脚初期に膝折れしにくいという利点を備えている.

■膝屈曲が進むと回転中心軸は急激に下降し下腿長が短くなるため，歩行によって振り出される場合のつま先と地面との距離が確保でき，地面に引っかかりにくいという利点も備えている（**図 22-4**）.

■進化させたものとしてバウンシング機構や四節リンク空圧膝が開発された（**図 22-3③④**）.

■**生理膝**：義足の多軸膝継手の一種である．人の膝関節運動を模倣した構造をもつ.

■**二軸膝**：上下にある 2 本の軸を回転の中心として屈曲する膝継手である．2 つの曲面からなる大腿下面に接して下腿が滑り運動を行う.

■**リンク機構**：膝の屈曲角度に対応して，回転の中心が上下・前後に移動する構造設計となっている.

［利　点］

　①多軸の特性と機械的な摩擦ブレーキ構造により，膝の安定性は増加.

　②不整地歩行に優れる.

　③価格が比較的安い.

［欠　点］

　①デザインにより，機械摩擦抵抗が強すぎ，前遊脚期の膝屈曲が妨げられる場合がある.

　②構造的に耐久性の劣るものが多い.

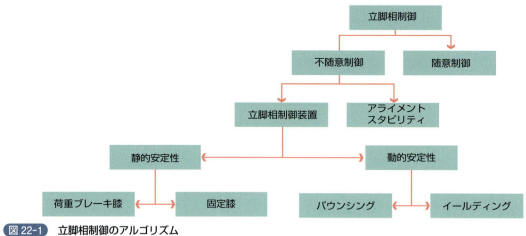

図 22-1 立脚相制御のアルゴリズム
立脚相に働く膝継手機構の分類と整理.

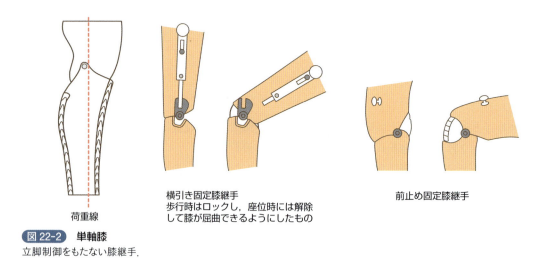

図 22-2 単軸膝
立脚制御をもたない膝継手.

③遊脚相制御がなされない．
④アライメントの決定が，それぞれの膝継手の特性の差により決めにくい．
⑤重量が増加する傾向にある．

c. 固定膝 manual locking knee
- 歩行時には，膝継手を固定し，座位時には，固定をはずして膝を随意的に屈曲させる．前止め固定膝と横引き固定膝とがあり，高齢者や重複障害者で，より安定性が必要とされる場合に処方される．
- 農業や不整地における重労働を必要とされる場合に実用性を考慮し，積極的な処方（棒足歩行となるため，3 cm ほど短く設定）が行われる．

d. 荷重ブレーキ膝（安全膝）load-activated friction knee/safety knee（図 22-5）
- 義足に荷重することで，生じる摩擦抵抗で膝折れモーメントより勝るブレーキ力を引き出し，膝継手を固定する．

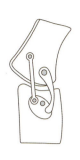 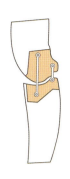 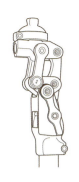 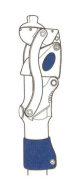

①生理膝（四軸）　　②ラマーズ膝　　③バウンシング機構　　④四節リンク空圧膝
（Sched-Habermann）

図 22-3　多軸膝

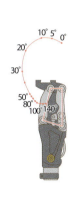 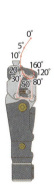 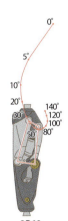

LAPOC M0750　　NI-C421　　3R60
［今仙技術研究所］　［Nabtesco］　［ottobock.］

図 22-4　四節リンク機構（多軸膝関節）における瞬間膝軸回転中心の軌跡
［日本義肢装具学会（監），澤村誠志ほか（編）：義肢学，第 3 版．p.198，医歯薬出版，2015 より許諾を得て転載］

- 摩擦抵抗のかけ方には，面摩擦・くさびと，ブレーキドラムによる軸摩擦がある．
- 荷重ブレーキ膝は，年齢などを考慮し膝安定性に全く支障のない切断者や高度の不安定性を有する切断者を除き，ほとんどすべての切断者に適応する．
　①荷重により，膝軸が締め付けられ回転を制御する．
　②荷重がなくなるとばねの力により膝軸の締め付けを開放し，遊脚相へ移行する．
　③遊脚相では，遊脚相調節ねじにより，そのスイングを調整する．
　④つねに遊脚相調節ネジおよび荷重ブレーキ調節ネジによって摩擦が加わった状態にあり，荷重時の極端な摩擦増により，立脚相が制御される．

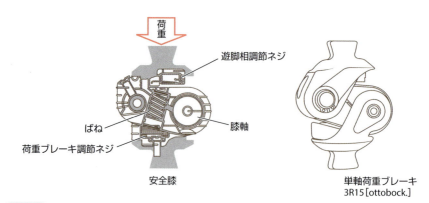

安全膝　　　　　　　　　　単軸荷重ブレーキ
　　　　　　　　　　　　　3R15 [ottobock.]

 図 22-5　荷重ブレーキ膝

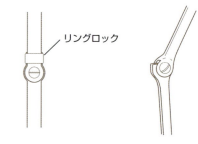

図 22-6　単軸膝ヒンジ継手　　輪止め固定膝継手　　伸展制限付膝継手

e. **単軸膝ヒンジ継手**（図 22-6）
- 在来式大腿義足，膝義足，在来式の下腿義足など，義足の両側に金属支柱が用いられるとき，この支柱の連結に用いる．
- 一般的には，膝関節離断もしくは大腿長断端でブロック継手を組み込むことが不能なものに対し使用することが多い．
- 膝の固定には，金属製の輪を用い手動で制御する．これを**リングロック ring rock** または**輪止め固定膝継手**という．
- 短軸ではあるが，遊動性のものとリングロックを用いた固定制のものがある．

3 遊脚相制御

- 大腿切断者の歩行では，膝を制御する屈筋と伸筋がないため，随意的な下腿部の振り出しは不可能である．
- 遊脚相制御では，屈・伸筋の働きを代償して，遊脚相初期での加速，後期での減速を補い，より自然な動きに近づけることが重要である．
- 遊脚相制御は，機械的制御（摩擦），流体制御（抵抗），伸展補助装置などの機構をもつものに大別される（図 22-7）．

a. **機械的制御膝 mechanical control knee**
- 膝継手軸の周囲を締め付け，摩擦抵抗でブレーキをかけ下腿部の**振り子運動**

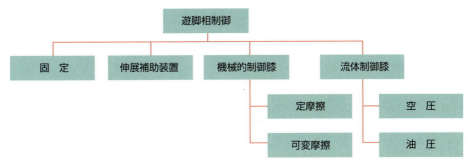

図 22-7 遊脚相制御のアルゴリズム
遊脚相に働く膝継手機構の分類と整理.

（回転）を制御する装置である.
- 初期では, 踵の上がりすぎを制御し, 後期では膝伸展時における衝撃を和らげ, 屈曲, 伸展の両方向に作用する.

①**定摩擦膝** constant friction knee（図 22-8）
- 膝継手の軸に取り付けた大きな輪（バンド）を調節ネジで締め付け, 常に一定のすべり摩擦抵抗を与える機構である.
- 定摩擦抵抗のため歩調の変化には追従できず, 常に一定の速度でしか歩けない.
- 調節ネジを締め込むことで摩擦抵抗を調整し, つねに一定の摩擦抵抗を与える機構である.

［利　点］
　①構造が簡単で調節も容易であり, 耐久性に優れている.
　②廉価である.

［欠　点］
　①理想的な遊脚相制御ができない.
　②不整地ではエネルギー消費が悪い.
　③踏み切り期で膝屈曲がしにくい.

②**可変摩擦膝** variable friction knee（図 22-9）
- 膝屈曲角度に応じて摩擦抵抗量が変化する機能をもち, 遊脚相前期には摩擦抵抗が強く, 過度の踵のはね上がりを防止し, 中期では摩擦抵抗を軽減することで円滑な振り出しを保ち, 後期においては再び摩擦抵抗が増加し, 減速とともに膝の**ターミナルスイングインパクト**＊terminal swing impact を防止する. 歩調の変化には, とくに追従しない.
- 膝継手は, カーボン素材を用いることで軽量化し, 耐久性を向上させた. また, 空圧シリンダーにより, 屈曲・伸展抵抗を各使用者に合わせて調節できるため, あぐらや正座が可能である.

b.　**流体制御膝** fluid control knee
- 空気やシリコンオイルの流体抵抗（①高粘度, 高密度のものほど流れにくい. ②通路が長く, 細く, 流れる速度が速いほど抵抗が強くなる）により, 膝の動きと連動しているシリンダー内のピストンの動きが調節され, 下腿部の可変的な

＊ターミナルスイングインパクト　遊脚相終期において, 膝継手を完全伸展させ, 膝に衝撃音が発生する現象.

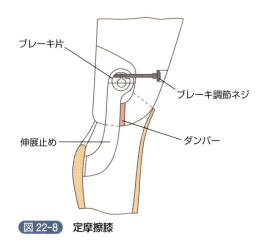

図 22-8　定摩擦膝

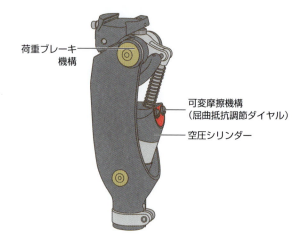

図 22-9　可変摩擦膝（単軸：LAPOC M0760）

振り出しが制御される．
- 遊脚相前期では，膝の屈曲に伴いピストンの動きにより流体はバイパスを通ってシリンダーの反対側へ押し出されるが，バイパス通過の流体抵抗により，膝屈曲は緩やかとなり，その結果，踵の過度のはね上がりは抑制される．
- 膝が伸展してくると流体の圧縮力でピストンを押し戻し伸展が補助され，さらに伸展すると今度は膝伸展に対して抵抗が加わりターミナルインパクトが制御される．これらの機構は，坂道や階段昇降でその機能が発揮され，日常生活（通常歩行）はより自然なものとなる．

①油圧制御膝 hydraulic control knee（図 22-10）
- 油圧シリンダーには，シリコンオイルなどの非圧縮性流体が使用され，膝屈伸の開始とともにただちに流体抵抗が発生する．
- 油圧シリンダーは大きな力や瞬間的な力を発揮するのに有利であり，速い歩行や走行に適している．
- 膝の伸展補助装置としてスプリングを用いることが多い．また，ハイドロケーデンスユニット Hydra-Cadence Unit のように膝継手と足継手の機能を連動したかたちでコントロールされたものも開発されている．
- 幅広い歩行速度に対応できる超小型油圧シリンダーが内蔵され，はじめに簡単な調整を行うことで，「ゆっくり歩き」から「高速歩行」まで対応．

②空圧制御膝 pneumatic control knee（図 22-11）
- 空圧シリンダー内には密閉封入された空気が入っており，この流体抵抗によりその機能を発揮する．

- 空圧シリンダーは動きが滑らかであり，日常生活に適しており，インテリジェント義足にもこの空圧制御膝が用いられている．
- 油圧制御に比べ，理想的な動きが得られるが，瞬間的に大きな衝撃が加わると対応できないため，スポーツなどには油圧制御膝が適している．
- 空圧装置は，油圧装置に比べ簡単で軽量に製作できる利点を有している．

0 2 4 6 8
EXTENSION
3R95=1

図 22-10　油圧制御膝（3R95）

荷重ブレーキ
空圧シリンダー
電子基板
電池

a. インテリジェント膝
（単軸遊脚相コンピュータ制御）

b. 単軸空圧膝
（NK-1S）

図 22-11　空圧制御膝

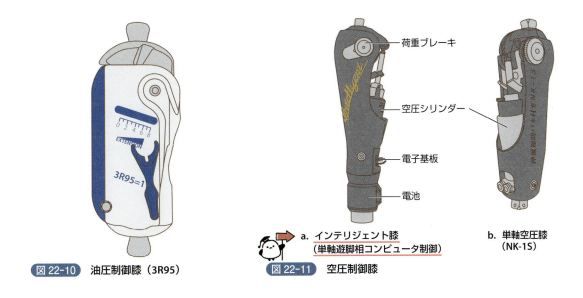

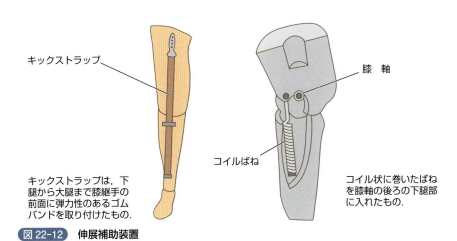

キックストラップ
キックストラップは，下腿から大腿まで膝継手の前面に弾力性のあるゴムバンドを取り付けたもの.
膝　軸
コイルばね
コイル状に巻いたばねを膝軸の後ろの下腿部に入れたもの.

図 22-12　伸展補助装置

▷**世界初のマイクロコンピュータ制御式義足膝継手**

■マイクロコンピュータが装着者の歩行速度を適時検知し，下腿部の振り出し速度を自動的にコントロールするシステム.

■義足に合わせて歩行するのではなく，自分のペースで自由な歩行が可能.

▷**空気シリンダーが 2 段階で機能し，歩行速度の変化に対応**

■新開発の空圧シリンダーは電力を使用せず，ある程度の歩行速度変化に追随可能.

c. 伸展補助装置 extension aids（図 22-12）

■コイルスプリング（内部型）やゴムバンド（外部型）を力源として伸展を補助する装置である．この装置は，遊脚相制御膝と併用される.

■コイルスプリングは，膝屈曲時に抵抗として作用し，伸展時には下腿部の振り出し補助として作用する．抵抗力はばね定数と膝屈曲角度に依存し，屈曲速度

には影響されない．

- 内部型のものは，コイルスプリングを圧縮し利用するものが多く，構造上膝を90°以上屈曲し座ると力の方向が伸展から屈曲方向に移行するため，座位時の膝が安定しやすい．
- 外部型によく用いられる**キックストラップ**は，膝が屈曲するにつれゴムバンドの張力が増すようにつくられた簡便なものである．しかし，足部に十分な固定が得られない状態で膝が屈曲されると，伸展作用が働き不安定となる場合がある．

4 最近の膝部品 （表22-3）

- 最新の膝制御には，立脚相に働くバウンシング機構とイールディング機構がある．また，立脚・遊脚相の両方で制御するシーレッグなどがある．

a. バウンシング機構 （⇨図22-4）

- **バウンシング bouncing 機構**とは，健常者と同じく立脚初期にあたる初期接地期に膝継手を軽度屈曲し，その後ロックする構造である（二重膝作用 double knee action）．
- ゴムなどの弾性要素を用い荷重ブレーキの構造を組み合わせたものとして開発され，最近ではリンク機構を組み込むことでより自然な膝の動きを形づくっている．そのため，床からの衝撃を吸収しつつ膝折れを防止する機構により，立脚相における体重心の上下動を軽減させることができ，その結果，歩行におけるエネルギー消費を減らし，より前進運動をスムースにすることができる．
- 従来のバウンシング機構では，瞬間回転軸中心を後上方に移動させることで膝の安定性を増加させていたが，最近では，初期接地と同時に機械的にロックがかかる機構（NK-6 レガート）へと進化し，より高い安定性が得られている．また，中にはレバー操作にて膝を一定の角度にロックし，遊動膝から固定膝へと瞬時に切り替え，**不整地など多様な環境下でも使用できるようになった**ものも開発されている．

b. イールディング機構 （図22-13）

- **イールディング yielding 機構**とは，油圧による抵抗を利用し，**急激な膝折れを防止することで歩行追従機能を向上させる**ことである．階段や坂道歩行での交互歩行，ならびに体重を支持した状態での中腰作業を容易とした．
- イールディングによる初期接地時の衝撃吸収が特徴的で，踵をついたとき（過重応答期）に油圧抵抗が働き一瞬膝折れ状態をつくるが，その後はソフトな動きを示し，つま先に体重が移動し遊脚相に移行する時点では，マイクロコンピュータにより膝のロックが解除されスムースな動きとなり，歩行感も良好である．
- 油圧シリンダーを使用するため，空圧シリンダーに比べ重く感じる欠点がある．

c. シーレッグ

- 電子制御膝継手として 2013 年に認可された**シーレッグ** C-Leg (ottobock.) は，油圧機能とイールディング機能を組み合わせることで，立脚相と遊脚相の両方

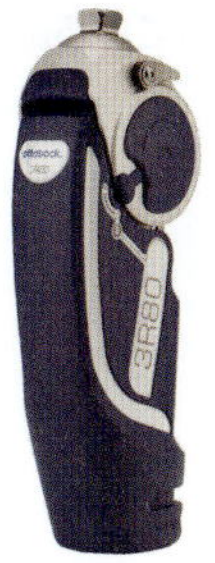

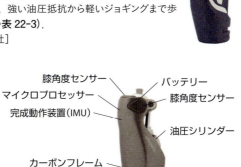

図 22-13 イールディング機構をもった膝継手
3R80 は，ロータリー式の油圧制御装置を備え，強い油圧抵抗から軽いジョギングまで歩行スピードの変化を追随する機能を有する（⇨**表 22-3**）．
［写真提供：オットーボック・ジャパン株式会社］

図 22-14 C-Leg4
［オットーボック・ジャパン株式会社］

をコンピュータ制御することが可能となった（**図 22-14**）．
- ひずみゲージにより足関節部分にかかる力と膝角度変化を検知し，マイクロプロセッサーが 1 秒間に 100 回の頻度（C-Leg4）で情報を処理し，突発的な動きにも対応できる．つまづいたときには瞬時に抵抗値が強くなり，急激な膝折れを防ぐことができる．また，ジャイロセンサーが組み込まれたことにより，歩行速度の変化や路面環境にかかわらず柔軟に対応し，日常の生活の質を高めることが可能となった．
- シーレッグは，リモコンにより任意に 2 つのモード選択が設定可能である．①一定の角度以上に屈曲しないように設定（固定）することで，長時間の作業やバス・電車の利用を容易とした．また，②全く抵抗をなくしたフリー状態にすることで，自転車に乗るなど，通常では熱を発する障害（部品破損）に対応することが可能となった．
- 欠点としては，膝継手はコンピュータ制御となるため，常に電気エネルギーを消費（リチウムバッテリーは 40〜45 時間使用可能）するので，毎日の充電が必要である．

表 22-3 最近よく使用されている膝継手

継手の種類	機構・機能	商品名	外観	特徴
多軸膝継手	スタンフレックス機構 油圧式遊脚制御機能	トータルニー 2000 [製造元：オズールジャパン合同会社]		■ トータルニー 2000 は，最良の衝撃吸収機能により，快適性を高め自然な歩容の実現を助ける膝継手である． ■ 遊脚中期に短く折りたたむように曲がり，地面とつま先とのクリアランスを確保し，骨盤の挙上（伸びあがり）を防ぐ．遊脚相を 3 つに分けて制御する油圧式遊脚制御により，さまざまな歩行速度の変化に対応する． ■ 硬さを変更できるスタンスフレックス機能により，立脚初期の生体膝関節の軽度屈曲を再現し，切断肢にかかる衝撃や負荷を軽減する． ■ 構造的高さが低いため，大腿切断の長断端者や膝離断者への装着にも適する．
	バウンシング機構	3R60-PRO [製造元：オットーボック・ジャパン株式会社]		■ 小型 EBS 多軸膝継手は，3R60-EBS より重さ，実長（縦の長さ）ともにコンパクトなタイプである． ■ 体重制限が 75 kg と 3R60-EBS よりも低いため，小柄な方の利用を推奨する． ■ 実長が短くなることで足部の選択の幅も広がるが，日常的に重い荷物をもつことがある方には，3R60-EBS を選択する．
	バウンシング機構 定摩擦機構	M0781 SwanS [製造元：今仙技術研究所]		■ 小容量の空圧シリンダーと強めの伸展補助ばねを備えた多リンク式安全膝である． ■ 強めの伸展補助ばねが完全伸展位での初期接地を確実にし，安定した立脚相に入ることができる．初期接地時には，バウンシングにより瞬間回転中心が股関節の上後方に移動し，立脚相前半の膝折れをしっかりと防止する． ■ ワンウェイクラッチを採用した伸展にのみ働く定摩擦機構が組み込まれたことで，ターミナルインパクトを抑制できる．
	バウンシング機構 セレクティブブロック機構	NK6 6 軸油圧膝継手シンフォニー [製造元：ナブテスコ株式会社]		■ 凍結路面や環境の厳しいところでの使用を考え，瞬時に機械的ロックがかかることで膝折れを防止するバウンシング機能と，振出しが軽い油圧シリンダシステムをもった新しい膝継手である． ■ 遊動と固定を選択できるセレクティブブロック機構がある．
	内蔵空圧シリンダー	3R106-PRO 多軸空圧膝継手 [製造元：オットーボック・ジャパン株式会社]		■ 4 軸構造による優れた安定性と，内蔵空圧シリンダーによる幅広い歩行スピードへの追随性が魅力の膝継手である． ■ 屈曲角度が 170°まであるため，あぐらをかいても足を組んでも邪魔にならない．3R106 の進化版として安定性はそのままに，耐久性と速度追随性および耐荷重も 125 kg にアップした．
	バウンシング機構 （EBS ユニット）	3R60-EBS 多軸膝継手バウンシング機構 [製造元：オットーボック・ジャパン株式会社]		■ 3R60 は，初期接地時にバウンシング（最大 15°）が起こると EBS ユニット上部の軸が屈曲して変形し，回転中心が上後方に移動し，膝折れをコントロールする． ■ 立脚中期では形状が元に戻り，遊脚相へ移る際に膝はスムーズな曲がりへと移行する．

（つづく）

単軸膝継手	イールディング機構（油圧シリンダー）	3R80+ ロータリー油圧膝継手 [製造元：オットーボック・ジャパン株式会社]	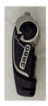 ■ 不必要にイールディングが機能することで，活動の妨げになることもあるが，3R80は必要な時だけに機能する設計となっている． ■ 速度の追随性にすぐれ，大きな油圧シリンダーによって，歩行スピードに合わせた油の通りを制御し，ゆっくりとした歩きから，早歩きまでスムーズに追随する． ■ 小走りまで追随可能となったことで，街中で友人と一緒に，話しながら歩行スピードを合わせて歩いたりと，日常生活が自然に楽しめるようになった．
	ハイブリット機構 油圧立脚制御機能 インテリジェント機能	Hybrid Knee NI-C311 [製造元：ナブテスコ株式会社]	■ 機械式床反力センサーを搭載したインテリジェント膝継手である． ■ 力強い制御が得意な油圧制御と，柔らかい制御が得意な空圧制御・電子制御がハイブリッドすることで，"急激な折れ防止"と"無理のない快適歩行"が可能となる．電池式のため，毎日の充電は不要である．
	油圧制御機能	3R31 シッティングアシスト付固定膝 [製造元：オットーボック・ジャパン株式会社]	■ 普段歩くときは，通常のロック膝として機能し，ロックを解除するとイールディングのように油圧抵抗を利用し，膝がゆっくりと曲がり安全な座り動作をサポートする．

C　膝継手部品選択時の指標

- 膝継手の選択は，切断者の到達する歩行能力ばかりでなく，日常の活動範囲や職業能力などを大きく左右するため，きわめて重要な問題である．そのため個々のケースに合わせた選択が要求される（**図 22-15**）.
- 技術の進化に伴い新しい材質の開発も進み，多くの膝継手が開発されている現在，断端の機能に対応した細かい処方を行うためには，製品に対するデータベースが必要とされている．
- 以下に通常の処方時に考慮する因子（**表 22-4**）として，断端長（機能）と生活活動環境を中心に考慮した処方について列記する．

① 長断端などで膝継手の随意的なコントロールが可能となるものには，より正常に近い歩容を獲得するために遊脚制御機能を重視したパーツを処方する．

② 短断端，両下肢切断あるいは高齢により膝継手の随意的コントロールが十分に見込めないものに対しては，転倒の危険を考慮し膝折れがないロック機能を有する継手を処方する．

③ 不整地，あるいはスポーツなど高度の活動性が望まれるものに対しては遊脚制御にあわせて立脚相での安定性が優先される．

④ カナダ式股義足の膝継手には，荷重ブレーキなど立脚相の制御機構は不要である．遊脚相制御も単純な機械式でよい．

⑤ パーツによっては，組み込みできるスペースが十分に得られない場合があるた

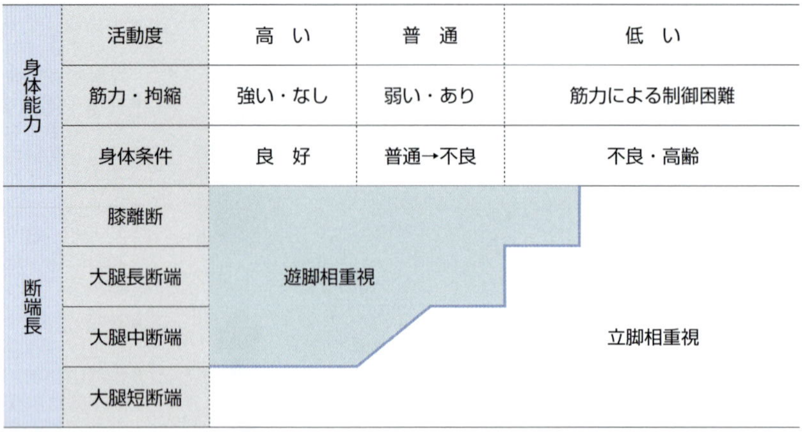

身体能力	活動度	高 い	普 通	低 い
	筋力・拘縮	強い・なし	弱い・あり	筋力による制御困難
	身体条件	良 好	普通→不良	不良・高齢

断端長	膝離断			
	大腿長断端	遊脚相重視		
	大腿中断端			立脚相重視
	大腿短断端			

図 22-15 膝継手選択時の目安
処方を左右する因子として，断端長ならびに切断者自身の生活上，職業上の活動量がポイントとなる．断端長を起点とすれば短断端になるほど立脚相での膝安定性が求められ，長断端になれば遊脚相制御に選択ポイントがシフトする．また，活動面での選択には，環境に適した複合的選択が求められる．

表 22-4 膝継手選択時の指標

全身的な因子	断端による因子
①年齢（高齢か否か） ②性別（着衣の考慮） ③心肺機能（腎機能も含む） ④非障害側の機能（歩行） ⑤上半身の能力（筋力） ⑥高次脳機能障害の有無（歩行意欲）	①断端長（力の伝達能力） ②断端の形状（パーツの適合） ③皮膚の状態（アレルギー） ④残存筋力，筋の緊張状態 ⑤断端痛 ⑥他関節の可動性
社会的因子	義肢に関する因子
①職業（農業，重作業） ②生活環境（屋内・外） ③趣味，習慣	①外観 ②機能特性に対する理解 ③経済能力 ④義肢の整備，管理

め事前の調査が必要である．
⑥装着練習初期においては，荷重ブレーキが優先され，断端の成熟および膝継手の安定したコントロールが進んだ段階では，遊脚相での膝制御が優先されるため，調整可能なものの選択が必要である．

memo
高齢者の処方においては，下記のような注意を要する
- 認知面あるいは，断端の血流や筋力低下など，断端の操作性が問題となるため，より簡単で安全性の高い構造の膝継手が望まれる．
- 再処方が行われる場合，信頼の面から最新の機構をもつ膝継手より，慣れ親しんだ機構（膝継手）が望まれる．

学習到達度自己評価問題

1. エネルギー効率がよい義足の開発は必要不可欠であるが，わが国の生活様式を考慮すると，膝関節の可動域は少なくとも（　　　）°以上の可動性があることが望ましい．

2. TKA線より，K（膝継手軸）が前方に位置した場合，膝折れが起こりやすい．
   正/誤

3. 高齢者には，一般的に遊脚相制御を優先した義足を処方することが多い．
   正/誤

4. 膝継手の処方時に考慮する点について，適切と思われるものを線で結びなさい．
   ① 中・短断端　　　　　・　　　・　a. 荷重ブレーキ不要
   ② 中・長断端　　　　　・　　　・　b. ロック機能を有する継手
   ③ 股義足　　　　　　　・　　　・　c. 遊脚制御機能を重視
   ④ 不整地・スポーツ　　・　　　・　d. 荷重ブレーキ優先
   ⑤ 装着練習初期　　　　・　　　・　e. 遊脚制御＋立脚相での安定性が優先

23 足継手

義足

一般目標
1. 義足の足継手について理解する．
2. 症状に適した足継手と足部について理解する．

行動目標
1. 足継手の役割について説明できる．
2. 足継手と足部の種類，特徴を説明できる．
3. エネルギー蓄積型足部について説明できる．

調べておこう
1. 足関節の運動方向について調べよう．
2. 歩行時の足関節について調べよう．

A 足継手と足部

1 足継手とは

- 足部と下腿部を連結するものである．
- 機能的には固定するだけで，継手がないタイプもある．
- 距腿関節のような，底背屈運動のみを行う単軸の継手がある．
- 内反・外反や回旋の動きが含まれた，多軸の継手もある．

2 足部とは

- 義足と床との接する部分が足部である．
- 足部は体重を支える，さらにさまざまな靴に合う必要性がある．
- 足部には，初期接地時の底屈力の吸収（前脛骨筋の働きを代償する）が必要である．
- 立脚期の膝折れを防止し，前進の駆動力を生み出す（下腿三頭筋と足趾屈筋の働きを代償する）必要性がある．
- 足部が備えるべき条件として，以下の項目がある．
  ①耐久性があること．
  ②軽量であること．

③低価格であること．
④外観がよいこと．
⑤地面に接触したときにすべらないこと．
⑥音がしないこと．
⑦靴下や床面を傷つけにくいこと．

3 中足趾節関節での底背屈運動とは

*トウブレーク　義足足部に設定された踏み返し部分である．中足趾節関節の役割をする．

- 中足趾節関節での底背屈運動とはトウブレーク*toe breakの位置と角度で決められる．角度は進行方向に直角とする．
- トウブレークは，第1中足骨頭の0.5 cm 後方あるいは足部の全長の前30%あたりに設ける．
- 足部の底につけられたベルトかフェルト，またはゴム足先でこの運動が行われる．
- トウブレークの位置が前方にあると，膝の安定性が増し立脚相後期での膝屈曲が困難になる．
- トウブレークの位置が後方にあると，負荷時の膝の安定性が悪くなる．

B　足部の種類

SACH : solid ankle cushion heel

1 無軸足部（SACH）

- サッチ（SACH）足が代表である（図23-1）．
- 足継手軸をもたない足部．木製または金属製のキールが中心となり踵部にはクッションをもつ．
- 踵部のクッションがたわむことで衝撃を吸収する．
- 合成ゴムの圧迫により，側方運動と底背屈運動ができる．

［利　点］
①継手がないので軽量なものが多い．
②耐久性に優れ雑音がない．
③単軸足部に比べ円滑な歩行ができる．
④足部の形態が優れ外観がよい．
⑤小児の切断者に適応となる．
⑥湿気に強い

［欠　点］
①踵ウェッジのクッションが徐々に不良となる．
②トルクの吸収が不十分である．
③履物の踵の高さの異なる場合には適応しづらい．

- ドリンガー足部：農耕作業用として用いられる．木製で足底が船底形となっており，足底にはゴムが張り付けられている．泥田でも足が抜きやすく歩行が容

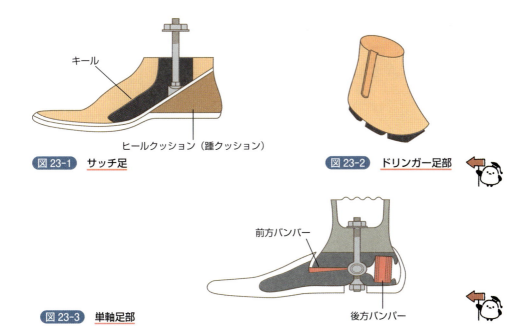

図 23-1　サッチ足

図 23-2　ドリンガー足部

図 23-3　単軸足部

易となる．足底が船底形となっているので，ロッカーヒールとしての機能がある（図 23-2）．

2 単軸足部

- **単軸足部** single axis ankle（図 23-3）は，コンベンショナルアンクル conventional ankle とも呼ばれている．
- 距腿関節にあたる継手軸 1 本により足関節の底背屈を可能にする．
- 底屈運動は踵についた後方バンパー posterior bumper で調節する．前脛骨筋に相当し底屈運動を制動する．
- 背屈運動は踵についた前方バンパー anterior bumper で調節する．下腿三頭筋に相当し背屈運動を制動する．

［利　点］
①前後のバンパーの厚さを加減することにより，底背屈のアライメント調整が容易にできる．
②パーツ交換が容易で低価格である．
③履物の踵の高さが変わっても対応ができる．
④活動性が低く，屋内歩行を主とする切断者に適している．

［欠　点］
①トルクに対するショックを吸収できない．
②足部に内反や外反，回旋の動きはない．
③サッチ足と比べ，重く円滑な動きがしにくい．
④不整地歩行の機会の多い切断者，活動的なスポーツをする切断者には適さない．

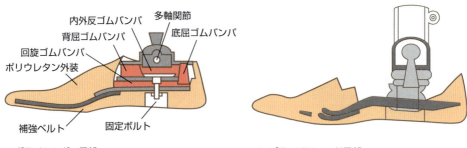

a. グライシンガー足部　　　b. ブラッチフォード足部

図 23-4　ブラッチフォード多軸足部

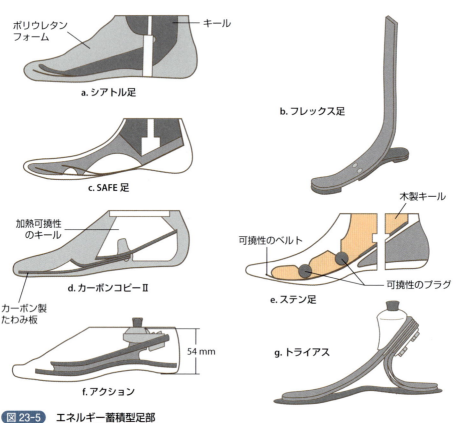

 図 23-5　エネルギー蓄積型足部

 ③ 多軸足部

- 底背屈の足継手軸の動きに，内転や外転さらに回旋の動きが加わったもの．
- 内がえし運動や外がえし運動ができることにより，膝への負担が減り障害を起こしにくい．
- 不整地での歩行や，坂道などの足場の悪いところでの歩行に適している．
- 古くからグライシンガー Greissinger 足部（図 23-4a）という多軸足部が存在しているが，現在では球関節つき足継手があり，代表的なものとしてブラッチ

表 23-1 義足足部の臨床比較（John Michael）

	利点	欠点
サッチ（SACH）	耐久性，安価，多種類の靴に対応	かなり硬い，運動範囲が限られる
単軸	膝継手に安定性を加える	価格・重量・保守がわずかに増加
グライジンガー（Greissinger）	多方向運動	価格・重量・保守がわずかに増加，側方安定性が小さい
SAFE	多方向運動，湿気・小砂に強い	価格・重量がわずかに増加，側方安定性が小さい
ステン（Sten）	価格・重量ともまずまず，側方安定性，多種類の変化に対応	価格・重量がわずかに増加
シアトル（Seattle）	エネルギー蓄積，円滑な踏み返し	価格・重量が増加（light foot により軽量化），靴に適合困難
カーボンコピーⅡ（Carbon CopyⅡ）	エネルギー蓄積，円滑な踏み返し，側方安定性が著明，やや軽量	価格増加，靴に適合困難
フレックス（Flex）	最高のエネルギー蓄積，低い慣性，側方安定性は最高，広範囲の適応	高価，製作方法，アライメントが複雑，長断端には不適応

［Michael J : Energy storing feet : A clinical comparison, Clinical Prosthetics and Orthotics 11 : 154-168, 1987 より引用］

フォード足部（図 23-4b）などがある．
- 欠点としては単軸足部に比べると，価格，重量，耐久性などの点で劣る．

4 エネルギー蓄積型足部

- **エネルギー蓄積型足部** energy storming foot は，1980 年以降にスポーツ用として開発が進んだ．カーボンなどの高弾性材を用いる．
- エネルギーの蓄積，放出を行う足部の総称．走る動作やジャンプが行える足部である．
- 荷重が加えられることによって，足部にエネルギーが蓄積される．
- 立脚相の後半に蓄えられたエネルギーを踏み切り地点で放出し，地面を蹴って前進する．
- エネルギー蓄積機能とともに，内反，外反方向の動きのあるものもある．
- 歩行時に垂直方向の衝撃吸収ができることにより，自然な歩行が可能である．
- ねじれと回旋の作用は，生体の歩行に影響を与える重要な要素となる．
- エネルギー蓄積型足部にはさまざまなものがある．代表的なものにシアトル足やフレックス足がある．
- **シアトル足**は，中心にプラスチックキールを使う（プラスチックは弾力をもつ材質で，たわむことでエネルギーを蓄積し放出している）（図 23-5a）．
- **フレックス足**は，カーボングラファイトを使う（カーボン製の板ばねがたわむことで，前進するための強い推進力を発揮する）（図 23-5b）．
- その他の足部としては，**SAFE 足**（図 23-5c），**カーボンコピーⅡ**（図 23-5d），**ステン足**（図 23-5e）などがある．
- 新しい足部としては，低床型のアクション（図 23-5f）がある．長断端の下腿切断や身長の低い切断者に適応する．
- 軽量のエネルギー蓄積型足部として，トライアス（図 23-5g）がある．デュアル

memo
エネルギー蓄積型足部を日常生活でどのように使い分けるか？
エネルギー蓄積型足部は，以前はスポーツと結びつけて使用することが多かった．最近では，種類によっては，活動性の高い生活で使用できる足部もある．

SAFE : stationary attachment flexible endoskeleton

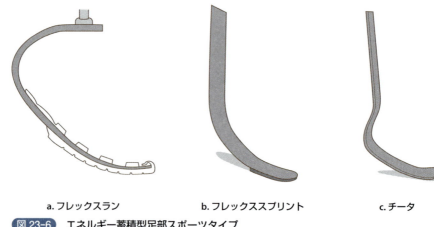

a. フレックスラン　　　b. フレックススプリント　　　c. チータ

図 23-6　エネルギー蓄積型足部スポーツタイプ

スプリングが，軟らかく衝撃を吸収する．女性，高齢者，両側切断者に適応する．
- 義足足部の臨床比較を示す（表 23-1）．

5 スポーツ用義足足部

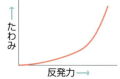

図 23-7　エネルギー蓄積型足部の反発力とたわみ

- 日常生活で使うのが目的ではなく，スポーツや短距離走，長距離走に適した足部である．
- 長距離や軽いスポーツ用に設計されたフレックスラン（図 23-6a），トラック競技用に設計されたフレックススプリント（図 23-6b），競技レベルのスプリンター用に設計されたチータがある（図 23-6c）．
- 図 23-7 に，エネルギー蓄積型足部の反発力とたわみ量の関係を示す（たわみが大きくなると反発力が増加する）．

学習到達度自己評価問題

1. サッチ足の特徴について誤っているのはどれか．
    a. 足継手軸をもたない．
    b. 体重をかけるとクッションがたわむ．
    c. 湿気に弱い．
    d. 軽量なものが多い．
2. 単軸足部の特徴について誤っているのはどれか．
    a. バンパーを有する．
    b. 回旋の動きがある．
    c. 底屈，背屈の動きがある．
    d. ショックを吸収しにくい．
3. 多軸足とは，底背屈の動きに回旋の動きが加わったものである．
   正/誤
4. エネルギー蓄積型足部は，スポーツに適している．
   正/誤

義足

24 下腿義足ソケット

一般目標
1. 下腿切断の断端の特徴を理解する．
2. 下腿義足ソケットの形状と体重支持部，懸垂装置を理解する．

行動目標
1. 下腿義足の構成部としてのソケットについて説明できる．
2. 各種ソケットの特性を説明できる．
3. ソケットの除圧部と加圧部を説明できる．
4. ソケットの適合判定ができる．
5. 断端の状態を把握して，ソケットを選択できる．
6. ソケットの機能に合致した適切な足部が選択できる．

調べておこう
1. 切断にいたる原因疾患には何があるか調べよう．
2. 切断手術の方法には何があり，断端の状態はどうなっているか調べよう．
3. 足部，足継手の種類，特徴を調べよう．

A 下腿義足のソケットとは

- 下腿義足（T-T prosthesis/B-K prosthesis）は，下腿切断（T-T amputation/B-K amputation）に処方する義肢である．
- 下腿切断は，皮膚直下に骨が位置しているため，差し込み式を除いた4種類のソケットは，硬性合成樹脂製の**硬ソケット**と，弾性ゴム（PEライト），ウレタン，シリコンなどの素材で作製された**軟ソケット（ライナー）**に分類できる．
- 下腿部は皮膚の直下に脛骨と腓骨の突出部があるので，PTB，PTS，KBM（ソケットの種類については次項参照）下腿義足ソケットでは，突出部と接するソケット内面に除圧部を設け，皮膚の損傷や疼痛の発生を防いでいる．
- 体重支持部は，他の切断の断端のように骨断末端の底部や断端周辺の適当な骨を利用することが不可能である．したがってPTB，PTS，KBM下腿義足ソケットの体重支持は，膝蓋靱帯を主として，骨の側面部や軟部組織も利用して支持性，安定性，効率性などを高めている．
- しかし近年は，義足に使用する素材の開発が進み，従来の考え方から変化して

T-T : trans-tibial
B-K : below-knee

PTB : patellar tendon bearing
PTS : prothèse tibiale supra-condylienne
KBM : Kondylen-Bettung Münster

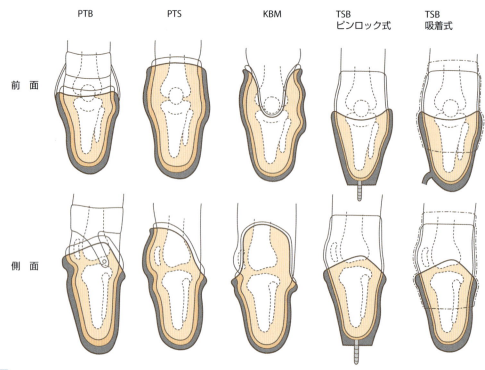

図 24-1 下腿義足のソケット

TSB：total surface bearing

いる．すなわち TSB とシリコン，ポリウレタンなどの素材で作製したライナーを組み合わせたものが普及している．

B ソケットの種類

- 骨突出部や骨断末部に配慮して，ソケットは差し込み式を除き，すべて硬ソケットと軟ソケットとを組み合わせた**二重ソケット**で構成されている．
- 硬ソケットは，断端を安定して収納し体重を支持している．
- 軟ソケットは，断端を優しく保護し，創や断端痛の発生を予防するとともに，TSB では懸垂装置として機能している．
- ソケットの種類には，差し込み式，PTB，PTS，KBM，TSB がある（図 24-1，表 24-1）．

memo
差し込み式ソケットは最も古いタイプのソケットであり，基本的には積極的に処方するのは避けるべきである．

1 差し込み式または在来式下腿義足ソケット plug (conventional) type BK prosthesis

PTB 下腿義足が開発される前は，長年にわたって差し込み式下腿義足ソケットが使われていた．現在でも一部で使用されているが，ソケットの材質は樹脂，形状は全面接触式になっていることが多い．

- **大腿コルセット付ソケット**で構成され，開発した当初は，下腿支持部は，アル

表 24-1 下腿義足ソケットの比較

ソケット名	差し込み式	PTB	PTS	KBM	TSB
形　状：前面	膝関節裂隙	膝蓋骨中央	膝蓋骨上縁	膝蓋骨下縁	膝蓋骨下縁
：側面	大腿骨顆部	大腿骨顆部	大腿骨顆部の上縁	大腿骨顆部の上縁	大腿骨顆部
：後面	膝窩部で膝屈曲を妨げない高さ				
加圧部	とくになし	膝蓋腱部，前脛骨筋部，脛骨前内側面，膝窩部			なし
除圧部	なし	脛骨内外顆上縁，脛骨粗面，脛骨稜，脛骨末端，腓骨頭，腓骨末端，ハムストリングス腱部（図 24-2）			なし
体重支持部	大腿コルセットとソケット内面	膝蓋腱部，前脛骨筋部，脛骨前内側面，下腿三頭筋，膝窩部など			断端全体
懸　垂	大腿コルセット	膝カフ	ソケット自体		断端とライナーおよびライナーと硬ソケット
適　応	ほぼすべての断端	すべての断端 短断端不向き	短断端 動揺性膝関節	短断端 中断端	すべての断端
利　点		装着簡単	装着簡単 適合面増加 膝過伸展防止 前側方安定良好	装着簡単 側方安定良好 懸垂良好	ライナーによる断端保護 適合性良好 歩容良好
欠　点	血行障害 断端萎縮著明 大腿部萎縮 ピストン運動	膝カフによる圧迫感	膝過屈曲位で脱げやすい	膝屈伸大で顆部違和感 膝過屈曲で脱げやすい	発　汗 皮膚障害 細やかな衛生管理 ライナーの耐久性

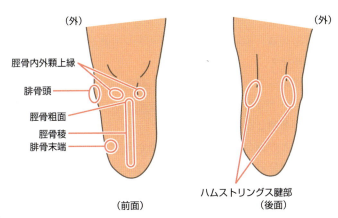

図 24-2　除圧部

ミニウム，セルロイド，木材，皮革などで作製された殻構造であった．大腿コルセットは内側および外側の膝継手付支柱でソケットに連結されている．
- 開発当初は，ソケット底が開放された open end socket（図 24-3）であったが，現在は処方されたとしてもソケット底を閉じた closed end socket である．

［形　状］
- 全体として断端末ほど細くなる円錐状．
- 水平面からみたソケットは円形に近い．

［体重支持］
- 大腿コルセットとソケット壁内面の摩擦によって支持する．
- closed end socket であればソケット底でも一部支持する．

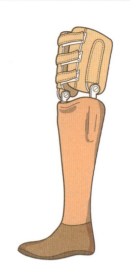
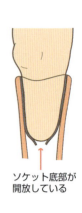

ソケット底部が開放している

図 24-3 差し込み式または在来式下腿義足ソケット

［義足の懸垂］
- 大腿コルセットのベルトで外側上顆部より上で締めて行う．

［利　点］
- この義足に慣れ親しみ，他のソケットを拒否する対象者．
- 短期間で著明な断端変動をきたす対象者．

［欠　点］
- 断端とソケットの適合が不良のため，ピストン運動が著明となり歩行しにくく，異常歩行が発生する．
- 大腿下部をコルセットで締めつけるため大腿部を含む断端の筋萎縮を招く．体重支持や懸垂も不十分なので筋萎縮をいっそう助長する．open end socket であれば循環障害が著明となる．
- 断端とソケットとの適合が不良のために創が発生しやすい．
- 膝継手の取り付け位置も解剖学的配慮に欠けているため，歩行時に膝関節の運動と連動しにくい．
- 装着時，断端とソケットとの適合は，**断端袋**＊stump socks によって調節する．そのため断端周径の変化に合わせ断端袋を余分に用意する必要がある．また不適合のまま装着していると，断端の皮膚が摩擦によって損傷することがある．

＊**断端袋** stump socks
断端袋とは，日常生活で足に履く靴下と同様，断端全体を覆うよう伸縮性のある生地でできた袋である．断端の形状に合わせ作製する物のほか，サイズの規定された汎用製品も多くある．

2 PTB 下腿義足ソケット patellar tendon bearing cuff suspension type below knee prosthesis

現在まで世界で最も使われている義足である（図 24-4, 図 24-5）．なおサッチ足（⇨p.288）は，これにあわせて開発された．
- ソケットは，硬ソケットと軟ソケットで構成された**全面接触ソケット** closed end total contact plastic socket である．
- 硬ソケットは硬性合成樹脂で，軟ソケットは弾性ゴム（PE ライト）などで作製する．
- **膝カフ** cuff suspension belt を取り付ける．

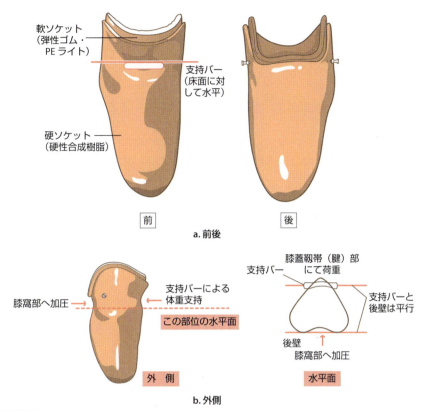

図 24-4　PTB 下腿義足ソケット①

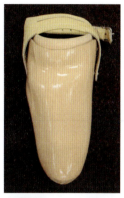

図 24-5　PTB 下腿義足ソケット②

- 歩行時の全相で膝関節が完全伸展しない．

[形　状]
- ソケット壁の高さは，前壁が膝蓋骨中央，内側壁および外側壁はそれぞれ外側上顆と内側上顆までである．後壁は中央部が膝窩部までであるが，膝関節屈曲に支障ない高さとする．
- ハムストリングスの腱部は筋活動に影響ない程度に低くする．
- 前壁上部の中央に膝蓋靱帯で体重を支持する**支持バー**を設ける．支持バーは，前額面では水平で，水平面では後壁とは平行につくる．
- 前壁の支持バーから下は，中央が脛骨前縁部を除圧し，前壁から内側壁は脛骨内側面に沿い，前壁から外側壁は前脛骨筋部を加圧している．
- 後壁上部中央は，膝窩部の形状に沿って内側に膨隆している．この膨隆が膝窩部を圧迫することにより支持バーに膝蓋靱帯（腱）がしっかりと乗り，体重支持がいっそう効果的となる．
- この部分をソケットの上（水平面）からみると，前壁を頂点とした三角形あるいはハート形にみえる（図 24-4b）．

[体重支持]
- ソケットは，名称どおり主たる体重支持が**膝蓋靱帯**である．その他，**前脛骨筋**，**脛骨前内側面**，**下腿三頭筋**などである．

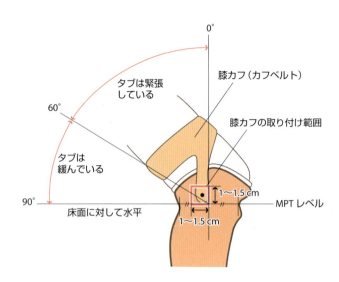

図 24-6　膝カフの取り付け位置
MPT レベル：生理的膝関節裂隙レベル

MPT：mid patellar tendon

[義足の懸垂]
- ソケットには自己懸垂能がなく，必ず膝カフを取り付け，これによって義足を懸垂する．
- 膝カフの取り付け位置は，内壁および外壁の MPT（**膝蓋靱帯中央**）レベルの高さで，前壁の支持バーと後壁中央との中間点より **上方および後方へ 1.0～1.5 cm** の正方形内である．
- 膝カフは，膝蓋骨上縁をしっかりとらえて断端部へ義足を固定させ，**義足を懸垂**して，同時に膝関節の**過伸展を防止**している．
- 膝カフは，膝関節が 0°から**屈曲 60°**までは緊張して，**屈曲 60°**をこえると緩む（図 24-6）．

[利　点]
差し込み式の義足と比較すると，つぎのような利点がある．
- 装着感がよい．
- 義足が軽く感じる．
- 差し込み式よりピストン運動が少ない．
- 歩容がよく，歩行がしやすい．
- 初期接地期でショックの吸収が容易．
- 立脚相で体重負荷面が大きい．
- 踏み切り期で遊脚相への加速が行いやすい．
- 断端長は短断端から長断端まで対応できる．

[欠　点]
- PTS，KBM，TSB よりピストン運動が大きい．
- 懸垂のため膝カフが必須．

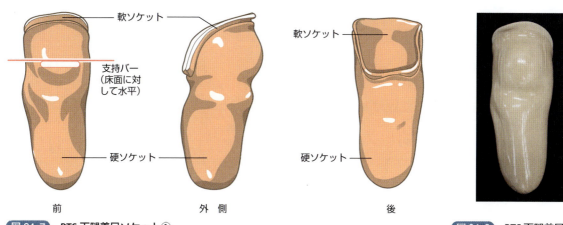

図 24-7　PTS 下腿義足ソケット①

図 24-8　PTS 下腿義足ソケット②

③ PTS 下腿義足ソケット*prothèse tibiale supracondylienne socket

＊米国では supra patella supra condylar（SP/SC）．フランスで開発された．

- ソケットは硬ソケットと軟ソケットから構成されている（図 24-7, 図 24-8）．
- 大腿骨**内側顆**・**外側顆**および**膝蓋骨**まで完全にソケットで覆い，断端とソケットとの適合面を広くして安定性の増加を目的としたもの．
- **短断端**や**動揺性膝関節症**の症例に処方する．

[形　状]
- ソケットの上部は，前壁が膝蓋骨上縁まで断端の形状に沿って完全に覆い義足の懸垂を担う．上縁は，大腿下部の形状に沿って押さえ膝関節過伸展を防いでいる．
- PTB と同様に前壁上部の中央に体重を支持する支持バーを設ける．支持バーは，前額面では水平で，水平面では後壁とは平行につくる．
- 外壁と内壁の上縁は，それぞれ内側顆と外側顆を覆う．
- 後壁は PTB と同様に，中央部が膝窩部までであるが，膝関節屈曲に支障ない高さとする．またハムストリングスの腱部は筋活動に影響ない程度に低くする．
- PTB ソケットと比較して除圧部と加圧部にかかる圧は小さい．

[体重支持]
- 膝蓋靱帯が主体である．その他，前脛骨筋，脛骨前内側面，下腿三頭筋などである．

[義足の懸垂]
- 懸垂装置は，膝蓋骨と大腿骨内側顆，外側顆の形状を利用したソケットによる**自己懸垂**である．

[利　点]
- 断端との適合面が増加して安定性が高い．
- したがって，**短断端**や**動揺性膝関節症**に有効である．
- 義足の装着が差し込み式，PTB，KBM，TSB よりも簡単である．

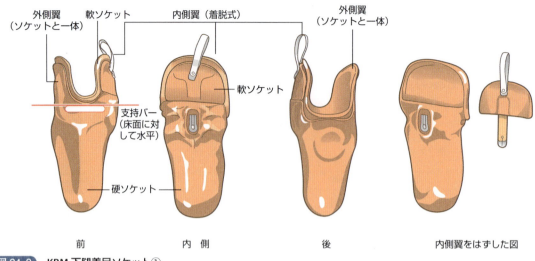

図 24-9 KBM下腿義足ソケット①

- ソケットがすぐに脱げるので，膝関節を完全屈曲できる．

[欠 点]
- 膝関節が屈曲するにつれて適合が不安定となる．
- 外観上の欠点として端座位のとき，前壁上部がズボンを突き上げる．
- 歩行時，膝とソケットとの間にズボンやスカートを挟むことがある．

4 KBM下腿義足ソケット＊ Kondylen-Bettung Münster

＊ドイツで開発された．

- ソケットの内壁と外壁の上部は，大腿骨**内側顆**および**外側顆**を抱え込むように覆っていて，それぞれ**内側翼**と**外側翼**という（図24-9，図24-10）．
- ソケットは硬ソケットと軟ソケットから構成されている．
- 懸垂は開発時，内側翼の内側顆の上に相当する部位に楔を挟み込み機能させていたが，現在は内側翼が取りはずせる**脱着式**となっている．

[形 状]
- ソケットの上部は，前壁が膝蓋骨下縁までの高さで，そこから内壁および外壁へ膝蓋骨に沿って高くなり，内側顆および外側顆をしっかりと収める．
- 前壁上部の中央に，膝蓋靱帯部で体重を支持する支持バーを設ける．支持バーは，前額面では水平で，水平面では後壁とは平行につくる．
- 後壁は中央部が膝窩部まであるが膝関節屈曲に支障がない高さで，ハムストリングスの腱部は筋活動に影響ない程度に低くする．
- 現在，ソケットのMPTレベル以下の形状は，PTBソケットと同じように作製されることが多い．

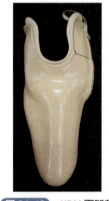

図 24-10 KBM下腿義足ソケット②

[体重支持]
- 膝蓋靱帯が主体である．その他，前脛骨筋，脛骨前内側面，下腿三頭筋などである．

[義足の懸垂]
- 内側翼と外側翼が抱え込んだ大腿骨内側顆，外側顆の形状を利用したソケット

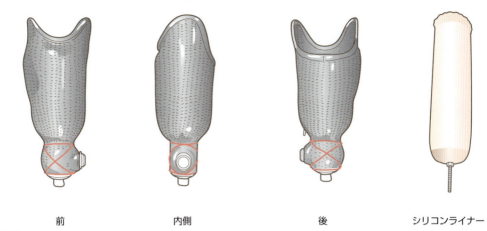

| 前 | 内側 | 後 | シリコンライナー |

図 24-11　ピンロックアタッチメント方式の TSB 下腿義足ソケット

の**自己懸垂**である．

[利　点]
- 内側翼と外側翼は，内外方への安定性にも機能している．
- 端座位では PTS にみられるソケットの突出がない．
- PTS でみられる，服がソケット内に引き込まれることはない．

[欠　点]
- 膝関節屈曲位になると，断端がソケットから少し脱げそうになる．
- 端座位や自転車に長く乗っていると，内外側上顆部に不快感がある．とくに膝関節の大きな屈伸を繰り返すと起こる．

5 TSB 下腿義足ソケット total surface bearing trans-tibial prosthesis

- 1986 年以後，**シリコンソケット（ライナー）やウレタンソケット（ライナー）**などの弾性に優れた素材を用いて軟ソケットと硬ソケットを組み合わせた**全表面支持 TSB** trans-tibial prosthesis が開発された．
- 下腿切断の断端部は軟部組織と骨組織が混在している．PTB，PTS，KBM は，断端組織の特徴を配慮してソケットに除圧部や加圧部を設けて，疼痛や創の発生を予防してきた．TSB は，この考え方を覆す断端の形状に即したソケットである（図 24-11）．
- 硬ソケットと，シリコンやウレタンなどで作製されたライナーとの連結には以下のものがある．
  ① **ピンロックアタッチメント** pin and lock attachment
  ② **受動的陰圧方式** passive negative pressure
  ③ **積極的陰圧方式** active negative pressure
  ④ **シールインシステム** seal-in system
- 代表的なソケットとして，アイスランドのオズール社によって開発された ICEROSS があり，さまざまな種類が紹介されている（図 24-12）．

ICEROSS：Icelandic Roll-on Silicon Socket

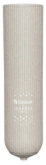 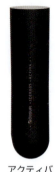 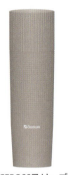 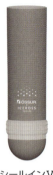 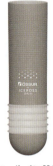

シナジー　　　アクティバ　　　ICEROSSスリーブ　　シールインV ウェーブ　　シールインX5 ウェーブ

a. ロック：先端にキャッチピンを取り付け懸垂する
b. クッション：スリーブで覆うことで懸垂する
c. スリーブ：クッションタイプ懸垂用スリーブ
d. シールイン：ライナーによる自己懸垂

図 24-12　各種 ICEROSS
［オズールジャパン合同会社］

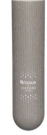

図 24-13　デルモクッションライナー
［オズールジャパン合同会社］

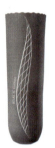

図 24-14　リラックスライナー
［オズールジャパン合同会社］

- 糖尿病，乾燥肌，皮膚萎縮，皮膚アレルギーなど，皮膚状態に注意が必要な繊細な断端に適応となるスキンケア成分を含んだライナー（図 24-13）や，電磁波を遮断する特殊な繊維を使用し，幻肢痛など切断された断端部の神経への影響を防ぐ効果のあるライナーも紹介されている（図 24-14）．
- ライナーは，断端全表面にしっかりと密着するように装着する（図 24-15，図 24-16）．
- 現在，TSB が下腿義足に多く使われている．

[形　状]
- 断端の形状に合わせ作製する．
- 硬ソケット上部の高さは，前壁が膝蓋靱帯，内外壁は内側顆と外側顆，後壁は膝窩部までで，内外方はハムストリングスの作用に支障がない高さとする．
- ライナーは，断端末から内側顆および外側顆を覆い大腿下部まである．

[体重支持]
- 特定の部位ではなく，断端部全体をソケットに密着させて接触部全体で支持する．

memo
ライナーと断端の適合をはかるため装着初期はとくに細めな断端状態の確認が必要．

B ソケットの種類 303

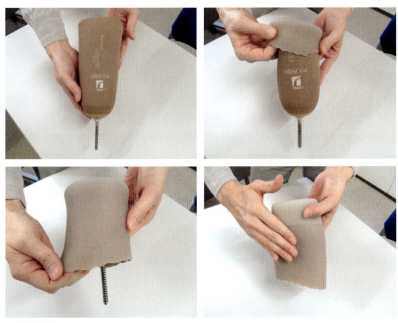

図 24-15 ライナー装着の事前準備
装着前にはライナーを裏返し，表面に異物が付着していないかを確認する．その後，ライナーを断端全表面に密着するように装着する．

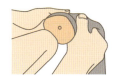

Step1
図のようにライナーを裏返し，シリコン層が外側を向くようにして所定の位置に保持する．この際，ライナーの内側に異物が付着していないかを確認する．

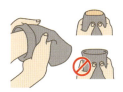

Step2
ライナーの末端をできるだけ裏返してライナーカップを露出させる．
次に，ライナーカップを断端末に配置し，断端末とライナーカップの間に空気が入っていないことを確認する．

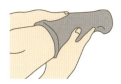

Step3
ライナーを完全に巻き上げる．この時，爪でライナーを傷つけないように注意し，ライナーを引っ張らないようにする．

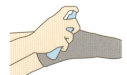

Step4
一部のライナーでは，アルコールスプレーを用いることでより簡単に着用できる．ライナーの外側にスプレーし，裏返しにして断端に巻き上げる．巻き上げた後，残ったスプレーを拭き取る．

図 24-16 ライナーの装着方法
［オズールジャパン株式会社：ÖSSUR ライナーユーザー向けパンフレット，2022 より許諾を得て転載．説明文はパンフレットを元に改変］

[義足の懸垂]
- 断端とライナーは，ライナーが内側顆および外側顆を覆い大腿下部まであるので，ずれ下がることなく懸垂できる．同時にソケットの弾性，軟性により断端との密着性を高める．
- ライナーと硬ソケットは，義足の懸垂装置としてライナーに付けたキャッチピンとロックアダプターにより連結し，強固な懸垂性を有する（図 24-15）．
- その他，ライナーの弾性，軟性を活用し，硬ソケットの底部に**一方通気弁**を取り付けた吸着式がある．断端とソケットの上部をスリーブ sleeve で覆うことで機密性を高めたものや，スリーブを用いずライナーの特殊な形状により懸垂性を有するシールインシステムがある（図 24-12）．

> memo
> わが国を含め先進国ではTSBの普及が進んでいるものの，発展途上の国々では技術的問題や経済的問題により，今なお差し込み式やPTBが汎用されているのが現状である．

[利 点]

- 装着感がおおむね良好である．
- 体重を断端全体で支持しているので，疼痛の発生が少ない．
- ピストン運動が少なく，歩行は良好である．
- ライナーは断端を保護する．
- スポーツなどの激しい運動を行う場合に適している．

[欠 点]

- ライナーの衛生管理と，接触性皮膚炎や毛嚢炎，汗の対策が必要である．
- 極短断端には不適当である．

学習到達度自己評価問題

1. ソケット自体で懸垂できるのはどれか．
   a. 差し込み式　b. PTB　c. PTS　d. KBM　e. TSB
2. 主たる体重支持が，膝蓋靱帯なのはどれか．
   a. 差し込み式　b. PTB　c. PTS　d. KBM　e. TSB
3. 膝カフが取り付けてあるのは，差し込み式である．
   正/誤
4. TSB の体重支持部は，特定の支持部はなく断端全体である．
   正/誤
5. パラリンピックなど競技レベルのスポーツに適しているのは TSB である．
   正/誤

25 股義足，膝義足，サイム義足，足部義足

義足

一般目標
1. 股義足，膝義足，サイム義足，足部義足のそれぞれの適応と特徴を理解する．
2. 股義足，膝義足，サイム義足のソケットの特徴，懸垂機能について理解する．

行動目標
1. 膝関節離断の特徴を理解し，各ソケットの特徴を説明できる．
2. カナダ式股義足（殻構造）の特徴とアライメントについて説明できる．
3. サイム切断の特徴を理解し，各ソケットの特徴を説明できる．

調べておこう
1. 足部切断が欧米に比べわが国では多く行われているのはなぜか調べよう．
2. 最近の股義足にはどのようなものがあるか調べよう．

A 股義足

- 股義足は片側骨盤切断，股関節離断，大腿切断（極短断端）の場合に用いられる．
- 以前は受皿式やティルティングテーブル式などが用いられてきたが，歩容の悪さや座る際の不便さもあり，現在では用いられなくなった．
- これらの切断の場合，歩行の際などに股・膝・足関節と3つの継手をコントロールしなければならず，適合性と機能性，適切なアライメントによる安定性の確保などが重要となる．
- 体重支持に関しては，坐骨が残存しているか否かで大きな差が生じ，残存している場合は比較的容易に体重支持が行えるが，残っていない場合は臓器を含め大きく包み込む必要があり，適合に難渋することもある．

1 股関節離断の特徴

- 股関節離断は，解剖学的股関節離断（大腿骨頭がなくなる場合）と，大腿骨頭の頸部が残存する場合がある．
- 骨盤や坐骨結節部での荷重が可能である．

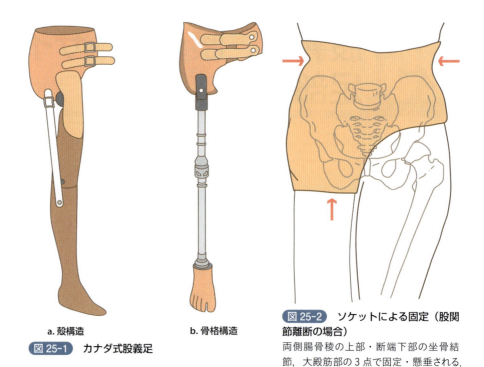

a. 殻構造　　b. 骨格構造

図 25-1　カナダ式股義足

図 25-2　ソケットによる固定（股関節離断の場合）
両側腸骨稜の上部・断端下部の坐骨結節, 大殿筋部の3点で固定・懸垂される.

② カナダ式股義足 Canadian type hip disarticulation prosthesis
（図 25-1）

1954年カナダのサニーブルック病院（トロント）にて開発されたものであり, 世界各国で用いられている. 現在もさまざまな継手やソケットが開発されているが, 基本的な考え方はカナダ式股義足がもとになっている.

［特　徴］
- 股継手の位置を正常股関節軸よりも前下方にずらして取り付けてあり, 股・膝・足継手がすべて遊動式となっている.
- 歩行の各期を通して安定性が良好であり, 歩容が健常者に近い.
- 基本的に義足の長さが健側と同じである.

a．ソケット
- 義足と断端との適合, 骨盤と断端の固定, 懸垂作用も含めて重要な役割をもっている.

［固定・懸垂作用］（図 25-2）

- <u>両側腸骨稜の上部, 断端下部の坐骨結節, 大殿筋部での3点で固定される.</u>
- これにより, 適合が良好となり, 歩行時などのソケットと断端間のピストン運動を最小（0.6 cm 以下）にすることができる.

［種類および特徴］
- カナダ式股義足におけるソケットは, 図 25-3 に示すように, さまざまなものがある.
- 以前は骨盤全体を覆うフルソケット（前方開き式）のものが主であったが, わ

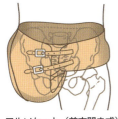
フルソケット（前方開き式）

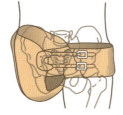
フルソケット
（前方開き，後方継手式）

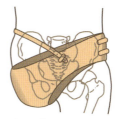
ダイアゴナルソケット
（外側開き，骨盤ベルト式）

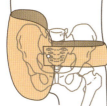
半側ソケット式

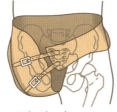
フルソケット
（斜めベルト式）

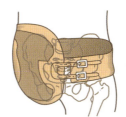
外側開口部付きソケット

図 25-3　ソケットの種類
［細田多穂（編著）：Q & A フローチャートによる下肢切断の理学療法，第 3 版．p. 86，医歯薬出版，2002 より許諾を得て改変し転載］

が国の気候条件（高温多湿）における生活スタイル（畳上での生活）から，骨盤と腹部を広く押さえたタイプは使用されなくなってきている．
- 基本的な原則（固定・懸垂作用）を失わない範囲で，装着感のよいソケットの開発が進んできており，最近では以下に記すタイプのソケットが好んで用いられている．

①**前方開き式**（フルソケット）
- 原法で使用されていたものであり，**カナダ式ソケット**とも呼ばれる．
- 上縁は腸骨稜上部まで覆い懸垂機能をもたせている．
- 固定性はよく歩行時の安定性も高いが，通気性や重量が重くなるなどの問題もある．

②**ダイアゴナルソケット**
- 健側の腸骨稜のみを覆い断端側は開放してあるソケットである．
- 健側の腸骨稜での懸垂作用と，断端側につけたベルトによる懸垂作用を用いている．
- フルソケットに比べ通気性（装着感）や重量の面では良好だが，歩行時の安定性に関しては劣り，重労働者には適さないという面もある．

③**半側ソケット**（Halbschalen bettung）
- 断端側を包むソケットと健側を幅広いベルトで固定するソケットである．
- ソケットによる窮屈感がなく，健側の股関節屈曲制限がないという利点がある．

④**片側骨盤切断用ソケット**（図 25-4）
- 片側骨盤切断の場合は，体重負荷ができる骨性の支持部がないために，軟部組織を介して断端自体での体重負荷をもたせる必要がある．そのために以下に記

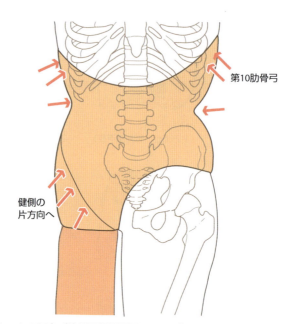

図 25-4　ソケットの固定（片側骨盤切断用ソケット）

すようなソケットの工夫が必要となる．
- ソケットの形状を断端部から健側の肩の方向へ向かう方向に負荷面を設定する．
- ソケットの上縁を上部まで伸ばす（第10肋骨弓レベルくらいまで）．
- あまりにも高く設定すると，体幹の前屈の可動域を制限してしまうため，前方部分はトリミングを低く設定する必要がある．

b. **構成およびアライメント**（⇨p.349，図 27-10）

股義足の場合，股・膝・足関節と3つの継手をコントロールする必要があるため，安定性の確保にはアライメントが最も重要である．
①**継手**：基本的には股・膝・足継手すべて遊動式である．
②**股バンパー**：股継手の前方および後方に位置しそれぞれ立位の安定性や歩行の際の調節などの役割を担っている（図 25-5）．
- 後方バンパー：荷重がかかると圧縮され，股継手の伸展を制限する．その後，反発力により屈曲を補助することで，立脚後期から遊脚期への移行をスムーズにする役割をもつ．また立位での安定性に関与し，厚すぎる場合には腰椎前彎が増強する．
- 前方バンパー：遊脚終期おける股継手の屈曲を制限し，歩幅を調節する．バンパーによるスライドコントロール式のほか，バネやゴムによる制動を行うものがある．

③**股屈曲制限バンド，膝伸展補助バンド**：殻構造の場合のみ取り付けられる（図 25-6）．
- 股屈曲制限バンド：股継手の屈曲を制限し歩幅を調節する．また，遊脚期後半の膝関節伸展の補助としても働く．

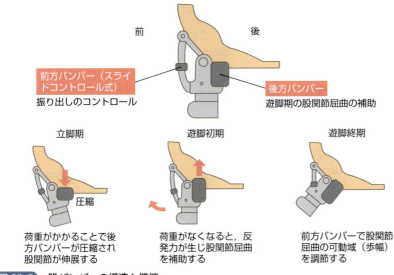

図 25-5 股バンパーの構造と機能

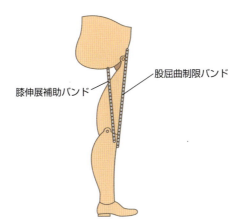

図 25-6 股屈曲制限バンド，膝伸展補助バンド

- 膝伸展補助バンド：膝伸展を補助し，立脚後期から遊脚期への蹴り出しの際の安定性に関与する．
- 股継手の中心から下ろした垂線はトウブレークのやや後方を通る．

c. 最近の流れ

- カナダ式股義足は，開発当初はすべて殻構造のものであったが，最近はほとんどの場合，骨格構造のものが多く用いられている．
- その理由として，骨格構造では，義足の軽量化，外観の改善，アライメント調節の容易さ，衣服の損傷が少ないなどの利点があげられる．
- 骨格構造になったことで，大腿義足や下腿義足で使用される継手や足部が使用できるようになった．そのため，切断者の能力や生活に合わせた形で選択され，処方されている．

B 膝義足

膝義足は膝関節離断の際に主に用いられることが多いが，そのほかにも大腿極長断端，下腿極短断端，下腿切断（膝関節屈曲拘縮がある場合）にも適応となる．

1 膝関節離断の特徴

- **膝関節離断**は，長い断端を有するため安定性がよいこと，断端末荷重が可能な場合が多いこと，大腿骨顆部に膨隆部があるためソケットの懸垂が可能という利点がある．
- 膨隆部の存在により外観が不良になるという欠点もある．

2 膝義足の種類と特徴

- 膝関節離断の場合は長い断端を有するため，**比較的膝の安定が得やすい**．
- 断端末荷重が可能な場合が多いため一般的に大腿義足に比べ短くなるが，断端末荷重が不可能（部分的荷重）な場合は，坐骨支持となるため大腿義足と同じ長さとなる．
- 断端による懸垂機能は良好である．

a. ソケットの構造（図 25-7）

- 膝関節離断の場合は断端末の膨隆部のため，近位よりも大きくソケットへの断端の挿入が難しくなる．よって，ソケットには断端を挿入しやすいような工夫が施してある．

①**在来式ソケット**
- 断端末梢部の膨隆部（顆部）を挿入しやすくするため，ソケットの前方部分が開いている形状となっており，紐で締め具合を調節するタイプ．

②**有窓式ソケット（プラスチック製）**
- 断端末梢部の膨隆部（顆部）が挿入しやすいように有窓式となっているタイプ．

③**二重ソケット式全面接触ソケット**
- 二重ソケット（内層：軟ソケット，外層：硬ソケット）となっている．
- 軟ソケットの膨隆部（顆部）より近位部分にスポンジを貼り，これにより断端の輪郭に合わせて全面接触させ，懸垂させることが可能となっている．

b. 継手の種類と特徴

- 膝継手の設置が空間的に難しい．
- 以前は，単軸膝継手が主に使用されていたが，衣類の着脱（汚れ，破損など）や歩容の問題などもあり，現在はあまり使用されなくなっている．
- 代わりにさまざまな継手が開発されてきているが，**四節リンク膝継手**がよく使用されている．

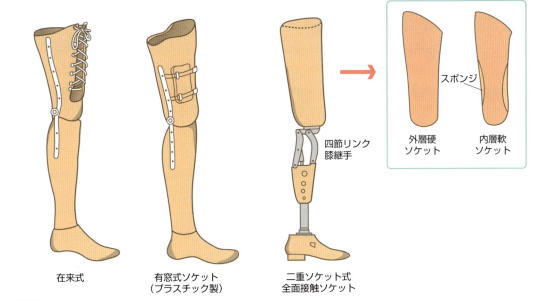

図 25-7 膝義足（ソケット）の種類

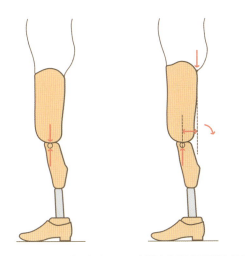

a. 断端末荷重が可能な場合　　b. 断端末荷重が不可能な場合

図 25-8 膝義足のアライメント

3 アライメント（図 25-8）

①断端末荷重が可能な場合
- 基準線を膝関節軸に近づけて設定する．安定性は良好である．

②断端末荷重が不可の場合（坐骨支持）
- まれではあるが断端末荷重が不可能な場合もあり，その際は坐骨支持となる．その場合は重心線が膝断手より後方を通るため膝が不安定となる．大腿義足（p.341, 図 27-5, 表 27-7）のベンチアライメントに準じて膝軸を設定する．

C サイム義足

サイム義足は主に，サイム切断に用いられる義足である．1942年にエジンバラ大学のサイム（Syme）が内・外果を残した足関節離断術を発表したのが最初であり，その後義足の適合や目的をもとに，切断手技や義足の開発が行われてきている．

1 サイム切断の特徴

- サイム切断は断端末荷重が可能なことが多いこと，断端末膨隆部を有することが特徴である．
- サイム切断の利点と欠点を図25-9に示す．
- サイム切断での断端膨隆部の外観上の欠点を補うため，両側果部を少し切除するなどの試みも行われている．利点であるソケットの懸垂を活かす試みも行われている．

2 サイム義足の種類と特徴（図25-10）

- サイム切断の場合は，断端末荷重が可能な場合が多い．そのため，内外果部の膨隆部を利用した懸垂機能を用いることが多い．
- 断端末荷重が不可能な（または部分荷重の）場合は，PTB下腿義足と同様に，膝蓋靱帯や脛骨内側顆，下腿の軟部組織での荷重を行う方法が選択される．
- 在来式サイム義足がつくられ，その後欠点を改善するためにさまざまな義足が作製されてきている．

①在来式
- 断端末梢部の膨隆部を挿入しやすくするため，ソケットの後方部分が開いている形状となっており，紐で締め具合を調節するタイプである．
- 中に金属支柱が入っており，重くまた破損しやすい．
- 軽量化のためプラスチック製のソケットを使用するタイプもある．

②有窓式
- 断端末梢部の膨隆部が挿入しやすいように有窓式となっているタイプで，装着後に蓋をすることで懸垂作用を得ることができる．
- 内側有窓式（VAPC式）
- 後方有窓式（ノースウエスタン式）

③後方開き式：カナダ式 Canadian type
- 断端末梢部の膨隆部を入れやすくするために，膨隆部の上部で後方部分が切り離され，後ろ開きとなっているタイプである．

④二重ソケット式（図25-11）
- 二重ソケット（内層：軟ソケット，外層：硬ソケット）となっている．
- 内外果上部（近位部分）にスポンジを貼り，これにより断端の輪郭に合わせて全面接触させ，懸垂させることが可能となっている．
- 無窓式であり，全面接触が可能なため適合感が良好であるという利点をもつ．

PTB：patellar tendon bearing

VAPC：Veterans Administration Prostetic Center

C サイム義足 313

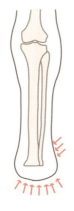

欠　点

断端膨隆部のため
① 外観が不良である
　（とくに女性には禁忌）
② 義足の装着方法と適合を得ることが困難である

利　点

① 断端長が長いため，テコの作用により正常に近い歩行能力をもつ
② 断端末梢部の膨隆のため，ソケットでの懸垂が容易である
③ 断端の状態が安定している
④ 断端に負荷性がある
　（日本式生活様式に有利）

図 25-9　サイム切断の利点と欠点
［吉村　理：義肢装具学，第4版（川村次郎ほか編）．サイム義足，p.177，医学書院，2009より許諾を得て転載］

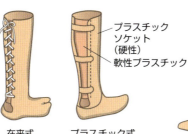
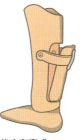
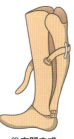

在来式　　プラスチック式　　内側有窓式　　後方有窓式　　後方開き式
　　　　　　　　　　　　　　VAPC式　　ノースウエスタン式　　カナダ式

プラスチックソケット（硬性）
軟性プラスチック

図 25-10　サイム義足

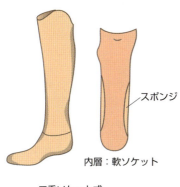
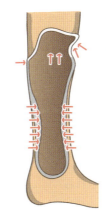

スポンジ
内層：軟ソケット
二重ソケット式

軟ソケット付全面接触式サイム義足（HRC）

特　徴
① PTBと同様の適合方法で負荷面を増し，脛骨顆および膝蓋腱にも負荷させる
② ソケット後壁を低くして膝関節屈曲角度を増す
③ 全面接触により適合性を上げ，懸垂をよくする
④ 開窓部をつくらず，外観と耐久性をよくする

図 25-11　二重ソケット式サイム義足

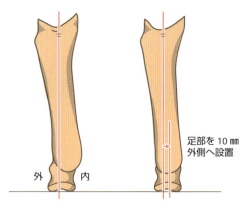

図 25-12 サイム義足のアライメント（前額面・後方からみた図）

HRC：兵庫県立総合リハビリテーションセンターの略

- 澤村らの軟ソケット付き全面接触式サイム義足（HRC）がある．

3 アライメント（図 25-12）

- サイム義足のアライメントは，長断端のために初期屈曲角（⇨p.345）を 0〜5°の中間位でセットする．
- 前額面：足部を断端中央部に取り付けると外観はよいが，安定性が悪くなる．
  - 足部を外側に 10 mm ずらせば安定するとされているが，外観が悪くなる．
  - 安定性と外観を考慮し，各症例の状況に応じた判断が望まれる．

D 足部義足

- 足部義足は，ピロゴフ Pirogoff 切断，ボイド Boyd 切断や，リスフラン Lisfranc 関節離断，ショパール Chopart 関節離断，中足骨切断，足趾切断などに用いられる．

1 足部切断の特徴

- 筋力のアンバランスによる二次的な変形を起こしやすい（近位の関節ほど起こりやすい）（⇨p.203，第 17 章）．
- 圧の集中により，胼胝（たこ）や創などを生じやすい．
- 足長が短くなることで，テコが短く立脚後期の蹴り出しが不十分となる．
- 履物の選択が限定される．

2 足部切断の義足（図 25-13）

- 足部切断者では，同一切断部位であっても多種多様にわたっている．それぞれの切断者に適した機能，デザインを考えていくことが重要である．

D 足部義足

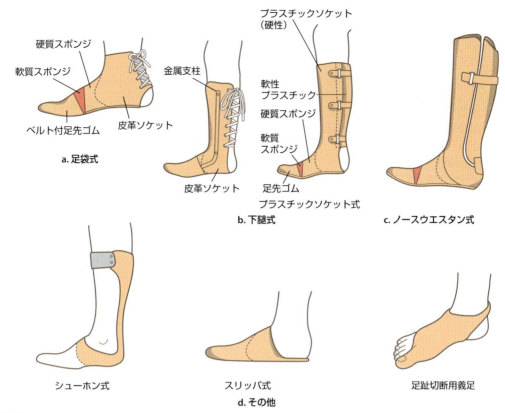

図 25-13　足部切断の義足

a. 足袋式
- わが国では最も多く使用されているタイプであり，皮革のソケットと足先ゴム，スポンジなどを接合させたものである．
- 開口部は後方，背側部などさまざまであり，マジックテープや紐にて固定する．
- リスフラン関節離断，中足骨切断の場合に用いられることが多い．

b. 下腿式
- 下腿前面をソケットで覆うタイプである．
- 在来式の場合はソケットを両側の金属支柱で補強したものが用いられたが，破損が多いこと，重いことなどから近年では，プラスチックのソケットを利用することがほとんどである．
- ショパール関節離断，ピゴロフ切断，ボイド切断に用いられることが多い．

c. ノースウエスタン式
- カナダ式サイム義足の理論をもとに開発されたもので，後ろ開き式の合成樹脂ソケットで構成されている．

d. その他
- シューホン式：短下肢装具（AFO）と同様にポリプロピレンなどでできており可撓性をもたせてあるタイプである．
- スリッパ式：靴と併用し，屋外用として利用するタイプである．

AFO：ankle foot orthosis

学習到達度自己評価問題

1. 膝関節離断の特徴について正しいのはどれか．2つ選びなさい．
   a. 外観は良好である．
   b. 長い断端を有するため安定性は良好である．
   c. 断端末（大腿骨顆部）での懸垂が可能である．
   d. 一般的に坐骨結節にて体重支持を行う．
2. 股関節離断の際のソケットによる骨盤の支持，固定は① _____，② _____，③ _____，
   の3点で行われる．
3. カナダ式股義足のアライメントについて誤っているのはどれか．
   a. 前額面にて左右の下肢の長軸が，体中心に対し左右対称になるようにする．
   b. 前額面にて股継手中心から下ろした垂線が膝継手軸の中心を通り，踵の中央を通る．
   c. 矢状面にて股継手は荷重線の前方を通り，膝継手は後方を通る．
   d. 矢状面にて股継手の中心から下ろした垂線はトウブレークのやや前方を通る．
4. サイム切断の場合は，断端末の膨隆部による懸垂が可能である．
   正/誤

26 義足歩行の特徴, 立位歩行練習

義足歩行

一般目標
1. 義足歩行の特徴の概念とその理論背景を理解する.
2. 立位歩行練習の目的と注意事項を理解する.

行動目標
1. 義足歩行を観察し, その特徴を表現できる.
2. 計測データの意味を解釈できる.
3. 立位歩行練習を実施できる.
4. 立位歩行練習実施後の変化を観察できる.

調べておこう
1. 正常歩行の時間・距離因子, 位置・角度因子と力学的因子について調べよう.
2. 歩行の評価項目について調べよう.
3. 部品の違いが義足歩行に及ぼす影響について調べよう.

26-1 義足歩行の特徴

A 下肢切断者の理学療法の目的

- 下肢切断者の理学療法の目的は二足地上生活の再獲得にある.
- 下肢の一部を失ったことによる当初のニーズは, まずは安定して立つこと, そして耐久性に優れた歩行ができることである. すなわち, 義足を自由に操り, 生活を営むことである.
- 下肢切断者に対する豊かな生活を実現するため, 和式生活に適した部品の開発(細田ら)や, スポーツなども可能にする**エネルギー蓄積型足部***(ESPF)の開発, 炭素繊維強化プラスチックなどの材料開発での軽量化が進んでいる.
  [例] 具体的には, 道具としての義足と身体とのインターフェイスとなるソケットの改良, **坐骨収納(IRC)ソケット***や屈曲角度制限機能が内在された膝継手, 膝安定に優れ生理的動きに近似したリンク膝, 踏みきり能力を有したエネルギー蓄積型足部, 歩調を調整しながら歩行できるコンピュータ内蔵のインテリジェンス大腿義足などが開発された.
- 近年では製作技術にも3Dプリンターの導入が模索されており, 軽量かつ耐久

***エネルギー蓄積型足部**
(ESPF) 制動期の衝撃を高度に吸収することでエネルギーを蓄え, その反発を利用して歩いたり, 走ったり, ジャンプしたりできる足部.
ESPF : energy storing prosthetic feet

***坐骨収納ソケット** 従来の四辺形ソケットが前後径を圧迫して坐骨を支持するのに対して, 左右径を圧迫して坐骨を支持する形状. また, 坐骨支持部をソケット内部に位置させることで坐骨の受け面を包み込み, 骨盤の固定を確保でき, 歩行時に発生するソケットの外に逃げようとする横方向の動きを抑えることで安定した歩行が可能になる.

IRC : ischial-ramal containment

性も兼ね備えた義足の開発も進められてきている.

■ 義足歩行の特性を定性的に判定することは可能だが,工学的測定機器を駆使し,定量的に判別しようとする先行研究は多い.義足歩行特有の歩容を表現するときの課題としては,①パラメータの組み合わせ,②どのパラメータが重要か,③一度にどれだけのパラメータを測定できるのか,④データベースの蓄積を統計的に判別する作業,などがあげられる.

B　義足歩行の評価

■ 義足歩行の評価は切断の理学療法評価の重要な1つである.理学療法の治療の主目的である運動器の筋・骨関節の可動域（ROM）,筋力,疼痛に加え,義足のアライメント,ソケットの適合,各継手の機能など多因子が反映される.

ROM : range of motion

1 歩行機能,歩行能力の評価

①歩行速度,安定性,持久力など歩行障害の程度を定量化することにより,障害の明確化および理学療法介入による客観的な効果を判断することができる.この測定にあたっては,歩行速度を速めたり,歩行時間を長くとったりするなど,ある程度の運動負荷を与えて,はじめて正常からの逸脱と判断されることを認識しておく必要がある.

②歩行能力の評価を解釈するうえで考慮すべき因子には,歩行周期,歩幅,歩隔,速度などの時間・距離因子,身体各部の位置変位,角度変位などの運動学的因子,床反力の力学的因子,歩行時のエネルギー消費の運動生理学的因子,固有感覚や姿勢制御の神経・生体力学的因子があげられる.

■ より有効性のある歩行の臨床評価として,定量的なパフォーマンス測定と,臨床歩行分析の総合分析を基本的形態とした視察がある.

2 義足歩行のエビデンス

■ 義足歩行を始めたときは,歩行への恐怖感などで上肢の振りが制限される.このことによって,とくに健側の歩幅が狭くなり,義足側の立脚時間は短縮し,歩調は減少する.

a. 伸展補助装置の違いの検証

■ 正常歩行の歩幅は左右ほぼ同じステップ長を示す.一方,義足歩行では**伸展補助装置の強さや摩擦力の変化**が影響し,遊脚相を制御する.

■ 歩行速度がほぼ同じ条件でも,伸展補助装置が強くなれば義足側のステップ長が長くなる（**表26-1**).これは立脚期後期の踏み切り期での膝屈曲開始の遅れと膝屈曲角度が少ないことで,義足の前方への振り出しが大きくなることに起因する（**図26-1**).

b. 歩調を変えたときの膝屈曲角度の変化

■ 歩調を60（歩/分）から漸次速めていった場合の膝屈曲の角度変化を,健常成

表 26-1 ステップ長，歩行速度の比較

対 象	ステップ長の比（健側/患側）	歩行速度（m/分）
健常成人	1	
適切に調整された膝継手	0.89	55.66
伸展補助力の強い場合	0.78	55.60
最も伸展補助力の強い場合	0.73	55.05

IC：初期接地，LR：荷重応答期，TSt：立脚終期，PSw：前遊脚期，DS：両脚支持期

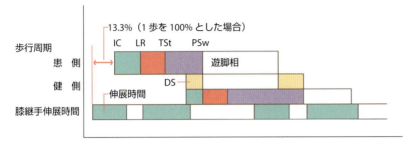

図 26-1 歩行周期と膝伸展時間の比較

視察で伸展衝撃がみられない場合，初期接地（IC）で完全伸展位をとり，立脚終期（TSt）よりやや遅れ膝屈曲が始まり，前遊脚期（PSw）では安定性制御のためその角度は正常よりやや少なく，ついで遊脚相へと移行する．この観察の結果のエビデンスを得るため膝伸展時間を計測した．初期接地以前に膝継手は完全伸展しており，伸展補助力が強くなれば遊脚相からの膝完全伸展時間は延長されてくる．つまり伸展衝撃の要素が出現してきている．

IC：Initial Contact
LR：Loading Response
TSt：Terminal Stance
PSw：Pre-Swing
DS：Double Stance phase

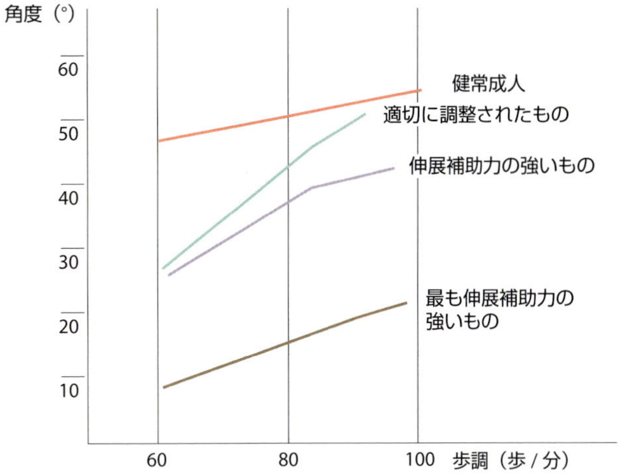

図 26-2 歩調と膝の角度変化

人と義足歩行で測定したデータを**図 26-2** に示す．

- 義足歩行では，膝の最大角度は健常成人のものより少ない．
- また，速く歩こうとすると遊脚相での屈曲から完全伸展までの「待ち」の時間があり，屈曲角度が大きいほど，伸展衝撃を生じないように伸展補助力を弱める歩調の増加は困難である．

c. 改良された膝継手

- 大腿義足において歩調を増加させ，速く歩こうとすると遊脚相前期の過度な踵の蹴り上げや遊脚相後期などの伸展衝撃など，膝継手の「待ち」の時間を減少

＊マイコン制御膝（インテリジェント膝） マイクロコンピュータが歩行速度を感じとり、空圧シリンダーの変圧により振り出しを制御することができる膝継手.

させ歩調に膝継手の動きを対応させたのが、マイコン制御膝（インテリジェント膝）＊である。このインテリジェント膝継手を使用した大腿義足は歩行によるエネルギー効率にも優れ、より自然な歩容を可能にしている。近年ではさらに改良された C-LEG 膝継手やコンピュータ制御膝継手の導入も進められている。

d. 膝継手の運動軸

- 蝶番の膝継手では前額-水平軸の単軸となるが、多軸のリンク膝はより生理的な「ころがり（ローリング運動）」や「すべり（スライディング運動）」を再現する。
- 多軸のリンク膝はリンク機構を用いて仮想軸を近位、後方に位置させ立脚期の安定を高める。
- 遊脚相には仮想軸は遠位に下降し、遊脚相制御装置を組み合わせているので生理的なコントロールを容易にする。

③ 力学的因子

- 義足歩行の**床反力波形**の垂直分力を**図 26-3** に示す。
- 初期接地期後、1 ないし 2 個の小峰がみられるのが 1 つの特徴である。これは初期接地期後、垂直方向に荷重するとき何らかの膝折れに対する調整、荷重への準備過程と考えられる。
- その後、制動期の第 1 峰、立脚中期の荷重がみられるが、駆動期の第 2 峰は第 1 峰より低く、歩行の推進力である駆動力が少ないことを意味している。
- 初期接地期直後の小峰がみられる場合は、歩行前練習により義足への安心感と義足への信頼を高めることが重要である。
- また駆動力不足の場合は、立脚期前半に足部に蓄えられたエネルギーを踏み切り期に放出するシアトル足部、フレックス足部などのエネルギー蓄積型の使用による対応が可能である。

④ 力の伝達とフィードバック機能

- よりよい義足の制御には、身体の力の伝達効率と義足の状態を感じとるフィードバック機能を促進する必要がある。

a. 関節運動と力の伝達

- 断端が硬く同時収縮が容易な切断者と断端が軟らかい切断者とでは、同じ形状でもソケット内の力の伝達効率が違う。
- 強い筋収縮を行える切断者は関節運動から得られる力を収縮した筋力に伝え、その関節組織全体がソケットに力を伝え、義足を制御する。
- しかし、軟らかい断端では、関節運動の力で断端を圧縮し、はじめて義足に力を伝達することが可能となる。これでは関節運動のはじめの ROM 領域では力が伝達されず、筋活動で得られた力の伝達効率は低下し、運動範囲の狭小につながる。
- 大腿切断極短断端、上腕切断の近位 1/3 断端では関節そのものの運動があっても義足、義手に力を伝達することはできない。

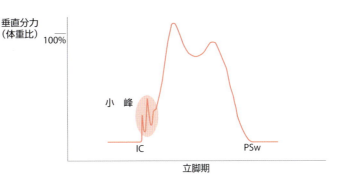

図 26-3 床反力波形の垂直分力の変化
IC：初期接地期, PSw：前遊脚期.
初期接地期に出現する第1峰は制動に働いている力で, つづいて立脚中期に抜重されつぎの力の変化の転換期にあたる. この抜重についで出現する第2峰は踏み切り期の駆動力として働く力へと変化する.

- ここで, 関節運動から生じる力が効率よく伝わるソケットの考案が1つのテーマとして提示される.

5 義足歩行とソケット内圧の変化

- 義足のよい装着感とは, 体重負荷時にソケットの一部に荷重が集中することではなく, 単位面積あたりの圧迫を減少させ, 体重をいかに分散するかである.

▷ **坐骨結節レベルでの最大圧力値（四辺形ソケットの場合）（図 26-4）**
- 半導体ロードセル圧力センサーを用いて測定する.
- 坐骨結節レベルでは, 長内転筋チャネル部, ハムストリングスチャネル部, 内壁中央部の3部分に最も荷重されており, ソケット内壁が体重支持面として働いていることがわかる.
- 後壁にあたる大殿筋チャネル部, 坐骨結節部, 側壁の大転子部の最大圧力値は前者に比べ小さい.

6 歩行周期におけるソケット内圧の変化

- 歩行周期からソケット内の圧力変化をみた結果を **図 26-5** に示す.
- 初期接地から荷重応答期にかけて大殿筋部に第1峰がみられる. この時期の制動力が後壁に働いていることを意味している.
- 大殿筋チャネル部ではその後, 抜重効果が現れ, 第2峰の出現は著明ではなく遊脚相に移行してしまう.
- 他の部位でも第1峰がみられたが第2峰に比べ低い値を示している.
- 立脚中期はどの部位も抜重してきているにもかかわらず, 大転子部でこの時期から第2峰への荷重がみられた. 坐骨収納の大腿骨に沿った内転位保持の有効性を示唆している.
- 立脚終期から前遊脚期の踏み切り期に, 長内転筋チャネル部, 大腿直筋チャネル部に荷重され, 内壁, 側壁で歩行の推進力である駆動力の圧力が加わってくる.
- 坐骨結節部は第1峰, 谷, 第2峰を有し正常歩行の床力波形に類似した圧力変化を示したが, 歩行周期を通じてその圧力は大きなものではない.
- 大腿吸着式四辺形ソケットは坐骨受けをつくり, これに坐骨結節部を乗せ体重支持をしていると考えられていたが, この結果では坐骨結節部より内壁部の荷

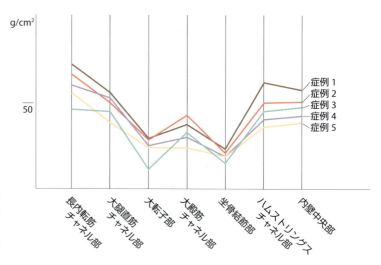

図 26-4　四辺形ソケットにおける坐骨結節レベルでの最大圧力値
四辺形ソケットでは坐骨結節部や大転子部などの骨にかかる単位面積あたりの圧を小さくし，軟部組織部で圧を分散させることで，荷重時の違和感や痛みを防ぐとともに，装着感の向上をはかる．

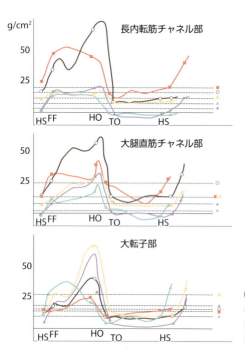

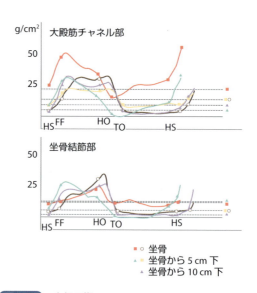

図 26-5　歩行周期におけるソケット内圧の変化
初期接地期では床反力により，ソケット後壁に加重され，その後，荷重応答期，初期離地にかけて，側壁，後内壁，前内壁へと歩行周期に合わせて加重部位がソケット内で偏位している．

重が大きいことがわかる．ISNY ソケットが内壁に炭素繊維を用いることや四辺形ソケットの内壁の亀裂の多いことからも明らかである．
- また，大腿切断者の歩行時の会陰部の疼痛も内壁荷重に起因していると考えられる．
- このように荷重の一部分集中型による体重支持より，ソケット全体への荷重の分散が優れている坐骨収納ソケットでは，さらに内壁で恥骨枝をソケットから離すことで圧力の分散がはかられている．
- 立脚中期から踏み切り期では，外壁に荷重され左右の安定に作用している．

- 義足歩行のソケット内においても床反力作用点の移動が行われている．
- また，ソケットの内圧の変化は，歩行周期での筋収縮にも影響されている．

7 歩容の観察評価

歩容の観察は，総合分析として個々の計測・分析の相互の関連を明らかにする．視察により対象者の歩行における全体像の観察を兼ね備える分析である．

- 歩容の観察から，異常歩行をもたらす原因を探求する．歩容の逸脱はアライメント，ソケットの不適合からも意味づける．
- 歩容の観察の定量化，定性化の評価の試みとして，アシュフォード Ashford らによる，ベネッシュ Benesh 運動記載法*を用いた臨床歩行分析 Clinical Gait Analysis の記述がある．
- この方法で正常歩行からの逸脱記号数から歩容を定量的に表現し評価する．
- この方法は，個体間変動の誤差，個体内変動の偏り，再現性の問題，評価者・測定者のための教育の問題などがあり，改良が求められている．
- 現在では，デジタルカメラや携帯電話・スマートフォンなど，静止画・動画撮影機能を有した端末の普及により，簡便に再現性のある評価が可能になってきている．しかし，データの保有や使用方法など，評価者・測定者の高い倫理観が求められる．

> *ベネッシュ運動記載法
> ベネッシュ夫妻によって考案された運動記載法．五線譜の上にさまざまな記号を用いて身体動作を書面に記す方法である．

26-2 立位・歩行練習（大腿切断者を中心に）

A 練習の意義

- 下肢切断者に対する理学療法士の役割は，実用的でエネルギー効率に優れ，安全な歩容のよい歩行を指導することにある．
- この時期に製作される義足を仮義足または練習用・訓練用義足と呼ぶ．
- 仮義足が組み立てられたからといって安易に歩行を開始してしまうと，対象者自身が起因となる異常歩行（⇨第27章）の原因となる．
- 立位歩行練習は大別するとつぎの内容から構成される．
  - ①正しい義足装着の指導．
  - ②歩行前練習．
  - ③歩行練習．
  - ④応用動作練習．
- これらによって，断端の成熟も促進し，義足の優れた機能を最大限発揮させる．
- また義足のアライメントの調整，ソケットの適合のチェックを通じて，切断・義足の受容という心理面に働きかけるのもこの時期である．

B　正しい義足装着の指導

a. 義足装着の指導

- ソケット（義足）は断端（切断者）との接合部位で，断端はソケットを介してその機能を義足へ伝え，ソケットは義足各部位の情報を集積し，断端から身体へその状況をフィードバックする．
- 吸着式ソケットを用いた義足装着では，ソケットによって断端誘導帯を使用する場合と二重ソケットを利用する場合がある．
- 断端誘導帯を使用する場合は，以下の手順で実施する．
  ①ソケットと断端にタルク（ベビーパウダー）を塗る．
  ②ソケット全周に断端誘導帯をかぶせ，バルブ穴より 30～40 cm 程度出す．
  ③ソケット内の長内転筋チャネルに長内転筋腱が位置するように断端を挿入する．
  ④バルブ穴より，前後左右均等に断端誘導帯を引き抜く．
  ⑤バルブ穴から軟部組織が突出し，ソケット底部に死腔がないかを確認する．
  ⑥バルブを閉める．
  ⑦ソケット上縁周囲の引き込みすぎを調整する．
- シリコンライナー（シールインライナー）を使用する場合は，以下の手順で実施する．
  ①断端末をシリコンライナーの下端に合わせることができるように，シリコンライナーを裏返しにしていく．
  ②断端末をシリコンライナーの遠位部に当ててシリコンライナーを断端に履かせる．この際に断端末をシリコンライナー底面に密着させる．
  ③立位になり，シリコンライナーを装着した断端を義足のソケットに，体重を利用しながら装着していく．

b. 装着時のチェックポイント

- 平行棒や固定物を把持して立位を取り，ソケットに荷重する．
- 坐骨受けに坐骨が適切に乗っているかを確認する場合は，立位で体幹を深く前屈させ，坐骨と坐骨受けの間にできた隙間に手を入れ，再び立位をとることで坐骨受けへの荷重具合が確認できる．
- また，義足を床から宙に浮かして懸垂力を確認したり，ソケット内での圧痛や不快な圧迫がないか聴取する．その後，実際に歩行させた後にソケットを外し，断端末に発赤や傷がないか，浮腫やうっ血がないか皮膚の状態を観察する．

> **memo**
> - 断端誘導帯はやぶれにくくすべりのよい布を選ぶ．
> - 断端が引き込みづらいときには，断端誘導帯を前後 2 枚または前後左右 4 枚に分けて試みる．
> - 前壁，内壁部の断端を引き込みすぎることが多い．
> - 高齢者などで，装着時に立位での体幹前屈が困難な場合，ソケット底中央にバルブ穴を取りつけ，座位で装着を試みる（二重ソケット TC 型）．

C　歩行前練習

- 切断者にはじめて義足を装着した場合，義足に荷重する不安感や恐怖感をもちながら，すぐ歩行しようとすることがある．

表 26-2 歩行前練習の目的と注意事項

目的	注意事項
①体重移動による立位バランス練習（図 26-6）	体幹を十分に側方移動させる 立位姿勢で両足に均等に体重を負荷させる さまざまな立位姿勢を保持させるようにする
②義足歩行前の基本的ステップ練習（図 26-7）	十分な骨盤の挙上がみられる 健側の伸び上がり，体幹の回旋での振り出しをさせない
③応用的バランス練習（図 26-8）	体軸を十分に移動しないまま，体幹を回旋させピボットしてはいけない
④義足歩行前の応用的動作練習（図 26-9）	健側の背伸びに注意する

＊①〜④の練習の前後に，ソケットの適合状態，断端への影響をチェックする．

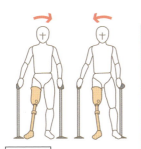
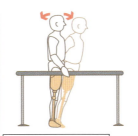
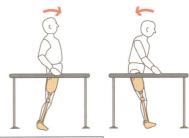

側方移動
❶患者は平行棒内で両足をそろえた立位をとる．
❷理学療法士は患者の前方または後方に位置し，骨盤を把持する．
❸理学療法士は患者が義足に体重心を十分にかけて健足を外転できるように介助する．

前後移動（体幹伸展位）
❶患者は平行棒内で肩幅に両足を開いた立位をとる．
❷理学療法士は患者の前方または後方に位置し，骨盤を把持する．
❸理学療法士は患者が体幹を伸展固定したまま正中線上で徐々に前足部に踵が浮くまで体重をかけていけるように介助する．
❹理学療法士は患者が正中線上で前足部にかけた体重心を徐々に前足部が浮くまで踵に体重をかけていけるように介助する．

前後移動（体幹屈曲位）
❶患者は平行棒内で肩幅に両足を開いた立位をとる．
❷理学療法士は患者の前方に位置し，骨盤を把持する．
❸理学療法士は患者が体幹を伸展させて正中線上で徐々に前足部に踵が浮くまで体重をかけていけるように介助する．
❹理学療法士は患者が体幹を屈曲させて正中線上で前足部にかけた体重心を徐々に前足部が浮くまで踵に体重をかけていけるように介助する．

図 26-6 体重移動による立位バランス練習

- 体重は健側に偏り，肩に力が入り挙上し，患側上肢でソケットを支えるような全身が過緊張した状態を呈する．
- このような悪い習慣を習得してしまうと，異常歩行を引き起こす原因となり，その矯正は困難なものになる．
- 歩行前練習は正しい歩容獲得のキーポイントである．
- 義足を身体の一部として使いこなし，断端の深部感覚のフィードバックで義足のコントロールができるまで十分に体得する必要がある．
- この練習は平行棒，肋木，壁面などを利用し，工夫してみる．
- 歩行前練習の目的と注意事項を**表 26-2** にまとめる．
- 義足側に十分荷重して健側の振り出しから始める．
- これらの練習を行うとき，切断者が上肢，体幹を緊張させ全身を同時収縮させたような状態をみる．このようなときや，各練習の間などに体幹の回旋などを

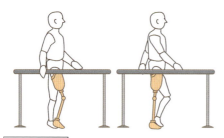
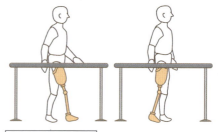

膝の交互屈曲
❶患者は平行棒内で肩幅に両足を開いた立位をとる．
❷理学療法士は患者の後方に位置し，骨盤を把持する．
❸理学療法士は患者が健側に体重移動するのを介助し，患者は義足の膝を軽度屈曲させ，踵を上げる．この際，体幹を回旋させ健側の上肢を前方に振り出す．
❹理学療法士は患者が患側に体重移動するのを介助し，患者は健側の膝を軽度屈曲させ，踵を上げる．この際，体幹を回旋させ患側の上肢を前方に振り出す．
❺理学療法士は患者が❸❹をリズミカルに繰り返しできるよう体重移動を介助する．

健側の1歩踏み出し
❶患者は肩幅に開いた立位から義足を1歩前に出す．
❷理学療法士は患者の前方に位置し，骨盤を把持する．
❸理学療法士は患者が体重心を義足にゆっくりと移動させながら健側を前に踏み出すことができるように義足に十分荷重させるように介助する．

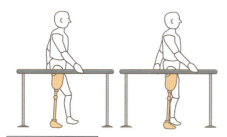

義足の1歩踏み出し
❶患者は肩幅に開いた立位から健足を1歩前に出す．
❷理学療法士は患者の前方に位置し，骨盤を把持する．
❸理学療法士は患者が体重心を健側にゆっくりと移動させながら義足を前に踏み出すことができるように介助する．

義足初期接地からの健側振り出し
❶患者は肩幅に開いた立位から義足を1歩前に出す．
❷理学療法士は患者の前方に位置し，骨盤を把持する．
❸患者は，義足踵から接地することを意識しながら義足に体重移動する．
❹患者は前方へ振り出した健側へ体重移動を行う．
❺引き続いて，患者は健側を後方へ振り戻す．
❻患者は❹～❺の体重移動を円滑に行えるように繰り返す．この際，理学療法士は患者が体重心を義足に円滑に移動できるように介助する．

図 26-7 義足歩行前の基本的ステップ練習

加え，全身のリラクセーションをはかるのも理学療法士の役割となる．
- これらの練習を十分習得することで，歩行や応用動作を容易なものとする．また，リズミカルな動作を指導することを心がけるとともに，これらの練習を通じてモチベーションを高めることが必要である．

D 歩行練習

- 歩行は，生後種々の姿勢や動作を反復することで培われた反射的運動の集積ともいわれる．
- 切断で喪失したこれらの反射弓を歩行前練習で新たなものとし，それを習得促進することを切断者が心がけるよう配慮する．
- ここで理学療法士が介入することによって，よりリズミカルな歩容を習得させる．

26-2 立位・歩行練習　327

【つま先軸ピボット】
❶患者は肩幅に開いた立位をとる
❷理学療法士は患者の後方に位置し，骨盤を把持する．
❸理学療法士は患者が両側の足先を軸として両踵を外側に開いて「ハの字」ができるように介助する．
❹理学療法士は患者が両側の足先を軸として両踵をもとに戻した立位に戻れるように介助する．

【踵軸ピボット】
❶患者は肩幅に開いた立位をとる
❷理学療法士は患者の後方に位置し，骨盤を把持する．
❸理学療法士は患者が両側の踵を軸として両つま先を外側に開いて「逆ハの字」ができるように介助する．
❹理学療法士は患者が両側の踵を軸として両つま先をもとに戻した立位に戻れるように介助する．

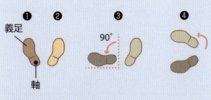

【前方90°へのピボット】
❶患者は肩幅に開いた立位をとる．
❷理学療法士は患者の後方に位置し，骨盤を把持する．
❸患者は，義足側後方に体重心を置き，義足の踵を軸として90°回旋してつま先を開く．
❹患者は健側を1歩前に出しながら体を前方へ回旋させる．

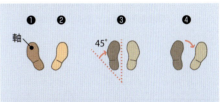

【後方45°へのピボット】
❶患者は肩幅に開いた立位をとる．
❷理学療法士は患者の後方に位置し，骨盤を把持する．
❸患者は，義足側前方に体重心を置き，義足のつま先を軸として45°回旋する．
❹患者は健側を後方に引きながら体を後方へ回旋させる．
❺❸～❹を繰り返す．

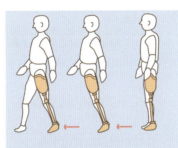

【前方へのバランス】
❶患者は肩幅に開いた立位をとる．
❷理学療法士は患者の前方に位置し，骨盤を把持する．
❸理学療法士は患者が体重心を前方にゆっくりとめいっぱい移動させて，こらえきれなくなったところで健側を前方に1歩踏み出すことができるように介助する．

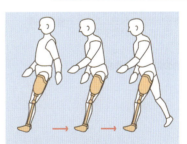

【後方へのバランス】
❶患者は肩幅に開いた立位をとる．
❷理学療法士は患者の後方に位置し，骨盤を把持する．
❸理学療法士は患者が体重心を後方にゆっくりとめいっぱい移動させて，こらえきれなくなったところで健側を後方に1歩踏み出すことができるように介助する．

図26-8　応用的バランス練習

■よくみられる特徴を以下にあげる．
　①義足の振り出し歩幅が大きすぎる．
　②義足への体重移動が少なく，健側立脚時間が短くその歩幅が狭い．
　③健側が足尖部からの接地になってしまう．

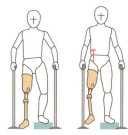

骨盤の挙上
❶患者は平行棒内で肩幅に開いた立位をとる．
❷理学療法士は患者の後方に位置し，骨盤を把持する．
❸健足を低い台の上に乗せる．
❹理学療法士は患者が体重心を健足側に移動させ，膝を伸展させながら患側骨盤を挙上できるように介助する．

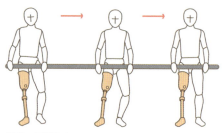

健側への横歩き

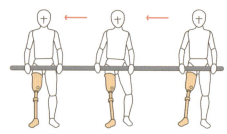

義足側への横歩き

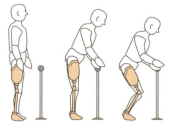

両側の膝屈曲
❶患者は姿勢矯正鏡に対峙した平行棒の外で横向きで肩幅に開いた立位をとる．
❷理学療法士は患者の義足側に位置し，膝継手を挟むように大腿部と下腿部を把持する．
❸理学療法士は患者が両膝を屈曲した際に，義足の膝継手が過屈曲しないように介助する．

❶患者は平行棒内で横向きで肩幅に開いた立位をとる．
❷理学療法士は患者の後方に位置し，骨盤を把持する．
❸理学療法士は患者が健側へ移動する際には患側に体重心が移動できるように，また，患側側に移動する際には健足に体重心が移動できるように介助する．
❹患者は移動方向に健側下肢あるいは義足を大きく開脚する．
❺理学療法士は患者が開脚した側に体重心を移動させて閉脚できるように介助する．

図 26-9　義足歩行前の応用的動作練習

　　　④骨盤が義足側に横すべりし，体幹が健側に側屈する．
　■これらに対し，理学療法士の指導方法例をあげる．
　　①床に目印をつけ，最初は義足の振り出し時にソケット前面に軽く抵抗を加えて目印に誘導する．また，目印を目標に歩行させて，視覚からのフィードバックで歩幅の調節を行う．
　　②義足側上肢を理学療法士が支持し，初期接地期から立脚中期にこの支持を上方に押し上げることで体幹の側屈を防ぎ，同時に骨盤を義足側へ引き寄せる．
　　③1～2 kg の重錘をもたせ歩行させることで②の効果が得られる．
　■この時期にソケットの修正，アライメントの調整を加えるとともに切断者一人ひとりに対応した練習を工夫する必要がある．

E 応用動作練習

- ■ ノーマライゼーションの理念が浸透し，公共施設を中心に商業施設や交通機関などインフラのバリアフリー化が推進され，社会・環境面から切断者のQOL向上に大きな貢献を果たしている.　QOL：quality of life
- ■ 環境を十分にいかすためには，個人の環境に適した能力を獲得する必要がある.とくに切断者にとっては義肢を環境に適した形で使いこなす能力の獲得といえる.
- ■ 環境面と個人の能力というソフト面が適合することで安心・安全が担保され，切断者のADL・QOLが向上し，真のリハビリテーションが達成できる.　ADL：activities of daily living

1 床からの立ち上がり

狭くなっていく基底面の中に重心位置を保持しながら重心点を上方移動させるため，患肢のコントロール能力と四肢・体幹のバランス能力が要求される高度な動作である（図26-10）.

2 障害物をまたぐ動作

義肢の継手からの感覚フィードバックがないため，空間での義肢の肢位や障害物との相対的な位置関係に配慮が必要なため，視覚や患肢のコントロール能力が要求される動作である（図26-11）.

3 いすからの立ち上がり

義足装着者のいすからの立ち上がりでは，健側下肢に頼らざるを得ないため，下肢筋力はもとより安定した立位保持に必要な体幹筋力およびバランス能力が動作の安全性に関与する.下肢筋力が十分でない場合は上肢を用いる.また，バランス能力が十分でない場合は，立ち上がる際に支えとなる十分な安定性をもった物的環境が重要となる（図26-12）.

4 階段昇降や坂道歩行

義足装着者にとって階段昇降や坂道歩行は義足の構造上の制限を実感せずにはいられない動作である.したがって，これまで経験してきた動作手順が逆に転倒を引き起こす要因となり得る.階段昇降や坂道歩行は体重心の垂直移動を伴うため，転倒した場合は重力の影響を受け，階下または坂下へと転げ落ち，重篤な事故を発生する.したがって，健側の下肢筋力はもとより上肢筋力や体幹筋力およびバランス能力，義肢をコントロールする能力が必要になる.また，安全性を確保するためにも十分な安定性をもった物的環境下での動作遂行が重要となる（図26-13a～f）.

a. 患肢の運動コントロールが良好で，立位バランスに問題がない場合

❶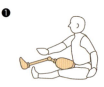
体側で両手を床につき，義肢の膝継手を軽度屈曲位にした長座位をとる．

❷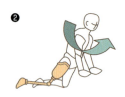
上体を健側方向に回旋させて両手を健側の床に肩幅に開いて着く．

❸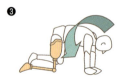
両手を支点として体幹を健側方向に回旋させると同時に，離殿して四つ這い位になる．

❹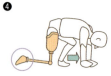
健側下肢をやや前外方に踏み出した片膝立ち位になる．このとき，義肢足部の足尖が外側方向を向いていることが大切．

❺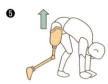
健側下肢に体重を乗せ，両手で床を押すと同時に，健側膝を立てた高這い位となる．この時，義肢側はやや外転・外旋位をとっていることが大切．

❻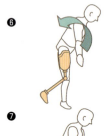
健側下肢に体重をかけたまま体幹を伸展させて立位になる．このとき，両手で健側大腿を支えることで重心の動揺が小さくなり，より安定性が増す．

❼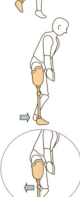
健側下肢に体重をかけたままで義肢側の股関節を屈曲して義足を前外方へ振り出し，膝関節を伸展位でロックする．完全に膝継手にロックがかかっているか，片手で義肢の大腿部を後方に軽く押して確認することで義肢に体重をかけたときの膝折れを防ぐことができる．

b. 患肢の運動コントロールが不良で，立位バランスにやや問題がある場合

❶
体側で両手を床につき，義肢の膝継手を伸展位にして膝継手にロックをかけた長座位をとる．

❷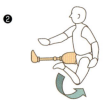
健側下肢を開排させ膝関節を屈曲する．

❸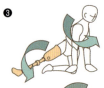
体幹を健側に回旋させ，義肢がわの上肢を健側に水平内転させて，健側体側横で肩幅程度に開いて両手を床につける．

❹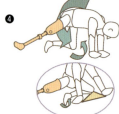
健側膝と両手を支点にして体幹を健側に回旋させると同時に，健側膝を外旋させて，健側上肢より外側に位置させ，両上肢と健側膝で三角形をつくる．そして，離殿しながらその基底面内に上体の重心を移動させる．この際，健側の足関節と足趾を背屈し，足趾基部を中心として健側膝を軸回旋させることが大切．

❺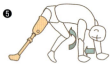
両手で床を押しながら手前に引いてくると同時に，健側膝を床から浮かせて膝を伸展させる．

❻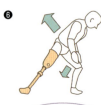
両手を健側大腿に置き，両手で大腿を押しながら後方に体重を移動させるように体幹を伸展させる．この際，義肢と健側下肢2点接地での立位となるため，頭部の下垂線を健側下肢と義肢を結んだ線の内側に落としてバランスをとることが大切．

❼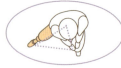
健側下肢に重心を乗せたまま，義肢を分回しさせて前方に移動させ，肩幅程度に開排した立位をとる．

＊さらに立位バランスが悪い場合の床からの立ち上がりでは，健側に高さ30〜40cmの安定したいすや台を置き，離殿時（❹）や膝伸展時（❺），体幹伸展時（❻）に上肢で支持することで安定性・安全性を高める．

図 26-10 床からの立ち上がり

a. 側方からのまたぎ動作

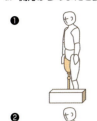

❶ 障害物に健側を位置させ、障害物と体幹が平行になるように立つ。この際、障害物と健側足部との間に若干の距離をとり、障害物をまたぐ際に健側足部が障害物に接触しないようにする。

❷ 義肢に体重を乗せ、健側足部が障害物の高さより若干上方にくるまで健側の膝関節を屈曲させる。膝の屈曲が不十分な場合は、健側下肢が障害物をこえる際に健側の足部が障害物に接触し、転倒の原因となる。

❸ 義肢側に体重を乗せたまま健側下肢を外転させ障害物を乗りこえた先の床に健側足底を接地する。この際、義肢が健側下肢の横に接地できるだけのスペースをあけておくことが大切。ただし、スペースをあけすぎると、この後の義肢を持ち上げる際の健側への体重移動が困難となり、義肢を障害物をこえるだけ持ち上げられなくなることに注意。

❹ 体重を健側下肢に十分乗せたところで、義肢側の股関節を十分に屈曲して義肢を前方に障害物をこえる高さまで持ち上げてから、健側下肢を軸として義肢で前方で弧を描くように分回しさせて障害物を乗りこえる。この際、健側足尖は、やや外方に向けておくと軸回旋しやすい。

b. 前方からのまたぎ動作

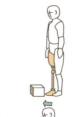

❶ 障害物の正面で肩幅程度に下肢を開いて立つ。

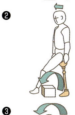

❷ 義肢側下肢に体重をかけ、健側下肢で障害物をまたぐ。

❸ 健側下肢に体重をかけ、体幹を十分に屈曲することで義肢股関節に伸展モーメント、膝継手に屈曲モーメントを発生させ、膝継手を屈曲させる。この際、膝継手の屈曲が不十分な場合は義足が障害物に引っかかったり、障害物の側壁に義足の足部つま先が接触し、するような形となり、障害物をこえることができず、転倒してしまう。

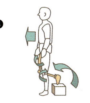

❹ 健側下肢に十分体重を乗せながら、義肢側の股関節を十分屈曲させると同時に、健側の膝関節を伸展させ、義足が障害物をこえさせる。

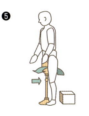

❺ 義肢足部を健側足部よりやや前方に接地させ、義肢にゆっくりと体重をかけ膝継手を伸展させる。

＊前方からのまたぎは健側下肢の筋力が十分にある場合で、かつ、健側片脚立位でのバランスが良好な場合は可能であるが、不安感や転倒の危険性の面から側方からのまたぎがより安全である。

＊障害物の高さ、障害物の幅によっては杖や壁を用いることで支持基底面を広げたり、支持性を増すことができるため、安全面からも杖や固定物などの使用を検討すべきである。

図 26-11 障害物をまたぐ動作

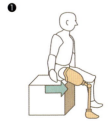 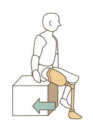 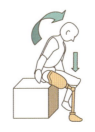 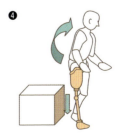

❶ 殿部を座面の前方に移動させ、いすに浅く座る。

❷ 健側下肢を義足よりも後方に引く。

❸ 体幹を健側下肢寄りに前傾し、健側下肢に荷重する。

❹ 健側下肢に荷重したままいすから殿部を浮かせて立ち上がる。

図 26-12 いすからの立ち上がり

a. 階段昇降（昇り）
＊黄色矢印は荷重を，青色矢印は動作の方向を表す．

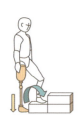
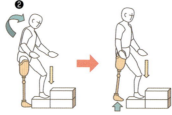
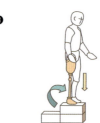

❶ 蹴り込み板近くに立ち，義足に荷重した状態で階段の上段の踏み面に健側下肢を置く．

❷ 体幹を健側下肢寄りにやや前傾させ健側下肢伸展筋群を使い，健側下肢股関節，膝関節を伸展し義足を階段の下段踏み面から浮かせる．

❸ 健側下肢に荷重したまま，義足側の下部体幹筋を収縮させて骨盤を挙上させ，健側下肢と同じ段の踏み面に義足を持ち上げる．

b. 階段昇降（降り）

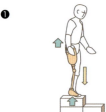

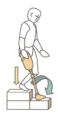

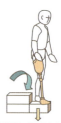

❶ 健側下肢に荷重させたまま義足側の下部体幹筋を収縮させ骨盤を挙上させて義足を持ち上げる．

❷ 健側下肢に荷重させたまま骨盤をやや健側下肢側に回旋させて義足を前方に出すとともに，健側下肢伸展筋群を遠心性収縮させながら義足を下段の踏み面に置く．

❸ ゆっくりと義足に荷重させ，健側下肢を義足と同じ段の踏み面で義足のやや後方に降ろす．

c. 坂道歩行（昇り：緩斜面）

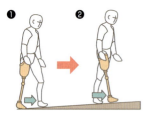

❶健側下肢をやや歩幅を大きくして斜面の前方に踏み出す．
❷足継手に背屈制限がある義足の足底部を斜面に垂直に接触させるため，義足を健側下肢よりやや前方に踏み出す．

d. 坂道歩行（昇り：急斜面）

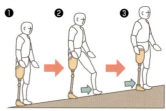

❶健側下肢を斜面上側にして横向きに立つ．
❷健側下肢の股関節を外転させて斜面上方に踏み出す．
❸健側下肢の膝関節を伸展させながら義足を浮かせ，健側下肢の方に引き寄せる．
＊転倒防止のため両手で手すりや壁を使用する．

e. 坂道歩行（降り：緩斜面）

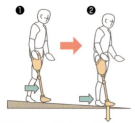

❶健側下肢で体重を支持しながら義足を狭い歩幅で下側に出す．
❷義足の膝継手が屈曲しないように踵で支持し，健側下肢を義足よりやや後方に振り出す．

f. 坂道歩行（降り：急斜面）

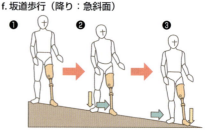

❶健側下肢を斜面上側にして横向きに立つ．
❷健側下肢で体重を支持しながら義足を斜面下方に外転して踏み出す．
❸義足に体重を支持させて健側下肢を義足に引き寄せる．
＊転倒防止のため両手で手すりや壁を使用する．

図 26-13　**階段昇降や坂道歩行**

学習到達度自己評価問題

1. 義足歩行開始時にみられる特徴でないのはどれか.
   a. 上肢の振りの制限
   b. 健側の歩幅の狭小
   c. 義足側の立脚時間の短縮
   d. ケイデンスの減少
   e. 歩行速度の上昇

2. 義足歩行の特徴はどれか.
   a. 義足歩行では伸展補助装置の強さや摩擦力の変化が影響して立脚相を制御する.
   b. 伸展補助装置が強くなれば義足側のステップ長は短くなる.
   c. 歩行速度を上げると義足の膝屈曲角度が大きくなる.
   d. 立脚後期の駆動力が少ない.
   e. 速く歩こうとすると遊脚相前期の踵の蹴り上げが減少する.

3. 大腿義足において歩調に膝継手の動きを対応させたのがインテリジェント膝である.
   正/誤

4. エネルギー蓄積型の足部は立脚期前半に足部に蓄えられたエネルギーを踏み切り期に放出して駆動力不足を補う.
   正/誤

5. 下肢切断者に対する理学療法で適さないのはどれか. 2つ選べ.
   a. 実用的でエネルギー効率に優れた歩行を指導する.
   b. 工学計測器の発達により, 義足歩行のチェックの際に観察する必要がなくなった.
   c. 正しい立位歩行練習は断端の成熟を促進する.
   d. 義足のアライメント調整やソケット適合のチェックを通して義足の受容という心理面に働きかける.
   e. 仮義足ができ次第歩行練習を開始する.

6. 歩行前練習の目的について誤っているものはどれか.
   a. 義足への正しい体重移動とその感覚の習得
   b. 義足の振り出し方の習得
   c. リズミカルな歩容のイメージの習得
   d. 膝のコントロールを習得
   e. バランスの習得と転倒の不安除去

27 異常歩行分析と指導, アライメント

義足歩行

一般目標
1. 義足異常歩行の概略を理解する.
2. 下腿・大腿・股義足の義足異常歩行を理解する.

行動目標
1. 下腿・大腿・股義足のベンチアライメント, 静的アライメント, 動的アライメントをチェックできる.
2. 下腿・大腿・股義足の義足異常歩行を歩行周期別に説明できる.
3. 義足異常歩行の発生原因を義足側と切断者側に分け説明できる.
4. 義足異常歩行の対処法を説明できる.

調べておこう
1. 下腿・大腿・股義足を構成する部品, ソケットや継手について調べよう.
2. 正常歩行の歩行周期における下肢関節運動について調べよう.
3. 下腿・大腿・股義足の義足歩行の特徴について調べよう.

A 義足異常歩行の概要

1 異常歩行とは

- 一般的に異常歩行とは, 健常者と異なる歩行パターンであり, 異なる歩容である.
- 著しく個人差があり, 異常歩行を理解することは評価, 治療においても重要である. またすべての異常歩行が障害ということではなく, もちろん歩くことは可能である.
- 切断者の義足を装着しての歩行はおおむね健常者の歩容とは異なる. しかし義足歩行の多くが異常歩行ではなく, ここでの異常歩行とは義足歩行のなかでも特異的な歩行を示す.

2 異常歩行の原因

- 切断者側の問題と義足側の問題があげられる.
- 切断者側の問題は疼痛, 関節の拘縮や筋力低下などの身体的要因, 不安感や恐

怖心などの心理的要因に分けられる．
- 義足側の問題は断端とソケットの不適合，アライメント異常，継手など義足を構成する各部品の不適合などがあげられる．
- そのほかに十分な歩行練習を行っていないことが原因となりうる．

③ 義足異常歩行の対処

- 歩行初期における心理的要因である不安感や恐怖心を取り除くことから始め，平行棒内での練習を十分に行った後で歩容を観察する．
- 心理的要因に起因する明らかな異常がない場合，切断者側の身体的要因や義足側の問題に関して対処をする．
- 切断者が健常者と大きく異なる点は当然のことながら切断部位以下に随意性がないことである．切断部位が高位であるほど正常歩行と比して歩容は異なり，義足側の安定性，コントロール性は低下する．またエネルギー消費量も増加する．
- 切断部位が高位であるほど，義足歩行においてはアライメントの調節が重要とされる．

④ アライメント

- **アライメント** alignment とはソケット，膝，足，継手の位置関係のことをいい，アライメント調整は，その位置関係を調整することである．義足におけるアライメント調整とは義足を構成するそれぞれの部品，および切断者またはその断端と義足の相対的な位置関係を調節することである．
- 義足のアライメントは大きく**ベンチアライメント** bench alignment，静的アライメント static alignment，動的アライメント dynamic alignment に分類される．
- アライメントは仮義足の製作時より設定され，切断者の情報をもとに作業台などの机上で調節する（ベンチアライメント）．つぎに実際に切断者に義足を装着させ立位で義足に荷重した状態で調節し（静的アライメント），十分に安全性が考慮された状態で歩行させ調節する（動的アライメント）（図 27-1）．

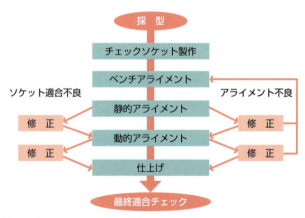

図 27-1 義足適合とアライメントの調整

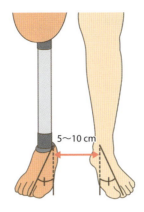

図 27-2 静的アライメント

a. ベンチアライメント
- 義足側の立脚期における安定性を十分に考慮し，静的アライメント，動的アライメントの基準となるアライメントである．
- 安定性とコントロール性を考慮し可能な限り正常下肢軸に近づけるよう，義足の種類に応じたアライメントに調節する必要がある．

b. 静的アライメント
- 実際に歩行を行う前段階として義足を装着し，立位または座位の静的状態で確認されるアライメントである（図 27-2）．
- 両下肢の踵の幅を 5〜10 cm 開き，義足のトウアウト角を健側と同じ角度とし，両下肢に均等に荷重した立位姿勢で義足の種類に応じたアライメントに調節する必要がある．

c. 動的アライメント
- 静的アライメントは義足に荷重をした状態で立位の安定性を獲得するために調節されるアライメントであり動的ではない．ここでは歩行時のアライメントを調節する．
- 実際には歩容を観察し分析するため，動的アライメントの調節には各歩行周期における義足異常歩行を理解しておくことが必要不可欠である．

B 下腿義足の異常歩行

1 ベンチアライメント
- 下腿義足のベンチアライメントは図 27-3，表 27-1 を参照されたい．

2 静的アライメント
- 下腿義足の静的アライメントは表 27-2 を参照されたい．

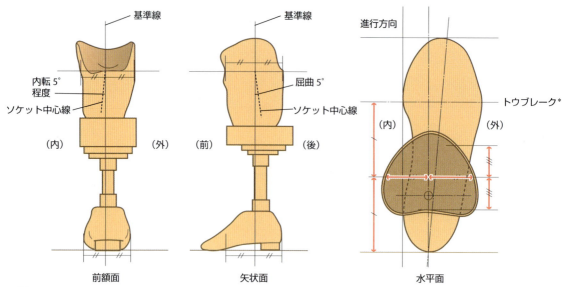

図 27-3 下腿義足のベンチアライメント
トウブレーク：⇨第 23 章，p.288 の用語解説
[山崎伸也，陳隆明：義肢装具のチェックポイント，第 9 版（日本整形外科学会，日本リハビリテーション医学会監），義足，p.124，医学書院，2021 より許諾を得て転載］

表 27-1　下腿義足のベンチアライメント

前額面	■ 基準線は膝蓋靭帯中点の高さで義足ソケットの内外径（後壁）を二等分した点から垂直に下ろした線とし膝蓋靭帯のほぼ中央，義足踵の中央を通る ■ 義足ソケットの中心線（膝蓋靭帯の中点とソケット下 1/3 の高さの内外径を二等分した点を結ぶ線）は基準線より内転角を約 5°に設定する ■ 内転角は下腿断端を可能な限り生理的な状態に保つために設定されるものであり長断端で大腿に対し下腿が内側を向く（O 脚）場合には 5°以上，短断端の場合には外転位で設定する
矢状面	■ 基準線は膝蓋靭帯中点の高さで義足ソケットの前後径（外壁）を二等分した点から垂直に下ろした線とし義足踵と義足足部のトウブレークとの中点を通る ■ 義足ソケットの中心線（膝蓋靭帯の中点とソケット下 1/3 の高さの前後径を二等分した点を結ぶ線）は基準線より初期屈曲角を約 5°に設定する ■ 屈曲角は下腿断端の長さによって変わり，断端が短いほど大きく設定する．また膝関節の屈曲拘縮がある場合，拘縮角度に 5°加えて設定する
水平面	■ 義足ソケットの進行方向（ソケットの前壁と後壁のそれぞれを二等分した点を結ぶ線）と足部の進行方向（足部の内線）を平行とする

表 27-2　下腿義足の静的アライメント

①断端は適切な位置に入っているか	■ PTB：前面＝上縁は膝蓋骨の 1/2 ■ PTES：前面＝上縁は膝蓋骨の上，側面＝大腿骨内外顆上縁 ■ KBM：前面＝上縁は膝蓋骨下縁，側面＝大腿骨内外顆上縁
②義足の長さは適切か	■ 両踵中央部間が 10 cm となる立位をとった時，脚長差がない
③ソケットの初期屈曲角は適切か	■ 過多＝膝不安定 ■ 過少＝反張膝
④断端とソケットの間に隙間はあるか	■ 外側隙間・外側動揺＝断端末外側に痛み ■ 内側隙間・内側動揺＝断端末内側に痛み
⑤ソケットの初期内転角は適切か	■ 過多＝下腿軸が内側に傾斜 ■ 過少＝下腿軸が外側に傾斜

③ 異常歩行（図27-4, 表27-3～表27-6）

- 下腿義足適応の切断者では膝関節の機能は維持されることが多く，歩行における遊脚期の振り出し，立脚期の体重支持は高位の切断者と比較し容易に行える．
- 膝関節は単軸性の関節であり異常な代償動作は出現しにくい，そのため切断者側の身体的問題は異常歩行の原因とはなりにくい．

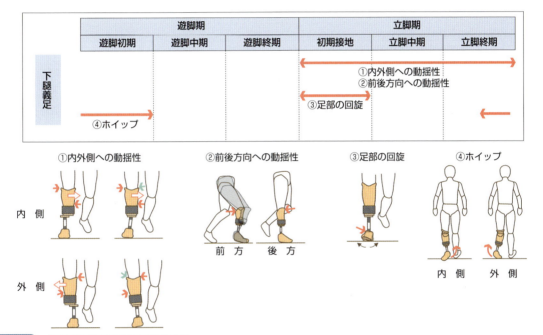

図 27-4　各歩行周期の下腿義足異常歩行

表 27-3　内外側への動揺性（下腿義足）

①内側への動揺性	
歩容	■義足側立脚期においてソケット上縁が内側へ傾斜し内側上縁に間隙がみられ，断端の近位外側部と遠位内側部に圧迫感を生じる ■または傾斜に伴い足部外縁が浮き上がる
原因	■ソケットに対して義足足部が過度に外側に位置している ■足部の浮き上がりがみられる場合，ソケットの内転角度が過大である
対処	■ソケットを外側へ移動する．また足部の浮き上がりがみられる場合，あわせてソケットの内転角度を減少する
②外側への動揺性	
歩容	■義足側立脚期においてソケット上縁が外側へ傾斜し外側上縁に間隙がみられ，断端の近位内側部と遠位外側部に圧迫感を生じる ■または傾斜に伴い足部内縁が浮き上がる
原因	■ソケットに対して義足足部が過度に内側に位置している ■足部の浮き上がりがみられる場合，ソケットの内転角度が不足している
対処	■ソケットを内側へ移動する ■足部の浮き上がりがみられる場合，あわせてソケットの内転角度を増加する

表 27-4 前後方向への動揺性（下腿義足）

①前方への動揺性（膝折れ）

歩 容	■義足側立脚期（とくに初期接地と立脚終期）で義足膝部が前方に押され，不安定感（膝折れ感）が生じる ■断端遠位前面と膝窩部に強い圧迫を生じる ■初期接地に義足足部のつま先が著明に上がる ■重心が下がり，立脚期が短縮される
原 因	■ソケットに対して義足足部が過度に後方に位置している ■つま先の浮き上がりがみられる場合，ソケットの屈曲角度が過大である
対 処	■ソケットを後方へ移動する ■つま先の浮き上がりがみられる場合，あわせてソケットの屈曲角度の減少をはかりながらソケットを前方へ移動する

②後方への動揺性（反張膝）

歩 容	■義足側立脚期で義足膝部が後方に押され，不安定感（反張膝）が生じる ■重心の上下動が増加し，健側の歩幅が小さくなる ■断端近位前面と遠位後面に強い圧迫を生じる
原 因	■ソケットに対して義足足部が過度に前方に位置している ■踵の浮き上がりがみられる場合，ソケットの屈曲角度が過小である
対 処	■ソケットを前方へ移動する ■踵の浮き上がりがみられる場合，あわせてソケットの屈曲角度の増加をはかりながらソケットを後方へ移動する

表 27-5 足部の回旋（下腿義足）

歩 容	■義足側立脚期の初期接地で義足足部が過度に外旋する
原 因	■義足足部の踵部または後方バンパーが硬すぎる ■進行方向に対し義足足部が過度に外転している場合，足部が外旋する
対 処	■後方バンパー，義足足部のアライメントを調節する

表 27-6 内外側ホイップ（下腿義足）

①内側へのホイップ

歩 容	■義足側遊脚初期で義足踵が著明に内側に上がる
原 因	■PTB式ソケットの場合，後壁外側が内側より後方に位置しPTB支持バーと後壁が平行でない ■またはPTBカフベルトの内側タブが外側タブより前方に位置し取り付け位置が不良であり，ベルトの緊張が外側より高い
対 処	■ソケットの適合，カフベルトの取り付け位置，緊張を調節する

②外側へのホイップ

歩 容	■義足側遊脚初期で義足踵が著明に外側に上がる
原 因	■PTB式ソケットの場合，後壁内側が外側より後方に位置しPTB支持バーと後壁が平行でない ■またはPTBカフベルトの外側タブが内側タブより前方に位置し取り付け位置が不良であり，ベルトの緊張が内側より高い
対 処	■ソケットの適合，カフベルトの取り付け位置，緊張を調節する ■PTS，KBM式ソケットの場合，大腿骨顆部が極端に強く押さえつけられている，または極端に弱い場合に出現し対処としてはソケットの適合を調節する

- 異常歩行の原因として考慮される部品は足部が主であり，そのほとんどがアライメントの不良に起因する．
- 下腿義足の義足部分は膝より下位で，軽量であるため歩行周期では遊脚期と比較し立脚期における異常歩行が多く観察される．

C　大腿義足の異常歩行

1 ベンチアライメント

- 大腿義足のベンチアライメントは**図 27-5**，**表 27-7** を参照されたい．

2 静的アライメント

- 大腿義足の静的アライメントは**図 27-6**，**表 27-8** を参照されたい．

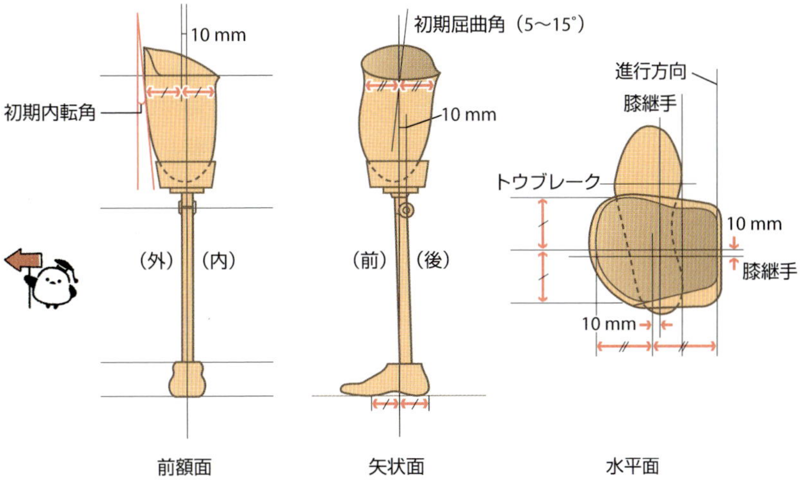

> **memo**
>
> **ターミナルスイングインパクト terminal swing impact**
>
> 遊脚終期における膝のインパクト．大腿義足を装着しての異常歩行で膝継手の摩擦が弱い，または伸展補助装置（バンドなど）の力が強すぎる場合や切断者自身が伸展を意識する場合に遊脚終期において，義足の下腿部を前方に振りだす際，急激な伸展とともに膝継手の衝撃音を発する．

図 27-5　大腿義足のベンチアライメント

[山崎伸也，陳隆明：義肢装具のチェックポイント，第 9 版（日本整形外科学会，日本リハビリテーション医学会監），義足，p.148，医学書院，2021 より許諾を得て改変し転載]

前額面　　矢状面　　水平面

表 27-7　大腿義足のベンチアライメント（四辺形ソケットの場合）

前額面	■ 基準線は義足ソケットの内外径を二等分した点から内方に約 10 mm の点から垂直に下した線とし，膝継手軸の中央，義足踵の中央を通る（IRC ソケットの場合は内外径を二等分した点と支持部である坐骨結節を二等分した点から垂直に下した線とし膝継手軸の中央，義足踵の中央を通る） ■ 義足ソケットの坐骨面，膝継手軸，足底は水平である
矢状面	■ 基準線は義足ソケットの前後径を二等分した点から垂直に下した線とし，膝継手軸の前方 10 mm の点を通り，義足踵と義足足部のトウブレークの中点を通る ■ 義足ソケットの中心線は基準線より初期屈曲角（標準断端：5〜15°）を設定する ■ 屈曲角は大腿断端の長さによって変わり，断端が短いほど大きく設定する．また股関節の屈曲拘縮がある場合，拘縮角度に 5° 加えて設定する
水平面	■ 義足ソケットの進行方向（ソケットの内壁）と膝継手軸，足継手軸，義足足部のトウブレークは直角であり，足部の進行方向（足部の内線）と平行とする

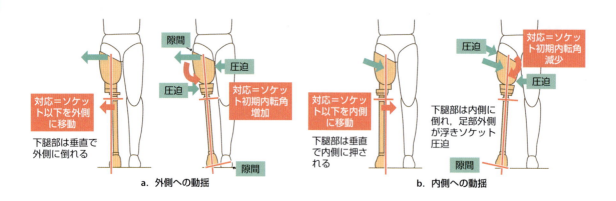
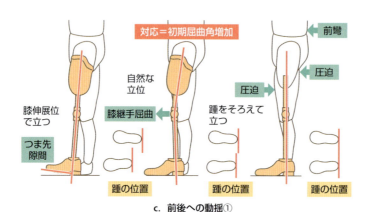
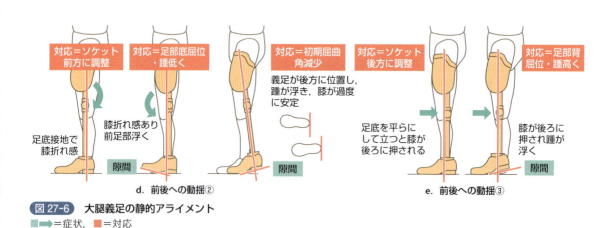

図 27-6 大腿義足の静的アライメント
■→＝症状，■＝対応

表 27-8	大腿義足の静的アライメント
①坐骨結節が適切な位置にのっているか	■ 内壁内縁より 2.5 cm，後壁前面より 1〜1.2 cm の部分で体幹を前屈し，検者がその部に指を置き確認
②長内転筋の位置は適切か	■ 長内転筋チャネルに収まっている
③TKA 線は適切か	■ 長断端＝膝継手は TKA 線上 ■ 中断端＝膝継手は TKA 線よりやや後方 ■ 端断端＝膝継手は TKA 線より後方
④坐骨結節面より 2.5 cm 外方からの垂線	■ 踵の中央を通る
⑤義足の長さは適切か	■ 両踵中央部間が 10 cm となる立位をとった時，脚長差がない
⑥踵バンパーの固さは適切か	■ conventional foot：義足を一歩前に出し体重をかけた時，つま先が床に対し 1 cm 沈む ■ SACH foot：同様に体重をかけた時，踵の沈み込みが 1 cm 程度ある
⑦ソケットの初期屈曲角は適切か	■ 両足をそろえた立位時に腰椎前彎増強がない
⑧立位前後の動揺	■ 前方動揺＝ソケット以下を後方に調整，足関節底屈調整 ■ 後方動揺＝ソケット以下を前方に調整，足関節背屈調整
⑨立位内外側の動揺	■ 外側動揺＝ソケット以下を外側移動，ソケット内転角増加 ■ 内側動揺＝ソケット以下を内側移動，ソケット内転角減少

③ 異常歩行（図 27-7，表 27-9〜表 27-20）

■ 大腿義足を装着しての歩行では立脚期での膝の安定性，遊脚期での膝のコントロール性が重要である．

■ しかし，大腿義足適応の切断者は下腿切断者に比べ下肢の欠損部分が多く，膝関節機能を喪失している．そのため切断者と義足には膝関節機能を代替することが求められる．

■ 股関節は多軸性で広い関節可動域（ROM）をもち，断端長によっては関節の拘縮をきたしやすい．

ROM：range of motion

■ また義足では膝継手，ソケットの適合，アライメントを考慮しなければならず異常歩行の原因は多様化する．そのため義足側と切断者側の問題点に起因し歩行周期全般にわたり異常歩行が観察される．

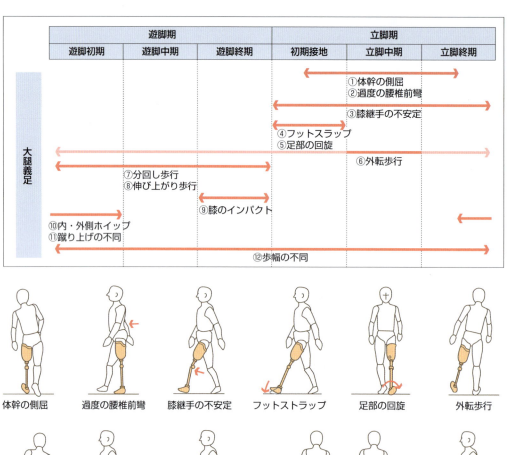

図 27-7 各歩行周期の大腿義足異常歩行

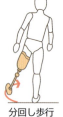
体幹の側屈

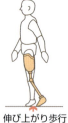
過度の腰椎前彎

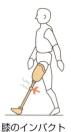
膝継手の不安定

フットストラップ

足部の回旋

外転歩行

分回し歩行

伸び上がり歩行

膝のインパクト

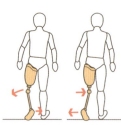
内・外側ホイップ

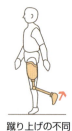
蹴り上げの不同

表 27-9	体幹の側屈（大腿義足）
歩　容	■義足側の立脚期で体幹が義足側に傾斜する
義肢側の原因	■義足が過度に短い ■アライメントの異常（ソケットに対して下腿部が過度に外側に位置する） ■ソケットの適合不良（初期内転角の不足） ■ソケットの過度の外転位や，ソケットの外壁が過度に低く，外側での支持が困難である
切断者側の原因	■創部や内転筋ロールなどが原因でソケット内側部と会陰部，断端の外側遠位部に疼痛，不快感がある ■切断側股関節の外転筋の筋力低下，外転拘縮が著明で断端が外転位にある ■バランス練習が不十分であり動作が習慣となっている
対　処	■義足長，ソケットの適合やアライメント（下腿部を内側へ移動）を調節する ■切断側の股関節外転拘縮に対する可動域の改善，外転筋の筋力増強を行う ■平行棒内で義足の荷重練習，側方への歩行練習を行う

memo

大腿義足の初期屈曲

　大腿義足における初期屈曲角はソケットを垂直方向に対して屈曲とし，断端を屈曲位でソケットに収めるように設定される（図27-8）．

　正常歩行における立脚後期では股関節と足関節を結ぶ線は垂直方向より15°の角をなす．このとき，健常者では筋活動を含めた膝・足関節機能を用い歩行の安定性を保つが，大腿切断者では膝関節以下の随意性はなく安定性獲得はアライメントの調節に依存する．

　大腿切断者では腰椎を前彎し骨盤を10°前傾させ，股関節で5°代償できれば膝部は安定し歩行はスムーズとなる．そのため切断者の最大伸展範囲よりあらかじめ5°の初期屈曲角をソケットに設定する（図27-9，⇨p.257, memo「初期内転角」）．

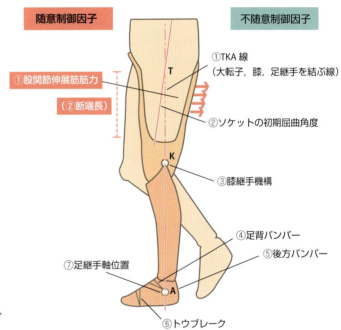

図 27-8　膝継手の安定性に関連のある因子
[澤村誠志：切断と義肢，第2版．p320, 図4-167, 医歯薬出版，2022より引用]

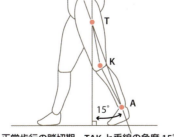
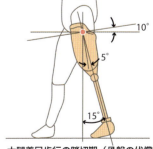

図 27-9　初期屈曲角をつける理由
あらかじめ義足に屈曲角をつけ立脚後期股関節伸展の骨盤前傾による代償を軽減する．

a．正常歩行の踏切期　TAKと垂線の角度15°（膝・足関節の代償）

b．大腿義足歩行の踏切期（骨盤の代償）

表 27-10 過度の腰椎前彎（大腿義足）

歩　容	■義足側の立脚期で著明に腰椎前彎が増強する
義肢側の原因	■ソケットの適合が不良（初期屈曲角の不足，前壁）で，前方での支持が困難である ■後壁の形態が不良で疼痛がある
切断者側の原因	■切断側股関節の伸展筋の筋力低下，屈曲拘縮が著明で骨盤が前傾位にある ■歩行練習が不十分で動作が習慣となっている
対　処	■ソケットの適合（初期屈曲角を増加，前後壁）を調節する ■切断側股関節の伸展筋の筋力増強，屈曲拘縮に対する可動域の改善を行う ■平行棒内で前後方向への荷重練習を行う

表 27-11 膝継手の不安定（大腿義足）

歩　容	■義足側立脚期で膝折れ感が生じる
義肢側の原因	■ソケットの適合不良（初期屈曲角の不足） ■アライメントの異常（ソケットに対して下腿部が過度に前方に位置する） ■足部が背屈位，義足踵が硬すぎる
切断者側の原因	■切断側股関節の伸展筋の筋力低下，屈曲拘縮が著明で断端が屈曲位にある
対　処	■ソケットを適合させる（初期屈曲角の増加） ■アライメントを調整する（ソケットを前方へ移動） ■足継手，義足踵を調節する ■切断側股関節屈曲拘縮に対する可動域の改善，股関節伸展筋の筋力増強を行う ■平行棒内で義足の前後方向への荷重練習を行う

表 27-12 フットスラップ（大腿義足）

歩　容	■義足側初期接地で荷重に伴い足継手が強く底屈し，足底が床面に叩きつけられる
義肢側の原因	■義足足継手の後方バンパーが著明に弱い
切断者側の原因	■義足の膝伸展を過剰に意識し，初期接地で急激な荷重を行う
義肢側の対処	■足継手の後方バンパーを調節する ■義足の前後方向への荷重練習を行う

表 27-13 足部の回旋（大腿義足）

歩　容	■義足側初期接地で義足足部が過度に外旋する
義肢側の原因	■義足足部の踵部や後方バンパーが硬すぎる ■進行方向に対し義足足部が過度に外転している
対　処	■義足足部の踵部，後方バンパー，アライメント（前額面における足部）を調節する

表 27-14 外転歩行（大腿義足）

歩　容	■ 遊脚期より義足踵部が進行方向に対して著明に外側へ接地し，立脚期で義足側への著明な体幹の側屈，骨盤の側方移動を伴う
義肢側の原因	■ 義足が過度に長い ■ アライメントの異常（ソケットに対して下腿部が過度に外側に位置する） ■ ソケットの内壁が高いまたは，内転角が過大であり義足が内側に倒れる
切断者側の原因	■ 創部や内転筋ロールなどが原因でソケット内側部と会陰部に疼痛，不快感がある ■ 切断側股関節の外転拘縮が著明で断端が外転位にある ■ バランス練習が不十分であり動作が習慣となっている
対　処	■ 義足長，ソケットの適合（内壁の高さ，内転角）やアライメント（下腿部を内側へ移動）を調節する ■ 切断側股関節外転拘縮に対する可動域の改善を行う ■ 狭い歩幅，歩隔で直線的な歩行練習を行う

表 27-15 分回し歩行（大腿義足）

歩　容	■ 義足側遊脚初期より義足を外転し，股関節を頂点とした円弧を描くように振り出す
義肢側の原因	■ 義足が過度に長い，懸垂力低下，または膝継手の摩擦が過度に強い，アライメントが不良で遊脚期で義足が伸展位である ■ 内壁が高すぎる
切断者側の原因	■ 初期接地で転倒に対する不安感があり，義足側膝部を常に伸展位で振り出す
対　処	■ 義足長，ソケットの適合やアライメント，膝継手の摩擦力を調節する ■ 切断側の股関節外転拘縮に対する可動域の改善を行う ■ 平行棒内で義足を膝屈曲位での荷重練習，義足と健側下肢に十分に荷重した状態で交互に振り出す

表 27-16 伸び上がり歩行（大腿義足）

歩　容	■ 義足側遊脚初期で健側の足関節を底屈位（つま先立ち）とし伸び上がり，義足を振り出す
義肢側の原因	■ 義足が過度に長い，懸垂力低下，または膝継手の摩擦が過度に強い ■ アライメントが不良で遊脚期で義足が伸展位である ■ 膝継手の摩擦が過度に弱い場合，義足の下腿部の振り出しを調整するため伸び上がる
切断者側の原因	■ 初期接地で転倒に対する不安感があり，義足膝部を常に伸展位で振り出す
対　処	■ 義足長，ソケットの適合やアライメント，膝継手の摩擦力を調節する ■ 平行棒内で義足を膝屈曲位で荷重練習をし，義足と健側下肢に十分に荷重した状態で交互に振り出す

表 27-17 膝のインパクト（大腿義足）

歩　容	■ 義足側遊脚終期で義足の膝継手が強く伸展し衝撃音が出る
義肢側の原因	■ ソケットの適合が不良（初期屈曲角の不足） ■ 膝継手の摩擦が過度に弱い ■ 義足膝継手の伸展補助の力が過大である
切断者側の原因	■ 立脚期で転倒に対する不安感があり，初期接地で義足の膝伸展を過剰に意識する
対　処	■ ソケットの適合（初期屈曲の増加），膝継手の摩擦，伸展補助装置を調節する ■ 平行棒内で義足側の前後方向への荷重練習を行う ■ 健側下肢に十分に荷重した状態で義足を振り出す

表 27-18 内外側ホイップ（大腿義足）

歩　容	■ 義足側遊脚初期で義足踵が著明に内外側に上がる
義肢側の原因	■ 義足の膝継手が進行方向に対して外旋している場合，義足踵が著明に内側に上がり内側ホイップを生じる．一方，内旋している場合，義足踵が著明に外側に上がる外側ホイップを生じる ■ 義足のトウブレークの外側が短く進行方向に直角でない場合，義足踵が著明に内側に上がり，内側が短く進行方向に直角でない場合，義足踵が著明に外側に上がる ■ ソケットの適合がきつい場合，断端が内外旋し義足踵が著明に内外側に上がる
切断者側の原因	■ 歩行練習が不十分で動作が習慣となっており股関節の外転，外旋を伴い屈曲する場合，義足踵が著明に内側に上がり，股関節の内転，内旋を伴い屈曲する場合，義足踵が著明に外側に上がる
対　処	■ ソケットの適合，アライメント（膝継手の内外旋），足部トウブレークを調節する ■ 平行棒内で荷重練習，義足と健側下肢に十分に荷重した状態で交互に振り出す

表 27-19 蹴り上げの不同（大腿義足）

歩　容	■ 義足側立脚終期で健側の踵に比較して義足踵が後方へ強く蹴り上がる
義肢側の原因	■ ソケットの適合不良（初期屈曲角の不足），膝継手の摩擦が過度に弱い
切断者側の原因	■ 歩行速度が著明に速い，初期接地の義足の膝伸展を過剰に意識する
対　処	■ ソケットの適合（初期屈曲角の増加），膝継手の摩擦を調節する ■ 平行棒内で健側下肢に十分に荷重した状態で義足を振り出す ■ 前後方向へ義足側の荷重練習を行う

表 27-20 歩幅の不同（大腿義足）

歩　容	■ 義足側の歩幅と健側の歩幅が不均等となる
義肢側の原因	■ ソケットの適合不良（初期屈曲角が過大），アライメント不良（ソケットに対して下腿部が過度に前方に位置する）で，義足側の歩幅は小さくなる ■ ソケットの適合不良（初期屈曲角が不十分），アライメント不良（ソケットに対して下腿部が過度に後方に位置する）で，患側の歩幅は大きくなる
切断者側の原因	■ 転倒や義足に対する不安感がある
対　処	■ ソケットの適合（初期屈曲角），アライメント（ソケットと下腿部の位置），を調節する ■ 平行棒内で前後方向への荷重練習，義足と健側下肢に十分に荷重した状態で交互に振り出す

D　股義足の異常歩行

1 ベンチアライメント

■ 股義足のベンチアライメントは図 27-10～図 27-12，表 27-21 を参照されたい．

D 股義足の異常歩行　349

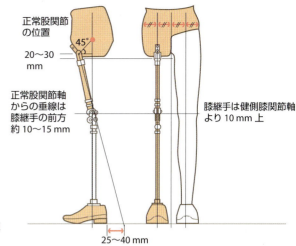

図 27-10 股義足のベンチアライメント
[鶴見隆正，畠中泰司（責任編集）：理学療法 MOOK 7，義肢装具，p. 58，三輪書店，2000 より引用]

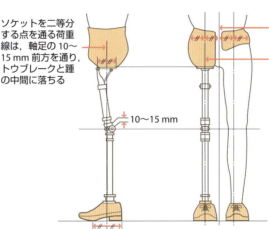

図 27-11 オット式股義足（ottobock. 7E4）のベンチアライメント
オット式に関しては構成される部品により，それぞれアライメントが異なる．各メーカーのマニュアルを参考にする．
[日本義肢装具学会（監），澤村誠志（編）：義肢学．p. 278，医歯薬出版，1988 より引用]

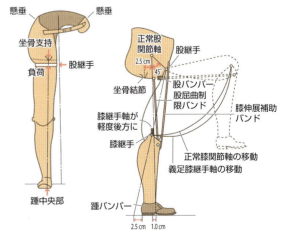

図 27-12 カナダ式股義足のベンチアライメント
股継手は正常股関節の中心軸より 45° 前下方に位置する．股継手と膝継手を通る線は踵後方約 2.5 cm を通る．正常関節軸の位置は坐骨結節がソケット内面と接するところから 2.5 cm 前に位置し，ここからの垂線は，靴のヒールの前縁と，そこから 1 cm 前との間に落ちる．この線に対して膝継手は，軽度（1.2 cm 以内）後方に位置する．
[澤村誠志：切断と義肢，第 2 版．p. 257，医歯薬出版，2016 より引用]

2 静的アライメント

- 股義足の静的アライメントは**表 27-22** を参照にされたい.

3 異常歩行（図 27-13，表 28-23～表 28-26）

- 股義足適応の切断者は下肢切断のなかでも高位の切断であり，腰椎の動きを力源とし股・膝・足継手をコントロールする.
- そのため骨盤の動きを効率よく伝えられるソケットの適合性が求められる.
- 股切断者は股関節伸展筋が喪失しているため，立脚期で膝の安定性を獲得するにはアライメントが重要である.
- また股義足は大腿切断以下の義足と比較して義足部分が大きく重い．遊脚期では腰椎の動きと立脚期で圧縮される股継手のバンパーの反発力で義足が振り出されるため，アライメントに加えて義足を構成する部品の選択は重要である.

表 27-21　股義足のベンチアライメント

前額面	■ 基準線は股継手（腸骨稜の高さで義足ソケットの最大内外径幅 1/4 の位置）から垂直に下ろした線とし，膝継手軸の中央，義足踵の中央を通る．このとき，すべての継手が水平である
矢状面	■ 正常股関節軸（ソケットと坐骨結節が接する点から 25 mm 前方）の位置する点から垂直に下ろした線は，膝の安定性を保つため膝軸より前方（10～15 mm の間）にあり，靴の踵前縁とそこから 10 mm 前方との間に落ちる ■ 股継手（正常股関節中心軸の 45° 前下方，坐骨結節レベルより 20～30 mm 上方）と膝継手を結ぶ線は義足踵の約 25～40 mm 後方を通る
水平面	■ 股継手軸は足部の進行方向（足部の内線）に対して 5° 外旋する

表 27-22　股義足の静的アライメント

	■ 両側の上前腸骨棘の高さを同位とした場合，義足の長さが健側と同じ長さである．義足の振り出しが困難である場合，義足を 10 mm 程度短くする ■ ソケットの固定と懸垂は三点固定（大殿筋部，坐骨結節，両側腸骨稜）により行われ，断端の上下移動は 6 mm 以下となる ■ 体重支持は坐骨結節およびその周辺の軟部組織で行われ，ソケット内において適切な位置に坐骨結節が位置する
矢状面	■ 股バンパーの厚さは適切である．過度に厚い場合，骨盤前傾，腰椎前彎に伴い義足膝部は屈曲傾向となり不安定となる．また過度に薄い場合，殿部が下がり骨盤が降下する

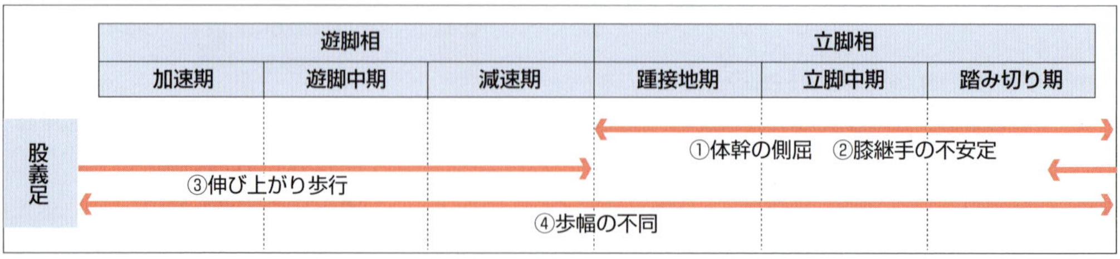

股義足	遊脚相			立脚相		
	加速期	遊脚中期	減速期	踵接地期	立脚中期	踏み切り期
				①体幹の側屈　②膝継手の不安定		
	③伸び上がり歩行					
	④歩幅の不同					

図 27-13　各歩行周期の股義足異常歩行

表 27-23 体幹の側屈（股義足）

歩　容	■ 義足側立脚期で体幹が健側に傾斜する
原　因	■ アライメントの不良，ソケットの適合（健側上縁や断端遠位部）が不良であり，支持が困難である場合，義足は外側に倒れ，義足側立脚期で外側への不安定性を代償するため体幹を健側へ側屈する
対　処	■ アライメント（体重荷重線と義足の荷重線），ソケットの適合を調節する

表 27-24 膝継手の不安定（股義足）

歩　容	■ 義足側立脚期で膝折れ感が生じる
原　因	■ 股バンパー（後方）が厚すぎる ■ ソケットの適合（前方遠位部や後方近位部がきつい）が不良な場合，骨盤は前傾し腰椎前彎は増加する．そのため大腿部が前方に押され，立脚期で膝折れ傾向にある ■ 切断者の腰椎が過度に前彎位にある
対　処	■ 股バンパー（後方），ソケットの適合を調節する

表 27-25 伸び上がり歩行（股義足）

歩　容	■ 義足側遊脚初期で健側の足関節を底屈位（つま先立ち）とし伸び上がり，義足を振り出す
原　因	■ 義足が過度に長い ■ 懸垂力低下，股バンパー（後方）が薄すぎる ■ ソケットの適合（前方遠位部や後方近位部が緩い）が不良である ■ 振り出しをスムーズにするため体幹を健側に側屈し義足側の骨盤を過度に挙上する
対　処	■ 義足長，股バンパー（後方），ソケットの適合を調節する

表 27-26 歩幅の不同（股義足）

歩　容	■ 義足側の歩幅と健側の歩幅が不均等となる
原　因	■ 前方のバンパーの厚さが適切でない ■ 切断者が転倒や義足に対する不安感をもつ
対　処	■ 前方のバンパーを調節する ■ 平行棒内で前後方向への荷重練習，義足と健側下肢に十分に荷重した状態で交互に振り出す

学習到達度自己評価問題

1. 下腿義足のベンチアライメントで前額面における基準線は＿①＿のほぼ中央，＿②＿の中央を通る．
2. 大腿義足のベンチアライメントで矢状面における義足ソケットの中心線は標準断端で基準線より 5〜15°の＿③＿を設定する．
3. 股義足のベンチアライメントで＿④＿は足部の進行方向（足部の内線）に対して 5°外旋する．
4. 大腿義足において義足足継手の後方バンパーが適切ではない場合，立脚期の初期接地期で＿⑤＿，＿⑥＿の異常歩行が観察される．
5. 大腿義足の異常歩行で膝の不安定性がみられる場合，義足ソケットの問題として＿⑦＿が適切であるか確認する．

義足歩行

28 義肢・装具を理解するための運動学*

一般目標

1. 義肢・装具の役割と構造および生体に働く力学との関係を理解する．
2. 運動学および運動力学的視点から義肢・装具が歩行に与える影響を理解する．

行動目標

1. 義肢・装具が生体に及ぼす働きを運動学的および運動力学的に説明できる．
2. 正常歩行と比較し，義肢・装具使用時の歩行における運動学および運動力学的な特徴を説明できる．

調べておこう

1. てこの原理を調べよう．
2. 正常歩行にかかわる運動学および運動力学の特性について調べよう．

A 義肢・装具の生体力学

■ 義肢・装具は生体に装着することによって，生体に力を及ぼして動きを制限もしくは補助する．さらに姿勢などの静的アライメントや歩行などの動的アライメントにも影響を与える．

■ 義肢・装具が生体に及ぼす影響を理解するためには，生体に関する基礎的知識と義肢・装具に関する専門的知識の双方が必要となる．これらを組み合わせることで，さまざまな患者のニーズに応えることができるようになる．

1 関節の動きによる制御に関する用語（図28-1）

a. 可動範囲について
①**固定**：継手*（関節）の動きを，任意の角度で止めること
　［例］足関節を背屈0°で固定．
②**制限**（あるいは制限可動）：継手（関節）の動きを任意の方向について制限すること．あるいは，任意の角度から動かないようにすること．
　［例］足関節底屈制限（底屈は不可だが，背屈は可能）．
③**遊動**：継手（関節）の運動に制限がないこと．
　［例］足関節遊動（背屈も底屈も可能）．

*章タイトルについて　この章のタイトルである「運動学」は広義の「運動学」であり，狭義の「運動学」と「運動力学」の要素を含んでいる．章のタイトル以降の「運動学」は狭義のものであることを最初に断っておくこととする．

*継手（関節）という表記について　継手付き装具の場合は「継手」を指し，継手の無い装具の場合には「関節」を指す．いずれもその部位（膝など）の動き（可動範囲や力）の制御となる．

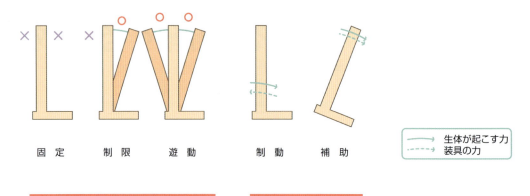

図 28-1　装具による関節の動きの制御（短下肢装具を例に）

b. 力について
①**制動**：目的とする継手（関節）の動きに抵抗をかけながら動くこと．ブレーキングともいう（動きはするが，ゆっくりブレーキをかけるように動くこと）．
　［例］足関節底屈制動（底屈するときに抵抗がかかる）．
②**補助**：目的とする継手（関節）の動きを助けること．
　［例］膝関節屈曲補助（屈曲しようとする力をさらに助ける）．

c. 「3点支持（固定）」の原則（図 28-2）
　生体に力を及ぼすとき，作用させたい1点と，その点を挟む離れた2点の逆方向からの力の釣り合いにより，3点で支持（固定）するという方法をとる．それを3点支持（固定）の原則といい，3点支持（固定）の原則は，力学的に，てこの原理に基づいている．

memo
装具の長さは矯正力の大きさに影響を与える．とくに下腿後面部のレバーアームが短くなれば，患部と装具の接触圧が強くなるため，皮膚への影響を配慮する必要がある（図 28-3）．

＊コルゲーション　プラスチック製の装具について，固定硬度を増強させるために，装具表面をトリミングラインに沿って一部波状に浮き立たせるように加工する手法（⇒p.57,図 5-8）．

2 義肢・装具における力学的要素

a. 力学的要素として考慮すべき点
①**デザイン**：義肢・装具の長さ・高さ，トリミングライン，コルゲーション＊の有無，など．
②**素材**：プラスチック（厚さ，種類），金属支柱の有無など．
③**部品**：ソケットの形状，ベルトの位置や幅，継手の有無など．

b. 目的に合った力を生体に及ぼすか考慮すべき点
①力の大きさ．
②力の作用点．
③力の方向．

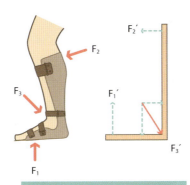

図 28-2 3点支持（固定）の原則

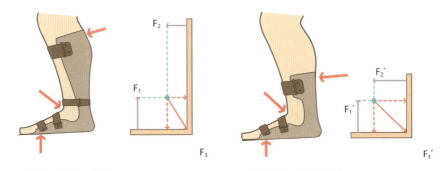

a. 下腿後面部が長い場合　　　b. 下腿後面部が短い場合

図 28-3 装具の長さと矯正力との関係
$F_1 = F_1'$（同一人物であれば体重および動きによる加速度は変わらない）
$F_2 < F_2'$（てこの原理より，装具が短い分だけ力が大きくなる）
$F_3 < F_3'$（てこの原理より，装具が短い分だけ合力が大きくなる）

B 義肢・装具と運動力学

1 カナダ式股義足ソケット

- カナダ式股義足のソケットの3点支持は**図 25-2**（p.306）を参照されたい．
- 義足を断端に固定するために，両側の腸骨稜上部と，断端下部の坐骨結節および大殿筋部の3点で固定・懸垂される．

2 坐骨収納ソケット

- 大腿義足の坐骨収納（IRC）ソケットは，坐骨と大腿骨（大転子および外側部）による骨ロックを行い，中殿筋の機能効率を高めるため大腿骨を内転位に保持することを目的としている（**図 28-4**）．

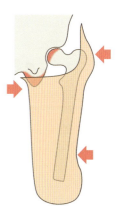

図 28-4 IRC ソケットにおける骨ロック
大腿骨を内転位に保持する目的で坐骨と大腿骨を圧迫する．

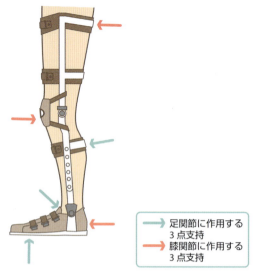

図 28-5　長下肢装具の3点支持

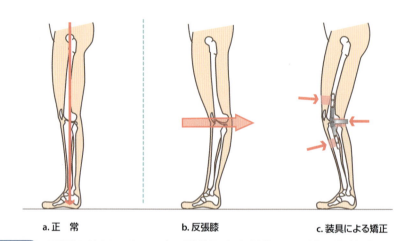

a. 正　常　　　b. 反張膝　　　c. 装具による矯正

図 28-6　反張膝に対するスウェーデン式膝装具（3点支持）による矯正（矢状面）

③ 長下肢装具（KAFO）

KAFO : knee ankle foot orthosis

- 長下肢装具における3点の支持を（図 28-5）に示す．
- 目的とする膝関節を伸展させる力を起こすために，その点を挟む2点（大腿後面と足部［踵部］）の逆方向からの力が働くように設定されている．
- 足関節部に対しても短下肢装具と同様に作用する．

KO : knee orthosis

④ 膝装具（KO）

- 反張膝に適応するスウェーデン式膝装具は3点支持の原則による装具である．（図 28-6）．

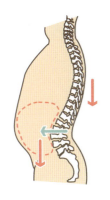
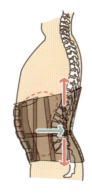
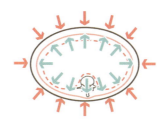

a. コルセットなし（矢状面）　　b. コルセットあり（矢状面）　　c. コルセットと腹圧の関係（水平面）

図 28-7　体幹装具（ダーメンコルセットの有無と腹圧の関係）

5 体幹装具

- 体幹装具の役割を関節の固定として考えると，ブロックを積み上げたような形状の脊椎は，構造上の特徴から，下肢，上肢に比べて固定が困難である．
- 装具は，骨盤や肋骨を介して脊椎の動きを少なくするという働き方をする．
- ダーメンコルセットは腰部，腹部を取り巻く構造で，腹圧によって腰椎の過度の前彎を抑制する．また腹圧は，コルセット部に内側への釣り合う反力を生みだすだけでなく，上下に押し出すような力も生じる（図 28-7）．

C　義肢・装具と歩行の運動学

1 正常歩行

- 歩行の周期の相の分け方について表 28-1 に示す．
- 従来の用語では，健常者でみられる動作の事象を捉えた表現により相分けをされていた．しかし歩行異常を有する疾患では従来の相分けに適応できないこともあることから，ランチョ・ロス・アミーゴ歩行分析委員会が新たな用語を定義した．
- 歩行中の各下肢関節角度を図 28-8，筋活動を図 28-9 に示す．
- 下肢切断患者では，健常者の歩行時に出現する筋活動が認められないことにより下肢関節運動に影響する．また左右非対称となってしまうために正常歩行から逸脱してしまう．このようなことから義足患者の歩行分析を行う際には，健常者の歩行を理解しておくとよい．

2 大腿義足による歩行

- 矢状面において，初期接地（IC）に股関節と膝関節の運動は，上方からの荷重

表 28-1 歩行周期について

		従来の用語	ランチョ・ロス・アミーゴ方式
立脚期	抑制期	踵接地 heel strike, heel contact	初期接地 initial contact（IC）
		足底接地 foot flat	荷重応答期 loading response（LR）
	推進期	立脚中期 mid-stance	立脚中期 mid stance（MSt）
		踵離地 heel off	立脚終期 terminal stance（TSt）
		足趾離地 toe off	前遊脚期 pre-swing（PSw）
遊脚期		加速期 acceleration	遊脚初期 initial swing（ISw）
		遊脚中期 mid-swing	遊脚中期 mid swing（MSw）
			遊脚終期 terminal swing（TSw）
		減速期 deceleration	

線と義足に生じる床反力の作用線との位置関係によって股関節屈曲モーメントが生じる．この際に重心と床との接点を結ぶ線（荷重線）は，膝関節中心の後方を通るため膝折れを起こす可能性がある．このため股関節伸筋群を収縮させることにより膝折れを防止する（図 28-10a）．

- 一方，前遊脚期（PSw）では，荷重線が膝関節中心の前方を通っているため，膝関節は伸展位で安定している．このため足部を前方へ振り出すためには膝関節を屈曲するために，患者は股関節屈曲運動を行う必要がある．これにより断端遠位前方部には圧が加わるとともに，断端近位後方部にも圧が加わり，膝関節を屈曲できる（図 28-10b）．
- 前額面において，立脚中期では義足側への動揺が起こりやすい．これに対して股関節外転筋群の作用によって義足側の外側動揺を抑制する．この際に断端遠位外側面と断端近位内側面に圧迫力を生じて安定化をはかっている．

③ 大腿義足使用時の膝折れと TKA 線の関係

- TKA 線（TKA ライン）は，「大転子（T：trochanter）」と「足（A：ankle）継手」を結んだ線と「膝（K：knee）継手」との位置関係を示すときに使用されており，とくに膝継手（K）が大転子（T）と足継手（A）を結んだ線の前方にあるか，後方にあるか，またその程度によって，静的・動的な膝部の安定性および歩容に影響する（図 28-11）．
- 構造上，膝継手（K）が TKA 線の前方にある場合には，立位時および歩行時に膝折れを起こしやすくなり，逆に，膝継手（K）が TKA 線よりも後方にある場合には，膝部の安定性は増すが，後方すぎる場合には，動作時の膝部の屈曲タイミングに遅れを生じやすくなるため歩容の悪化や階段昇降および坂道歩行が困難となる．
- 一般的に膝継手（K）は，TKA 線の約 10 mm 後方に設定するが，断端の長さと利用者の静的・動的な安定性（姿勢制御の能力）に合わせて設定を変更する．

C 義肢・装具と歩行の運動学 359

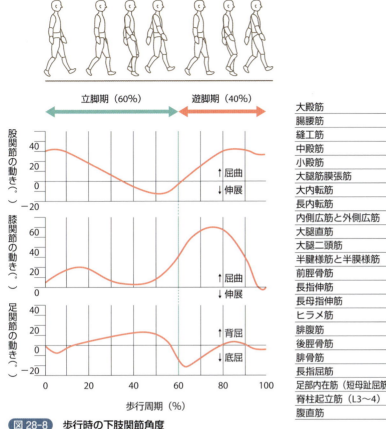

図 28-8 歩行時の下肢関節角度
[Donald A. Neumann：KINESIOLOGY of the MUSCULO-SKELETAL SYSTEM–Foundations for Physical Rehabilitation, p.561, Mosby-Elsevier, 2002]

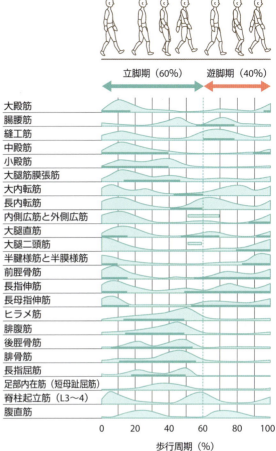

図 28-9 歩行時の筋活動
[Donald A. Neumann：KINESIOLOGY of the MUSCULOSKEL-ETAL SYSTEM–Foundations for Physical Rehabilitation, p.574, Mosby-Elsevier, 2002 を参考に著者作成]

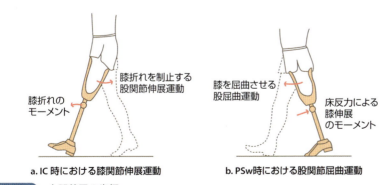

図 28-10 大腿義足の歩行

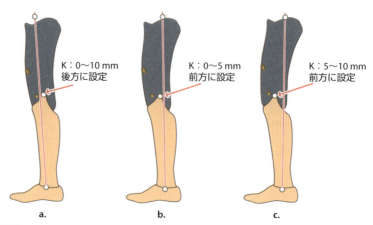

図 28-11 膝折れと TKA 線
(a) 短断端もしくは高齢者など，膝のコントロールが不十分なものに設定する．(b) 中断端など，やや膝の安定に不安のあるものに設定する．(c) 中断端あるいは長断端で，十分な膝のコントロールが得られるものに設定する．

4 短下肢装具を使用した歩行（片麻痺者の場合）

- 図 28-12 は正常歩行および片麻痺歩行（装具なし，装具あり）時の立脚期の下腿から足部の状況を示している（左から順に時系列で並んでいる）．
- 物理的には踵部からの接地およびその後の足底全面の接地が可能となる（実際には，股関節および膝関節の屈曲角度の適度な増加が見込めず，足底の全面接地と全面離地を繰り返す場合もあり，踵離地から足趾離地に向けての踵部の内側回旋がみられる場合もある）．
- 装具歩行で注意すべきは，足関節が常に背屈 0° になっていることである（装具の適応と特性により背屈角度の設定は異なる）．
- 支持性は向上するが，固定することにより支持性を上げているため，正常歩行とは違うフォームで歩行が可能となることを確認しておく必要がある．

5 短下肢装具歩行の運動力学

- 短下肢装具（シューホンブレイス）を使用した歩行時の運動力学について，足関節と膝関節に分けて説明する（図 28-13：足関節，図 28-14：膝関節）．
- この 4 つの図はいずれも，初期接地から荷重応答期に向かうまでの時期の力およびモーメントを示している．
- 図 28-13，図 28-14 ともに，左図（a）は足部あるいは下腿部および足部にかかる外力を示し，右図（b）はそれぞれ関節まわりのモーメントを示している．
- また，実際には足部にかかる重力もあるが，これは膝関節より上部にあるセグメントの位置により変化するため省略している（たとえば股関節の屈曲具合，円背の程度などにより重心が床に投影される場所が変わるため確定できない）．
- 図の装具は図 28-13，図 28-14 ともに，シューホンブレイスであり，可撓性のある装具であるため，その柔軟性は矯正力（補助モーメント）を発揮する．

C 義肢・装具と歩行の運動学　361

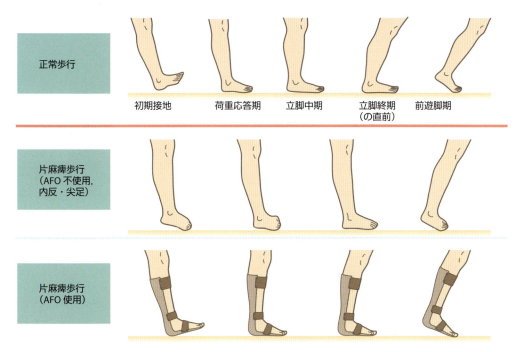

図 28-12 正常歩行および片麻痺歩行（装具あり，装具なし）の立脚期
上段は正常歩行を示している．
中段の片麻痺歩行（AFO 不使用）は，足部の内反と尖足を示し，接地が足尖部から始まっている．荷重量が増加するにつれ足底全体で接地できればよいのだが，痙縮のため足部の内反が起こり外側縁での接地となる．その後，立脚中期でようやく足底の全面接地となるが，踵離地後に再び足部の内反が起こる．
下段の片麻痺歩行（AFO 使用）は，中段の片麻痺歩行で起こっていた足部の内反および尖足が，装具の使用によって解決されている．
ここに示した片麻痺歩行（中段，下段）は，ある一例としてのものであり，実際には対象者の障害の程度，装具の足関節背屈角度，トリミングの程度などにより異なる．

- 足関節まわりおよび膝関節まわりのモーメント間の関係性は

　　　床反力によるモーメント＝－（関節モーメント＋補助モーメント）

　という式が成り立つ．つまり，床反力によるモーメントは，関節モーメントと装具による補助モーメントの総和と同じ大きさで逆方向に働いている．歩行中は，それぞれのタイミングで，この関係性を保ちつつ，釣り合いがとれており，1歩行周期中のどの時点でもこの関係性が成り立つ．
- 膝関節まわりのモーメントを示している図 28-14 には補助モーメントがない．よって式は以下のようになる．

　　　床反力によるモーメント＝－（関節モーメント）

- 実際には，歩行によって刻々と移り変わる頭部・上肢・体幹（HAT）の位置により，重心の位置も床反力の方向も変化し，外力およびモーメントの関係性も変化する．図に示した床反力や外力，モーメントなどの関係性はその一場面のものである．

HAT：head, arm, trunk

- 図 28-13a は，初期接地期の足部にかかる力を説明している．この時期は床反

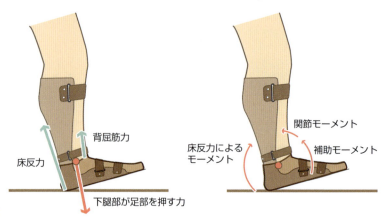

図 28-13 足部にかかる外力と足関節まわりのモーメント

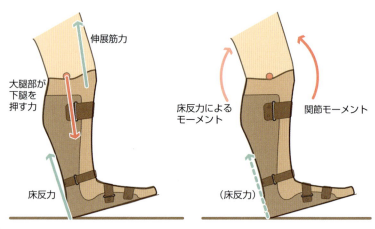

図 28-14 下腿以下にかかる外力と膝関節まわりのモーメント

力が踵部にかかり，装具の内側で起こるのは，足部の上に位置する下腿が足部を床に押す力とともに，障害の度合いに左右される足関節を底屈（状況によって足部内反を伴う）させる力，および足関節を背屈させるわずかな筋力である．足関節を底屈させる力に対し，装具は背屈方向への矯正力を発揮する．

- 図 28-13b は，初期接地期の足関節まわりのモーメントを説明している．背部から前方へ向けての床反力によるモーメントと，それに総和として釣り合う逆向きの背屈筋力をもとにした関節モーメントおよび装具による矯正力としての補助モーメントが発生する．
- 図 28-14a は，初期接地期の下腿部および足部（装具を含む）にかかる力を説明しており，この場合はシューホンブレイスのような可撓性のある装具を使用した場合であっても，力学的には膝関節以下の部分を 1 つの剛体として考えることが可能である．床反力が踵部にかかり，膝全体に大腿部が下腿を押す力がかかり，膝の伸展筋力がそれらの力を調整するように発生する（関係性を複雑にしてしまうため図示していないが，本来は，歩行中の重心の移動もこれらの力関係に関与する）．

■ 図 28-14b は，初期接地期の膝関節まわりのモーメントを説明している．装具（の踵部）から伝達された床反力から起こる背部から前方への床反力モーメントと，逆向きに働く膝関節の伸展モーメントの両者によって，膝折れや膝の過伸展が生じないようにコントロールしている．装具の足関節部の背屈角度およびその可塑性によって，歩行の過程が進み重心が前方移動する際に，下腿を前方に押し出すように働く装具の矯正力は異なるため，障害の状況に応じて角度および可塑性の程度を設定することが重要である．

⑥ 義肢・装具歩行の運動学的評価における注意点

■ 義肢・装具を使用することで，異常歩行が正常歩行になるわけではない．
■ 義肢・装具を使用した歩行は，正常歩行とは違う手法（関節の固定など）を用いて，安全に効率よく歩行するという目的を達成させているので，歩容はおのずと異なる．
■ 義肢・装具歩行の運動学的評価は，可能・不可能，といったスコア化されたものから，速度，関節角度の変化，歩行効率，歩行可能な距離，負荷応答（耐久性）など，さまざまな角度から行うことができる．
■ 義肢・装具を使用し，移動能力が向上し，行動範囲や心理的な充実感が生まれる．しかし，万能というわけではなく，義肢・装具さえあればいい，というものでもない．義肢・装具の特徴と限界を知っておく必要がある．
■ 常に新しいデザインの義肢・装具が開発されており，患者の状態（残存機能など）に対応した義肢・装具について，力学的な作用をそのつど考察する必要がある．

学習到達度自己評価問題

1. 下に示す，装具による関節の動きの制御に関する用語をそれぞれ説明せよ．
   ■ 可動範囲に関する用語：①固定，②制限，③遊動
   ■ 力に関する用語：①制動，②補助
2. 「3 点支持（固定）の原則」とはどのようなものか．説明せよ．
3. 装具自体がもつ力学的要素として考慮すべきことを下記の 3 点について述べよ．
   ①デザイン　②素材　③部品
4. 片麻痺者における短下肢装具使用時歩行の特徴を，正常歩行および装具不使用時の歩行と比較して説明せよ．
5. 大腿義足歩行の前遊脚期に必要となる筋活動について説明せよ．

29 義 手

義 手

一般目標
1. 義手の種類と特徴を理解する．
2. 肩義手，上腕義手，前腕義手の特徴と構成部品，義手装着・使用練習について理解する．
3. 能動義手のチェックアウトを理解する．

行動目標
1. 義手の種類と特徴を説明できる．
2. 肩義手，上腕義手，前腕義手の特徴と構成部品を説明できる．
3. 義手装着・使用練習について説明できる．
4. 能動義手のチェックアウトを説明できる．

調べておこう
1. 手の機能にはどんな役割があるか調べよう．
2. 右手と左手の役割の違いを調べよう．
3. 片手で行いづらい日常生活動作を調べよう．

A 義手の種類と特徴

　義手の説明をすると，切断者から「えー，こんなもの，映画のように手の形をしてよく動くものを想像していたのに…」と落胆の声を聞くことが多いが，実際はニーズに合わせた義手は，見かけを補い仕事や趣味を行えるなど，第2の「手」になることも多い．
- 義手はその機能に応じて，装飾用義手，作業用義手，能動義手の3つに大別される（図29-1）．
- さらに能動義手は体内力源義手と体外力源義手に分けられる．
- 体内力源義手とは体内の筋力をもとにハーネスやケーブルで操作する義手である．体外力源義手とはバッテリーの電力を力源とし，モーターで動かす義手である．

1 装飾用義手 cosmetic upper-extremity prosthesis

- 外観を人の手に似せることを主目的とした義手であり，軽量化と手触りのよさをはかったものである（図29-2）．

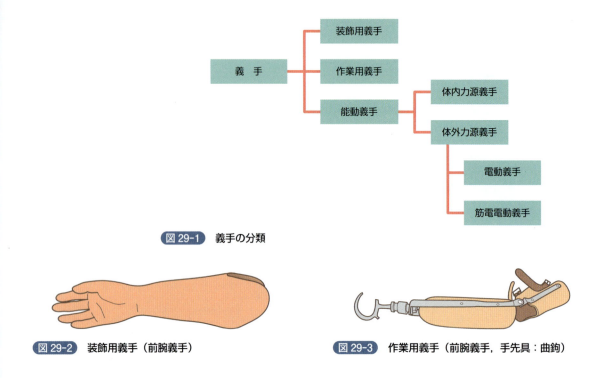

図 29-1　義手の分類

図 29-2　装飾用義手（前腕義手）

図 29-3　作業用義手（前腕義手，手先具：曲鉤）

- 最も多く使用される義手である．
- 合成樹脂性の装飾用手袋 cosmetic glove を使用し，とくにシリコン性のものは爪，血管などがリアルに表現されている．
- 物の押さえ，ひっかけなどは可能であり，コントロールケーブルや電極はない．

2 作業用義手 work arm prosthesis

- 農耕，山林，機械工業など重作業での使用を目的とした義手である．
- 手先具には双嘴鉤，鍬持ち金具，物押さえなどがあり（⇨図 29-8d），作業内容に応じて手先具を差しかえて使用する．頑丈につくられている（図 29-3）．
- 耐久性重視のため，外観は考慮されていない．
- 一般的にコントロールケーブルを使用していない．

3 能動義手 functional upper-extremity prosthesis

- 切断者自らが操作を行うことができ，日常生活に適した義手である．
- 能動義手には体内力源義手と体外力源義手があり，体内力源義手は一般に能動義手と呼ばれることが多い．
- **体内力源義手**は断端や上肢帯の運動を力源に，ハーネスやコントロールケーブルを介して手先具を操作する（図 29-4a）．
- **体外力源義手** externally powered upper-extremity prosthesis には機械的スイッチで操作する電動義手と，筋の活動電位を利用して操作する**筋電電動義手**がある．
- 筋電電動義手の利点は，つかむ力が強く，上方や背部など作業空間を選ばないことである（図 29-4b）．

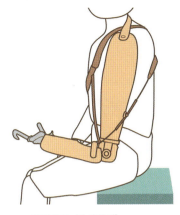

図 29-4　能動義手　　　a. 能動義手（上腕義手）　　　b. 筋電電動義手（前腕義手）

- 筋電電動義手の重量は他の義手より重く使用に体力が必要である．また，故障しやすいので取り扱いに注意が必要である．
- 筋電電動義手は高価であり，障害者総合支援法では基準外の特例補装具となっている．支給が受けられず自費作製となり，高額な費用を要することもあるので，よく説明をしてから勧める．
- 5指連動型の高価な電動ハンドや，3Dプリンターで設計された安価な電動義手がある．

B　上肢切断の部位による分類と義手

- 上肢の切断部位と義手の名称を示す（⇨p.205，図 17-1）．
① **肩義手**：肩甲胸郭間切断，肩関節離断，上腕短断端切断に用いる．
② **上腕義手**：上腕切断に用いる．
③ **前腕義手**：前腕切断に用いる．

C　構造による義手の分類

- 骨格構造と殻構造の肩義手と上腕義手を図 29-5 に示す．
① **殻構造**：甲殻類と同様に，外側の殻で外観を形成し強度を得る．
② **骨格構造**：人間の手足の構造と同様に，骨に相当するパイプが中心にあり，スポンジなどで外側を形成する．

D　義手の構成部品

- 義手はソケット，幹部，継手，手先具，ハーネス，コントロールケーブルシス

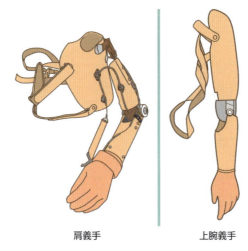

肩義手　　　　　上腕義手

a. 殻構造　　　　　　　　　　　　b. 骨格構造

図 29-5　殻構造と骨格構造（肩義手，上腕義手）

テムから構成される．

1 ソケット

- 断端を収納，保護し，断端の動きを確実に義手に伝える．
- 肩義手，上腕義手，前腕義手に使用する主なソケットは以下のとおりである．

①**肩義手**：全面接触式

②**上腕義手**（図 29-6）

1) 差し込み式ソケット
2) 吸着式ソケット：ソケットに吸着バルブを取り付けたもの
3) オープンショルダーソケット：自己懸垂性の全面接触ソケット
4) 肘関節離断用ソケット：上腕骨内側上顆，外側上顆の隆起部を収納しやすくしたもの

③**前腕義手**（図 29-6a,b,c,d）

1) 差し込み式ソケット．
2) 吸着式ソケット．
3) スプリットソケット．
- 全面接触式，倍働肘継手を併用し，少ない可動域で多くの可動域を補う．
4) 顆上部支持式自己懸垂性ソケット．
- ソケット自体に懸垂性をもたせ，上腕カフが不要である．
- <u>ミュンスター型ソケット</u>（前腕極短断端～短断端に適用）．
- ノースウエスタン型ソケット（前腕中断端～長断端に適用）．

2 幹部

- ソケットと継手を連結する．上腕部や前腕部に相当する．

①**殻構造**：外側の殻で外観を形成し，支持する．

memo
臨床では，自己懸垂性ソケットの肘頭部を円形にカットし，オープンエルボソケットとすることもある（図29-6d）．可動域，懸垂性，操作性，通気性が向上する．

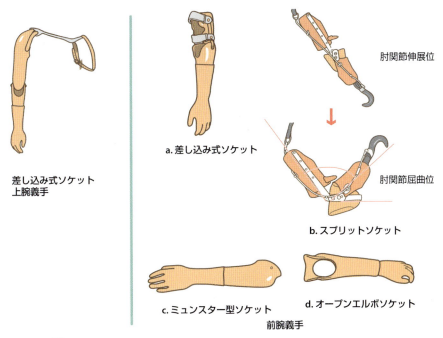

図 29-6　ソケットの種類

②骨格構造：中心軸にパイプがあり，スポンジなどで外側を形成する．

3 継　手

- 各関節の機能の一部を再現する．図 29-7 に主なものを示す．
① **肩継手**：ソケットと上腕部を連結する．屈曲外転肩継手は屈伸・外転運動が可能である（図 29-7a）．
② **肘継手**：上腕部と前腕部を連結する．能動肘ブロック継手は上腕短〜標準断端に用いられ，能動肘ヒンジ継手は上腕長断端〜肘離断に用いられる（図 29-7b）．
③ **手継手**：前腕部と手先具（フックやハンド）を連結する．各継手により機能は異なり，回内外，屈曲運動，ワンタッチ交換ができるものがある（図 29-7c）．

> **memo**
> 能動肘ブロック継手と能動肘ヒンジ継手は，いずれもケーブルを随意に引っぱることで，継手軸が固定，解除される．

4 手先具

- 手の失った機能を再現する．使用目的により使い分けができる（図 29-8）．
① **装飾ハンド**：手の形をしている．
② **能動フック**：フックの形をし，巧緻動作を行える．
③ **能動ハンド**：手の形をし，把持動作を行える．
④ **作業用手先具**：農業や重作業など特定の作業を行える．
⑤ **電動ハンド**：電動義手，筋電電動義手に用いられる．
  - 手の形をし，把持動作を行える．

5 ハーネス

- ソケットを懸垂する能動義手の場合は，コントロールケーブルシステムに力源

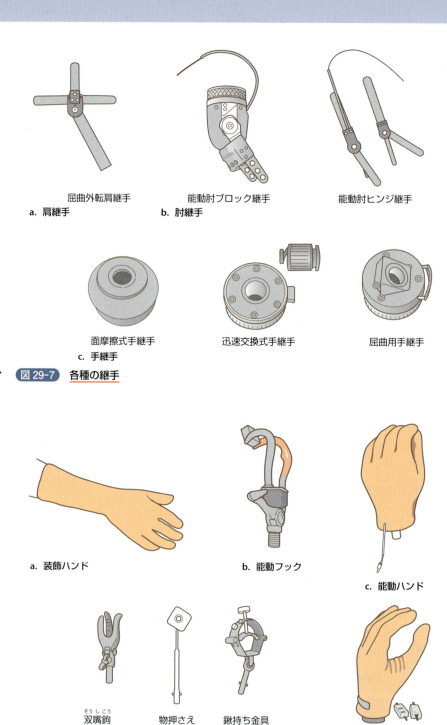

図 29-7 各種の継手
a. 肩継手 — 屈曲外転肩継手
b. 肘継手 — 能動肘ブロック継手／能動肘ヒンジ継手
c. 手継手 — 面摩擦式手継手／迅速交換式手継手／屈曲用手継手

図 29-8 手先具の種類
a. 装飾ハンド
b. 能動フック
c. 能動ハンド
d. 作業用手先具 — 双嘴鉤／物押さえ／鍬持ち金具
e. 電動ハンド

を伝える役割もある（図 29-9）．
①**9字ハーネス**：主に前腕義手の自己懸垂ソケットに用いる．
②**8字ハーネス**：主に肩義手，上腕義手，前腕義手に用いる．
③**胸郭バンド式ハーネス**：主に肩義手に用いる．

D 義手の構成部品　371

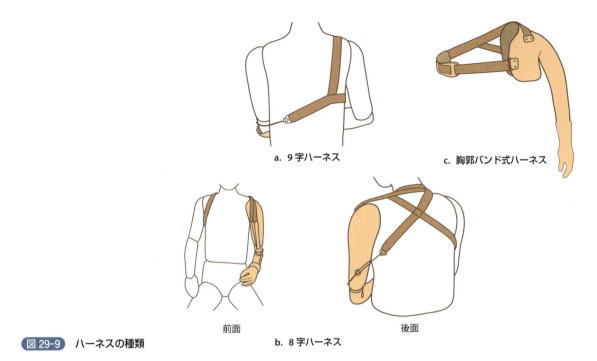

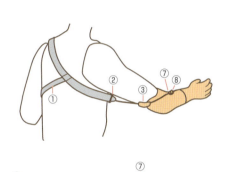

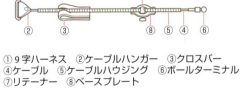

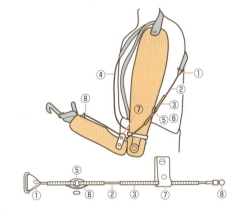

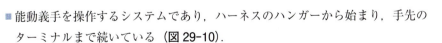

①9字ハーネス　②ケーブルハンガー　③クロスバー
④ケーブル　⑤ケーブルハウジング　⑥ボールターミナル
⑦リテーナー　⑧ベースプレート

①ケーブルハンガー　②ケーブル　③ケーブルハウジング
④肘コントロールケーブル　⑤リテーナー　⑥ベースプレート
⑦リフトレバー　⑧ボールターミナル

a. 単式コントロールケーブルシステム　　　b. 複式コントロールケーブルシステム

図 29-10　コントロールケーブルシステム

6 コントロールケーブルシステム

- 能動義手を操作するシステムであり，ハーネスのハンガーから始まり，手先のターミナルまで続いている（図 29-10）．

① 単式コントロールケーブルシステム
- 手先具の開閉を操作する．前腕義手に用いる．

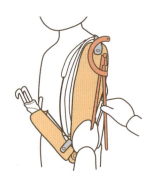
a. 肘完全屈曲に必要とする肩の屈曲角度の評価

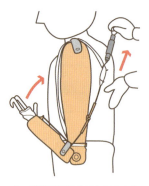
b. 前腕を屈曲するための力の評価

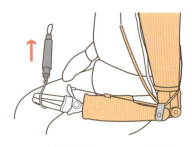
d. 回旋力に対するソケットの安定性の評価

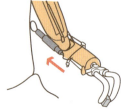
手先にかける力の測定

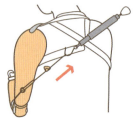
たすきに加える力の測定

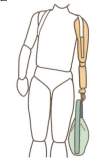

c. コントロールケーブルシステムの操作効率の評価

e. 下錘力に対する安定性の評価

図 29-11　上腕義手，肩義手のチェックアウト

②複式コントロールケーブルシステム
- 手先具の開閉と肘継手の屈曲を1本のケーブルで操作する．
- 肘継手のロック機構とあわせて操作する．
- 肩義手や上腕義手に用いる．

E　義手のチェックアウト

- 能動義手が完成後，**適合検査（チェックアウト）**を実施する．

1　上腕義手，肩義手のチェックアウト（図 29-11，表 29-1）

①上腕義手の肩可動範囲
- 屈曲 90°，伸展 30°，回旋 45°，外転 90° の各可動域の動きがあるべきである．

②義手の肘可動範囲
- 自動屈曲，他動屈曲ともに少なくとも 135° あるべきである．

③肘完全屈曲に必要とする肩屈曲角度
- 切断者に肘継手を数回最大屈曲するように指示し，角度を測定する．
- 肩の屈曲角度が 45° 以下でなくてはならない（図 29-11a）．

E 義手のチェックアウト 373

表 29-1 　上腕義手，肩義手検査表

リハビリテーション　　上腕義手　肩義手　検査表

氏名＿＿＿＿＿＿＿　（ID＿＿＿＿＿＿）　　検査＿＿＿年＿＿月＿＿日

	検査項目		標　準	欠陥項目
1	断端の可動範囲	義手装着時　（義手除去時）	装着時　　（除去時）	ソケット 〔・拘縮　・筋力　・断端長〕
	上腕の屈曲	＿＿＿°（＿＿＿°）	除去時と同等（　90°）	
	上腕の伸展	＿＿＿°（＿＿＿°）	〃　（　30°）	
	上腕の回旋	＿＿＿°（＿＿＿°）	〃　（　45°）	
	上腕の外転	＿＿＿°（＿＿＿°）	〃　（　90°）	
2	義手の肘可動範囲			・ソケット ・肘継手 ・ハーネス ・ケーブルハウジング ・ケーブル走行 ・その他（　　　　）
	自動屈曲	＿＿＿＿＿°	少なくとも135°	
	他動屈曲	＿＿＿＿＿°	少なくとも135°	
3	肘完全屈曲に必要とする肩の屈曲角	＿＿＿°	45°以下	・ハーネス ・その他（　　　）
4	前腕を屈曲するための力	＿＿＿kg	4.5 kg以下	・レバーループ ・ケーブル走行 ・その他（　　　）
5	伝達効率			・ハーネス ・ケーブル走行 ・ケーブルハウジング ・リテーナープレート ・クロスバー ・その他
	手先にかける力　F_1	$F_1 =$ ＿＿＿		
	たすきに加える力 F_2	$F_2 =$ ＿＿＿		
	効率＝$F_1/F_2 \times 100$	＿＿＿＿％	70%以上	
6	手先具操作（開閉度）			・ハーネス ・ケーブル走行 ・ケーブルハウジング ・その他（　　　）
	a：肘90°屈曲位	a：＿＿＿cm	a：完全開大	
	b：口元（b／a×100）	b：＿＿＿cm（＿＿＿％）	b：開閉度50%以上	
	c：伸展位（c／a×100）	c：＿＿＿cm（＿＿＿％）	c：開閉度50%以上	
7	回旋力に対するソケットの安定性		0.9 kgの回旋で回らぬこと	
8	10.0 kgの下錘力での安定性	＿＿＿cm	ソケットのすべりは1.0 cm以下	・ソケット ・ハーネス ・その他（　　　）
9	適合および装着感			・ソケット ・ハーネス ・その他（　　　）

評＿＿＿＿＿＿　　　　　　検査者＿＿＿＿＿＿

JR東京総合病院　リハビリテーション科

④前腕を屈曲するための力

- 肘を遊動にし，背中のハンガーにばね秤をつける．
- 肘90°屈曲位に保ち，ハーネス方向に秤を引っ張る（図29-11b）．
- 肘が曲がり始めたときの目盛りを読む．4.5 kgをこえてはならない．

⑤コントロールケーブルシステムの伝達効率（図29-11c）
- まず，肘90°屈曲位に固定する．
- フックのケーブルをはずし，幅1.2 cmの木片を挟む．ばね秤をフックにかけ，ケーブルの方向に引っ張り，木片が落ちた時点の目盛を読む（手先にかける力）．
- フックのケーブルをもとに戻し，幅1.2 cmの木片を挟む．
- つぎにケーブルを介したハンガーにばね秤をかけ，ハーネスと同一方向に引っ張る．木片が落ちた時点の目盛を読む（たすきに加える力）．
- 伝達効率は70％以上あるべきである．

$$\frac{手先にかける力}{たすきに加える力} \times 100 = 効率（\%）$$

⑥手先具の操作
- 肘90°屈曲位において全可動域の開大，あるいは閉鎖が自動で行えなければならない．
- 口元では全可動域の50％以上は自動で開閉できなければならない．
- 伸展位では全可動域の50％以上は自動で開閉できなければならない．

⑦トルク，回旋力に対するソケットの安定性
- フックの根元に内・外側へ1 kgの引っ張り抵抗をかけたとき，ソケット，肘継手が回旋してはならない（図29-11d）．

⑧下錘力に対する安定性
- 約10 kgの牽引力で断端からソケットが1.0 cm以上ずれてはならない（図29-11e）．

⑨ソケットの適合
- さまざまな方向にソケットを押したとき，断端に痛みがあってはならない．
- また，義手を取りはずしたときに断端に変色，刺激があってはならない．もし異常があれば，ソケット上縁の形が不適当，ソケット内にネジが出ている，断端の皮膚が未熟で弱い，などがあげられる．

⑩義手全体の重量

② 前腕義手のチェックアウト（表29-2）

①義手装着時および除去時の肘関節屈曲角度
- 自動屈曲は装着時も除去時も同程度でなければならない．

②義手装着時および除去時の前腕の回旋角度
- 装着時の自動回旋範囲は除去時の50％はできなければならない．

③コントロールケーブルシステムの伝達効率
- 上腕義手と同様の方法で測定し，80％以上あるべきである．

④下錘力に対する安定性
- 約10 kgの牽引力でソケットが1.0 cm以上ずれてはならない．
- また，ハーネスが破損してはならない．

⑤手先具の操作
- 肘90°屈曲位において全可動域の開大，あるいは閉鎖が自動で行えなければな

表 29-2 前腕義手検査表

		リハビリテーション　　前腕義手　　検査表			
	氏名	(ID　　　　　　　　　　)	検査　　　　　　　年　　　　　月　　　　　日		
	検査項目			標　準	欠陥項目
1	肘の屈曲範囲 　　義手装着時 　　除去時	＿＿＿＿＿＿° ＿＿＿＿＿＿°		差が10°以内	・ソケット ・その他（　　　　）
2	肘の回旋範囲 回内　義手装着時 　　　　除去時 回外　義手装着時 　　　　除去時	＿＿＿＿＿＿° ＿＿＿＿＿＿° ＿＿＿＿＿＿° ＿＿＿＿＿＿°		装着時／除去時≧50%	・ソケット ・その他（　　　　）
3	伝達効率 　手先にかける力 F_1 　たすきに加える力 F_2 　効率＝F_1/F_2×100	F_1＿＿＿＿＿＿kg F_2＿＿＿＿＿＿kg ＿＿＿＿＿＿%		 80%以上	・ハーネス ・ケーブル走行 ・ケーブルハウジング ・手先具のゴム ・その他（　　　　）
4	10.0 kgの下錘力での 安定性	cm		ソケットのすべりは 1.0 cm以下	・ソケット ・ハーネス ・その他（　　　　）
5	手先具操作（開閉度） 　a：肘90°屈曲位 　b：口元　（b/a×100） 　c：伸展位（c/a×100）	 a：＿＿＿cm b：＿＿＿cm（＿＿%） c：＿＿＿cm（＿＿%）		 a：完全開大 b：完全開大 c：完全開大	・ハーネス ・ケーブル走行 ・ケーブルハウジング ・その他（　　　　）
6	義肢の重さ	kg			
7	適合および装着感				・ソケット ・ハーネス ・その他（　　　　）
	評		検査者		

らない.

■ 口元では全可動域の開大は自動で開閉できなければならない.

■ 伸展位では全可動域の開大は自動で開閉できなければならない.

⑥ **義手の重さの測定**

⑦ **ソケットの適合**

■ 加圧が切断者の痛みや不適合の原因になってはならない.

F　義手の練習

■ 義手装着前練習，能動義手の装着使用練習，筋電電動義手の装着使用練習について説明する．まず，大まかな流れを**図 29-12** に示す.

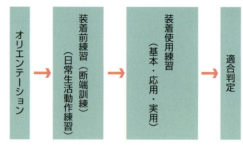

図 29-12　能動義手の装着練習の流れ

1 装着前練習

①**心理的アプローチ**
- 切断者は切断後のショックで現在や将来の不安を抱え，混乱をしている場合も多い．そのため，義手の種類，特徴など義手の説明，今後のタイムスケジュールなど練習内容の説明，生活場面での義手使用ビデオの視聴，同じ切断レベルの義手装着体験者との面談などは重要である．
- 本人のニーズを確認し，今後の生活に合わせた義手を選択し，切断者が将来への希望をもって，主体的に装着練習に参加できるようにする．

②**弾性包帯で良好な断端を形成する**

③**関節可動域（ROM）練習**

ROM：range of motion

④**筋力増強練習**
- 断端の伸展筋，屈曲筋の等尺性運動は重要である．

⑤**日常生活動作練習**
- 片手での爪切り動作練習や必要に応じて自助具を作製する．

⑥**利き手交換練習**
- 箸・書字動作練習

2 能動義手の装着使用練習

a．装着練習
①義手の構造や部品，取り扱い方法を教える．
②義手の装着練習
- 装着：ソケットをはめ，ハーネスを通す．
- 脱着：ハーネスをはずし，ソケットを抜く．

b．義手の操作練習（図 29-13）
①**肘継手のロック・アンロック練習（図 29-13a）**
- 肘継手のロック・アンロック操作は，肩関節を軽度外転・伸展することにより行われる．カチッと音が鳴るまで伸張させた後ゆっくり戻すことがポイントである．
- 必要な運動はロック，アンロックともに肩関節の外転，軽度伸展，肩甲骨の下垂である．

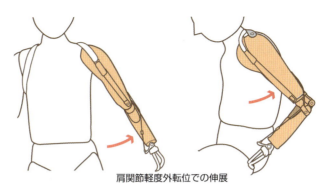

肩関節軽度外転位での伸展

a. 肘継手のロック・アンロック練習

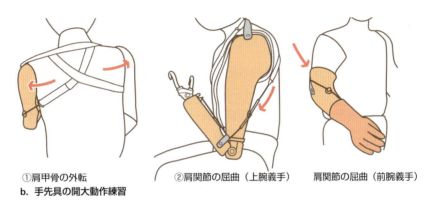

①肩甲骨の外転　　②肩関節の屈曲（上腕義手）　　肩関節の屈曲（前腕義手）

b. 手先具の開大動作練習

図 29-13 義手の操作練習

- まず，確実にロック，アンロックができるようにする．
- つぎに肘継手を屈曲させ，任意の位置で固定ができるようにする．

②手先具の開大動作練習（図 29-13b）
- 上腕義手，前腕義手とも同様の方法で行う．
- 手先具の開大は肩甲骨を外転させ，背中のケーブルを伸張させることにより行われる．
- 必要な運動は肩甲骨の外転，肩関節の屈曲である．
- 肘継手 90°屈曲位，伸展位，最大屈曲位，足部などさまざまな位置での開大練習を行う．

c. 義手の使用練習
①基本練習：つまみ動作練習
- 固いもの，柔らかいもの，角のあるもの，丸いもの．
- 小さいもの，大きいもの，細いもの，太いもの．
- 低い位置から高い位置への移動．
- ボールなど動くものをつかむ練習．
- 両手動作練習：紐結び，定規で線を引くなどの押さえの練習．

②応用動作練習
- 両手を必要とする更衣や整容，食事など日常生活動作練習．

> **memo**
> 切断者自身が，義手が生活のどんな場面で使えるかを，実感できることが大切である．

- 皮革細工，マクラメ，木工などの両手作業練習．

③**実用動作練習**
- 調理，洗濯，掃除など生活を想定した生活関連動作練習．
- パソコンなど仕事内容を想定した練習．
- 家庭や職場での試用練習を行い，義手が実生活でどのように使えそうか，長時間装着可能か試すことが重要である．

d. **フォローアップ**
- 体重の増減や断端のトラブル，部品の消耗や義手の故障などが起こるため，定期的なフォローアップは重要である．
- 義手を使わなくなる可能性もあるため，日常生活で義手をどのように使っているかを把握する必要もある．

> **memo**
> 労働災害補償法では，筋電電動義手の支給対象が片側上肢切断者まで拡大された．

3 筋電電動義手の装着使用練習

①**筋電を発生させる筋収縮練習**（図29-14）
- トレーニング機器を使用して筋収縮練習を行う．
- 前腕切断の場合，手関節屈筋群の収縮で手先を閉じ，手関節伸筋群の収縮で手先を開く練習をする．

②**屈筋群と伸筋群の分離収縮練習**

③**装着練習**
- 断線の防止やモーター部分の水濡れを避けるなど取り扱い方法を説明する．

④**使用練習**
- 能動義手と同様の使用練習に加え，頭上や足元，口元，背中などで，両手動作練習を行う．

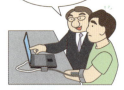

図29-14 筋電電動義手の筋収縮練習

学習到達度自己評価問題

- 以下の文章の正/誤について答えよ．
1. 筋電電動義手の利点は上方や背部など作業空間を選ばないことである．
2. 前腕義手の自己懸垂ソケットをスプリットソケットという．
3. 手先具の開閉と肘継手の屈曲を1本のケーブルで操作する仕組みを複式コントロールケーブルシステムという．
4. 能動義手のチェックアウトにおいて，上腕義手のコントロールケーブルシステムの伝達効率は70％以上あるべきである．
5. 能動義手の手先具を開くのに必要な動きは肩関節の伸展である．
6. 前腕切断の筋電電動義手の装着使用練習では，手関節の屈筋群，伸筋群の筋収縮練習が行われる．

［執筆協力：義肢装具士　高原安浩．作業療法士　吉葉楽舞．JR東京総合病院　作業療法士　水野陽美］

演習 30 ケーススタディ―義肢の処方とリハビリテーション

一般目標

1. 医学的事項，社会的事項を含めた理学療法評価から適切な義肢の選定について理解する．
2. 選定した義肢を使用し，今後の生活を想定した理学療法プログラムの立て方を理解する．

行動目標

1. 切断原因となった疾病を説明できる．
2. 義足を構成する各部品を選定し，その理由を説明できる．
3. 今後の生活を想定した理学療法プログラムを立案し，その説明ができる．

調べておこう

- 義足を構成する各部品の種類とその特徴について調べよう．
- 症例に関する情報や評価結果から問題点や理学療法について考察しよう．

A 交通事故により下腿切断となった症例

1 一般情報

［年　齢］15 歳．
［性　別］女性（中学生）．
［診断名］外傷による左下腿切断，左橈骨・尺骨近位端骨折．
［現病歴］x 年 1 月 15 日　通学途中バイクにはねられ受傷．救急病院にて左下腿骨折に対しプレート固定術施行．左橈骨・尺骨近位端骨折に対しては保存的療法．
- 2 月 5 日　左下腿骨癒合不良のため左下腿切断術施行．
- 3 月 3 日　義足作製目的にて転入院．

［合併症］なし．
［既往歴］なし．
［家族構成］父（48 歳）母（43 歳）との 3 人暮らし．
［家屋構造］2 階建て 5LDK（持ち家）．
- 階段：16 cm 13 段（手すりあり）．

- ■寝室：1F 和室.
- ■寝具：布団.
- ■トイレ：洋式便器（高さ 40 cm）.
- ■浴槽：半埋め込み式浴槽（深さ 50 cm）.
- ［学校環境］教室 3 階（エレベーターなし）.
- ■階段：16 cm 26 段（手すりあり）.
- ■トイレ：和式便器.
- ■更衣室：立位での更衣スペースのみ.
- ■その他：玄関で履物を替える必要あり（内・外履きともに必要）.
- ［受傷前通学方法］電車とバスを利用.
- ［受傷前生活状況］平日は学校へ通学, 休日は友人と買い物へ出かけることが多かった.
- ［趣　味］茶道, 吹奏楽（学校の吹奏楽部に所属し, ホルンを担当）.
- ［保　険］国民健康保険, 加害者の自賠責保険（事故後の医療費負担）.
- ［身体障害者手帳］申請中.

② 評価（x 年 3 月 3 日〜3 月 6 日）

- ［全体像］対人との接触を避けている印象があるが, 自分のやりたいことを明確に話す.
- ［希　望］学校生活に早く戻りたい. ミニスカートを穿きたい.
- ［主　訴］左膝下から足首までが痛くて眠れない.
- ［身　長］150 cm.
- ［体　重］42.0 kg.
- ［利き手］右.
- ［心理状態］自分の断端をみることを極度に嫌がり, 加害者に対して怒りや恨みがある.
- ［精神障害］うつ病.
- ［投薬状況］抗うつ薬.
- ［関節可動域（ROM）テスト］（**表 30-1**）
- ［筋　力］
- ■徒手筋力テスト：（**表 30-2**）
- ■握力：左 10 kg　右 25 kg.
- ［感覚検査］表在・深部感覚ともに正常.
- ［疼　痛］運動時痛あり（左肘関節伸展, 左前腕回内, 左前腕回外, 左手関節背屈）.
- ［非切断肢形態計測］
- ■下腿長：37.0 cm（膝蓋腱〜足底）.
- ■足長：23.0 cm.
- ［非切断肢片脚立位］15 秒以上可能.

ROM：range of motion

A 交通事故により下腿切断となった症例

表 30-1 ROM テスト

	右	左
股関節伸展	N	−10°
膝関節伸展	N	−15°
肩関節屈曲	N	65°
内旋	N	20°
外旋	N	15°
肘関節伸展	N	−20°
前腕回内	N	35°
回外	N	30°
手関節背屈	N	−10°

N：Normal

表 30-2 徒手筋力テスト

	右	左
大殿筋	4	3
中殿筋	4	3
腸腰筋	4	4
大腿四頭筋	4	3
ハムストリングス	4	3
上腕二頭筋	5	3
上腕三頭筋	5	3
腕橈骨筋	5	3
尺側手根伸筋	5	3

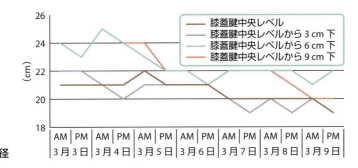

図 30-1 断端周径

[断端評価]
- 形状：断端末が膨張したひょうたん型．
- 断端長：10.0 cm．
- 前後径：6.5 cm．
- 左右経：8.0 cm．
- 周径および変動（図 30-1）

[幻　肢] あり（大塚の分類*：実大型）．
[幻肢痛] あり（夜間に左膝関節から足関節まで）．
[パッチテスト*] 陰性（PE ライト，熱可塑性樹脂，皮革，シリコン）．
[断端管理] ソフトドレッシング自立（自己管理では圧の不均等あり）．
[起居動作] 自立．
[移乗動作] 自立．
[病棟での日常生活動作]
- 食事：自立．
- 整容：右上肢のみで自立．
- 排泄：車いす用トイレにて自立．
- 更衣：自立．
- 入浴：シャワー浴自立．
- 移動：車いすで自立．

*大塚の分類　幻肢投影法により，I型（実大型），II型（遊離型），III型（断端密着型），IV型（痕跡型），V型（断端嵌入型）に分類される．

*パッチテスト　皮膚の感受性を調べるテスト．義肢やソケットの材質，義肢の修正で使用する材質，テープ類などを感受性の高い部位（非切断肢大腿内側や腹部）に貼り，24〜48 時間後の皮膚の反応（発赤や水疱形成）をみる．

382　30　ケーススタディ—義肢の処方とリハビリテーション

表 30-3 糖尿病に関する内科的所見

	9月4日	9月7日	9月11日	9月15日
食前血糖	130 mg/d*l*	135 mg/d*l*	132 mg/d*l*	133 mg/d*l*
食後血糖	180 mg/d*l*	184 mg/d*l*	181 mg/d*l*	182 mg/d*l*
HbA1c	10.1	10.3	10.1	10.0
透析前血圧	174/95 mmHg	170/96 mmHg	175/97 mmHg	178/98 mmHg
透析後血圧	146/85 mmHg	140/82 mmHg	142/83 mmHg	145/85 mmHg

B　末梢血管障害により大腿切断となった症例

1　一般情報

［年　齢］65 歳.

［性　別］女性（無職）.

［診断名］糖尿病壊疽による左大腿切断.

［現病歴］x 年 6 月 15 日　左下腿先端部に傷をつくったが，そのまま放置.

■7 月 10 日　傷が悪化し近医受診したが，すでに左下腿末端部は壊死状態. ただちに左大腿切断施行.

■9 月 10 日　義足作製目的にて転入院.

［合併症］なし.

［既往歴］

■1993 年　糖尿病.

■1994 年　脳梗塞発症.

■1996 年　糖尿病網膜症，両白内障.

■1999 年　糖尿病腎症.

■2001 年　左下腿切断施行.

■2003 年　人工透析.

［医学的情報］週 2 回の人工透析（**表 30-3**）.

［ドライウェイト*]48.5 kg.

［食事管理］1 日 1,600 kcal.

［家族構成］息子（35 歳）と嫁（34 歳）3 人暮らし.

［家屋構造］2 階建て 3LDK（持ち家）.

■玄関の上がりがまち：35 cm.

■寝室：2F 洋室.

■寝具：ベッド.

■トイレ：洋式便器（高さ 45 cm で手すりあり）.

■浴槽：据え置き型浴槽（深さ 70 cm）.

［自宅周辺環境］交通量は少なく，なだらかな坂道あり.

［入院前生活状況］自宅内は下腿義足を装着し，つたい歩きで移動していた.

＊ドライウェイト　人工透析後の体の余分な水分を取り除いた体重. 目標体重, 至適体重とも呼ばれる.

表 30-4 ROM テスト	右	左
股関節屈曲	120°	85°
伸展	5°	−5°
外転	45°	10°
内転	10°	5°
外旋	40°	10°
内旋	20°	5°

表 30-5 徒手筋力テスト	右
大殿筋	4
中殿筋	4
大腿四頭筋	4
ハムストリングス	4
下腿三頭筋	3
前脛骨筋	3
足趾屈筋群	3
足趾伸筋群	3

- 週2回の人工透析は，ヘルパーの付き添いで送迎バスにて通院していた.
- 自宅からバス乗り場までの約100 mの道のりをT字杖（T-cane）を使用し，歩いていた.

[投薬状況] 降圧薬.

[保　険] 社会保険（家族）.

[身体障害者手帳] 内部障害　1級，下肢障害　4級（現在再申請中）.

[介護保険] 要介護2（現在再申請中）.

② 評価（x年9月10日〜9月13日）

[全体像] 義足歩行に対しては積極的であるが，何事に対しても大雑把な性格.

[希　望] 少しでも歩けるようになりたい.

[主　訴] 左下肢が重だるく感じる.

[身　長] 153 cm.

[体　重] 50.0 kg.

[利き手] 右.

[心理状態] 現状を他人事のようにとらえている.

[ブルンストロームステージ] 左上肢・手指Ⅱ　左下肢Ⅲ（切断以前）.

[高次脳機能障害] 構音障害.

[ROM テスト] （表 30-4）

[筋　力]

- 徒手筋力テスト：（表 30-5）
- 握力：右20 kg.

[感覚検査]

- 表在感覚（触覚）：左断端末鈍麻，右趾指および足底鈍麻.
- 深部感覚（関節位置覚）：左股関節鈍麻.

[反射検査] 右アキレス腱反射減弱.

[疼　痛] なし.

[非切断肢の状態]

- 皮膚温：下腿部〜足趾にかけて冷感あり.
- 皮膚色：足部は黒褐色，下腿部は赤褐色.

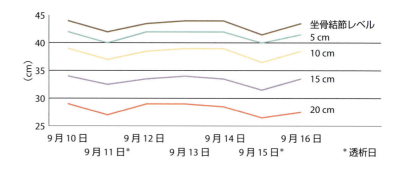

図 30-2　断端周径

- 脈診：足背動脈・膝窩動脈拍動減弱．

> **memo**
> **非切断肢の評価**
> - 糖尿病患者は血管障害や神経障害のため，足部の皮膚病から感染を併発し，壊疽にいたる場合があるので，切断肢と同様に注意深い評価が必要である．
> - 血管障害性足病変：趾尖部，踵部など辺縁部に潰瘍が形成されやすく，潰瘍の色は灰色や黒で皮膚の冷感を伴う．
> - 神経障害性足病変：足趾，骨隆起部，中足骨頭部など局所的に圧力がかかる部位に胼胝（タコ）が形成され，荷重ストレスにより皮膚に亀裂が入り，感染を併発し，壊疽にいたる．

[非切断肢形態計測]
- 下肢長：70.0 cm（坐骨結節〜足底）．
- 足長：22.0 cm．

[非切断肢立位保持]　支持ありで可能．

[断端評価]
- 形状：軟部組織が多い円錐型．
- 断端長：20.0 cm．
- 前後径：最大 13.5 cm，最小 9.5 cm．
- 左右径：13.0 cm．
- 周径および変動（図 30-2）．

[幻　肢]　なし．

[幻肢痛]　なし．

[パッチテスト]　陰性（PE ライト，熱可塑性樹脂，熱硬化性樹脂，シリコン）．

[断端管理]　ソフトドレッシング介助（視力低下と麻痺側上肢使用困難なため）．

[起居動作]　自立．

[移乗動作]　部分介助．

[病棟での日常生活動作]
- 食事：車いす座位で自立．
- 整容：車いす座位で自立．
- 排泄：部分介助．

> **memo**
> **人工透析者の断端周径**
> 人工透析では体の余分な水分を取り除くため，人工透析前・後では断端周径の変動が大きい．そのため，ソケットの採型の際には，そのタイミングを考慮しなければならない．

- 更衣：自立.
- 入浴：シャワー浴自立.
- 移動：車いすで自立.

C 組織内圧亢進により循環不全を呈し, 両側大腿切断となった症例

1 一般情報

［年　齢］40 歳.

［性　別］男性（歯科技工士）.

［診断名］急性心筋梗塞後のコンパートメント症候群に起因した両側大腿切断.

［現病歴］x 年 3 月 16 日　スキー場で急性心筋梗塞発症. 一時心肺停止状態となるが蘇生し, 救命救急センターに搬送, 入院.
- 4 月 26 日　組織内圧亢進に伴う両鼠径部以下の両下肢コンパートメント症候群を呈し, 両下腿以下が融解壊死となる.
- 4 月 27 日　両側大腿切断術施行.
- 6 月 12 日　義足作製目的にて転入院.

［合併症］なし.

［既往歴］
- 2000 年　高血圧症.

［家族構成］1 人暮らし（親類なし）.

［家屋構造］2 階建ての 1 階 2DK（借間）.
- 玄関の上がりがまち：5 cm.
- 廊下幅：70 cm.
- 寝室：和室.
- 寝具：布団.
- トイレ：洋式便器（高さ 38 cm）.
- 浴槽：ユニットバス（深さ 60 cm）.

［職場環境］6 階建ての 2 階（エレベーターあり）.

［自宅周辺環境］住宅街に位置し, 車の交通量は少なく, 道幅は狭い. 最寄りのスーパーまで 200 m, 最寄り駅まで 600 m.

［発症前生活状況］日常的な運動習慣はないが, 休日はレジャーを楽しむなど活動的であった. 食事は主に外食が中心で自炊することはほとんどない.

［発症前通勤方法］電車を利用.

［投薬状況］入眠薬, 消炎鎮痛薬, 中枢性鎮痛薬, 降圧薬.

［趣　味］スキー, ドライブ.

［保　険］社会保険.

［身体障害者手帳］申請中.

［運転免許証］普通自動車.

---

memo

身体障害者手帳の申請

切断者は術直後から身体障害者手帳交付の申請ができる. 本義足給付には身体障害者手帳が必要となるので, 速やかに申請手続きをするよう指導する.

② 評価（x年6月12日〜17日）

[全体像] 言葉数が少なく，表情は暗い．

[希　望] 職場復帰したい．

[主　訴] 1人でトイレに行けない．

[身　長] 165 cm．

[体　重] 48.0 kg．

[利き手] 右．

[心理状態] 将来を悲観する発言が聞かれ，依存的である．

[バイタルサイン]

■血圧：安静時 150/90 mmHg．　　運動時 172/96 mmHg．

■脈拍：安静時 80 回/分．　　運動時 104 回/分．

■不整脈：なし．

[生化学的所見]

■CRP：1.2 mg/dl．

■CK：90 U/l．

[ROM テスト]（表 30-6）

[筋　力]

■徒手筋力テスト：（表 30-7）

■握力：右 38 kg　左 34 kg．

[プッシュアップ] 連続 2 回可能（殿床距離 5 cm，保持時間 3 秒）．

[感覚検査] 表在・深部感覚ともに正常．

[疼　痛] あり（端座位保持時に右大腿部後面）．

[断端評価]

■形状：左右とも円錐型．

■断端長：右 18 cm　左 30 cm．

■前後径：最大　右 12 cm　左 15 cm．　　最小　右 6 cm　左 8 cm．

■左右径：右 12 cm　左 16 cm．

■周径および変動（図 30-3）．

[幻　肢] あり（大塚の分類：実大型）．

[幻肢痛] あり（両側踵部）．

[パッチテスト] 陰性（PE ライト，熱可塑性樹脂*，熱硬化性樹脂*，シリコン）．

[断端管理] ソフトドレッシング介助（可動域制限により困難なため）．

[起居動作]

■寝返り：自立．

■起き上がり：ベッド柵を使用し自立．

■座位保持：両上肢支持にて可能．

■移乗動作：部分介助．

[車いす] 室内用標準型車いすを使用．

CRP：C-reactive protein

CK：creatin kinase

*熱可塑性樹脂（プラスチック）　加熱によって軟化し，種々の形に加工することができ，冷却によって硬化する特性をもつ樹脂．

*熱硬化性樹脂（プラスチック）　加熱によって硬化し，再加熱しても軟化しない特性をもつ樹脂．

表30-6 ROMテスト

	右	左
股関節屈曲	65°	85°
伸展	−20°	−10°
外転	25°	25°
内転	−10°	0°
体幹屈曲	15°	
伸展	0°	

表30-7 徒手筋力テスト

	右	左
三角筋	4	4
広背筋	4	4
前鋸筋	4	4
上腕二頭筋	4	4
上腕三頭筋	3	3
大殿筋	2	3
中殿筋	2	2
腸腰筋	3	3
腹直筋	2	
脊柱起立筋	3	

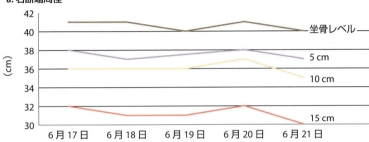

a. 右断端周径

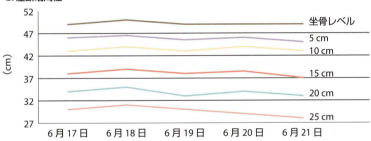

b. 左断端周径

図30-3 断端周径

[病棟での日常生活動作]
- 食事：ベッドギャッチアップで自立．
- 整容：自立．
- 排泄：車いす用トイレにて部分介助．
- 更衣：下衣着脱部分介助（下肢・体幹可動域制限のため）．
- 入浴：特殊浴槽で全介助．
- 移動：車いすで自立．

考　察

A　交通事故により下腿切断となった症例

1 本症例の問題点

[身体的問題]

①左下腿切断.

②左橈骨・尺骨近位端骨折による左前腕の機能障害.

③股関節, 膝関節の関節可動域（ROM）障害.

④左下肢筋力低下.

⑤幻肢痛.

⑥断端未成熟.

[環境的問題]

⑦学校のトイレが和式便器.

⑧寝室が和室.

[その他の問題]

⑨うつ病.

2 問題点に対する対応方法

[身体的問題]

①左下腿切断⇒左下腿義足作製：TSB 式下腿義足.

②左橈骨・尺骨近位端骨折⇒ROM 練習, 上肢筋力練習.

③股関節, 膝関節の ROM 障害⇒ROM 練習, 持続的なストレッチ.

④左下肢筋力低下⇒下肢筋力練習.

⑤幻肢痛⇒物理療法（TENS など）, リラクセーション.

⑥断端未成熟⇒ソフトドレッシング指導.

[環境的問題]

⑦学校のトイレが和式便器⇒トイレ動作方法指導および環境改善の要望.

⑧寝室が和室⇒環境調整（洋式生活の提案）.

[その他の問題]

⑨うつ病⇒過度な励ましなどを回避.

3 義足構成部品選定において考慮した点

①ソケットは外観および機能面を考慮し, カフベルトを用いない TSB ソケットとした.

②足部はヒールの高い靴も履くことができる踵高可変型足部*とした.

③義足全体の外観は精巧な外装（コスメチックカバー）とストッキングを用いた.

*踵高可変型足部　踝のところにある黒いボタンを押すことで足部の踵高を調整することができる. ワンタッチで足部の角度が変えられ, ハイヒールを履きたい女性などに処方される.

考　察　389

④ 結　果

■ 外観や機能的に満足度の高い義足が完成し，義足歩行を円滑に獲得できたことで，うつ症状は次第に軽減した.

■ その後は，学校生活を含めたすべての面において受傷前の生活レベルまで回復にいたった.

⑤ 総　括

■ 交通事故の被害者という意識が強く，うつ病を併発したため，対応面で非常に苦慮した症例であった.「ミニスカートを穿きたい」という強い希望を叶えるため，外観を考慮した義足構成部品の選択となった.

B　末梢血管障害により大腿切断となった症例

① 本症例の問題点

［身体的問題］

①糖尿病壊疽による左大腿切断.

②透析前後による断端周径の変動.

③左下肢運動麻痺.

④表在・深部感覚鈍麻.

⑤右下肢筋力低下.

⑥視力低下.

［環境的問題］

⑦浴槽の深さ（70 cm）.

⑧上がりがまちの高さ（35 cm）.

⑨寝室が2階である.

［その他の問題］

⑩現状を理解していない.

② 問題点に対する対応方法

［身体的問題］

①，②糖尿病壊疽による左大腿切断，透析による断端周径の変動⇒左大腿義足作製：差し込み式ソケット，固定膝，単軸足部.

③左下肢運動麻痺⇒左股関節の屈筋群を促通（義足振り出し強化）.

④表在・深部感覚鈍麻⇒健側下肢の状態を視覚的に毎日チェック.

⑤右下肢筋力低下⇒右下肢筋力強化練習，立ち上がり練習，移乗動作練習.

⑥視力低下⇒鏡を利用し断端管理が行いやすい方法を指導.
　　　家族に断端管理の方法を指導.

［環境的問題］

⑦浴槽が深い（70 cm）⇒家屋改修.

⑧上がりがまちが高い（35 cm）⇒スロープ設置.

⑨寝室 2 階⇒寝室を 1 階へ変更.

［その他の問題］

⑩現状を理解していない⇒原疾患に対する教育および生活指導を重点的に実施.

③ 義足構成部品選定において考慮した点

①ソケットは，一人でも義足の着脱が容易なことと，透析前後の断端周径を考慮し，差し込み在来式ソケットとした.

②膝継手は，切断肢の運動麻痺と非切断肢の筋力低下を考慮し，固定膝とした.

③足部は，立脚時の安定性を考慮し，単軸足部とした.

④ 結 果

■切断肢に運動麻痺が残存していたため，以前のような歩行距離の獲得にはいたらなかったが，家の中の移動や移乗動作については，自立することができた.

■また，視力低下があることから，断端および非切断肢の状況を随時，本人および家族に視覚的にチェックしてもらうよう指導を行った.

⑤ 総 括

■糖尿病壊疽による大腿切断と切断肢運動麻痺が混在している症例である．切断肢の運動麻痺と右下肢の筋力低下があり，実用的な歩行獲得が困難な症例であった．これより，まずは高い目標を設定せず，家屋内の移動と移乗時の介助量軽減を目的とした義足構成部品の選択を行った.

C 組織内圧亢進により循環不全を呈し，両側大腿切断となった症例

① 本症例の問題点

［身体的問題］

①両側大腿切断.

②両側上肢・体幹筋筋力低下.

③両側股関節伸展可動域（ROM）制限.

④幻肢痛.

⑤断端未成熟.

［環境的問題］

⑥廊下幅（70 cm）.

⑦寝具が布団.

⑧一人暮らし（親類なし）.

［その他の問題］

⑨将来を悲観.

考察 391

② 問題に対する対応方法

[身体的問題]

①両側大腿切断⇒両大腿義足作製：四辺形ソケット（キャッチピン式シリコンライナー），荷重ブレーキ膝継手，単軸足部.

②両上肢，体幹筋筋力低下⇒上肢・体幹筋力トレーニング，プッシュアップ練習.

③両股関節伸展 ROM 制限⇒ROM 練習，持続的なストレッチ.

④幻肢痛⇒物理療法（TENS など），リラクセーション.

⑤断端未成熟⇒シリコンライナーをソフトドレッシングの代用として用いる.

[環境的問題]

⑥廊下幅（70 cm）⇒義足での屋内移動，プッシュアップ動作での屋内移動.

⑦寝具が布団⇒ベッド使用.

⑧一人暮らし（親類なし）⇒社会的資源の活用.

[その他の問題]

⑨将来を悲観⇒可及的早期に ADL 獲得.

③ 義足構成部品選定において考慮した点

①ソケットは着脱が容易でかつ早期に断端の成熟を促すため，キャッチピン式シリコンライナーを用いた四辺形ソケットとした.

②膝継手は，両側大腿切断を考慮し，膝折れを起こしにくい荷重ブレーキ膝とした.

③足部は，立位・歩行時の安定性を考慮し単軸足部とした.

④ 結　果

■ 入院当初は実用的な移動手段は車いすやプッシュアップ動作によるものと思われたが，義足を作製し，両ロフストランド杖を用いて義足歩行練習を行った結果，屋内の義足を用いた立位・歩行が可能となった.

■ さらに職場環境および周辺環境を考慮した練習を重ね，車いすと義足を併用して早期に職場復帰を果たした.

⑤ 総　括

■ 心筋梗塞後のコンパートメント症候群に起因した両側大腿切断にいたった症例であり，移動手段は場面に応じた多方面の視点から考慮する必要があった.

■ 入院当初，断端の周径が大きく変動するためキャッチピン式シリコンライナーを用いて断端の成熟を促した.

■ 長距離の移動は車いすが実用的であるが，自宅や職場内で立位や義足歩行も必要になることを考慮し，義足構成部品および歩行補助具の選定を行い，車いすと義足を使用場面に合わせて使い分け，早期に職場復帰を果たした.

学習到達度自己評価問題

1. 糖尿病が原因で切断となった対象者の理学療法で誤っているものはどれか.
   a. 切断肢のみならず非切断肢の足部のチェックを行うことも重要である.
   b. 理学療法を実施する際,血糖値を把握し,運動量および時間帯に配慮する必要がある.
   c. 義足歩行練習を行う際,定期的に断端のチェックを行うことは重要である.
   d. ソフトドレッシングは血行障害をきたす可能性が高いので行わない.
2. 義足の部品選定について誤っているものはどれか.
   a. 大腿切断者に対して,靴の着脱が行いやすいようにターンテーブルを選定した.
   b. 膝離断患者に対して,多軸膝を選定した.
   c. どのような切断患者に対しても,最新鋭,高機能な部品を選択する.
   d. 体力のない高齢切断者に,軽量化した部品を選定した.
3. 義足の部品選定について誤っているものはどれか.
   a. 断端周径の変動が大きいので,シリコンソケットを選定した.
   b. 膝関節の側方動揺が大きいので,KBM下腿義足を選定した.
   c. スポーツ復帰を希望したので,エネルギー蓄積型足部を選定した.
   d. 職務を考慮し,歩行スピードの変化に対応させるため,マイクロコンピュータ制御式義足膝継手 (p.279) を選定した.
4. 切断者に対する理学療法プログラムで正しいものはどれか.
   a. 切断前の生活とは異なるので,プログラムを立案する際には以前の生活を考慮する必要はない.
   b. 今後の生活を想定し,義足装着時と非装着時の動作を練習しなければならない.
   c. 和式トイレを使用することがないので,練習する必要はない.
   d. 大腿切断者の階段降りは,2足1段でしかできない.

第Ⅲ部

関係特論

31 障害者スポーツ

32 義肢装具の給付制度

33 義肢，装具の製作工程

34 補装具

31 障害者スポーツ

一般目標
1. 障害者スポーツで使用する代表的な義肢，装具を理解する．
2. スポーツで使用する義肢の各パーツの特徴を理解する．

行動目標
1. スポーツ用の義肢を使用する目的，適応について説明できる．
2. 障害者スポーツのトレーニング方法について説明できる．
3. 障害者スポーツのリスク管理について考えることができる．

調べておこう
1. 障害者スポーツはどのように分類でき，どのような種目があるか調べよう．
2. 理学療法士としてどのようにかかわることができるか調べよう．

A　義肢装具を使用する障害者スポーツ

1 障害者スポーツの分類

- 退院するため，健康維持のため，よりハイレベルな活動を目指すため，仲間づくりのためなど対象者のさまざまな目的，目標によって行われる．
- 障害者スポーツは3つに大別できる．
  ① パラリンピック，国内・国際大会レベルを目標とする**競技スポーツ**．
  ② 健康維持，趣味，生活の質の向上を目的とする**レクリエーション・レジャースポーツ**．
  ③ 機能の維持，改善を目的とした**リハビリテーションスポーツ**．

2 競技として

- 陸上競技（フィールド競技，トラック競技：**図 31-1**），アルペンスキー（滑降，大回転，回転：**図 31-2**），ノルディックスキー（クロスカントリー，バイアスロン），アイスホッケーなどがある．
- 平等に競技が行われるために，障害部位や程度，残存機能によりクラス分けが実施される．

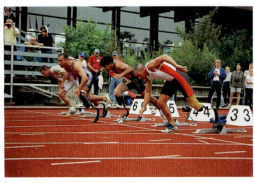
トラック競技（短距離走）

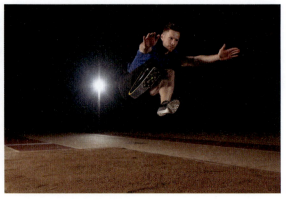
フィールド競技（走り幅跳び）

図 31-1 陸上競技
[写真提供：左 オットーボック・ジャパン株式会社，右 オズールジャパン合同会社]

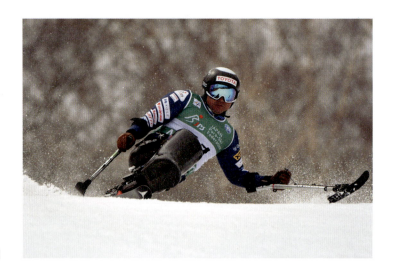

図 31-2 アルペンスキー用チェアスキー
[写真提供：日本障害者スキー連盟]

3 レクリエーション，レジャースポーツとして

- ゴルフ（図 31-3），乗馬，テニス，登山，サイクリング，ジョギング，スキー，ダンス，釣りなどがある．
- 対象者のスポーツがしたいという意思により，障害者スポーツの種目は増える．

B 運動に適した義足，装具とは

- 対象者の体重や活動度，ライフスタイルなどに応じて足部，パイロン，膝継手，股継手を組み合わせる．また，各パーツのコンビネーションも重要となる．
- 競技用，レジャー用であってもそれぞれのスポーツ種目，競技特性，個々の障害や身体状態に適合かつ安全に利用できる義肢，装具でなければならない．
- 麻痺の程度，障害の程度も対象者によって異なってくるので，その障害の程度

---

memo
装具の目的は？
①歩行における支持性，安定性の向上　②変形を予防，矯正　③日常生活活動の向上　④生活の質の向上　など

B 運動に適した義足，装具とは　397

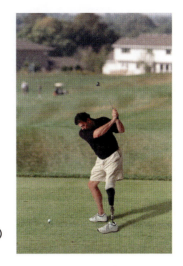

図 31-3　ゴルフを楽しむ（ポリウレタンライナー使用）
[写真提供：オットーボック・ジャパン株式会社]

に合わせた義肢，装具でなければならない．
- 何度も調整を行い，対象者に合った義肢，装具を処方する．
- 軽量，強度の高いものが好まれる．

1 硬ソケット（外ソケット）

- 懸垂機能はバルブによる吸着式とキャッチピン方式が用いられる．

①大腿切断
- 坐骨収納（IRC）ソケットが望ましい．

②下腿切断
- 全表面支持式下腿ソケット（TSB式下腿ソケット）が望ましい．

2 軟ソケット（内ソケット，ライナー）

- スポーツ目的ではライナーも重要である．ライナーの種類はシリコン，ポリウレタン，サーモプラスチックエラストマーなどがある．
- 高活動者にはシリコンライナーが選択されることが多い．ライナー内での回旋運動も防止でき，義足のアライメントを正確に保つことができる．
- シリコンライナーにより断端とライナー間の懸垂機能が高まり，ピストン運動を最小限に抑えることができる．
- ポリウレタンライナーはソケットとライナーの間に陰圧をつくり，ライナーをソケットに完全密着させ，圧力を分散させることで断端の負担を軽減できる．また血流の改善の補助をする．

3 膝継手

- スポーツにおいて膝継手は油圧制御が多く使われている．
- パフォーマンス能力，運動の要素によって多軸，油圧・空圧・電子制御かを選択する．
- 荷重ブレーキ膝は，一定の体重を加えると任意の角度で確実に膝継手がロック

> memo
> 四辺形ソケットと比べ，坐骨収納ソケットの利点は？
> ①立脚期における側方安定性が増す．
> ②大腿骨が内転位で収納されるため，股関節外転筋が働きやすくなる．

IRC：ischial-ramal containment
TSB：total surface bearing

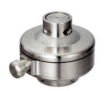
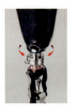

a. トルクアブソーバー
[画像提供：今仙技術研究所]

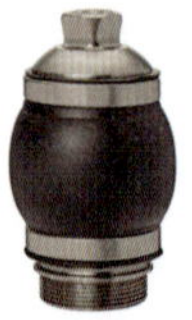

b. トーションショックアダプター
[画像提供：オズールジャパン合同会社]

図31-4　パイロンの種類

し，膝折れを防止する．ウエイクボードや水上スキーなど，一定の角度で膝関節をロックするスポーツが可能となる．
- 立脚期と遊脚期をマイクロプロセッサーによりコントロールできる膝継手は，ゆっくり膝関節が屈曲するので膝折れしない．よって走る，ジャンプして義足で着地することも可能となる．

4 パイロン

- パイロンとは，ソケットや継手と足部をつなげる支柱部のことである．
- パイロンの種類によって回旋運動が可能なトルクアブソーバー，荷重による衝撃を吸収して断端の負荷を軽減するトーションショックアダプター，高さを調節できるものがあり，山道を歩く，ゴルフ，テニス，バスケットボールなどのスポーツが可能となる（**図31-4**）．

5 足継手と足部

- 足部はエネルギー蓄積型足部が望ましい．
- 走行では衝撃を適度に吸収し，吸収したエネルギーをダイレクトに返してくれるものが望ましい．
- 徒競走など反発性を必要とするスポーツではカーボン製板ばね型の足部，内反位で踏ん張る野球，テニス，不整地での使用では多軸性の動きが可能な足部を選択する．また2つの要素をあわせ持つ足部もある．

C　障害者スポーツで使用する代表的な義肢，装具

1 陸上競技

a. スポーツ用足部

▷フレックススプリント（**図31-5**，⇨p.292，**図23-6b**）
- 大腿切断者に最適である．

▷チータ（⇨p.292，**図23-6c**）
- トラックスプリント競技用に適している．

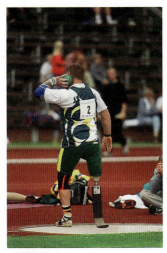

図 31-5 フィールド競技（砲丸投げ）
［写真提供：オットーボック・ジャパン株式会社］

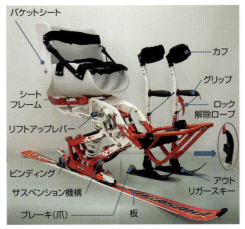

図 31-6 チェアスキー本体とアウトリガー

リフトアップレバーを解除し、アウトリガーを使用してプッシュアップを行うとフレーム部分が持ち上がり、リフトに乗るための空間が確保できる仕組みになっている．アウトリガーのロック解除ロープを引くことでアウトリガースキーを広げたり畳むことができる．滑るときはアウトリガースキーを広げ、滑走中のターン動作やスピードコントロールを行う．畳むことでプッシュアップや雪上を移動するさいの前進後進がしやすくなる．
［提供：神奈川県総合リハビリテーションセンター沖川悦三氏］

- 下腿切断者に適している．

2 冬季スポーツ

a. チェアスキー（シットスキー）（図 31-6）

- スキーは義足装着により立位で行う対象者もいるが、これは座位にて行うアルペンスキーである．
- 構造は1本のスキー、ビンディング、ショックアブソーバーが組み込まれたサスペンション機構のついたフレーム、シートからなる．
- 両手にストック代わりのアウトリガーという補助具をもって行う．先端に小さなスキーがついており、前進後進、方向転換、プッシュアップ、ターンのきっかけ、制動をかけるなどの役割がある．
- リフト乗車も可能な構造になっている．
- 対象者は脊髄損傷、両下肢障害、両大腿下腿切断（片側切断でも反対側に著しい機能低下がある場合）、上肢まで障害が及ぶ四肢麻痺者である．残存機能に応じて、胸当てパッドを使用し、シートの深さを調節し、機能の代償を行う．
- 健常者が乗って滑ることも可能である．

b. パラアイスホッケー（図 31-7）

- 座位にて行う．
- スティックは、駆動するために先端にピックをつけ、両上肢で氷上をかき前進する．反対側（図 31-7 の持ち手部分）でパックをキャッチし、シュートを打

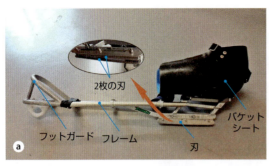
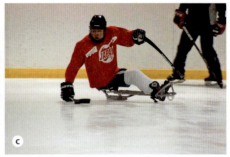
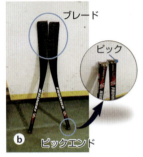

図31-7　パラアイスホッケー
(a) **スレッジ本体**．金属フレーム，選手が座るシート，2枚の刃から構成されている．アイスホッケー同様にボディチェック（体当たり）が認められており，「氷上の格闘技」といわれているようにスレッジ同士がぶつかり合う激しいスポーツである．
(b) **スティック**．スティックにはパックを操りパスをしたりシュートを打つブレード部分と，反対側には氷をとらえながら漕いで前進するピック部分がある．
(c) **スティックでパックを操る**．下肢は伸展させてシートに座る．左右にスティックを1本ずつもってプレーする．プロテクター，ヘルメット，グローブ，そしてリンク，ゴール，パックはアイスホッケーと同じものを使用する．

つ．
- 本体はブレード，フレーム，シートからなる．
- 残存機能に応じてシートの形状を工夫する．
- 対象者は脊髄損傷，両下肢障害，両大腿下腿切断者である．
- 健常者が乗ってプレーすることも可能である．

D　トレーニング方法

- スポーツレベルに達するには日常生活動作が安定し，健常者と同じ速度での歩行能力が必要である．
- 義肢装具を装着した状態でのストレッチ，筋力増強を行う．
- ストレッチや筋力増強は，介助レベルから徐々に自主トレーニングが可能となるよう進めていく．
- ハムストリングス，大腿四頭筋，大殿筋，股関節回旋筋，股関節内転筋群，腸腰筋をとくにストレッチする．
- 走行においてはとくに股関節伸展筋の強化が必要である．
- 義肢装具装着側のみでなく，健側，体幹，上肢とバランスよくストレッチ，筋力増強を行う．
- 競技特性を考えながら，トレーニングにその要素を取り入れる．
- 切断者の動作レベルに合わせ，段階的にトレーニングを進める．

1 歩行のためのトレーニング

①転倒の危険性がない場面設定から行う（平行棒内，手すり）.
②前後左右のバランス（両側から片側へ）.
③側方移動.
④不安定板でのバランス.
⑤ステップからジャンプ.
⑥負荷をかけての歩行.
⑦速度をあげた歩行.

2 走行のためのトレーニング：大腿義足編

①義足を大きく前後に振る.
■体幹による前後の代償動作が出現しないよう，股関節伸展筋を意識して行う．介助者は体幹が動かないよう指導し，股関節を振るサポートする.
②義足を鞭のように振り下ろす.
■義足を前方に振り出し，素早く股関節伸展筋を働かせて振り下ろし，踵を床に叩きつける動作を行う.
■自分の筋力で膝継手の動きをコントロールできるようになる.
■体幹が反り返らないよう注意する.
③②の応用
■床にカードを起き，呼び出された番号に踵を叩きつける．義足のコントロールの向上につながる．健側も同様に行い，義足の立脚期の支持性の向上につながる．総合的なバランス能力が養われる.
④まとめ
■踵を叩きつける動作を繰り返しながら，短い歩幅で歩く．最初は短い距離から行い，徐々に距離を伸ばしていく.

3 走行のためのトレーニング：下腿義足編

■下腿切断は膝継手をコントロールするトレーニングを必要としないが，筋力トレーニングの要素，義足をどこに着地させるか，義足での立脚期のバランス感覚が重要である.
■大腿部の筋力は健側と同等のレベルが要求される.
■下肢を大きく1歩振り出し，腰を落とし，重心を低くした状態を保持し，前進していく.
■走行になるためには最初の1歩からつぎの半歩，そして2歩目，連続へと段階をおって練習する.

E　リスク管理

- ライナー内の発汗状態, 断端に傷ができていないか, 圧は分散されているかチェックする習慣をつける.
- 冬季スポーツでは寒さにより循環障害を起こす可能性があるので疾患によっては注意する必要がある.
- ソケットと断端の適合, アライメントについて医師, 理学療法士, 義肢装具士, エンジニアと十分なコミュニケーションをはかる必要がある.
- 義肢, 装具が破損していないかチェックする.

F　理学療法士の役割

- 医療的場面から社会生活参加に向けて対象者に情報提供し, スポーツに関する架け橋となるよう, 情報収集が必要である.
- 対象者のニーズに対してチャレンジできるようサポートする.
- 身体機能レベルを評価し, クラス分けを行う.
- 専門知識を用いて, 動作へのアドバイスを行う.
- 二次的な疼痛が出現しないようストレッチ, 筋力増強訓練の指導を行う.
- 外傷, 障害発生の予防のためにウォーミングアップ, クールダウン, 応急処置についての教育的指導を行う.
- 活動中, 必要であればストレッチやテーピングなどの処置を行う.
- 義肢装具が身体に適合しているかチェックし, 快適なスポーツ環境を提供する.

G　理学療法士のパラリンピックでのサポート

- パラリンピックは夏季大会22競技, 冬季大会6競技が実施競技として決定している（2024年現在）（**表31-1**).
- 理学療法士としての主なサポートは, クラス分け, メディカルチェック, コンディショニング, 応急処置, 姿勢アライメント調整, 装具・補助具の調整などがあげられる. 以下に主なサポート内容を示す.

1 クラス分け

- 機能障害を伴う選手が平等な条件下で公平に競技が行えるように, 選手の障害の部位や程度を筋力や関節可動域, 動作分析などから多面的に評価して競技するクラスを決定する.
- 評価する際はクラス分けルームで検査測定を行う方法や実際の競技場面を観察して選手の動作からクラスを決定する方法がある.

G 理学療法士のパラリンピックでのサポート 403

表31-1 パラリンピックにおける実施競技	
パラリンピック夏季大会	アーチェリー，陸上競技，バドミントン，ボッチャ，カヌー，自転車競技，馬術，ブラインドフットボール，ゴールボール，柔道，パワーリフティング，ローイング，射撃，シッティングバレーボール，水泳，卓球，テコンドー，トライアスロン，車いすバスケットボール，車いすフェンシング，車いすラグビー，車いすテニス
パラリンピック冬季大会	アルペンスキー，バイアスロン，クロスカントリースキー，アイスホッケー，スノーボード，車いすカーリング

■ たとえばチェアスキーを使用するアルペンスキー座位クラスの場合，専用の検査台で長座位になり上肢機能（筋力，可動域，柔軟性，協調性），体幹前屈・後屈・回旋能力，側方傾斜による座位バランス能力，重量物（1 kg）の左右への移動を評価し，それぞれ0～3点で合計点をだし点数の低いほうからLW10-1，LW10-2，LW11，LW12-1，LW12-2の5つにクラスを分ける（日本障害者スキー連盟ホームページ参照）．

■ 運動機能評価や動作分析能力に長けている理学療法士が選手のクラス分けを担当することは非常に有用である．

② メディカルチェック，コンディショニング，応急処置

■ メディカルチェックにより競技実施中のケガを事前に予防するとともに，日頃からウォーミングアップやクーリングダウンといった自己管理の必要性を選手に啓蒙し，ケガの予防に努める．

■ 大会開催中はコンディショニングルームにて徒手療法，ストレッチ，物理療法，テーピング，アイシング，創傷処置を行う．

■ 障害特性を理解し，自律神経障害，膀胱直腸障害，筋緊張異常，運動麻痺の程度，合併症，変形などに対し個々に適した対応が必要となる．これは二次的障害を防ぐことにもつながる．

■ 障害特性の理解に加え，競技特性を考慮しながら選手が最良のパフォーマンスを発揮できるようコンディショニングに努める．

■ 限られた空間や設備の中で選手の身体面，心理面，装具・補装具，使用用具に対して理学療法士として科学的根拠に基づいた総合的なサポートを行う．

③ 姿勢アライメント調整，装具・補装具の調整

■ 車いす座位姿勢の調整，装具・補装具の調整を行い，用具と身体とが一体となってパフォーマンスが行えるよう評価し，調整を行う．

■ 義足のソケットやバケットシートは発汗による皮膚障害が生じやすいのでパッドを入れたり姿勢アライメントを整えたりして選手に適した調整を行う．

④ その他

■ 帯同している他の専門スタッフと情報を共有し，チームとして選手をサポートしていく．

■ 競技会場や選手村の環境を把握し，移動・移乗方法や入浴や排泄などの日常生

活活動のアドバイスを行う．

学習到達度自己評価問題

1. スポーツ活動に適したソケットは全表面支持式ソケットである．
   正/誤
2. 走行トレーニングにおいて，体幹の代償を利用してもよい．
   正/誤
3. スポーツトレーニング開始の目安は，「日常生活動作が安定」「健常者と同じ速度の歩行能力」である．
   正/誤
4. 義肢装具の工夫によってあらゆるスポーツに参加可能となる．
   正/誤
5. 足部はエネルギー蓄積型が望ましい．
   正/誤

32 義肢装具の給付制度

一般目標
1. 義肢装具の給付制度について，その特徴や違いを理解する．
2. 義肢装具を申請する過程で理学療法士やその他関係者が具体的に何をすべきかを理解する．

行動目標
1. 義肢装具処方における理学療法士の役割を説明できる．
2. 義肢装具の給付制度について，それぞれの特徴を説明できる．
3. 対象者，利用者からの義肢装具作製や修理の相談に対し，適切な制度の選択および指導をできる．
4. 義肢装具の支給基準について説明できる．

調べておこう
1. 各制度において義肢装具以外に給付される物品について調べよう．
2. 義肢装具給付にかかわる「身体障害者更正相談所」や「社会保険事務所」などの機関の役割や所在を調べよう．
3. 義肢装具の標準価格について調べよう．

A 義肢装具処方と理学療法士のかかわり

- 義肢装具の処方については，まず医師の指示が前提にあるが，その必要性や種類について事前に理学療法士に相談されるケースが多い．
- 装具の場合，適用される疾患が多岐にわたるため，処方を検討する際にはそれぞれの疾患や障害の特性を十分に理解したうえで，使用目的を明確にする必要がある．そのためには正確な機能評価や予後予測が必要不可欠となる．
- 義肢の場合，機能評価のみならず，完成前後の適合訓練や心理的サポートも理学療法士の重要な職務となる．
- 義肢装具の処方から完成までの流れは図32-1のとおりであり，機能評価，仮合わせ，完成品の確認，フォローアップなど，さまざまな部分で理学療法士の関与が求められる．

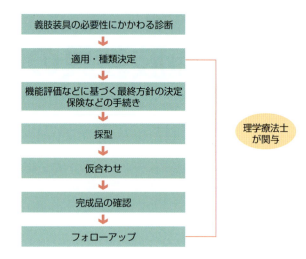

図 32-1　義肢装具製作の流れと理学療法士のかかわり

表 32-1　医療保険における自己負担率の違い

保険の種別	自己負担率
後期高齢者医療制度	10〜30％*
国民健康保険（退職者国民健康保険含む）	30％
保険組合（建築国保・食品国保など）	30％
社会保険	30％
難病指定等で医療費1割負担の場合	10％

*75歳以上10％，70〜74歳20％，現役並み所得者（年収約370万以上）30％

B　義肢装具の給付制度

1　医療保険制度

- 医療保険制度は，**健康保険法**，**後期高齢者医療制度**など，体系も多岐にわたり自己負担率などの内容にも差がある（**表 32-1**）．
- 医療保険により給付される義肢装具は，**治療材料（治療用装具）**として取り扱われる．
- 治療用装具とは，保険診療を行ううえで，医師が傷病の治療のために必要があると判断し製作業者に依頼，作製させるものをいい，装具であれば**長下肢装具（KAFO）**，**短下肢装具（AFO）**，**コルセット**など，義肢であれば**練習用仮義足**が該当する．
- 治療用装具の給付については，療養費支給申請書に医師の証明書，健康保険証，義肢・装具の領収書ならびに明細書などを添え，それぞれの医療保険担当窓口に申請する（**図 32-2**）．
- なお，**装具の再作製**，**修理**や**本義足**については，主に**障害者総合支援法**における**補装具費**によって作製される．
- 治療材料で給付される場合と補装具費で給付される場合とでは自己負担率が異

KAFO：knee ankle foot orthosis
AFO：ankle foot orthosis

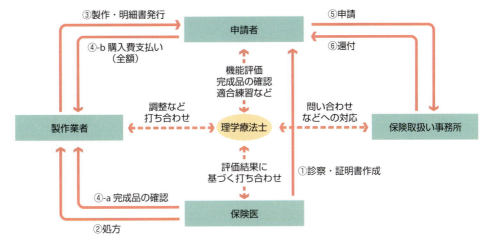

図32-2 医療保険における義肢装具給付の流れ

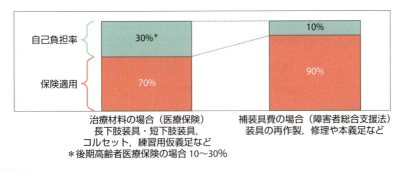

図32-3 給付形態の違いによる自己負担率の差（治療材料と補装具費）

なる．医療保険の種類や所得状況によって若干異なるが，おおむね図32-3のようになる．

2 労働者災害補償制度

- 代表的な制度として，労働者災害補償保険法がある．本制度では以下の2通りの支給形態をもつことが特徴的である．
  ①**療養給付**としての治療用装具．
  ②障害者に対する**労働福祉事業**としての義肢などの支給．
- 療養給付の場合は，療養（補償）給付たる療養の給付請求書に医師の証明書などを添えて提出し，立替え払いの後で費用の支給を受ける．
- 労働福祉事業の場合は，義肢等支給申請書で同様の手続きをとり現物給付を受ける．いずれも費用負担はない（図32-4，図32-5）．

3 生活保護制度

- 生活保護法とは，国が生活に困窮するすべての国民に対し，その程度に応じて必要な保護を行い，最低限度の生活を保障するとともに，その自立を助長することを目的に定められたものである．

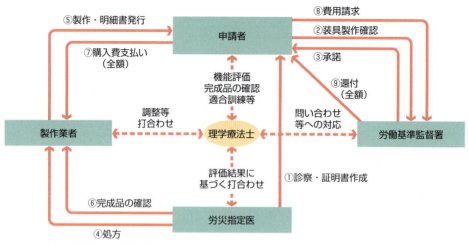

図 32-4 労働者災害補償制度における義肢装具給付の流れ（療養給付）

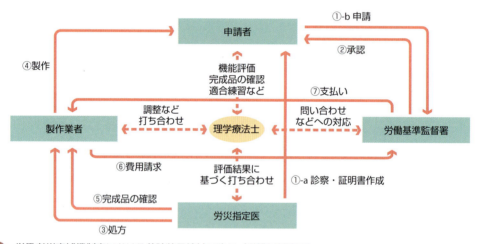

図 32-5 労働者災害補償制度における義肢装具給付の流れ（労働福祉事業）

- 本法による**医療扶助**において，必要に応じ治療材料として義肢装具が現物給付される．
- 給付については，社会福祉事務所に治療材料給付の申請を行い，医師の診断を受け，義肢装具の見積を製作業者から受け取る．その後，社会福祉事務所から発行された**治療材料券**を使用し注文する（図 32-6）．
- 対象者が生活保護受給中であっても，介護保険適用の対象となる場合には介護保険法のサービスが利用できる．また，身体障害者手帳を取得していて補装具が必要な場合には，障害者総合支援法での補装具費支給が可能である．

4 戦傷病者特別援護法

- 戦傷病者特別援護法は，軍人軍属などであった者の公務上の傷病に関して国家補償の理念に基づき，療養の給付などを行うものであり，その中に補装具の支給および修理の条項がある（第 9 条）．なお，本法における戦傷病者とは**戦傷病者手帳**の交付を受けている者を指す．

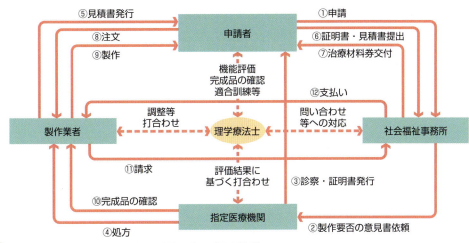

図 32-6 生活保護制度における義肢装具給付の流れ（医療扶助）

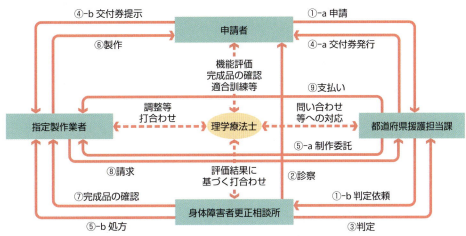

図 32-7 戦傷病者特別援護法における義肢装具給付の流れ

- 全額国庫負担であるため自己負担はなく，都道府県知事（援護担当課）へ申請すること以外は，ほぼ社会福祉制度に準じて行われる（**図 32-7**）．

5 社会福祉制度

- これまで，**身体障害者福祉法**（第 20 条）ならびに**児童福祉法**（第 21 条の 6）による給付が主体であったが，2006（平成 18）年 10 月から**障害者自立支援法**（第 76 条，2013（平成 25）年 4 月より**障害者総合支援法**）による給付へと変更された．
- 障害者総合支援法とは，障害種別にかかわりのない共通の給付などにかかわる事項を規定したもので，これまでの身体障害者福祉法（身体障害者の定義，福祉の措置等），**知的障害者福祉法**（福祉の措置等），**精神保健福祉法**（精神障害者の定義，措置入院等），児童福祉法（福祉の措置等）が含まれている．
- 障害者総合支援法における義肢装具の給付制度の特徴（他の補装具を含む）を**表 32-2** に示す．身体障害者福祉法，および児童福祉法との大きな違いは，以下のとおりである．

表 32-2　障害者総合支援法による給付制度の特徴

実施根拠	障害者総合支援法第 76 条
給付形態	義肢・装具の購入や修理に要した費用の支給
契約方法	申請者と製作業者間の直接契約
判　定	身体障害者更正相談所
業者指定	とくになし（市町村と製作委託を締結した業者でなくてもよい）
自己負担	購入や修理に支給された補装具費の 1 割（基準額超過分は自己負担） 低所得者には自己負担上限額がある
公費負担	国 1/2＋県 1/4＋政令都市・市町村 1/4
支払方法	①償還払い方式：申請者が製作業者に全額支払い，後に還付を受ける ②代理受領方式：申請者が自己負担額を業者に支払い，業者が残高を申請する

表 32-3　補装具判定の事務取扱

a.	身体障害者更正相談所が申請者を診察し直接判定	義肢，装具，座位保持装置，電動車いす
b.	身体障害者更正相談所が医師意見書によって判定	眼鏡（弱視用），補聴器，オーダーメイド車いす，重度障害者用意思伝達装置
c.	市町村が医師意見書により判定	眼鏡（矯正，遮光用など），義眼，レディメイド車いす，歩行器
d.	市町村のみで判定	盲人用安全杖，1 本杖を除く歩行補助杖，手押し型レディメイド車いす

表 32-4　補装具費支給意見書を作成する医師の要件

a.	身体障害者福祉法第 15 条指定医
b.	障害者自立支援医療指定機関において当該医療を主として担当する医師 （所属医学会において認定されている専門医）
c.	国立身体障害者リハビリテーションセンター学院において実施している補装具関係の適合判定医研修会を修了している医師
d.	障害児の場合は指定自立支援医療機関または保健所の医師
e.	難病患者の場合は，難病法第 6 条第 1 項に基づく指定医

①給付形態が現物支給から，購入または修理費用（**補装具費**）の支給に変更．

②業者指定に制限がなくなる．

③自己負担額が支給された補装具費の 1 割となった（ただし例外あり）．

④公費の支払い方法が，**償還払い・代理受領方式**に変更．

- 支給された補装具費の 1 割が自己負担となるが，市町村民税所得割課税額が 46 万円未満の者は月額上限額が最高で 37,200 円（令和 5 年 2 月 27 日現在），それ以上の課税額の場合は支給対象外となり，全額自己負担となる．
- 生活保護世帯ならびに市町村民税非課税世帯においては自己負担が生じない．
- 補装具判定事務取扱については，都道府県によって異なるが，おおむね**表 32-3** のとおりとなる．
- 補装具費支給意見書を作成する医師の要件は，**表 32-4** のとおりである．
- 障害者総合支援法における具体的な申請の流れを**図 32-8**，**図 32-9** に示す．

6 各制度適用の優先関係

- 義肢装具の支給制度は多岐にわたり，実際にどの制度を優先すべきか悩むこと

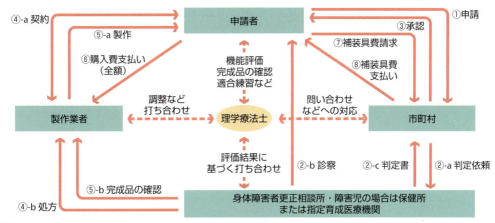

図 32-8 障害者総合支援法における義肢装具給付の流れ（償還払い方式）

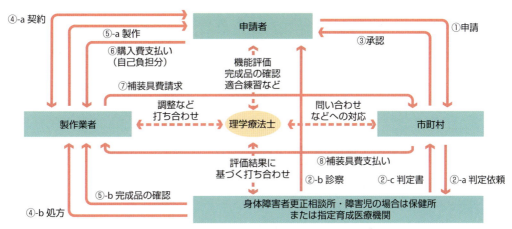

図 32-9 障害者総合支援法における義肢装具給付の流れ（代理受領方式）

が多い．一般的には労働者災害補償制度や医療保険制度が社会福祉制度に優先して適用されるべきであるが，各制度の給付内容をよく検討したうえで，対象者の社会的背景やニーズに最も適した制度を選択すべきである．

- 原則的には，①**戦傷病者特別援護法**，②**労働者災害補償制度**，③**医療保険制度**，④**社会福祉制度**，⑤**生活保護制度**の順となる．

C 義肢装具の交付基準

1 補装具の種目・購入または修理に要する費用の算定基準の概要

- 厚生労働省告示第 528 号（平成 18 年 9 月 29 日）により障害者総合支援法第 5 条および第 76 条の規定に基づく補装具の種目・購入または修理に要する費用の算定基準が定められ，2006（平成 18）年 10 月 1 日から適用された（**表 32-5**）．

表 32-5	厚生労働省による補装具の種目・購入または修理に要する費用の算定基準（抜粋）

1. 障害者総合支援法第5条に規定する厚生労働大臣が定める補装具の種類は，義肢，装具，座位保持装置，盲人安全杖，義眼，眼鏡，補聴器，車いす，電動車いす，座位保持いす，起立保持具，歩行器，頭部保持具，排便補助具，歩行補助杖および重度障害者用意思伝達装置とし，基準以外のものについては別に定める．ただし，障害の現症，生活環境等をとくに考慮して市町村が費用を支給する補装具については，別の規定にかかわらず身体障害者更生相談所その他厚生労働省令で定める機関の意見に基づき当該市町村が定める

2. 障害者総合支援法第76条に規定する厚生労働大臣が定める補装具の購入または修理にかかわる費用の額の基準は，別に定める価格の106/100に相当する額とする．ただし，第1項ただし書きの補装具については，市町村が定める額とする

3. つぎに掲げる購入または交換にかかわる費用の額の基準は，前項の規定にかかわらず，別表の規定による価格の110/100に相当する額とする
①歩行補助つえ（プラットホーム杖に限る）の購入，②盲人安全つえの項中マグネット付き石突交換，③車いすの項中クッション交換，フローテーションパッド交換，夜光反射板交換，ステッキホルダー交換，泥よけ交換，屋外用キャスター交換，転倒防止用装置交換，すべり止めハンドリム交換，キャリパーブレーキ交換，フットブレーキ（介助者用）交換，携帯用会話補助装置搭載台交換，酸素ボンベ固定装置交換，人工呼吸器搭載台交換，栄養パック取り付け用ガートル架交換および点滴ポール交換，④電動車いすの項中バッテリー交換（マイコン内蔵型にかかわるものを含む），外部充電器交換，オイルまたはグリス交換，ステッキホルダー（杖たて）交換，転倒防止用装置交換，クライマーセット交換，フロントサブホイール交換，携帯用会話補助装置搭載台交換，酸素ボンベ固定装置交換，人工呼吸器搭載台交換，栄養パック取り付け用ガートル架交換および点滴ポール交換，⑤歩行補助つえの項中凍結路面用すべり止め（非ゴム系）交換，⑥重度障害者用意思伝達装置の項中本体修理，固定台（アーム式またはテーブル置き式）交換，入力装置固定具交換，呼び鈴交換，呼び鈴分岐装置交換，接点式入力装置交換，帯電式入力装置交換，筋電式入力装置交換，光電式入力装置交換，呼気式（吸気式）入力装置交換および圧電素子式入力装置交換　など

表 32-6	義足の採型区分と名称				
1	股義足	2	大腿義足	3	膝義足
4	下腿義足	5	下腿義足（サイム義足），果義足		
6	果義足，足根中足義足	7	足趾義足		

2 価格構成

■ 義肢装具の価格は「**基本価格＋製作要素価格＋完成用部品価格**」で構成される．

■ 基本価格とは，採型または採寸に使用される材料費と装具の名称，**採型区分（表32-6）**別に設けられている基本工作に要する加工費の合計である．

■ 製作要素価格とは，材料の購入費と材料を身体の形態に適合させるために行う加工，組み合わせなどの各作業によって発生する価格の合計である（**表32-7，表32-8**）．

■ 完成用部品価格とは，完成用部品の購入費および部品の管理などに要する経費の合計である．

■ 装具の価格は，採型区分による基本価格に製作要素価格と完成用部品のそれぞれで使用される材料・部品の価格を合算した額の106/100に相当する額を上限に設定される．

■ なお，義肢装具は身体障害者用物品として消費税が非課税となる．106/100相当の意味合いは材料・備品の購入に際して消費税が課税されることを考慮したものである．

■ 義肢装具の修理に関しては，購入と同様に加算方式で合算した額の106/100に

表 32-7 下肢装具の製作要素価格（厚生労働省告示第 528 号より抜粋）

名 称		種 類	価格（円）
継手	股継手	固 定	6,550
		遊 動	7,800
	膝継手（片側）	固 定	6,400
		遊 動	7,000
		プラスチック継手	14,800
	足継手	固 定	5,400
		遊 動	6,350
		プラスチック継手	11,000
支持部	大腿支持部	A. 半月	4,800
		B. 皮革等	
		1. カフベルト	8,400
		2. 大腿コルセット	16,700
		C. 硬性	
		1. 熱硬化性樹脂	27,300
		2. 熱可塑性樹脂	9,550
	下腿支持部	A. 半月	4,600
		B. 皮革等	
		1. カフベルト	7,100
		2. 下腿コルセット	12,900
		C. 硬性	
		1. 熱硬化性樹脂	25,400
		2. 熱可塑性樹脂	9,550
	足 部	A. あぶみ	2,600
		B. 足部	
		1. 足部覆い	14,400
		2. 標準靴	22,300
		3. 硬性（熱硬化性樹脂）	15,000
		4. 硬性（熱可塑性樹脂）	8,250

名 称		種 類	価格（円）
加算要素	膝サポーター	軟性（支柱付き）	17,100
		軟性（支柱なし）	7,850
	キャリパー		19,700
	ツイスター	軟 性	5,650
		鋼製ケーブル	3,450
	デニスブラウン		2,700
	膝当て		4,650
	T・Y ストラップ		5,350
	スタビライザー		18,300
	ターンバックル		6,050
	ダイヤルロック		8,750
	伸展・屈曲補助装置		4,700
	補高用足部		51,800
	足底裏皮		1,950
	高さ調整		3,800
	内張り	大腿部	2,150
		下腿部	1,750
		足 部	1,300
先天性股脱装具用加算要素	リーメンビューゲル		10,600
	フォンローゼン型		15,100
	バチェラー型		31,700
	ローレンツ型	A. モールド	17,100
		B. モールドフレーム	
		1. 固定式	26,000
		2. 調節式	27,900
	ランゲ型		38,600

（2024 年 11 月 19 日現在）

相当する額を上限に設定される.

- ただし**表 32-5** の 3 に該当する補装具については 110/100, 国・地方公共団体, 日本赤十字社, 社会福祉法人または民法第 34 条の規定により設立された法人の設置する補装具製作施設が製作した補装具を購入または修理する場合は 95/100 に相当する額とする.

3 耐用年数

- **耐用年数**は, 通常の装着状態において修理不能となるまでの予想年数が示されたものであるが, 実際には実耐用年数に長短が想像されるため, 再支給の際には実情に沿うように配慮される（**表 32-9, 表 32-10**).
- 災害などの本人の責任によらない事情で, 紛失・破損した場合には新たに必要と認められる補装具費が支給される.

表 32-8 大腿・下腿義足の製作要素価格（殻構造義肢の場合）（厚生労働省告示第 528 号より抜粋）

名 称		種 類	価格（円）
ソケット	大腿義足	木 製	54,500
		アルミニウム・セルロイド	21,300
		皮 革	21,300
		熱硬化性樹脂	31,100
		熱可塑性樹脂	18,300
	下腿義足	アルミニウム・セルロイド	19,300
		皮 革	19,300
		熱硬化性樹脂	28,100
		熱可塑性樹脂	14,700
ソフトインサート	大腿義足	皮 革	5,700
		軟性発泡樹脂	5,200
		皮革・軟性発泡樹脂	7,400
		皮革・フェルト	10,200
		シリコーン	46,500
	下腿義足	皮 革	4,700
		軟性発泡樹脂	5,000
		皮革・軟性発泡樹脂	7,600
		皮革・フェルト	8,800
		シリコーン	40,000
支持部	股部（常用）		11,600
	大腿部（常用）	木 製	34,500
		アルミニウム・セルロイド	34,500
		熱硬化性樹脂	36,100
	下腿部（常用）	木 製	30,100
		アルミニウム・セルロイド	30,100
		熱硬化性樹脂	35,500
	足部（常用）	軟性発泡樹脂	16,100

名 称		種 類	価格（円）
義足懸垂用部品	股義足用	懸垂帯一式	17,000
	大腿義足用	シレジアバンド一式	8,250
		肩吊帯	7,100
		腰バンド	9,800
		横吊帯	1,850
		義足用股吊帯一式	4,700
	下腿義足用	腰バンド	9,800
		横吊帯	2,500
		大腿コルセット一式	12,800
		PTB 膝カフ一式	9,750
外装	股 部	皮 革	11,400
		プラスチック	18,800
		塗 装	3,650
	大腿部	皮 革	9,350
		プラスチック	16,800
		塗 装	3,250
	下腿部	皮 革	8,500
		プラスチック	14,600
		塗 装	2,900
	足 部	表 革	5,700
		裏 革	3,900
		塗 装	3,750
		リアルソックス	1,150

（2024 年 11 月 19 日現在）

- 骨格構造義肢については，必要に応じて部品交換を行い長期間使用可能なことから耐用年数が定められていないが，部品交換より再支給のほうが効果的・合理的であると判断された場合には，再支給が選択される．
- 耐用年数以内の破損および故障に際しては，原則として修理または調整を行う．

D ケーススタディ（作製までの流れ）

- 65 歳男性．脳梗塞による右片麻痺．（保険種別：健康保険）
- ブルンストロームステージ上下肢ともにⅢ．発症後 3 週間経過し，リハビリテーション室にて歩行練習を開始したところ，歩行時に膝折れが著明で振り出しも困難なため，治療用装具として，両側金属支柱付短下肢装具を作製することとなった．

D　ケーススタディ（作製までの流れ）　**415**

表 32-9　装具本体の耐用年数（厚生労働省告示第 528 号より抜粋）

区　分	名　称	形　式	耐用年数	区　分	名　称	形　式	耐用年数
下肢装具	股装具	金属枠	3	体幹装具	腰椎装具	フレーム	3
		硬　性	3			硬　性	2
		軟　性	2			軟　性	1.5
	長下肢装具		3		仙腸装具	フレーム	3
	膝装具	両側支柱	3			硬　性	2
		硬　性	3			軟　性	1.5
		スウェーデン式	2			骨盤帯	2
		軟　性	2		側弯矯正装具	ミルウォーキーブレイス	2
	短下肢装具	両側支柱	3			フレーム	2
		片側支柱	3			硬　性	1
		S 型支柱	3			軟　性	1
		鋼線支柱	3	上肢装具	肩装具		3
		板バネ	3		肘装具	両側支柱	3
		硬性（支柱あり）	3			硬　性	3
		硬性（支柱なし）	1.5			軟　性	2
		軟　性	2		手背屈装具		3
	ツイスター	軟　性	2		長対立装具		3
		鋼　索	3		短対立装具		3
	足底装具		1.5		把持装具		3
靴型装具			1.5		MP 屈曲装具		3
体幹装具	頸椎装具	フレーム	3		MP 伸展装具		3
		硬　性	2		指装具		3
		カラー	2		B.F.O		3
	胸椎装具	フレーム	3				
		硬　性	2				
		軟　性	1.5				

(2024 年 11 月 19 日現在)

表 32-10　義肢本体の耐用年数（厚生労働省告示第 528 号より抜粋）

区　分	名　称	形　式	耐用年数	区　分	名　称	形　式	耐用年数
義　手	上腕義手	装飾用	4	義　足	股義足		4
		作業用	3		大腿義足	差込式	3
		能動式	3			吸着式	5
		電動式	3			ライナー式	3
	肩義手	装飾用	4		膝義足	差込式	3
		作業用	3			吸着式	5
		能動式	3			ライナー式	3
		電動式	3		下腿義足		2
	肘義手		3		果義足		2
	前腕義手		3		足根中足義足	鋼板入り	2
	手義手		3			足袋型	1
	手部義手	装飾用	1			下腿部支持式	2
		作業用	2		足指義足		1
		電動式	3				
	手指義手	装飾用	1				
		作業用	2				

(2024 年 11 月 19 日現在)

［作製までの流れ］

①患者本人, 家族に装具の種類・有効性・概算費用について説明し, 了解を得る.

②医師の診察を受け, 診断書を作成してもらうとともに義肢装具製作所へ製作依頼の連絡を入れる.

③義肢装具士による装具採型. 理学療法士も立ち会い, 仕様について打ち合わせをする.

④仮合わせ. 理学療法士も立ち会い不具合などの有無を確認する.

⑤装具が完成. 作製費用 80,000 円を全額支払い, 装具代金領収書を受け取る.

⑥医師が作成した診断書または装具着用証明書を添えて, 健康保険組合担当窓口に還付申請を行う.

⑦後日, 装具代金の 70％ 56,000 円が還付される.

［ポイント］

①還付申請に必要なもの（健康保険の場合）

a. 保険証　b. 印鑑　c. 診断書または装具着用証明書　d. 装具代金領収書　e. 還付金振込先の口座番号

②破損や不適合で再作製

耐用年数を確認し, 年数を経過していれば作製可能. 年数に満たなければ, 原則修理であるが例外もある（⇨p.413, ③耐用年数）.

学習到達度自己評価問題

以下の文章について正しいものには○, 誤っているものには×を記入せよ.

1. 装具を処方する場合, 現時点における疾患や障害特性のみを重視すればよい.（　　　）
2. 義肢装具製作の過程で, 完成品の確認は義肢装具士に一任される.（　　　）
3. 医療保険制度による義肢装具の支給は, 保険の違いにより自己負担率が異なる.（　　　）
4. 練習用仮義足は, 障害者総合支援法のみで支給される.（　　　）
5. 労働者災害補償制度の場合, 自己負担は生じない.（　　　）
6. 生活保護制度では医療扶助として, 必要に応じ治療材料として義肢装具が現物給付される.（　　　）
7. 障害者総合支援法では, 支給された補装具費の 1 割が自己負担となるが, 上限金額は設けられていない.（　　　）
8. 各制度適用の優先順位は原則的に, ①社会福祉制度, ②戦傷病者特別援護法, ③労働者災害補償制度, ④医療保険制度, ⑤生活保護制度の順となる.（　　　）
9. 義肢装具の価格は「基本価格＋製作要素価格＋完成用部品価格」で構成される.（　　　）
10. 耐用年数以内の破損および故障に際しては, 原則として修理または調整を行う.（　　　）

33 義肢，装具の製作工程

一般目標
1. 義肢，装具の製作工程の全体像を理解する．
2. 臨床場面での義肢装具士とのかかわりを理解する．

行動目標
1. 義肢，装具の製作工程の全体像について説明できる．
2. 臨床場面での義肢装具士とのかかわりについて説明できる．

調べておこう
1. 義肢，装具の材料や道具・器具について調べよう．
2. 義肢，装具の製作工程の違いについて調べよう．
3. 義肢・装具のチェックアウトについて調べよう．

A 義肢・装具製作にかかわる専門用語

- 義肢装具の製作にかかわる材料や道具・器具について**表33-1**に示す．

B 義肢の製作工程

- シールインライナーを用いたIRCソケットにおける製作工程を**図33-1**に示す．

IRC：Ischial-Ramal-Containment

1 患者の情報収集

- 義足のソケット製作やパーツ選択に役立てることを目的として，断端を含む患者の身体状況や生活習慣と状況に関する情報を収集する（⇨第18章，p.219）．

2 陰性モデルの製作工程（採寸/採型）

- 使用する材料および道具は，**図33-2**の通りである．

a. 採　寸

①**健側下肢（図33-3）**
- ①下肢長，②下腿長，③足長（靴の長さ），④股関節内転角度を計測する．下肢長は，坐骨結節から床までの高さを計測する．

表 33-1　義肢・装具製作にかかわる専門用語

名称		説明
材料・部品	ギプス包帯	石膏末をガーゼ包帯に均等にまぶして巻軸帯としたもの 弾性と非弾性がある
	陰性モデル	採型でギプス包帯を用いて採取した内型が患部の形状をした型
	陽性モデル	陰性モデルに石膏泥を流して硬化した，患部の形状をした型
	液体アクリル樹脂	液体の熱可塑性プラスチックの一種
	積層材	液体プラスチックを浸透させる繊維（ナイロン，カーボン，ガラスなど）
	PVA バック	樹脂注型に用いるポリビニルアルコールでできた筒状のシート 水で軟化し，有機溶剤などの薬剤に強い特性がある
作業	採型	ギプス包帯などを用いて，患部の形状を採取する作業
	プラスチックモールド	軟化させたプラスチック板を陽性モデルに沿わせて成型する作業
	樹脂注型 （ラミネーション）	液体プラスチックを積層材に流し込み真空注型を行う作業
	トリミング	義足ソケットや装具支持部などを，機械や工具を用いて切削する作業
用具・器具	デザインナイフ	鉛筆状の細長い本体の先端にカッター刃が付いた工具
	ジグソウ	電動鋸の一種で，往復運動片持ち刃のもの．幅の細い刃で切り進みながら自由に方向を変えることができるため，通常の鋸より細かい加工が可能である
	ハッカー	金属支柱を曲げる工具

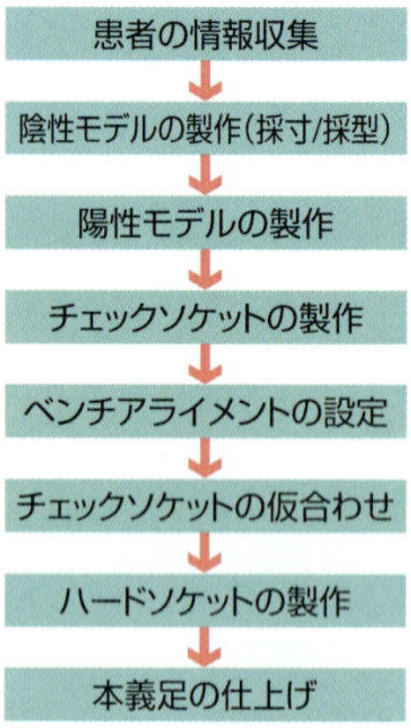

患者の情報収集
陰性モデルの製作(採寸/採型)
陽性モデルの製作
チェックソケットの製作
ベンチアライメントの設定
チェックソケットの仮合わせ
ハードソケットの製作
本義足の仕上げ

図 33-1　義肢製作の流れ

③
⑩
①
④
⑧
②
⑨
⑧
⑤
⑦
⑥

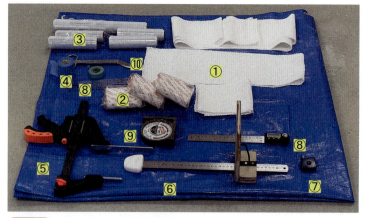

図 33-2　使用する材料および道具
①非弾性ギプスシーネ，②弾性ギプス包帯，③ラップ，④テープ，⑤M-L ゲージ，⑥断端長ゲージ，⑦メジャー，⑧ゴニオメーター，⑨スラントルール，⑩ギプスばさみ

坐骨結節
膝関節裂隙

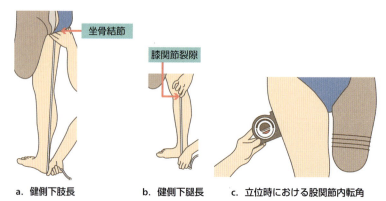

a．健側下肢長　b．健側下腿長　c．立位時における股関節内転角

図 33-3　採寸（健側下肢）

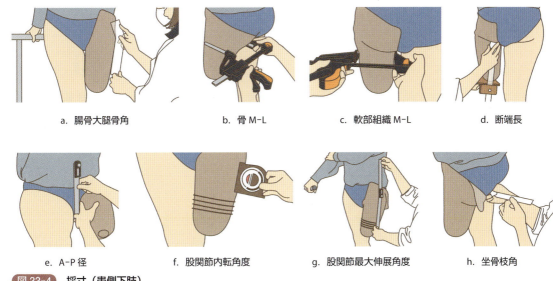

図 33-4 採寸（患側下肢）

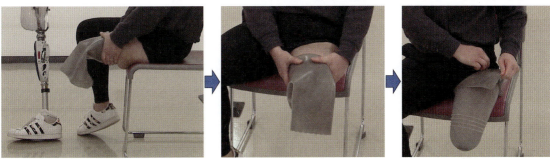

図 33-5 シールインライナーの装着法

①空気が入らないよう断端末に密着させる　②断端にライナーを押し当てたまま，ロールオンする　③シールが断端長軸に垂直になるよう装着する

②患側下肢（図 33-4）

- ①腸骨大腿骨角，②骨 M-L，③軟部組織 M-L，④断端長，⑤A-P 径，⑥股関節内転角度，⑦股関節最大伸展角度，⑧坐骨枝角，⑨断端周径を計測する．

b. 採　型

- 患者はシールインライナーを装着する．
- 装着方法は，完全にライナーをひっくり返し，断端末にライナーを密着させてから空気が入らないようにロールオンしていく．断端長軸に対し，シールが直交する向きで装着する（図 33-5）．
- 陰性モデルの採型は，ラップを巻き，①上前腸骨棘，②長内転筋，③大転子，④坐骨結節，⑤周径採寸レベルにマーキングを行う（図 33-6）．次にギプス包帯を巻き（図 33-7），手技を加えて（図 33-8），アライメントラインを描く（図 33-9）．断端から陰性モデルを取り外す．

420　33　義肢，装具の製作工程

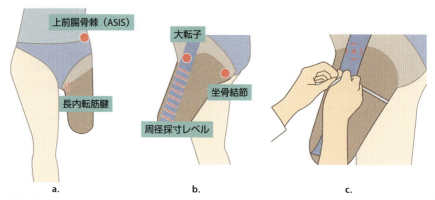

図 33-6　マーキング・周径計測
a，b：ギプス巻きを行う部分をラップで覆い，マーキングを行う．
c．断端周径を計測する

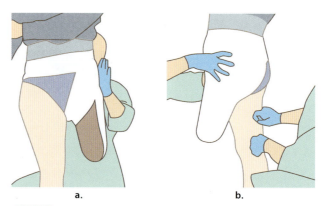

図 33-7　ギプス包帯巻き
骨盤帯の上方から断端にかけて，全体を均等の厚さで覆うようにギプス包帯を巻く．

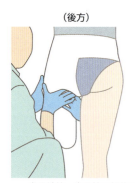 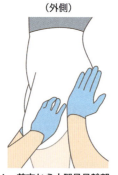 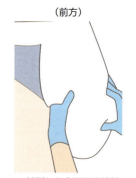

a．坐骨結節，坐骨枝の部分を押さえる　　b．前方から大腿骨骨幹部，後方から大殿筋ポケットを押さえる　　c．外側から大腿骨骨幹部，内側からスカルパ三角を押さえる

図 33-8　陰性モデル形成の手技

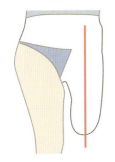
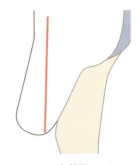
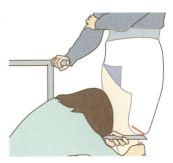

a. 前額面
前額面では，股関節内転角に沿って描く

b. 矢状面
矢状面では，股関節屈曲角に沿って描く

c. 水平面
水平面では，陰性モデル底面に進行方向に平行なラインを描く

図 33-9 アライメントラインのマーキング

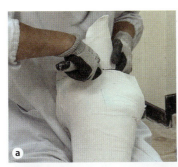
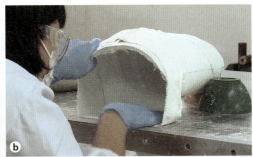
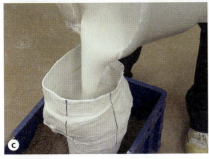
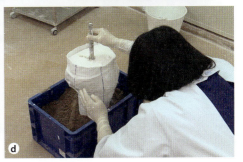

図 33-10 陽性モデルの製作
陰性モデルの調整・補強（a，b）をした後，石膏泥を流し込み（c，d），陽性モデルを製作する．
a：陰性モデルの不要部分をトリミングする．
b：陰性モデル上縁をギプス包帯で延長する．
c，d：陰性モデルに石膏泥を流し込み，前額面，矢状面のアライメントラインと平行にパイプを挿す．

3 陽性モデルの製作工程

- 陰性モデル上縁をギプス包帯で延長して陰性モデルに石膏泥を流し込む（図33-10）．陽性モデルの周径を測り，採寸値とコンプレッション値から修正目標値を算出する（図33-11）．その後，陽性モデル全体の表面を滑らかに整える（図33-12）．
- なお，陽性モデルの周径は，コンプレッション値を参考に，IRCソケットの理論に則って決定する（⇨memo）．

(前方からみて)　　　(外側からみて)

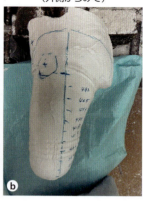

図 33-11　マーキングなどの転写
陰性モデルを外して，陽性モデルにランドマークと断端周径を転写する．

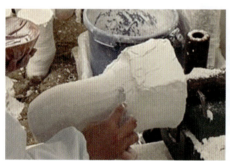
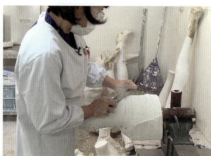
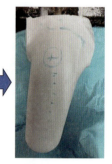

IRCソケットの理論に則って，削り，盛り修正を行い，陽性モデルを完成させる．　　完成した陽性モデル

図 33-12　陽性モデルの修正作業

> **memo**
>
> **陽性モデルのコンプレッション値の目安**
> 以下の表に陽性モデルのコンプレッション値の目安を示す．
>
> | TISSUE TYPE | 断端長 | | |
> |---|---|---|---|
> | | L（長断端）| A（中断端）| S（短断端）|
> | F（硬）| 3% | 4% | 5% |
> | A（普通）| 4% | 5% | 6% |
> | S（軟）| 5% | 6% | 7% |
>
> [Staats et al : The UCLA Cat-Cam. 1987]

4　チェックソケットの製作工程

- 陽性モデルにバルブダミーを取り付け，軟化したプラスチック板をモデルに被せて，真空成型する（図 33-13）．モールドしたプラスチックにアライメントラインを記入し，コネクタをアライメントラインの直上に設置できるようにハッカーを用いて曲げる（図 33-14）．

B 義肢の製作工程　423

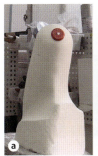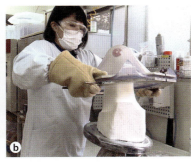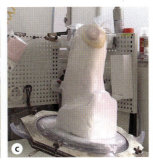

図 33-13　プラスチック板のモールド作業
a：陽性モデルにバルブダミーを取り付ける．
b，c：オーブンで軟化させたプラスチック板を陽性モデルに被せて，真空成型する．

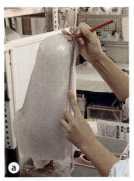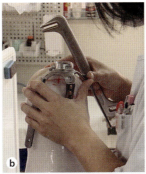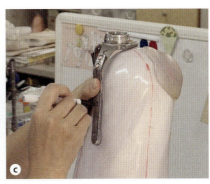

図 33-14　コネクタの取付位置調整
a：モールドしたプラスチックの前額面・矢状面・水平面にアライメントラインを描く．
b：コネクタをアライメントラインの直上に設置できるようにハッカーを用いて曲げる．
c：コネクタの位置をマーキングする．

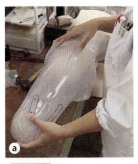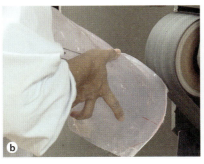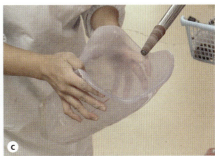

図 33-15　チェックソケットのトリミング
a：モデルからソケットを外す．
b，c：ベルトサンダーとカービングマシンを使用して，トリミングラインやバルブダミー周辺を削る．

- コネクタの穴の転写部分1ヵ所にドリルで穴をあけ，エアガンでモデルとソケットの間に空気を注入する．次にソケットの縁をハンマーと木材でたたき，モデルからソケットを外す．
- ベルトサンダーとカービングマシンを使用してトリミングラインとバルブダミー周辺を削る（図33-15）．

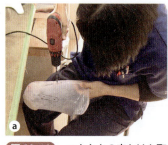
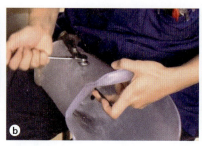
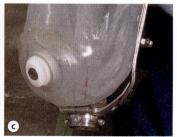

図 33-16　コネクタの穴あけと取付作業
a：コネクタ取付用の穴を開ける．
b：コネクタとバルブをソケットに取り付ける．
c：バルブを取り付ける．

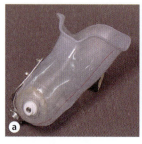
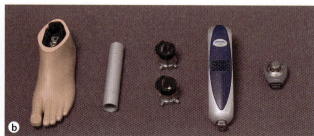
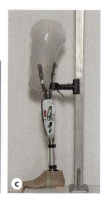

コネクタを取り付けた
ソケット　　　　　　　（左から）足部，チューブ，クランプアダプタ，膝継手，ターンテーブル　　　ベンチアライメントの設定

図 33-17　義足の組み上げ作業
a および b の部品を連結して，ベンチアライメントの設定をする．

*コネクタ　チェックソケットと義足の部品を接続させる部品である．

- 最後にコネクタ*とバルブをソケットに取り付ける（図 33-16）．

5　ベンチアライメントの設定

- ソケット，ターンテーブル，膝継手，クランプアダプタ，チューブ，足部を連結して，ベンチアライメントの設定をする．義足長，膝軸の高さを健側の採寸値に合わせる．前額面・矢状面においてアライメントラインが膝継手および足部の適切な位置を通るように組み上げる（図 33-17）．

6　チェックソケット仮合わせ

- 適合確認の前に必ず義足の安全確認として，①ソケットのトリミングラインやコネクタ連結部などに鋭利な部分がないか．②ソケットと義足部品それぞれの連結部分のネジに緩みがないか．という点に留意して行う．
- 具体的なソケットの適合については，第 21 章（p.255）を参照．

7　ハードソケットの製作工程

- 仮合わせで適合確認を行ったチェックソケットを用いて，ハードソケットを製

B 義肢の製作工程　425

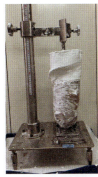
アライメント復元治具にチェックソケットをセットし，石膏泥を流し込む．

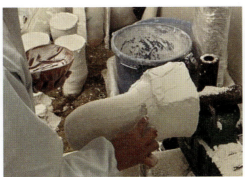
仮合わせの適合を加味して，必要に応じて削り・盛り修正を行う．

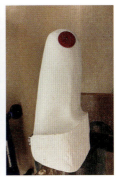
陽性モデルを乾燥させたのち，バルブダミーを取り付ける．

a．ハードソケットの陽性モデル製作

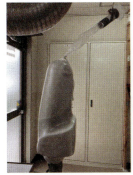
陽性モデルに軟化させたPVAバックと積層材を被せて吸引し，モデルに密着させる．

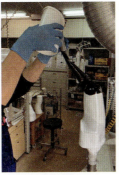
PVAバックの先からカラー剤と硬化剤を混ぜた液体アクリル樹脂を流し込む．

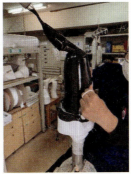
積層材全体に液体アクリル樹脂を浸透させ，硬化させる．

b．ハードソケットの製作　樹脂注型1回目

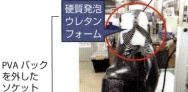
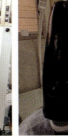
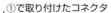
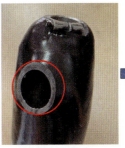
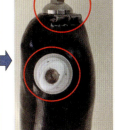

①液体アクリル樹脂が硬化した後，最上層のPVAバックを取り外す．
②コネクタとソケットをそれぞれアライメント復元治具に取り付け，硬質発泡ウレタンフォームを用いて接続する（左図）．
③接続が完了したソケットに再度積層材とPVAバックを被せ，2回目の樹脂注型を行う（右図，⇨図33-18b）．

①液体アクリル樹脂の硬化が確認できた後PVAを取り外し，ソケットのトリミングラインの外縁を切り，陽性モデルからソケットを外す．
②ベルトサンダーとカービングマシンを使用してトリミングラインやコネクタ，バルブダミー周辺を削る（左図は修正後のソケット）．
③コネクタのパーツとバルブをソケットに取り付ける（右図）．

c．コネクタ取り付けと樹脂注型2回目　　**d．削り修正，仕上げ**

図33-18　ハードソケットの製作

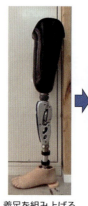
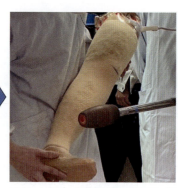
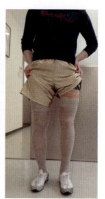

義足を組み上げる　　フォームカバーを義足に取り付けて，健足形状に合わせて切削する．外装用のストッキングを掛ける

図 33-19 義足の組み上げと外装の製作

作する．製作工程の概要は，図 33-18 の手順で行う．

- 陽性モデルの製作工程では，チェックソケットを利用して陽性モデルを製作する．次に乾燥させた陽性モデルに PVA バックと積層材を被せる．その後，PVA バックの先からカラー剤と硬化剤を混ぜた液体アクリル樹脂を流し込み，ハードソケットを製作する．ハードソケットにはコネクタのパーツとバルブを取り付ける．

8 義足の仕上げ工程

- チェックソケット仮合わせにて決定した義足長，膝軸高，アライメントが復元されるようソケットに各パーツを連結する．その後，ハードソケット仮合わせを行い，義足長，膝軸高，アライメントの最終確認をする．ハード仮合わせののちに，外装を取り付けて義足を完成させる．製作工程の概要は，図 33-19 の手順で行う．

C　装具の製作工程

- 靴べら式短下肢装具（以下シューホン型）の製作工程を図 33-20 示す．
- 採型前に使用する材料および道具は，①非弾性ギプス包帯，②ラップ，③メジャー，④コピーペン，⑤紐，⑥カッターナイフまたはギプス刀，⑦ギプスばさみ，⑧バケツである．

1 患者の情報収集

- 患者の情報収集に準じて実施する．具体的な内容は第 18 章（p.219）を参照．また採寸にあたって，①患者の裸足観察，②足底の形状トレースを行う．
①患者の裸足観察では，傷や胼胝，圧痛点，知覚障害の有無などの・皮膚の状態，軟部組織の状態，筋力，痙性の有無などを観察する．

患者の情報収集
↓
陰性モデルの製作(採寸/採型)
↓
陽性モデルの製作
↓
本体支持部の製作
↓
仕上げ作業

図 33-20 装具製作の流れ

②足底のトレースは，装具足部の遠位トリミングライン（足先）の設定に用いる．

② 陰性モデルの製作工程（採寸/採型）

a. 採 寸
①足 部
■ 足部の周径を計測する（⇨第4章，p.38，**図4-1**）．
■ 必要に応じて床面から内外果頂点の高さ，内外果，踵，第1・5中足骨の幅も計測する．
②下腿部
■ ①最大周径，②下腿最小周径，③内外果頂点部周径を計測する．

b. 採 型
■ 採型は，以下の手順で行う．
■ 石膏で皮膚を汚したり，体毛に絡まることを防ぐためにラップを巻く．マーキングはコピーペンを用いて，皮膚の損傷や神経障害が起こりうる骨突起部をマークする．紐を下腿前面の中央に設置する．これはギプス包帯をカットする際に使用するためである．
■ 患者にいす座位をとらせ，腓骨頭近位から足先まで非弾性ギプス包帯を3〜5層程度で均等になるように巻く．ギプス包帯を巻き終えたら，全体をよくなでつける（**図33-21a，b**）．
■ ギプス包帯が硬化したら紐に対して垂直にコピーペンで合い線を数本記入する．陰性モデルのカットはカッターナイフあるいはギプス刀を用いて行う．カットした開口部から指を入れて，陰性モデルを均一に左右に広げ，変形しないように生体から取り外す（**図33-21c，d**）．

③ 陽性モデルの製作工程

a. 石膏泥流し（**図33-22**）
■ 陰性モデルを砂場に設置し，水と石膏を1：1の比率でかき混ぜた石膏泥を流し込む．パイプを陰性モデル上部から挿入する．パイプは陰性モデル中央に位置するよう固定する．

b. 陽性モデル修正
■ 陽性モデルから陰性モデルを取り外し，削り修正を行う．足底面の修正は，足底全面で接地するように凹凸をなくす．その際，採型時に設定した採型肢位になるようアライメントを整える（**図33-23**）．

c. 盛り修正
■ 除圧すべきランドマーク部に釘を打ち付ける．そこに盛り修正した箇所を明確にするために，塗料で色付けした石膏泥を用いて盛り修正を行う．陽性モデル全体の表面を滑らかに整える（**図33-24**）．

---

memo

採型肢位は，
■ 前額面：下腿は床面に垂直，膝関節と足関節の中心が同じ垂線に位置する．
■ 矢状面：下腿が床面に対して垂直，足関節底背屈0°
■ 水平面：第2中足骨が進行方向に平行

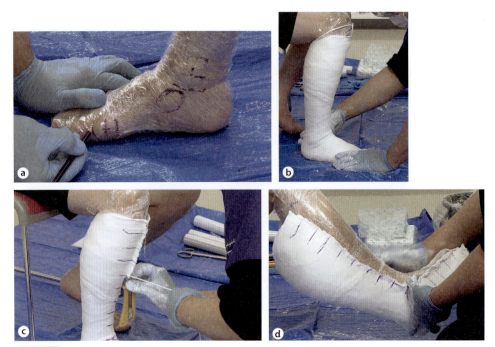

図 33-21 陰性モデルの製作

採型のためのマーキング後，ギプスを巻き硬化させる（a, b）．硬化したギプス（陰性モデル）を変形しないように生体から取り外す（c, d）．

a：ラップを巻いて，腓骨頭，脛骨粗面，脛骨稜，内果，外果，踵骨隆起，舟状骨，第5中足骨底，第1中足骨頭，第5中足骨頭にマーキングする．
b：非弾性ギプス包帯を巻き，アライメントを調整する．
c：ギプス包帯が硬化したら紐に対して垂直にコピーペンで合い線を数本記入し，カッターナイフあるいはギプス刀を用いて陰性モデルをカットする．
d：カットした開口部から指を入れて，陰性モデルを均一に左右に広げ，変形しないように生体から取り外す．

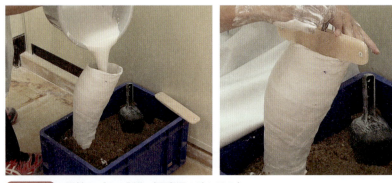

図 33-22 陽性モデルの製作（石膏泥の流し込み）

陰性モデルを砂場に設置して石膏泥を流し込み，パイプを陰性モデル中央部に固定する．

4 本体支持部の製作工程

一般的なシューホン型プラスチック装具製作方法の1つである手絞りによる手技成型の方法を示す．

C 装具の製作工程　429

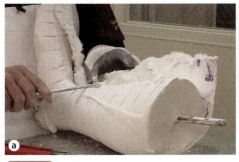
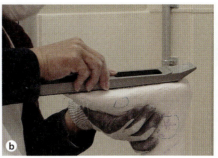
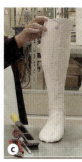

図 33-23　陽性モデルの修正作業
a：陽性モデルから陰性モデルを取り外す
b：足底全面の凹凸をなくす
c：採型時のアライメント再現

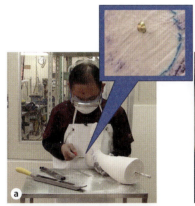
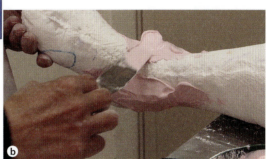
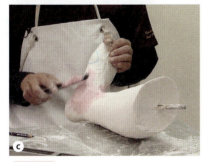

図 33-24　陽性モデルの盛り修正作業
a：釘の頭が盛り修正の頂点となるように打ち付ける．
b：修正部分に色付けした石膏泥を用いて盛り修正を行う．
c：サーフォームを用いて表面を滑らかに整える．

a．プラスチックのモールド

- 陽性モデルにトリミングラインを記入し，剛性を上げるために必要であれば紐を配置してコルゲーションを設定する（図 33-25a）．
- オーブンで軟化させたプラスチックシート（ポリプロピレン 4 mm）を陽性モデルにモールドする．被せながらしわが寄らないように足関節，足先，下腿の順番でプラスチックの端と端を合わせて密閉し，吸引をかけてプラスチックとモ

memo

トリミングラインの位置
- 上縁：腓骨頭下縁から 2～3 cm 遠位にラインを引く．腓骨頭周囲を通る腓骨神経を圧迫しないためである．
- 下腿側面：下腿部前後径を 3 等分した前方 1/3 の点を通り外果の頂点，内果の下端を通るラインを引く．
- 足部：内果下端から舟状骨，外果頂点から第 5 中足骨基部上縁，第 1 および第 5 中足骨骨頭上縁の近位までラインを引く．そこから下方にトリミングラインを引き足先の先端につなぐ．この際足部のトレースを使って足先のトリミングラインの設定を行う．

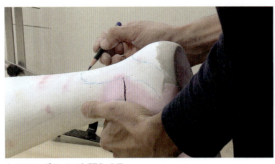
トリミングラインを記入する

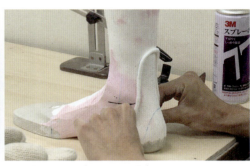
紐を配置してコルゲーションを設定する

a. トリミングライン・コルゲーション設定

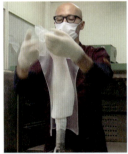
被せながらしわが寄らないようにプラスチックの端と端を合わせて密閉して空気を抜く

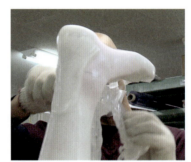
余分なところをカットする

b. プラスチックのモールド作業

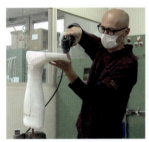
ギプスカッターでカットする

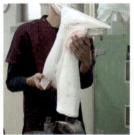
プラスチックを取り外す

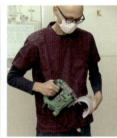
ジグソウを用いて不要部分をカットする

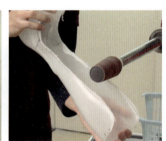
トリミングラインを整える

c. 本体部分プラスチックのカット

図33-25 本体支持部の製作工程

デルの間の空気を抜く．成型後，余分なプラスチックをカットする（図33-25b）．

b. 本体部分プラスチックの仕上げ

- 陽性モデルに書き込んだトリミングラインをなぞるようにプラスチックに油性ペンで転写する．その外周をギプスカッターでカットする．陽性モデルから陰性モデルを生体から外したように愛護的にプラスチックを取り外す．
- ジグソウを用いてトリミングラインより外側の不要部分が残っていればカットする．
- 採型時に採取した足底のトレースを用いて，足先のトリミングラインを再度確

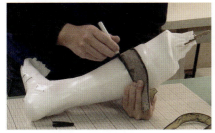
ベルトの位置と長さを設定する

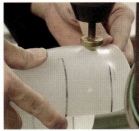
空気穴の縁にあるバリを
リーマーで面取りする

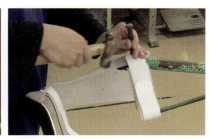
縫製したベルトを本体にカシメで固定する

a．ベルトおよび空気穴の設置

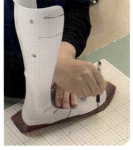
足底面の滑り止め用シートを
形状に合わせて切り出す

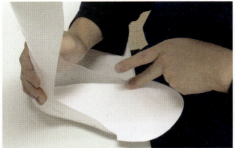
本体および足部内張り用合成皮革に接着剤を塗布し
貼り合わせる

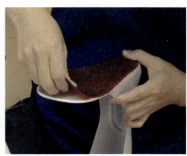
本体足底面および滑り止め用シートに
接着剤を塗布し貼り合わせる

b．足部内張り用合成皮革と滑り止め用シートの接着

図 33-26　仕上げ作業

認する．ベルトサンダーとカービングマシンを用いてトリミングラインを整える（図 33-25c）．

5 仕上げ作業

- 装具を再度陽性モデルにはめ込みベルトの位置と長さの設定を行う．下腿前面・足関節前面・足背部にそれぞれ 1 本ずつ配置する．
- 各ベルトの皮革に面ファスナーを固定するためミシンで縫製し体表と接触する部分にフェルトなどのクッション材をさらに縫製する．
- プラスチック本体にベルトを固定するための穴を開ける．下腿部に空気穴が必要な場合はこの時点で空けておき，リーマーやデザインナイフなどを用いて穴の縁のバリを取り除く（図 33-26a）．
- 本体外側の足底面に配置する滑り止め用シートと内側に配置する内張り用合成皮革を形状に合わせて切り出す．各々，接着剤を塗布し貼り合わせる（図 33-26b）．
- 縫製したベルトを装具本体にカシメで固定する．ベルトのクッション材など余分な箇所をカットしてベルトを仕上げ整える（図 33-26a）．

学習到達度自己評価問題

1. 下肢における義肢と装具の製作工程を説明しなさい．

34 補装具

一般目標
1. 補装具の定義を理解する．
2. 補装具の種類，種目，目的や代償などの特徴，適応障害（疾患例）を理解する．
3. 補装具（杖，車いす）のチェックアウト，各部の名称を理解する．
4. 自助具の種類，適応する機能低下，適応疾患，使用方法を理解する．

行動目標
1. 補装具の目的や特徴について説明できる．
2. 補装具（杖，車いす）の適応と使用方法について説明できる．
3. 自助具の種類，適応について説明できる．

調べておこう
1. 杖歩行の歩行パターン（3動作歩行，2動作歩行）について調べよう．
2. 杖による階段昇降（T字杖，松葉杖）の方法について調べよう．
3. 車いすの介助方法（傾斜と段差の上り/下り）について調べよう．
4. 車いす使用の家屋環境（方向転換に必要な幅，スロープ角度など）について調べよう．

A 補装具の定義

- 補装具とは，障害者総合支援法（施行規則第6条）により下記のように定義されている．
  ① 障害者等の身体機能を補完し，または代替えし，かつ，その身体への適合を図るように製作されたものであること．
  ② 障害者等の身体に装着することにより，その日常生活においてまたは就労もしくは就学のために，同一の製品につき長期間にわたり継続して使用されるものであること．
  ③ 医師等による専門的な知識に基づく意見または診断に基づき使用されることが必要とされるものであること．
- 補装具は，PTが対象者を支援するために重要な用具である．
- 対象者に合った補装具の使用は，運動療法などの効果を促進させ，その結果として得られる日常生活活動（ADL）の変化が生活の質（QOL）の維持・向上につながっていく．

ADL：activities of daily living
QOL：quality of life

434   34　補装具

- 補装具の使用には医学的根拠が必要であり，医師および義肢装具士との協働とともに，**補装具の使用目的，使用頻度，個別の必要性（医学的根拠），装着も含めた実用性**を判断し提案することが求められる．
- さらに，義肢や装具，歩行器などだけでなく，対象者によっては義眼や補聴器，意思伝達装置などを使用しており，このような補装具についても各専門家との連携と機器そのものへの理解が求められる．
- なお，関連制度については第 32 章「義肢装具の給付制度」に詳細内容を記載している．

> **memo**
> ロフストランドクラッチ（エルボークラッチ）：前腕カフにより肘伸展筋力を補助する．
> カナディアンクラッチ（上腕三頭筋クラッチ）：上腕カフにより肘伸展筋力を補助する．

B　補装具の種類と特徴

- 補装具にはどのようなものがあり，どのような障害の補助となるのかなどを理解する必要がある．種類，種目，特徴と適応障害（疾患例）について，**表 34-1** と**図 34-1** にまとめた．

表 34-1　補装具種目一覧（令和 4 年 3 月 31 日厚生労働省告示第 129 号より）

種類	種目	特徴（目的，代償）	適応障害（疾患例）
義肢	義手，義足	失われた四肢を補う	肢体不自由　例）四肢切断（重度外傷，悪性腫瘍など）
装具	上肢装具，下肢装具	失われた機能を補う	肢体不自由　例）麻痺（脳梗塞，脊髄損傷など）
視覚障害者安全杖		周囲の確認	視覚障害　例）弱視（先天性，緑内障など）
義眼（図 34-1a）		眼窩保護，装飾用具	視覚障害　例）眼球欠損（先天性，悪性腫瘍，重度外傷など）
眼鏡	矯正眼鏡，遮光眼鏡，コンタクトレンズ，弱視眼鏡	視力を矯正・拡大，眩しさなどを緩和	視覚障害　例）弱視（先天性，緑内障，脳梗塞など）
補聴器（図 34-1b）	ポケット型，耳かけ型，耳あな型など	音声を増幅拡大	聴覚障害　例）難聴（先天性，加齢性，慢性中耳炎，脳梗塞など）
車いす	普通型，リクライニング・ティルト式普通型，片手駆動型　など	移動動作の獲得	肢体不自由　例）四肢切断，麻痺（重度外傷，脳梗塞，脊髄損傷など）
電動車いす	普通型，電動リクライニング・ティルト・リフト式普通型　など	移動動作の獲得	肢体不自由　例）四肢切断，麻痺（重度外傷，脳梗塞，脊髄損傷など）
座位保持いす（児のみ）		座位の獲得	肢体不自由　例）麻痺（脳性麻痺，二分脊椎など）
起立保持具（児のみ）		立位の獲得	肢体不自由　例）麻痺（脳性麻痺，二分脊椎など）
歩行器	四輪型（腰掛なし），二輪型，固定型，交互型　など	歩行動作の獲得	肢体不自由　例）骨折，麻痺（大腿骨近位部骨折，脳梗塞など）
頭部保持具（児のみ）（図 34-1c）		車いすなどに装着し頭部を固定	肢体不自由　例）麻痺（脳性麻痺，筋ジストロフィーなど）
排便補助具（児のみ）		普通トイレに座り排便の獲得	肢体不自由　例）麻痺（脳性麻痺，二分脊椎など）

（つづく）

B 補装具の種類と特徴　435

種類	種目	特徴（目的，代償）	適応障害（疾患例）
歩行補助杖	松葉杖，ロフトランドクラッチ，多脚杖 など	歩行動作の獲得	肢体不自由　例）骨折，麻痺（大腿骨近位部骨折，脳梗塞，脊髄損傷など）
重度障害者用意思伝達装置（図34-1d）	文字などの走査*入力方式，視線検出式入力方式，生体現象方式	文字盤またはシンボルなどの選択による意思を表示	重度の肢体不自由かつ音声・言語障害　例）麻痺，呼吸障害（筋萎縮性側索硬化症［ALS］，脳梗塞，気管切開など）
人工内耳	人工内耳用音声信号処理装置の修理	音を電気信号へ変換し聴神経を刺激（修理）	聴覚障害　例）難聴（先天性，内耳炎，進行性感音性難聴など）

1．申請時に介護保険制度や労災などが優先されるものもある（治療のために一時的に使用されるものは健康保険給付となる）．
2．障害の重症度により支給の可否がある．
3．補装具の種目により，県の判定が必要なものもある．
4．障害者総合支援法にて補装具費用支給対象となる歩行補助杖には，T字状・棒状のものは除く（T字杖などの1本杖は日常生活用具の扱い）．
5．人工内耳は制度申請上，人工内耳用音声信号処理装置の修理が対象となる．
*「走査」とは，文字盤やメニューを自動で移動していく選択肢をスイッチやセンサーでタイミングをあわせて操作すること．

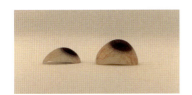
a．義眼

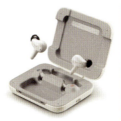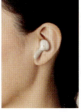
b．補聴器（耳あな型）

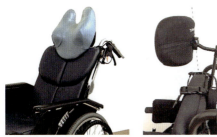
c．頭部保持具

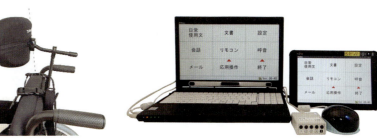
d．重度障害者用意思伝達装置

図34-1　補装具の種類
［画像提供　a：株式会社日本義眼研究所，b：パナソニック補聴器株式会社，d：株式会社日立ケーイーシステムズ］

C 移動のための補装具のチェックアウト

- 移動は，人の動作の中でも行為を完結するための重要な基本動作である．理学療法士は，対象者の歩行を中心とした移動の自立度を高め，QOLの維持・向上に努める．そのため，適切な支援のひとつとして，対象者の身体機能の補助と患部の保護などを目的とした移動のための補装具の提供が含まれる．
- 以下に移動のための補装具の中で使用頻度の高い杖と車いすの基礎知識，チェックアウトについて解説していく．

① 歩行のための補装具

- 歩行は，自身の体重を支持しながら，左右の片脚立位を交互に繰り返し，身体重心（重心）を目的の方向へ移動させる動作である．
- また，歩行は繰り返し支持基底面を変化させることから，運動学的視点より安定と不安定を繰り返しながらの動作である．
- その結果，個人の身体機能により歩容が変化する．
- 歩行のための補装具を使用する場合は，対象者の目的と身体機能に応じた内容が選択される（**表34-2，図34-2**）．この目的には，**①支持基底面の補正・拡大による姿勢および動作の安定化，②下肢の荷重負荷の減少と調整，③歩行速度の維持と改善，④歩行のエネルギー効率の維持と改善，⑤感覚入力の維持と改善**があげられる．
- 歩行のための補装具の種類は，①杖，②歩行器に分類され，杖は@歩行補助杖，ⓑ盲人用安全杖に分類される．
- 杖の構成には，握り（グリップ），支柱，杖先，杖先ゴムがある（**図34-3**）．
- 杖の安定性の高さについては，**歩行器＞杖（クラッチ＞ケイン）**の順となっている．杖位の安定性は，支持基底面の広さの変化に比例し変化する（**図34-4**）．

> **memo**
>
> 歩行器：杖よりも支持性がある歩行のための補装具で，両上肢の機能が比較的良好であることが推奨される．四輪型，二輪型，固定型，交互型があり，ブレーキなどが装備されているものもある（三輪型もあるが歩行練習用に向いていない）．
>
> シルバーカー：四輪の手押し車のことをいう．外出のために利用され，ブレーキや座面，カゴなどが装備されてる．

> **memo**
>
> **ケインとクラッチの違い**
>
> ①ケイン（cane）は上肢の中でも手掌で支持する杖である．また，ケインは上肢機能と体幹機能が比較的保たれ，立位の安定保持が可能な対象者に選択される．ケインにはT字杖，多脚杖がある．
>
> ②クラッチ（crutch）は手掌に加えて，前腕あるいは腋窩などの2点以上で支持する杖のことを指す．上肢の2点以上で支持することは上肢伸展の補助となり，ケインに比べて支持性が高く，下肢への荷重を免荷することに優れている．クラッチにはロフストランドラッチ，カナディアンクラッチ，プラットホームクラッチ，松葉杖がある．

C　移動のための補装具のチェックアウト　437

表 34-2　歩行補助具の種類と適応疾患

歩行補助具		特徴	適応疾患（例）
1. ケイン			
単脚杖 （1本杖）（図34-2）	T字杖，L字型（オフセット）杖，C型杖など	歩行能力が高い場合に適応となる．種類はグリップの形状により分類される	腰椎・下肢の変形性関節症，腰椎・下肢の骨折，脳血管障害，下肢の末梢神経障害，関節リウマチ，虚弱高齢者など
多脚杖（図34-2）	三脚杖，四脚杖，歩行器型杖（ヘミウォーカー，サイドケイン）など	単脚杖よりも安定している．ただし，杖先の接地方法，段差などの床面の形状による接地環境により不安定になりやすい	同上 （単脚杖より障害が重度な者）
2. クラッチ			
ロフストランドクラッチ （エルボークラッチ）（図34-2）		グリップに加え，前腕カフによる体重支持あり（手から前腕で支持）	脊髄損傷（腰仙髄損傷），下肢の切断，下肢の末梢神経障害，脳性麻痺，ポリオ　など
カナディアンクラッチ （上腕三頭筋クラッチ）（図34-3b）		グリップに加え，上腕カフによる体重支持あり（手から上腕で支持）．はじめはポリオ患者用に開発された	同上
プラットホームクラッチ （前腕支持クラッチ，リウマチ杖）（図34-3b）		主に前腕支持部で体重を支持する．手指や手関節の負荷を軽減できる．杖の重量も比較的大きく，肩関節などの負荷が増加する	関節リウマチ，肘関節の伸展制限がある関節炎（手指・手関節）など
松葉杖（図34-2）		グリップと腋窩当てにより体重を支持する．完全免荷や部分免荷が可能である．上肢の運動機能，認知機能により使用が左右されることが多い	脊髄損傷（腰仙髄損傷），下肢の骨折，下肢の切断，下肢の末梢神経障害，ポリオ　など
3. 歩行器（図34-2）			
交互型歩行器 （交互型四点歩行器）		四脚支持タイプにてフレームが可動し，左右交互にずらすことで移動する．段差では持ち上げて使用する	脊髄損傷（腰仙髄損傷），脊椎・下肢の変形性関節症，脊椎・下肢の骨折，脳血管障害，下肢の末梢神経障害，脳性麻痺，虚弱高齢者　など
固定型歩行器 （固定型四点歩行器）		四脚支持タイプにてフレームが固定されており，移動，段差昇降では持ち上げて使用する	同上（残存機能より交互型歩行器と合わせ選択する）
4. 歩行車（ウォーカー）			
四輪型歩行車（図34-2）		前腕支持が可能なタイプと両手支持タイプがある	脊髄損傷（腰仙髄損傷），脊椎・下肢の変形性関節症，脊椎・下肢の骨折，関節リウマチ，脳血管障害，下肢の末梢神経障害，脊髄小脳変性症，虚弱高齢者　など
二輪型歩行車		前方車輪が2つ，後方脚が2つあり四点にて支持している．後方脚が支持とともにブレーキの役割を担う	同上
三輪型歩行車		車輪が前方に1つ，後方に2つあり，四輪より不安定である	下肢の変形性関節症，下肢の骨折，虚弱高齢者　など

a）T字杖のチェックアウト（図34-5）

■ 屋内外も含めた通常の歩行補装具や靴などの環境設定を行う．

■ 立位姿勢にて，杖先を**足先より前方 15 cm，外側 15 cm** に接地させ，握りを把
　持した際に**肘関節が約 30° 屈曲**となる長さ（握りの高さ）．

34 補装具

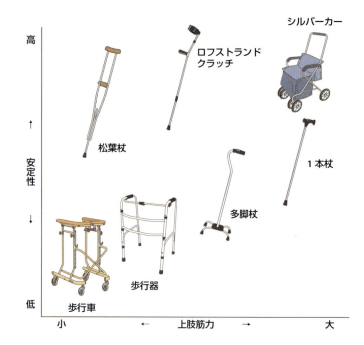

図 34-2 歩行補助具選定のイメージ

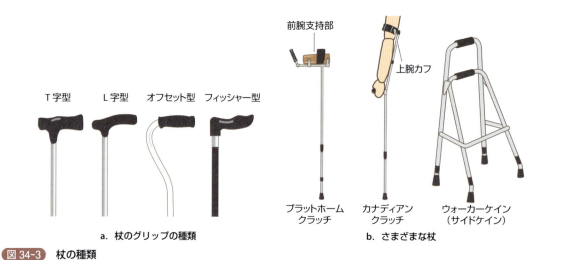

a. 杖のグリップの種類　　b. さまざまな杖

図 34-3 杖の種類

> **memo**
>
> **T字杖のチェックアウト（別法）**
> ①握りを**大転子**と同じ高さにする（立位にて上肢を体側につけ，肘関節を伸展位で計測）
> ②握りを**橈骨茎状突起**と同じ高さにする（①と同じ肢位）
> 　注意）円背，膝関節の屈曲拘縮などの対象者では，①②の杖の長さでは長いことが多い．この場合，目安として**肘関節が約 30°屈曲**となる長さで，対象者の安定性と使用感を確認するとよい．

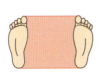
a. 立位

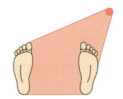
b. 1本杖支持での立位

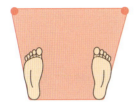
c. 2本杖支持での立位（松葉杖など）

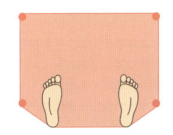
d. 歩行器（固定型）

図 34-4　補装具による支持基底面の変化

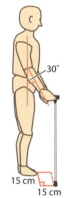
a. 杖の長さの適合判定

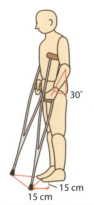
b. 松葉杖の長さの適合判定

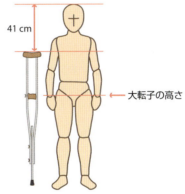
c. 松葉杖の長さ調節

図 34-5　T字杖と松葉杖のチェックアウト（長さ調節）

b）ロフストランドクラッチのチェックアウト
- 握りの高さはT字杖のチェックアウトに準ずる
- 前腕支え（カフ）は，**前腕の近位 1/3，肘頭より約 2.5〜4 cm** の位置にする．
- 下肢切断者では，ロフストランドクラッチを屋内にて使用する例が多い．杖を離しても前腕に装着したまま，ドアの開閉などの屋内 ADL が可能となるためである．

c）松葉杖のチェックアウト（図 34-5）
- 屋内外も含めた通常の歩行補装具や靴などの環境設定を行う．
- 立位姿勢にて，杖先を**足先より前方 15 cm，外側 15 cm** に接地させ，握りを把持した際に**肘関節が約 30°屈曲**となる長さ（握りの高さ）．
- 腋窩あて（脇あて）は，**腋窩より 2〜3 横指*下方**へ位置．
- 腋窩を圧迫してしまうと**橈骨神経麻痺**を起こす危険性がある．そのため腋窩あ

*横指≒約 1〜2 cm

ての位置の確認と十分な指導が必要となる（転倒防止と ADL 指導とともに）．

松葉杖のチェックアウト（別法）
①身長から **41 cm** を引いた長さ，あるいは**身長の 77%**の長さ（腋窩あての高さ）にする．
②握りを大転子と同じ高さにする．

d）ADL におけるチェックアウト
①杖の種類は適切であるか（実用性も含め）．
②杖の長さは適切であるか．
③杖先のゴムの状態は適切か（擦り減りによる溝の減少，劣化によるひびの有無）．
④杖の握りの形状（種類）は適切であるか．
⑤杖の支持性は安定しているか（握りと支柱，接合部の安定性［調整あるいはアジャスタブル機能付きの杖］）．
⑥調整機能付き杖の接合部の噛み込み，松葉杖の止めねじなどが固定されているか．
⑦杖の握り方は正しくできているか（**図 34-6**）．
⑧選択した杖は，歩行での使用に実用性があるか（使用の理解，求められる歩行路の環境［屋内外，傾斜，段差，階段，砂利道など］）．

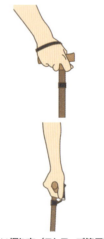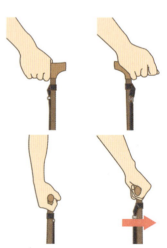

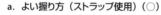

　　a．よい握り方（ストラップ使用）（○）　　　　b．わるい握り方（×）

図 34-6 T 字杖の握り方（右手）
b.右下図：矢状面（進行方向に対して前腕を回内させ，柄の長い部分が外側を向いている）
矢印：進行方向
注）通常はストラップ使用を推奨する．なお，a.下図の前額面では，握り方と手関節・前腕の関係をわかりやすくするためにストラップを外している．

2 車いす

a. 手動車いすと電動車いす

- 車いすは，移動のための代表的な補装具である．主に歩行が困難な場合や，下肢骨折の治療のための免荷が必要な場合に使用される．
- JIS規格（日本産業規格）では車いすの種類を①手動，②電動に分類している．
- 手動車いすは目的別に③自走用，⑤介助用と分類している．車いすの後輪は，自走用が大径車輪であり，介助用が中径車輪以上となっている．**自走用は駆動輪が体幹の近くになる**よう設定され，動かしやすくなっている．

b. 手動車いすの種類

- 一般的な手動車いす（自走用，標準型）の各部の名称を図34-7に示す．
- その他にバックサポート（バックレスト，背もたれ）の傾斜角度を変えるリクライニング型，シート（座）とバックサポートが固定されたまま傾斜角度を変えるティルト型がある（図34-8）．さらに，車いすスポーツを目的に各種スポーツ用の車いすがある（レース，テニス，バスケットボール，ラグビー，スキー用など）．

a) 手動車いすのチェックアウト

- 車いすが使用者の体型や機能に適しているかの，身体と車いすの適合性を確認する．以下に手動車いす（自走用，標準型）のチェックアウトを示す（図34-9）．この時，対象者は車いすに**深く座った状態（安定座位）**とする．

  ①座面高：下腿の長さと座面との関係を確認し，使用しているフットレストやクッションの形状や厚さなどを考慮して判断する．

  ②座幅：殿部，**大転子とサイドガードの間に手のひらが余裕をもって入る（片側を約2.5 cmあける）**．

  ③座奥行（シート前スペース）：フットレス使用の膝関節屈曲位にて，**下腿後面とシート前方の間を2.5～5 cmあける**．

  ④座角：**0～4°の傾斜をつける**（スポーツ用など拡大）．

  ⑤背もたれ高（バックサポート高）：**腋窩から約5～10 cm下にバックサポート上縁がくる**．

  ⑥背もたれ角度（バックサポート角度）：垂直より約5～10°後方へ傾斜させる．

  ⑦グランドクリアランス（フットサポートと床面のスペース）：**5 cm以上あける**．

  ⑧<u>ハンドリム</u>：駆動輪の外縁とハンドリム内縁の隙間を約2.5 cmあけ，把持力の低下に対してハンドリム径を太くする，形状を波型にする，滑りを減らすゴムや人工皮などを巻き付けるなど対応する．ハンドリムを把持できない使用者には，手掌や手指にてハンドリム操作を行うためのノブ付ハンドリムがある．

  ⑨<u>肘当て（アームサポート）</u>：安定座位にて**上腕を下垂位，肘関節を屈曲90°の前腕下縁より約2.5 cm高い位置を上縁**とする．肘当ての中には，テーブルの奥まで車いすを入れることができるよう前方が下がったデスク型肘当てがあ

memo
転倒防止機能付標準型車いす
立ち上がり時にブレーキのかけ忘れから座面の体重感知機能が作動し，自動ブレーキが連動して後輪を固定する，後方への転倒を軽減・防止する補助装置付きの標準型車いすのことである．なお，座面に座るとブレーキが解除される．その他，後方への転倒防止のためにティッピングレバーに転倒防止バーを取り付ける方法もある．

memo
円背や側彎症などの脊柱変形がある場合は，バックサポートの張り調節やクッションを利用すると安定を得られやすい．

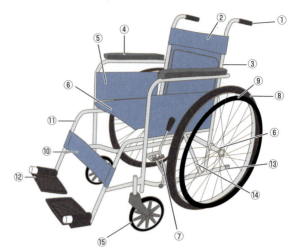

図 34-7　手動車いす（自走用，標準型）の各部の名称
①グリップ（手押しハンドル），②バックサポート（バックレスト，背もたれ），③バックサポートパイプ，④アームサポート（肘置き），⑤サイドガード（スカートガード），⑥シート（座），⑦ブレーキ，⑧大車輪，⑨ハンドリム，⑩レッグサポート（レッグレスト），⑪レッグパイプ，⑫フットサポート（フットレスト），⑬ティッピングレバー，⑭クロスバー（折りたたみフレーム），⑮キャスター（自在輪）

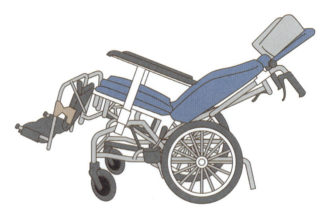

図 34-8　車いす（ティルト型）

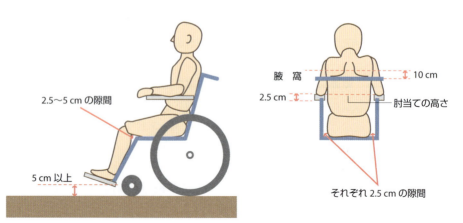

図 34-9　手動車いす（自走用，標準型）のチェックアウト

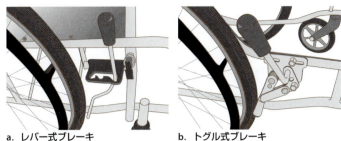

a. レバー式ブレーキ　　b. トグル式ブレーキ

図 34-10　ブレーキの種類（レバー式，トルク式）

る．これによりテーブルと車いすの距離が近づき，食事や書字などの動作がしやすくなる．

⑩ **ブレーキ**：安定座位にて停止し，ブレーキ固定および解除操作が可能なブレーキの種類であるか確認する（図 34-10）．この時，ブレーキ端はつかめる長さとし，乗車時のブレーキの停止力についても確認する．脊髄損傷などによる上肢麻痺の影響が強い場合は，**トグル式ブレーキ**が推奨される．

⑪ **タイヤ**：タイヤが①空気入りタイヤか②硬性タイヤ（ノーパンクタイヤ）かを確認し，空気量とタイヤゴムの摩耗を確認する．

⑫ **クッション**：車いす座位の安定性向上や殿部などの褥瘡対策のためにクッションを使用している場合は，その効果について確認する．車いすのチェックアウトでは，クッションを設置して確認する．

⑬ **フットサポート（フットレスト，足台）**：フットサポート高は足部の保護のため床面より最低 5 cm 以上とし，下腿長に応じて足底面が安定する高さに調整する．高すぎる場合は，殿部圧が高まるため注意を要する．使用者の機能により 2 つに分かれた分離式（フレームと一体式，スイングアーム式，取り外し式，エレベーティング式），1 枚のプレートからなる一体式などから選択する．

⑭ **ティッピングレバー（前輪昇降バー）**：ティッピングレバーは，介助者が車いすの前輪上げをするときに踏むためのレバーまたはプレートである．介助者がグリップを握り，加えてティッピングレバーを踏むことで前方のキャスターを持ち上げ，車いすの段差昇降を行う．なお，降段動作の介助では介助者が車いすより下方に位置する．

b) **電動車いす**

- 電動車いすは，電気で動く車いすであり，バッテリーやモーターが備わっている（図 34-11，p.444，memo「普通型の自操用電動車いす」参照）．
- 電動車いすの総重量は素材やバッテリーの種類，その他パーツにより大きく変化する．自走用車いすを改良し電動ユニットを装着させた簡易型の電動車いすの総重量は約 28 kg 前後である（図 34-11）．
- 操作はジョイスティック（コントローラー）による手指操作，ジョイスティックの形状を変えて顎や頭部などを使用した操作で行う．

memo
モジュール（モジュラー）型車いすとは，標準型車いすと違い対象者の体型や疾患などの身体状況に合わせ，各部の高さや幅などを調整できる車いすのことである．

memo
電動車いすを自動車に乗せることや生活場面で段差を越えるために介助を要する場合，機種により重量が違うため，総重量を理解することが必要となる．これにより補助機器や介助者の人数など，事前対応が可能となる．

> **memo**
> **普通型の自操用電動車いす**

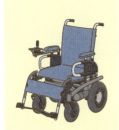

電動車いす専用に設計された重厚なフレームに、大容量バッテリーと高出力モーター、幅広の駆動輪が搭載されている。走行性能に優れた電動車いすの基本形である。ただし、総重量が重いことや折りたたみができないなど、簡易型やハンドル型（電動カート）の自走用電動車いすとの違いもある。

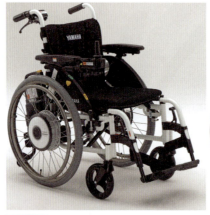
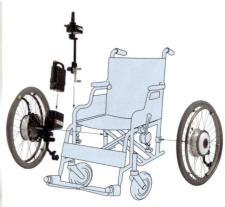

図 34-11 電動車いす（自操用、簡易型）
簡易型の自操用電動車いすは切替型ともいわれ、総重量が比較的軽量であることや折りたためること、電池切れ時の自走が可能である点などの利点がある。走行性能などは普通型との差もあるため、対象者への包括的評価より選定する。
［画像提供：ヤマハ発動機株式会社］

- 走行速度は、JIS 規格にて最高時速 6 km/時以下の設定となっている。
- 連続走行距離は各メーカーにより違いはあるが、①ニッケル水素バッテリーでは約 15〜20 km、②リチウムイオンバッテリーバッテリーでは約 27〜40 km である。さらに、1 回の通常充電は、①約 2.5〜3 時間、②約 4.5 時間と公表されている。
- 理学療法士は、電動車いすのチェックアウトの際に手動車いすのチェックアウトに加え、**操作方法**や**操作姿勢**、あるいは使用する電動車いすの**総重量**、**連続走行距離**、**通常充電時間**などを含め、対象者の生活に即した内容の理解が求められている。
- 電動車いすは、①自操用と②介助用に分類される。

D 自助具

IADL：instrumental activities of daily living
OT：occupational therapist

福祉用具の定義
「福祉用具」とは、心身の機能が低下し日常生活を営むのに支障のある老人または心身障害者の日常生活上の便宜を図るための用具およびこれらの者の機能訓練のための用具ならびに補装具をいう。

- 自助具は、ADL および手段的 ADL（IADL）を補助し、対象者の生活の自立度を高め、さらに介護者の負担を減らす役割をもつ。
- 自助具も補装具と同様に福祉用具に含まれるが、生活補助具ともいわれ、国外では近年アシスティブテクノロジー（生活を支えるための技術）の中に含まれ、セルフデバイス（自らを助ける道具）として扱われている。
- 自助具は、臨床現場にて主に作業療法士（OT）が提案するが、理学療法士も自助具を理解することで、その知識をチーム連携に役立て自助具の提案につなげていく必要がある。
- なお、自助具はわが国における介護保険での給付および貸与はないものの、スプーンなどは障害者総合支援法の日常生活用具として支給対象となっている。
- 表 34-3〜表 34-9 に ADL と IADL の各動作に応じた代表的な自助具を示す。

D 自助具 445

表 34-3 食事動作の自助具

種類	適応する機能低下	適応疾患（例）	解説
箸（補助具付）	手指変形，神経障害によるピンチ力の低下	関節リウマチ，脳梗塞，脊髄損傷（頸髄損傷）など	箸をバネで連結し，自動で開き，つまみを補助（連結により箸先がずれない）
スプーン・フォーク（太さを改良）	手指変形，神経障害によるピンチ力・握力の低下		柄を太くすることで手指が掛けやすく，把握を補助（手掌カーブに柄を合わせるものもあり）
スプーン・フォーク（万能カフ）			手掌部に固定部，マジックテープで装着，把持を補助
スプーン・フォーク（形状を改良）	上肢の変形，神経障害による前腕回内外，手関節機能低下		スプーン，フォークの柄を曲げ，食物を口に運ぶ補助
お皿（縁を高く，固定具）	上肢の変形，神経障害による前腕回内外，手関節機能低下		皿の縁を高くして壁をつくり，食物をすくう補助
コップ（持ち手を改良）	手指変形，神経障害によるピンチ力・握力の低下		持ち手を延長し，把持を補助

  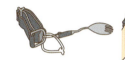 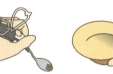

箸（補助具付）　スプーン・フォーク（太さを改良）　スプーン・フォーク（万能カフ）　お皿（縁を高く，固定具）　コップ（持ち手を改良）

表 34-4 入浴動作の自助具

種類	適応する機能低下	適応疾患（例）	解説
連結タオル	上肢の変形，神経障害による関節可動域（ROM）制限，筋力低下	関節リウマチ，脳梗塞，脊髄損傷（頸髄損傷）など	連結したタオルをたすき掛けし，背部の洗体を補助
長柄ブラシ	上肢の神経障害，変形によるROM制限，筋力低下		柄を延長し洗髪を補助（※整容にも使用）
長柄スポンジ	上肢の神経障害，変形によるROM制限，筋力低下		柄を延長し背部，下肢の洗体を補助

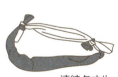 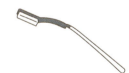

連結タオル　　　　長柄ブラシ

📎 memo
　近年では 3D プリンターの使用による自助具の作成も検討されており，医療機関によっては研究と安全性の確認を繰り返し実用化しているケースもある（バルーンのシリンジ，鉛筆固定具など）（**表 34-5，表 34-9**）．

表 34-5　排泄動作（トイレ動作）の自助具

種類	適応する機能低下	適応疾患（例）	解説
バルーンの膨張維持の固定具（シリンジ）	神経障害による神経因性膀胱（運動障害，膀胱感覚障害）	脊髄損傷（頸髄損傷）など	経尿道カテーテルを留置する際に，バルーンを膨らませて抜けないようにロック（C6 残存機能レベル，夜のみカテーテル留置にて使用）
排泄後の清拭の自助具	神経障害による上肢の ROM 制限，筋力低下，巧緻性低下	脊髄損傷（頸髄損傷）など	先端にトイレットペーパーを掛け（図の緑スポンジ部），肛門・陰部の清拭を補助
座薬挿入のための自助具	神経障害による上肢の ROM 制限，筋力低下，巧緻性低下	脊髄損傷（頸髄損傷）など	先端に座薬を装着し，肛門への挿入を補助

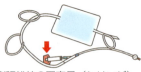

バルーンの膨張維持の固定具（シリンジ）　　　排泄後の清拭の自助具　　　座薬挿入のための自助具

表 34-6　整容動作の自助具

種類	適応する機能低下	適応疾患（例）	解説
歯ブラシ（万能カフ）	手指変形，神経障害によるピンチ力・握力の低下	関節リウマチ，脳梗塞，脊髄損傷（頸髄損傷）など	手掌部に固定部，マジックテープで装着，把持を補助
爪切り（固定具）	手指変形，神経障害によるピンチ力・握力の低下	関節リウマチ，脳梗塞，脊髄損傷（頸髄損傷）など	爪切りを固定し，片手での爪切り操作を補助

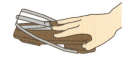

歯ブラシ（万能カフ）　　　爪切り（固定具）

memo

　頸髄損傷者の排便のための座薬使用では，肛門周囲をはじめとする運動麻痺とともに感覚脱失がある．この場合，たとえば，殿裂の後方から前方へ向かうように座薬を装着した自助具先端を滑らせ，肛門に軽く引っかかるのを知覚する．この時，対象者は自助具から上肢に伝わる感覚を利用し操作する．この際に，ADL 練習では鏡の使用による視覚確認も行う場合がある．

memo

頸髄損傷の排便時の姿勢と腹圧の加え方（座位）

　トイレに座り上半身を前屈させると排便しやすい姿勢となる．直腸と肛門の角度が鈍角になり，便が出やすくなる．そして，小腸から大腸の入り口，横行結腸から下行結腸の走行は曲がりが大きくなっていることから，便が滞りやすい．このため，排便の際には右骨盤の上方と左下腹部を上肢で押し，腹圧を加えていくことも有効である．

表 34-7　更衣動作の自助具

種類	適応する機能低下	適応疾患（例）	解説
リーチャー（マジックハンド）	上肢関節・脊椎・股関節変形，神経障害，股関節術後によるROM制限，筋力低下	関節リウマチ，脳梗塞，人工股関節全置換術後　など	靴下などの衣服・靴の着脱，床にある靴やバッグなどの操作の補助（ハンガーを壁にかける，カーテンの開閉も補助）
ドレッシングエイド	上肢関節・脊椎・股関節変形，神経障害，股関節術後によるROM制限，筋力低下		ファスナーの上げ下ろし，靴下などの衣服・靴の着脱，床にある靴やバッグなどの操作の補助（ハンガーを壁にかける，カーテンの開閉も補助）
ボタンエイド	上肢の関節変形，神経障害による手指の巧緻性低下	関節リウマチ，脳梗塞，脊髄損傷　など	金属ループをボタンへ掛け，ボタンの装着を補助
ソックスエイド	脊椎・股関節変形，股関節術後によるROM制限，筋力低下	関節リウマチ，脳梗塞，脊髄損傷，人工股関節全置換術後　など	靴下を器具へ装着し，紐を引くようにして靴下の着衣を補助

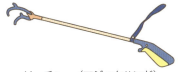
リーチャー（マジックハンド）

ドレッシングエイド

ボタンエイド

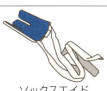
ソックスエイド

表 34-8　家事動作の自助具

種類	適応する機能低下	適応疾患（例）	解説
包丁（形状を改良） パン切ナイフ（形状を改良） フライ返し（形状を改良）	手指変形，神経障害，疼痛によるピンチ力，握力の低下	関節リウマチ，脳梗塞，脊髄損傷など	柄をL字に変形して把持しやすくさせ，手指・手関節の負担軽減，家事動作を補助
まな板（固定具）	上肢の関節変形，神経障害によるピンチ力，握力の低下		固定針，コーナー枠で食材を固定し，ピーラーの皮むき，ソースを塗るなど家事動作の補助
ボトル，プルトップオープナー	手指変形，神経障害，疼痛によるピンチ力，握力の低下		自助具により摩擦力と回転モーメントを増加させ，ボトルキャップの開閉，プルトップ操作を補助

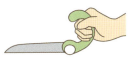
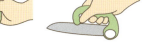
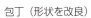
包丁（形状を改良）

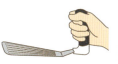
フライ返し（形状を改良）

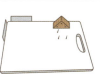
まな板（固定具）

ボトル，プルトップオープナー

表 34-9 その他の自助具

種類	適応する機能低下	適応疾患（例）	解説
スイッチ	神経障害，難病によるROM制限，筋力低下	脳梗塞，脊髄損傷，ALS など	スイッチのサイズ，形状の選択による操作の補助
鉛筆固定具	手指変形，神経障害，疼痛によるROM制限，ピンチ力・握力の低下	関節リウマチ，脳梗塞，脊髄損傷（頸髄損傷）など	鉛筆を手掌面に固定し，書字の補助
点眼補助具	上肢の関節変形，神経障害による手指のROM制限，筋力低下，巧緻性低下		柄に目薬を装着し，片手での点眼を補助
錠剤取り出し補助具			錠剤のケースを挟み，錠剤の取り出しを補助
鍵の開閉補助具			鍵のサムターンに取り付け，開閉を補助
運転補助装置（ハンドル旋回装置）			ハンドルに取り付け，ハンドル操作を補助

鉛筆固定具

錠剤取り出し補助具

鍵の開閉補助具

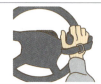
運転補助装置（ハンドル旋回装置）

学習到達度自己評価問題

1. 障害者支援法における補装具費用支給の対象でないものはどれか.
   a. プラスチック製短下肢装具
   b. 矯正眼鏡
   c. リクライニング式普通型車いす
   d. T字杖
   e. 重度障害者用意思伝達装置
2. 杖のチェックアウトについて正しいのはどれか.
   a. T字杖の握りは長い方を進行方向に向けて使用する.
   b. ロフストランドクラッチの前腕支え位置は前腕近位 1/2 とする.
   c. 松葉杖の脇当てを直接腋窩に当てた使用は, 橈骨神経麻痺を起こす危険性がある.
   d. 屋外で使用する杖であっても裸足で長さを調節する.
   e. 杖先ゴムの状態確認は半年に 1 回行う.
3. 標準型車いすの採寸について正しいのはどれか. 2 つ選べ.
   a. 背もたれの高さは腋窩から 10 cm 引いた高さとする.
   b. アームサポートは座位で肘関節 90°の前腕下縁の高さとする.
   c. 座幅は両大転子間の幅に左右 5 cm ずつ加えた幅とする.
   d. 座奥行は殿部後面から膝窩までの長さから 15 cm 引いた長さとする.
   e. フットサポートの床からのクリアランスは 5 cm 以上あける.
4. 疾患および障害と歩行補助具の組み合わせで誤りはどれか. 2 つ選べ.
   a. 脛骨遠位端骨折―――――松葉杖
   b. 脳血管障害―――――――プラットホームクラッチ
   c. 脳性麻痺――――――――ロフストランドクラッチ
   d. 第 1 胸髄完全損傷―――固定型歩行器
   e. 脊椎圧迫骨折――――――四輪型歩行車
5. 疾患および障害, 手術内容と自助具の組み合わせで誤りはどれか.
   a. 関節リウマチ―――――――ソックスエイド
   b. 第 2 腰髄完全損傷――――万能カフ付きスプーン
   c. 人工股関節全置換術後―――リーチャー
   d. 脳血管障害――――――――ボタンエイド
   e. 筋萎縮性側索硬化症――――コミュニケーションエイド

参考文献

第1章 装具総論

1) 武智秀夫：装具の歴史（1）. 医学のあゆみ **96**：657-664, 1976
2) 武智秀夫：装具の歴史（2）. 医学のあゆみ **97**：140-144, 1976
3) 武智秀夫：装具の歴史（3）. 医学のあゆみ **98**：97-102, 1976

第2章 短下肢装具

1) 日本義肢装具学会（監），飛松好子ほか（編）：装具学，第4版. 医歯薬出版, 2013
2) 日本整形外科学会・日本リハビリテーション医学会（監）：義肢装具のチェックポイント，第8版. 医学書院, 2014
3) 山本澄子ほか：ボディーダイナミクス入門 片麻痺者の歩行と短下肢装具. 医歯薬出版, 2005
4) 川村次郎ほか（編）：義肢装具学，第4版. 医学書院, 2009
5) 加倉井周一ほか（編）：新編 装具治療マニュアル 疾患別・症状別適応. 医歯薬出版, 2000
6) 和田 太ほか：AFOの種類と適応. 臨床リハ **12**：850-853, 2003
7) 早川康之：脳卒中片麻痺患者用の装具の種類とその機能. 理学療法 **22**：788-795, 2005
8) 有薗英昭ほか：プラスチック短下肢装具（AFO）の素材-材料の特徴および特にねじれ強度について-. 日本義肢装具学会誌 **6**：243-251, 1990
9) 公益財団法人テクノエイド協会：補装具費支給事務ガイドブック, p.173-176, 2018

第3章 長下肢装具

1) 日本義肢装具学会（監），飛松好子ほか（編）：装具学，第4版. 医歯薬出版, 2013
2) 加倉井周一ほか（編）：新編 装具治療マニュアル 疾患別・症状別適応. 医歯薬出版, 2000
3) 川村次郎ほか（編）：義肢装具学，第4版. 医学書院, 2009
4) 高木治雄：脳卒中片麻痺の積極的装具療法の進め方. PTジャーナル **45**：201-207, 2011
5) 石川 朗（総編），佐竹將宏（責編）：15 レクチャーシリーズ，理学療法テキスト 装具学. 中山書店, 2011
6) Pröbsting Eva, et al：Safety and walking ability of KAFO users with the C-Brace® Orthotronic Mobility System, a new microprocessor stance and swing control orthosis. Prosthetics and orthotics international **41**：65-77, 2017

第4章 靴型装具

1) 日本義肢装具学会（監），飛松好子ほか（編）：装具学，第4版. 医歯薬出版, 2013
2) 日本整形外科学会・日本リハビリテーション医学会（監）：義肢装具のチェックポイント，第8版. 医学書院, 2014
3) 川村次郎ほか（編）：義肢装具学，第4版. 医学書院, 2009
4) 武智秀夫ほか：装具，第3版. 医学書院, 1996

第5章 下肢装具のチェックアウト

1) 日本工業標準審査会 審議：福祉関連機器用語［義肢・装具部門］JIS T 0101. 日本規格協会, 2015
2) 日本整形外科学会・日本リハビリテーション医学会（監）：義肢装具のチェックポイント，第9版. 医学書院, 2021
3) 日本義肢装具学会（監），飛松好子ほか（編）：装具学，第4版. 医歯薬出版, 2014
4) 賀好宏明ほか：理学療法士に求められる義肢・装具の知識と技術・1－装具療法. PTジャーナル **40**：809-813, 2006
5) 高橋雅人：骨関節疾患の治療を目的とした装具使用の実際. PTジャーナル **40**：834-836, 2006
6) James B. Stiehl：IN MAN'S JOINTS of the ANKLE, Williams & Wilkins, 1976
7) American Academy of Orthopaedic Surgeons：Atlas of orthotics, BIOMECHANICAL PRINCIPLES AND APLICATION, Mosby, 1975
8) American Academy of Orthopaedic Surgeons：Atlas of orthotics, 2nd ed., BIOMECHANICAL PRINCIPLES AND APLICATION, Mosby, 1985
9) Lerneis HR：Orthotics measurement board for Tibial Torsion and Toe-Out. *Orthot Prosthet Appliance J* **19**：209, 1965
10) 横山 修：継手付きプラスティック装具. 日本義肢装具学会誌 **19**：127-134, 2003
11) 塩塚 順ほか：下肢装具におけるPTB装具. 理学療法 **15**：26-29, 1988
12) 加倉井周一ほか（編）：新編 疾患別治療マニュアル 疾患別・症状別適応. 医歯薬出版, 2000
13) 山本澄子：装具開発の最近の動向. PTジャーナル **35**：842-843, 2001
14) 溝部朋文ほか：油圧機構を足継手に用いたAFOと理学療法. PTジャーナル **36**：651-657, 2002
15) 早川康之：プラスチック短下肢装具用足継手. 総合リハ **31**：745-751, 2003
16) 高嶋孝倫：プラスチック短下肢装具の現況―短下肢装具の矯正力と痙性との適応に関する考察―. 日本義肢装具学会誌 **19**：114-119, 2003
17) 山本澄子：歩行分析から見た継手付きプラスチック装具の役割. 日本義肢装具学会誌 **19**：120-126, 2003
18) Jessica Rose, et al（eds）：HUMAN WALKING, 2nd ed., Williams & Wilkins, 1994

第6章 上肢装具

1) 日本工業標準審査会 審議：福祉関連機器用語［義肢・装具部門］JIS T 0101. 日本規格協会, 2015
2) 日本整形外科学会・日本リハビリテーション医学会（監）：義肢装具のチェックポイント，第9版. 医学書院, 2021
3) 日本義肢装具学会（監），飛松好子ほか（編）：装具学，第4版. 医歯薬出版, 2013
4) 川村次郎ほか（編）：義肢装具学，第4版. 医学書院, 2009
5) 上羽康夫：手 その機能と解剖，第6版. 金芳堂, 2016

第7章　上肢装具のチェックアウト

1) 矢崎　潔：手のスプリントのすべて，三輪書店，1998
2) 加倉井周一ほか（編）：新編　装具治療マニュアル　疾患別・症状別適応，医歯薬出版，2000
3) 日本義肢装具学会（監），飛松好子ほか（編）：装具学，第4版，医歯薬出版，2013
4) 日本整形外科学会・日本リハビリテーション医学会（監）：義肢装具のチェックポイント，第9版，医学書院，2021
5) 日本作業療法士協会（監），古川　宏（編）：作業療法学全書　改訂第3版，第9巻　作業療法技術学1　義肢装具学．協同医書出版社，2009

第8章　頸部体幹装具

1) McKee P, Morgan L（著），加倉井周一ほか（訳）：新しい装具学　バイオメカニクス・素材と加工法・適合．協同医書出版社，1998
2) 西野誠一：体幹装具ダーメンコルセット（胸腰椎軟性コルセット）．特集　部位＆目的別装具のつけ方と観察ポイント，整形外科看護16：49-52，2011
3) 石川　朗（総編），佐竹將宏（責編）：15レクチャーシリーズ，理学療法テキスト　装具編．中山書店，2011
4) 日本義肢装具学会（監），飛松好子ほか（編）：装具学，第4版，医歯薬出版，2013
5) 中間李夫，星野雄一：体幹装具．総合リハ33：903-907，2005

第9章　頸部体幹装具のチェックアウト

1) 川村次郎ほか（編）：義肢装具学，第4版，医学書院，2009
2) 加倉井周一ほか（編）：新編　装具治療マニュアル　疾患別・症状別適応，医歯薬出版，2000
3) 日本義肢装具学会（監），飛松好子ほか（編）：装具学，第4版，医歯薬出版，2013
4) 日本整形外科学会・日本リハビリテーション医学会（監）：義肢装具のチェックポイント，第9版，医学書院，2021
5) 猪飼哲夫：体幹装具の処方とフォローアップ．*Journal of clinical rehabilitation* 9：264-267，2000
6) 中間李雄，星野雄一：体幹装具．総合リハ33：903-907，2005

第10章　脳卒中片麻痺患者に対する装具

1) Aoyagi Y, et al：Therapeutic orthosis and electrical stimulation for upper extremity hemiplegia after stroke：a review of effectiveness based on evidence. *Top Stroke Rehabil.* 11：9-15, 2004
2) 猪飼哲夫：二次障害．総合リハビリテーション 28：1127-1132，2000
3) 上田　敏：目でみるリハビリテーション医学，第2版．東京大学出版会，1994
4) 日本作業療法士協会（監），菅原洋子（編）：作業療法学全書　改訂第3版，第4巻　作業治療学1　身体障害．協同医書，2008
5) 奈良　勲（監）：標準理学療法学　日常生活活動学・生活環境学，第4版．医学書院，2012
6) 日本作業療法士協会（監），古川　宏（編）：作業療法学全書　改訂第3版，第9巻　作業療法学技術学1　義肢装具学．協同医書出版社，2009

7) 細田多穂（監）：シンプル理学療法学シリーズ　中枢神経障害理学療法学テキスト，第2版，南江堂，2014
8) やさき　きよし：手のスプリントのすべて，第4版．三輪書店，2015
9) 川村次郎ほか（編）：義肢装具学，第4版，医学書院，2009
10) 山本澄子ほか：ボディダイナミクス入門　片麻痺者の歩行と短下肢装具．医歯薬出版，2005

第11章　脊髄損傷患者に対する装具

1) 川村次郎ほか（編）：義肢装具学，第4版，医学書院，2009
2) 日本整形外科学会，日本リハビリテーション医学会（監）：義肢装具のチェックポイント，第9版，医学書院，2021
3) 日本作業療法士協会（監），古川　宏（編）：作業療法学全書　改訂第3版，第9巻　作業療法学技術学1　義肢装具学．協同医書出版社，2011
4) 細田多穂（監）：シンプル理学療法学シリーズ　中枢神経障害理学療法学テキスト，第2版，南江堂，2014
5) やさき　きよし：手のスプリントのすべて，第4版．三輪書店，2015
6) 武田　功（編）：PTマニュアル　脊髄損傷の理学療法，第3版，医歯薬出版，2017
7) Ida Bromley（著），萩原新八郎（訳）：四肢麻痺と対麻痺，第2版，医学書院，1999

第12章　小児疾患患者に対する装具

1) 日本整形外科学会，日本リハビリテーション医学会（監）：義肢装具のチェックポイント，第9版，医学書院，2021
2) 日本リハビリテーション医学会（監）：脳性麻痺リハビリテーションガイドライン，第2版，金原出版，2014
3) 日本義肢装具学会（監），飛松好子ほか（編）：装具学，第4版，医歯薬出版，2013
4) 加倉井周一ほか（編）：新編　装具治療マニュアル　疾患別・症状別適応，医歯薬出版，2000
5) 陣内一保ほか（監）：こどものリハビリテーション医学，第2版，医学書院，2008
6) 細田多穂（監）：シンプル理学療法学シリーズ　小児理学療法学テキスト，第2版，南江堂，2012
7) 大塚隆信ほか：小児の股関節・下肢装具の適応と実際．JPN J Rehabili Med 54：781-787，2017
8) 町田治郎：先天性内反足・外反扁平足．J Clin Rehabil 27：860-865，2018
9) 青山公紀ほか：小児足部疾患・変形のX線所見と装具治療．日本義肢装具学会誌32：133-140，2016

第13章　変形性膝関節症患者に対する装具

1) 杉村優理恵：Agilium Freestep（アジリウムフリーステップ）変形性膝関節症用短下肢装具のご紹介（会議録）．POアカデミージャーナル24（Suppl）：100-101，2016

第14章　スポーツ外傷に対する装具

1) 前野晋一ほか：前十字靭帯再建術後における装具使用の有用性調査．臨床スポーツ医学26：1163-1167，2009
2) 安部浩之，中川法一（編）：インソール・マニュアル，第2版．三輪書店，2022
3) 川野哲英：ファンクショナル・テーピング．ブックハウスHD，1988

4) Itoi E, Hatakeyama Y, et al：Immobilization in external rotation after shoulder dislocation reduces the risk of recurrence. A randomized controlled trial. J Bone Joint Surg Am **89**：2124-2131, 2007

5) 日本理学療法士協会（監）：理学療法ガイドライン，第2版．医学書院，2021

第15章　義肢総論

1) 日本義肢協会：わが国の義肢業界の歩み．1992

2) 坪井良子：日本における義肢装着者の生活援護史研究．風間書房，2002

3) 大峯三郎ほか：身体障害者手帳診断書に基づく北九州市における切断調査．義装会誌 23 特別号：128-129, 2007

4) 小嶋　功ほか：兵庫県における下肢切断者の疫学調査．義装会誌 **6**：72-75, 1990

5) 澤村誠志：切断と義肢，第2版．医歯薬出版，2016

6) 大坪政文：日本における大腿義足ソケットの歴史．義装会誌 **14**：162-168, 1998

7) Brånemark R et al：Consequences of non-vascular transfemoral amputation-a survey of quality of life, prosthetic use and problems, *Prosthet Orthot Int.* **25**：186-194, 2001

8) Engstrom B et al（著），陶山哲夫ほか（監訳）：切断のリハビリテーション-知っておきたい全プロセス-, 第3版．協同医書出版社，2002

9) Childress DS：Historical Aspects of Powered Limb Prostheses. *Clinical Prosthetics & Orthotics* **9**：2-13, 1985

第16章　切断の原因と治療

1) Walid M, Tomas TH：Limb savage versus Amputation. Atlas of amputation and Limb deficiencies. July 2003

2) Lee JR, Georgi DE, Wang BY：Malignant myoepithelial tumor of soft tissue：a report of two cases of the lower extremity and a review of the literature. *Ann Diagn Pathol* **11**：190-198, 2007

3) Puri A, Agarwal M：Facilitating rotationplasty. *J Surg Oncol* **95**：351-354, 2007

4) 澤村誠志：切断と義肢，第2版．医歯薬出版，2016

5) Meikle B, Boulias C, Pauley T, Devlin M：Does increased prosthetic weight affect gait speed and patient preference in dysvascular transfemoral amputees? *Arch Phys Med Rehabil* **84**：1657-1661, 2003

6) Goorin AM, Andersen JW：Experience with multiagent chemotherapy for osteosarcoma. Improved outcome. *Clin Orthop Relat Res* **270**：22-28, 1991

7) Davis BL, Kuznicki J, Praveen SS, Sferra JJ：Lower-extremity amputations in patients with diabetes：pre-and post-surgical decisions related to successful rehabilitation. *Diabetes Metab Res Rev* **20**（Suppl 1）：S45-50, 2004

8) 細田多穂（監）：Q&Aフローチャートによる下肢切断の理学療法，第4版．医歯薬出版，2018

9) Pinzur MS, Gottschalk F, Smith D, et al：Functional outcome of below-knee amputation in peripheral vascular insufficiency. A multicenter review. *Clin Orthop Relat Res* **286**：247-249, 1993

10) Global lower extremity amputation study group：Epidemiology of lower extremity amputation in centres in Europe, North America and East Asia. The global lower extremity amputation study group. *Br J Surg* **87**：328-337, 2000

11) 大峰三郎ほか：14 下肢切断理学療法診療ガイドライン，理学療法診療ガイドライン第1版．日本理学療法士協会，p.1038-1081, 2011

12) 日本整形外科学会，日本リハビリテーション医学会（監）：義肢装具のチェックポイント，第9版．医学書院，2021

第17章　切断部位と切断術

1) 岩本幸英：神中整形外科学　上巻，下巻，第23版．南山堂，2013

2) 澤村誠志：切断と義肢，第2版．医歯薬出版，2016

3) 細田多穂（監）：Q&A・フローチャートによる下肢切断の理学療法，第4版．医歯薬出版，2018

4) 川村次郎ほか（編）：義肢装具学，第4版．医学書院，2009

5) 日本整形外科学会・日本リハビリテーション医学会（監）：義肢装具のチェックポイント，第9版．医学書院，2021

6) 松澤　正ほか：理学療法評価学，第5版．金原出版，2016

7) 日本義肢装具学会（監），澤村誠志ほか（編）：義肢学，第3版．医歯薬出版，2015

第18章　切断者の評価①　全体的評価

1) Charlson ME, Sax FL, MacKenzie CR, Fields SD, Braham RL, Douglas RG Jr.：Assessing illness severity：does clinical judgment work? *J Chronic Dis* **39**：439-452, 1986

2) Quan H, Li B, Couris CM, Fushimi K, Graham P, Hider P, Januel JM, Sundararajan V：Updating and validating the Charlson comorbidity index and score for risk adjustment in hospital discharge abstracts using data from 6 countries. *Am J Epidemiol* **173**：676-682, 2011

3) 岡田英孝ほか：日本人高齢者の身体部分慣性特性，バイオメカニズム 13．東京大学出版会，1996

4) 阿江通良ほか：日本人アスリートの身体部分慣性特性の推定，バイオメカニズム 11．東京大学出版会，1992

5) 横井孝志ほか：日本人幼少年の身体部分係数．体育学研究 **31**：53-66, 1985

6) 大塚哲也：多肢欠損者の幻肢の型とその利用．リハビリテーション医学 **7**：109-118, 1970

7) Gailey RS, Roach KE, Applegate EB, Cho B, Cunniffe B, Licht S, Maguire M, Nash MS：The Amputee Mobility Predictor：an instrument to assess determinants of the lower-limb amputee ability to ambulate. *Arch Phys Med Rehabil* **83**：613-627, 2002

8) Houghton AD, Taylor PR, Thurlow S, Rootes E, McColl I：Success rates for rehabilitation of vascular amputees：implications for preoperative assessment and amputation level. *Br J Surg* **79**：753-755, 1992

9) Gailey RS：Predictive Outcome Measures Versus Functional Outcome Measures in the Lower Limb Amputee. *J Prosth Orthot* **18**：51-60, 2006

第19章　切断者の評価②　断端評価

1) 細田多穂（監）：Q&Aフローチャートによる下肢切断の理学療法，第4版．医歯薬出版，2018

2) 澤村誠志：切断と義肢，第2版．医歯薬出版，2016

3) de Boer-Wilzing VG, et al：Variation in results of volume measurements of stumps of lower-limb amputees：a com-

parison of 4 methods. Arch Phys Med Rehabil. **92**：941-946, 2011

4) Janchai S, et al：Comparison of removable rigid dressing and elastic bandage in reducing the residual limb volume of below knee amputees. J Med Assoc Thai. **91**：1441-1446, 2008

5) Klute GK, et al：Vacuum-assisted socket suspension compared with pin suspension for lower extremity amputees：effect on fit, activity, and limb volume. Arch Phys Med Rehabil. **92**：1570-1575, 2011

6) Deutsch A, et al：Removable rigid dressings versus soft dressings：a randomized, controlled study with dysvascular, trans-tibial amputees. Prosthet Orthot Int. **29**：193-200, 2005

7) Paternò L, et al：Residual limb volume fluctuations in transfemoral amputees. Sci Rep. **11**：12273, 2021

8) Sanders JE, et al：Residual limb fluid volume change and volume accommodation：Relationships to activity and self-report outcomes in people with trans-tibial amputation. Prosthet Orthot Int. **42**：415-427, 2018

9) Brzostowski JT, et al：Adjustable sockets may improve residual limb fluid volume retention in transtibial prosthesis users. Prosthet Orthot Int. **43**：250-256, 2019

10) Kofman R, et al：Measurement properties and usability of non-contact scanners for measuring transtibial residual limb volume. Prosthet Orthot Int. **42**：280-287, 2018

11) van Stuivenberg-Vrielink C, et al：Inter- and intra-observer reproducibility and validity of an indirect volume measurement in transtibial amputees. Prosthet Orthot Int. **34**：20-30, 2010

第20章 断端管理法
1) 細田多穂（監）：Q&A フローチャートによる下肢切断の理学療法，第4版．医歯薬出版，2018
2) 澤村誠志：切断と義肢，第2版．医歯薬出版，2016
3) 永冨史子（責編）：義肢学，第2版．中山書店，2011

第21章 大腿義足ソケット
1) 豊永敏宏：最近の下肢切断の動向．理学療法 **15**：247-253，1998
2) 原 和彦，磯崎弘司：エネルギー蓄積型足部を用いた義足歩行訓練．黒川幸雄ほか（編著）：理学療法 MOOK 7，義肢装具．三輪書店，2000
3) 澤村誠志：切断と義肢，第2版．医歯薬出版，2016
4) 田澤英二：義足ソケットデザインにおける最近の動向．整・災外 **31**：791-797，1988
5) Ossur Kristinsson, et al：The polyurethane socket with the ICEROSS socket for AK-amputees, OSUUR テクニカルマニュアル．1996
6) 葛山智宏，野本 彰，原 和彦ほか：大腿義足におけるシリコンソケットと従来型ソケットの比較．理学療法学 **27**（suppl 2）：96，2000
7) 野坂利也：最新の義足の動向．日本義肢装具学会誌 **35**：103-109，2020

第22章 膝継手
1) 澤村誠志：切断と義肢，第2版．医歯薬出版，2016
2) 川村次郎ほか（編）：義肢装具学，第4版．医学書院，2009

3) 日本整形外科学会・日本リハビリテーション医学会（監）：義肢装具のチェックポイント，第9版．医学書院，2021
4) 日本義肢装具学会（監），澤村誠志ほか（編）：義肢学，第3版．医歯薬出版，2015

第23章 足継手
1) 細田多穂（監）：Q&A フローチャートによる下肢切断の理学療法，第4版．医歯薬出版，2018
2) 日本整形外科学会・日本リハビリテーション医学会（監）：義肢装具のチェックポイント，第9版．医学書院，2021
3) 日本義肢装具学会（監），澤村誠志ほか（編）：義肢学，第3版．医歯薬出版，2015
4) 鶴見隆正ほか（責編）：理学療法 MOOK 7，義肢装具．三輪書店，2000
5) 澤村誠志：切断と義肢，第2版．医歯薬出版，2016
6) 中村隆一ほか：基礎運動学，第6版．医歯薬出版，2003
7) 齊藤 宏：運動学．医歯薬出版，1998
8) オットーボック・ジャパン株式会社 http://www.ottobock.co.jp/

第24章 下腿義足ソケット
1) 澤村誠志：切断と義肢，第2版．医歯薬出版，2016
2) 日本整形外科学会・日本リハビリテーション医学会（監）：義肢装具のチェックポイント，第9版．医学書院，2021
3) 日本義肢装具学会（監），澤村誠志ほか（編）：義肢学，第3版．医歯薬出版，2015

第25章 股義足，膝義足，サイム義足，足部義足
1) 澤村誠志：切断と義肢，第2版．医歯薬出版，2016

第26章 義足歩行の特徴，立位歩行練習
1) 陳 隆明ほか：インテリジェント大腿義足の歩行時エネルギー消費の検討─遊脚相制御の重要性．総合リハビリテーション **23**：1067-1070，1995
2) 山田英司ほか：大腿切断者に対する C-LEG 膝継手の使用経験─インテリジェント膝継手とのエネルギー消費の比較．理学療法ジャーナル **35**：743-746，2001

第27章 異常歩行分析と指導，アライメント
1) 澤村誠志：切断と義肢，第2版．医歯薬出版，2016
2) 日本義肢装具学会（監），澤村誠志ほか（編）：義肢学，第3版．医歯薬出版，2015
3) 日本整形外科学会・日本リハビリテーション医学会（監）：義肢装具のチェックポイント，第9版．医学書院，2021
4) 川村次郎ほか（編）：義肢装具学，第4版．医学書院，2009
5) 加倉井周一：義肢装具事典．創造出版，1991
6) 細田多穂ほか（編）：理学療法ハンドブック，改訂第4版．協同医書出版社，2010
7) 中村隆一ほか：基礎運動学，第6版．医歯薬出版，2003
8) 窪田俊夫ほか（監），臨床歩行分析研究会（編）：歩行障害の診断・評価入門．医歯薬出版，1997
9) 丸山仁司：ザ歩行．アイペック，2003
10) 鶴見隆正ほか（責編）：理学療法 MOOK 7，義肢装具．三輪書店，2000

11）細田多穂（監）：Q＆A フローチャートによる下肢切断の理学療法，第 4 版．医歯薬出版，2018

12）澁谷英紀：カナダ式股義足の制作方法．*The Jornal of the Japanese Academy of Prosthetists and Orthotists* 12：36-141，2004

第 28 章　義肢・装具を理解するための運動学

1）日本整形外科学会・日本リハビリテーション医学会（監）：義肢装具のチェックポイント，第 9 版．医学書院，2021

2）日本義肢装具学会（監），飛松好子ほか（編）：装具学，第 4 版．医歯薬出版，2013

3）加倉井周一ほか（編）：新編　装具治療マニュアル　疾患別・症状別適応．医歯薬出版，2000

4）山本澄子ほか：新ボディーダイナミクス入門 片麻痺者の歩行と短下肢装具．医歯薬出版，2018

5）島津　晃，浅田莞爾（編）：バイオメカニクスよりみた整形外科，第 2 版．金原出版，1993

6）中村隆一ほか：基礎運動学，第 6 版補訂．医歯薬出版，2012

7）Paul. D. Andrewほか（監訳）：筋骨格系のキネシオロジー，原著第 3 版．医歯薬出版，2018

第 29 章　義手

1）澤村誠志：切断と義手，第 2 版．医歯薬出版，2016

2）川村次郎ほか（編）：義肢装具学，第 4 版．医学書院，2009

3）日本作業療法士協会（監），古川　宏（編）：作業療法学全書　作業療法技術学 1　義肢装具学，改訂第 3 版．協同医書出版社，2009

4）浅見豊子ほか：「能動義手適合検査表日本語版」完成報告．日本義肢装具学会誌 40：303-317，2024

第 30 章　ケーススタディ―義肢の処方とリハビリテーション

1）細田多穂（監）：Q＆A フローチャートによる下肢切断の理学療法，第 4 版．医歯薬出版，2018

2）日本整形外科学会・日本リハビリテーション医学会（監）：義肢装具のチェックポイント，第 9 版．医学書院，2021

3）澤村誠志：切断と義肢，第 2 版．医歯薬出版，2016

第 31 章　障害者スポーツ

1）川村次郎ほか（編）：義肢装具学，第 4 版．医学書院，2009

2）初山泰弘ほか：特集　障害者スポーツと義肢装具．日義肢装学会誌 19：5-35，2003

3）パシフィックサプライ株式会社 http://www.p-supply.co.jp/

4）オットーボック・ジャパン株式会社 http://www.ottobock.co.jp/

5）株式会社啓愛義肢材料販売所 http://www.po.kioa.co.jp/

6）SLEDGE HOCKEY Short Track Racing（身体障害者のための冬季スポーツ用具開発事業）日本身体障害者アイススポーツ連盟スレッジホッケー委員会

7）公益財団法人日本パラスポーツ協会 https://www.parasports.or.jp/

8）門田正久：障がい者スポーツのメディカルサポート環境　現状と課題．PT ジャーナル 50：569-576，2016

9）日本障害者スキー連盟 http://www.sajd.com/

第 32 章　義肢装具の給付制度

1）川村次郎ほか（編）：義肢装具学，第 4 版．医学書院，2009

2）河野康徳：義肢装具の支給の仕組み，リハビリテーション研究 76．（財）日本障害者リハビリテーション協会，1993

3）厚生労働省告示第 528 号

4）障害者総合支援法条文

5）生活保護法条文

6）戦傷病者特別援護法条文

7）労働者災害補償保険法条文

8）平成 18 年 8 月 24 日厚生労働省障害保健福祉関係主管課長会議資料

9）厚生労働省告示第 277 号

10）厚生労働省告示第 6 号

11）厚生労働省告示第 129 号

第 33 章　義肢，装具の製作工程

1）日本義肢装具協会（監），田澤英二（編著）：義肢製作マニュアル，第 2 版．医歯薬出版，2017

2）日本整形外科学会，日本リハビリテーション医学会（監）：義肢装具のチェックポイント，第 9 版．医学書院，2021

3）日本義肢装具学会（監），澤村誠志，田澤英二，内田充彦（編）：義肢学，第 3 版．医歯薬出版，2015

4）日本義肢装具学会（監），飛松好子，高嶋孝倫（編）：装具学，第 4 版．医歯薬出版，2013

5）澤村誠志：切断と義肢，第 2 版．医歯薬出版，2016

6）Ivan Long：Allowing Normal Adduction Of Femur In Above-Knee Amputations. *Orthotics and Prosthetics* 29：53-58，1975

7）Ivan IA：Normal Shape–Normal Alignment（NSNA）Above-Knee Prosthesis. *Clinical Prosthetics & Orthotics* 9：9-14，1985

8）Sabolich J：Contoured Adducted Trochanteric–Controlled Alignment Method（CAT-CAM）：Introduction and Basic Principles. *Clinical Prosthetics & Orthotics* 9：15-26，1985

9）東江由紀夫：最近の坐骨収納型（IRC）ソケット．日本義肢装具学会誌 14：154-161，1998

第 34 章　補装具

1）厚生労働省：福祉用具の研究開発及び普及の促進に関する法律．https://www.mhlw.go.jp/web/t_doc?dataId=82179000&dataType=0&pageNo=1（閲覧 2023 年 3 月）

2）厚生労働省：補装具費支給制度の概要．https://www.mhlw.go.jp/stf/seisakunitsuite/bunya/hukushi_kaigo/shougaishahukushi/yogu/aiyo.html（閲覧 2023 年 3 月）

3）加茂野有徳：杖を用いた歩行の特性．バイオメカニズム学会誌 44：141-146，2020

4）中村隆一ほか：基礎運動学，第 6 版．医歯薬出版，2003

5）日本整形外科学会，日本リハビリテーション医学会（監）：義肢装具のチェックポイント，第 9 版．医学書院，2021

6）服部一郎ほか：リハビリテーション技術全書，第 2 版．医学書院，2000

7）日本車椅子シーティング協会（編）：車いす・シーティングの理論と実践．はる書房，2014

8）石川　朗（編）：15 レクチャーシリーズ，理学療法テキスト 装具学，第 2 版．中山書店，2020

9) 河村　宏（編）：リハビリテーションマニュアル18, 電動車いす適合・操作練習マニュアル. 国立身体障害者リハビリテーションセンター, 2006
10) ヤマハ発動機株式会社：電動車椅子Q&Aバッテリー比較表. https://www.yamaha-motor.co.jp/wheelchair/qa/compare.html（閲覧2023年3月）
11) 中山　孝ほか（編）：ビジュアルレクチャー, 理学療法基礎治療学Ⅲ, 補装具療法. 医歯薬出版, 2016.
12) 厚生労働省：福祉用具の研究開発及び普及の促進に関する法律, 第一章総則第二条. https://www.mhlw.go.jp/web/t_doc?dataId=82179000&dataType=0&pageNo=1（閲覧2024年9月）
13) 小林隆司（編）：身体障害作業療法学1, 骨関節・神経疾患編. 羊土社, 2019
14) 赤居正美（編）：リハビリテーションマニュアル29, 脊髄損傷の排便マニュアル. 国立障害者リハビリテーションセンター, 2013

学習到達度自己評価問題の解答

第1章　1-誤，2-e，3-更生用，4-正

第2章　1-下腿部，足部，2-c，3-d，4-a

第3章　1-誤，2-c，3-正，4-正

第4章　1-d（フレアヒールは最大でも1cm程度のものである）
2-d（飾革の部分はつま先余裕寸法を考えて5～10mm程度余裕をもたせることが一般的である．小さすぎると足趾の疼痛や外反母趾の原因となる）
3-b，e（どちらも内側縦アーチの補正には関係しない）
4-構造：中足骨骨頭の後方0.5～0.6cmのところに接地する．機能：足部の前方移動防止効果．適応：槌趾・尖足・前足部の回内及び回外変形，外反母趾など．

第5章　1-a，2-c，3-誤，4-正

第6章　1-①猿手，②鷲手，③下垂手，2-b，3-d，4-c

第7章　1-手関節掌屈は前腕掌側近位，手関節背側，中手骨掌側遠位．MP関節屈曲は中手骨背側近位，MP関節掌側，基節骨背側遠位．
2-母指と他4指との対立位が障害され，把持・つまみ動作が困難となる．
3-手指屈筋の過伸張．機能的把持装具の適応は手関節伸筋筋力（4レベル）と背屈可動域があること．
4-下図参照．

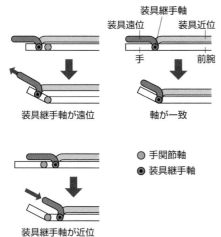

5-筋萎縮，皮膚擦過や肥厚，感染，浮腫による圧迫など．

6-圧力の集中を避けて，クッションを入れることや局所加工を加え適合性を改善する．

第8章　1-体重の支持，2-b，3-誤，4-c

第9章　1-b，e，2-適合，アライメント，構造（構成），運動範囲，装着時の機能的影響，基本動作・日常生活活動への影響，3-a，e，4-c，d，5-a，e

第10章　1-肩関節亜脱臼は，麻痺側の肩関節周囲筋の弛緩性麻痺，重力による麻痺側上肢の下垂，肩関節の関節包や靱帯の伸張，大胸筋の筋緊張亢進，短縮などで起こる．
■肩関節痛，肩手症候群は，加齢に伴う肩関節の軟部組織の脆弱化，亜脱臼した状態で動作したときの不要な肩関節の運動により肩関節の軟部組織に力学的負荷が加わり，微細損傷が引き起こされ，軟部組織に炎症が生じ，麻痺側の肩関節周囲もしくは上肢に痛みが誘発される．
2-肩関節亜脱臼があり，上肢の重量による下垂力による関節包や靱帯の過度な伸張が起こる可能性がある場合，高次脳機能障害があり，寝返りや起き上がり動作などの起居移動動作において，麻痺側肩関節に過度な負荷が加わる上肢の動きが頻繁にみられる場合に，アームスリングの使用を検討する必要がある．
3-麻痺側上肢の振り子様運動が制限されるため，床からの立ち上がり動作，ベッドから車いす（車いすからベッド）への移乗動作での体幹伸展が遂行しやすくなる．また，麻痺側上肢が弛緩している場合，アームスリングを装着したほうが非装着に比べて歩行速度が向上することがある．
4-底屈内反，5-背屈，6-長下肢装具，7-トウスプリング，8-大腿四頭筋

第11章　1-C5，C6レベルでは，肩甲帯挙上位，肩関節外転位，肘関節屈曲位，前腕回外位での拘縮が起こりやすく，これらの拘縮が生じると，残存機能を用いたADLの遂行ができなくなってしまう．その予防として，良肢位を保持し，過剰な筋緊張を起こさず，適切な可動範囲を確保するための愛護的な関節可動域（ROM）練習を実施する．また，C6レベルでは，手関節背屈位，MP関節伸展位，IP関節屈曲位での拘縮が生じると，テノデーシスアクションを活用した把持動作が行えなくなるため，ハンドロールなどを用いて急

性期から手部を良肢位に保持する.

2-■C5 レベルでは,肩関節の屈曲・伸展,外転・内転および外旋・内旋,肘関節の屈曲,前腕の回外運動が可能となる.適応を検討する上肢装具は,腕保持用の装具としてポータブルスプリングバランサー（PSB）など,手部の装具としてポケット付き手関節伸展装具が検討される.

■C6 レベルでは,手関節の背屈運動が可能となり,上肢装具としては,テノデーシスアクションの原理を利用した手関節駆動式把持装具,RIC 型スプリント,ランチョ型把持装具,エンゲン型把持装具などが検討される.

■C7 レベルでは,肘関節伸展,手指伸展運動が可能となる.このレベルでは,筋機能の不均衡によって MP 関節の過伸展が起こり,テノデーシスアクションを利用した把持動作ができなくなることがある.上肢装具としては,MP 関節の過伸展を防ぎ,母指を対立位に保持する MP ストラップ付対立装具が検討される.

3-第 3 腰髄節,4-内側股継手付長下肢装具,5-短下肢装具,6-①底屈,②背屈,7-スリーウェイ継手

第12章　1-c, 2-b, d, 3-b, 4-b, 5-c

第13章　1-b, 2-c, 3-d, 4-b

第14章　1-①正,②誤,③正,2-①正,②正,③誤

第15章　1-正,2-正,3-誤（外傷が減って,血行障害による切断が増え,切断術は増えている）,4-正,5-c

第16章　1-c, e, 2-a, d

第17章　1-切断,離断,2-c, 3-d, 4-c, 5-e

第18章　1-c, 2-a, 3-b, 4-c, 5-d

第19章　1-断端の成熟度や形状を把握し,義足構成部品の選択,ソケット作製・修正,アライメント調整に役立てること.
2-表 19-1 参照
3-①断端長,②断端周径,③断端左右径,④断端前後径,⑤形状や皮膚の状態
4-本文参照

第20章　1-c, 2-誤, 3-d, 4-正

第21章　1-b, 2-a, 3-c, 4-e, 5-a

第22章　1-120, 2-正, 3-誤, 4-①b, ②c, ③a, ④e,

⑤d

第23章　1-c, 2-b, 3-正, 4-正

第24章　1-c, d, 2-b, c, d, 3-誤, 4-正, 5-正

第25章　1-b, c, 2-①両側腸骨稜の上部,②断端下部の坐骨結節,③大殿筋部, 3-d, 4-正

第26章　1-e, 2-d, 3-正, 4-正, 5-b, e, 6-c

第27章　①膝蓋靱帯,②義足踵,③初期屈曲角,④股継手軸,⑤フットスラップ,⑥足部の回旋,⑦初期屈曲角
［解説］
1. 下腿義足のベンチアライメントにおける前額面での基準線は,膝蓋靱帯中点の高さで義足ソケットの内外径（後壁）を二等分した点から垂直に下ろした線とし,膝蓋靱帯のほぼ中央,義足踵の中央を通る.
2. 大腿義足のベンチアライメントにおける矢状面での義足ソケットの中心線は,基準線より 5～15°の初期屈曲角を設定する.屈曲角は大腿断端の長さによって変わり,断端が短いほど大きく設定する.また股関節の屈曲拘縮がある場合,拘縮角度に 5°加えて設定する.
3. 股義足のベンチアライメントで股継手軸は,足部の進行方向（足部の内線）に対して 5°外旋する.
4. 義足足継手の後方バンパーが著明に弱い場合フットスラップが出現し,後方バンパーが硬すぎる場合には足部の回旋が出現する.
5. ソケットに対して下腿部が過度に後方に位置する.または足部が背屈位,義足踵が硬すぎる場合にも膝の不安定性は出現する.

第28章
1-＜可動範囲について＞
①固定：関節の動きを,ある角度で止めること.
②制限（あるいは制限可動）：関節の動きをある方向について制限すること.あるいは,ある角度から動かないようにすること.
③遊動：関節運動に制限がないこと.
＜力について＞
①制動：ある関節の動きに抵抗をかけながら動くこと.ブレーキングともいう.
②補助：ある関節の動きを助けること.
2-装具が生体に力を及ぼすとき,作用させたい 1 点と,その点をはさむ離れた 2 点の逆方向からの力のつりあいにより,3 点で支持（固定）するという方法をとる.それを「3 点支持（固定）の法則」という.「3 点支持（固定）の法則」は,力学的に,てこの原理に基づいて

いる.

3-①デザイン：装具の長さ，トリミングの程度，コルゲーションの有無，など

②素材：プラスチック（厚さ，種類），金属支柱の有無，など

③部品：ベルトの位置・幅，継手の有無（使用する場合はその種類），ストラップの有無（使用する場合はその種類），など

4-■AFO 不使用時の片麻痺歩行は，足部の内反と尖足を示し，接地が足尖部から始まる．荷重量が増加するにつれ足底全体で接地できればよいのだが，痙縮のため足部の内反が起こり外側縁での接地となる．その後，立脚中期でようやく足底の全面接地となるが，踵離地後に再び足部の内反が起こる（足趾離地に向けて足尖部を支点にして踵部が内側に回旋する場合もある）．

■AFO 使用時の片麻痺歩行は，片麻痺歩行で起こっていた足部の内反および尖足が，装具の使用によって解決される．物理的には踵部からの接地およびその後の足底全面の接地が可能となる（実際には，股関節および膝関節の屈曲角度の適度な増加が見込めず，足底の全面接地と全面離地を繰り返す場合もあり，踵離地から足趾離地に向けての踵部の内側回旋がみられる場合もある）．

■装具歩行で注意すべきは，足関節が常に背屈0°になっていることである（これは，装具の背屈角度の設定による）．支持性は向上するが，固定することにより支持性をあげているため，正常歩行とは違うフォームで歩行が可能となることを確認しておく必要がある．また，実際には患者自身の障害の程度，装具の足関節背屈角度，トリミングの程度などにより異なる．

5-■前遊脚期では，荷重線が膝関節中心の前方を通り，

膝関節には伸展モーメントが生じて膝関節は屈曲しにくくなる．遊脚相では円滑に下肢（義足側）を前方へ振り出す必要があるため，腸腰筋の筋活動により膝関節屈曲運動を誘導する．

第29章 1-正，2-誤，3-正，4-正，5-誤，6-正

第30章 1-d，2-c，3-a，4-b

第31章 1-正，2-誤，3-正，4-正，5-正

第32章 1-×，2-×，3-○，4-×，5-○，6-○，7-×，8-×，9-○，10-○

第33章 （解答例）
下肢の義肢（例：骨格構造大腿義足）と装具（例：プラスチック短下肢装具）の製作工程において，

①身体の一部から石膏ギプスを用いて陰性モデルを製作すること（採寸/採型）．

②製作した陰性モデルを基に陽性モデルを製作する．

③陽性モデルから熱可塑性プラスチックなどを用いて義足ソケットもしくはプラスチック型装具の成型を行う．

までの作業は共通した工程である．

次に，骨格構造義足では，仮合わせソケットが完成後に継手やチューブ，足部を組み合わせてベンチアライメントを整える作業となる．

一方，プラスチック短下肢装具では，トリミングラインを整えて，ベルトなどを取り付けて仕上げる．

第34章 1-d，2-c，3-a, e，4-b, d，5-b

索 引

和文索引

アーチパッド付足底板　162
アーチ保持　80
アームサポート　441
アームスリング　65, 74, 122
アウトリガー　81, 82, 83, 399
上がりがまち　382
アキレス腱断裂　171
アクション　291
悪性黒色腫　201
悪性腫瘍　192, 199, 203
足継手　11, 13, 287, 398
　　──付プラスチック短下肢装具
　　（タマラック）　20, 145
圧痕性浮腫　223
アッパー　39
アッパーアームブレイス　90
圧力の分散　322
アトランタ装具　148
あぶみ　34
アライメント　106, 336
　　──復元治具　425
アルカリホスファターゼ　200
アンカーテープ　173
アンクルロッカー　127
安静用スプリント　123
安全膝　274
アンダーアームブレイス　91
アンダーラップ　173, 174
暗夜無杖無燈歩行演習　183

イールディング機構　280
イオニア人の花瓶　182
異常歩行　335, 339
異所性骨化　64
逸脱記号数　323
一方通気弁　303
犬の耳状　249
医療扶助　408
医療保険制度　406, 411
陰性モデル　417, 418, 427
インソール　127
インテリジェンス大腿義足　317

インテリジェント義足　278
インテリジェント膝　279, 320

ウイリアムス型装具　95
ウィンドラス機構　172, 173
ウェッジヒール　42
ウェルニッケ・マン肢位　64
内羽根式　40
内張り用合成皮革　431
ウナペースト　247, 248
ウレタンソケット　301
運動負荷　318

エアスプリント　248
会陰部の疼痛　322
腋窩パッド　109
液体アクリル樹脂　425
エネルギー効率　323
エネルギー蓄積型足部（ESPF）　187, 291, 317, 398
選ぶ権利　9
嚥下　117
エンゲン型把持装具　133

応用動作練習　377
大振り歩行　136
オーブン　429
奥村済生館　182, 183
オクラホマ足継手　13, 14
オスグッド-シュラッター病　170
オット式股義足のベンチアライメント　349
オッペンハイマー型装具　66, 71, 83, 84
オフセット膝継手　27, 28, 33
表底　39
オルソーシス　3
オルトップ短下肢装具　12, 22
恩賜の義肢　183

か

加圧部　295
カービングマシン　431
カーボンコピーⅡ　291
カーボン式の装具　21
外傷　192, 203
外旋拘縮　251
外側楔状足底板　156, 161
外側上顆炎　167
外側ソールウェッジ　43
外側への動揺性　339
外側へのホイップ　340
外側翼　300
外ソケット　269
外転拘縮　251
外転歩行（大腿義足）　347
改良型ポーゴスティック装具　147
下顎操作式電動車いす　134
踵　40
　　──の補高　43
各務文献　5
殻構造　367
　　──義肢　180
飾革　39
下肢アライメント　173
下肢障害　383
下肢切断　317
　　──に対応する義足　207
下肢装具　4, 143
　　──のチェックアウト　49
カシメ　431
荷重ブレーキ膝　186, 274, 275
下垂手　66
下腿義足　208, 210, 293
　　──異常歩行　339
　　──装着方法（キャッチピン式）　303
　　──ソケット　293
　　──の異常歩行　337
　　──の静的アライメント　337, 338
　　──のベンチアライメント　337, 338
下腿式足部義足　315
下腿式足根義足　208, 210, 212
下腿切断　181, 210, 293
肩外転装具　65, 74, 84
肩関節亜脱臼　65, 120

索引

肩関節前方脱臼　167
肩関節痛　120
肩関節離断　181, 205
肩義手　204, 205, 367
肩継手　369
肩吊りバンド　257
カットオフヒール　42
カップリング使用　180
カテラル分類　147
可撓性　15
――足継手　18
過度の腰椎前彎（大腿義足）　346
カナダ式股義足　207, 208, 306
――のベンチアライメント　349
――ソケット　355
カナディアンクラッチ　437
カプアの棒義足　182
カフベルト　388
可変摩擦膝　277
仮義肢　246
仮義足　240
感覚検査　226
眼鏡　434
患肢温存術　200
環軸椎亜脱臼　116
完成用部品価格　412
関節運動軸　25
関節可動域（ROM）　228
関節モーメント　256, 361
関節リウマチ　65
感染　203
がんのリハビリテーション　9
緩和因子　228

キールヒール　42
機械的ストレス　165
機械的制御膝　276
義眼　434
義肢　179, 434
――をコントロールする能力　329
義肢装具研究同好会　183
義肢装具士　238
義肢装具士法　6
義肢装具の給付制度　405
義手　365
――の使用練習　377
――の操作練習　377
義手足纂論　183
義肢療法　180
キスキット　260
義足異常歩行　335
義足の構成要素　256
義足歩行　317

キックストラップ　280
機能的断端長　239
機能的長下肢装具（UCLA 式）　26, 32
機能的膝装具　156, 159
ギプスソケット　249
ギプス包帯　247
基本価格　412
基本練習　377
逆トーマスヒール　42
逆ナックルベンダー　70
キャスター上げ　135
ギャフニー足継手　13, 14
キャリパー　239
吸着式上腕義手ソケット　368
吸着式ソケット　264, 324
吸着式大腿ソケット　185
給付制度　406
胸郭バンド式ハーネス　370
矯正用装具　4
胸椎パッド　109, 110
胸腰仙椎装具（TLSO）　91
――のチェックアウト　110
魚口状皮膚弁　214
起立保持具　434
金属支柱付短下肢装具　11, 124
――のチェックアウト　53
金属支柱付長下肢装具　26
――のチェックアウト　51
筋電電動義手　366, 378
筋肉形成術　216
筋肉形成部分固定術　217
筋肉固定術　208, 216
筋膜縫合法　216
筋力　228

空圧シリンダー　278
空圧制御膝　278
靴型装具　37, 41, 149
――のチェックアウト　60
屈曲外転肩継手　369
屈曲拘縮　251
靴底　39
靴の補正　37, 41
靴べら式短下肢装具　18, 19, 426
9字ハーネス　370
グライシンガー足部　290
グラインダー　172
クラス分け（障害者スポーツ）
　　395, 402
クラッチ　436, 437
クランプアダプタ　424
グリソン　5
グリッチ・ストーク切断　211

クルーケンベルグ切断　210
車いす　434, 441
クレンザック式足継手　13

頸胸椎装具（CTO）　100
頸胸腰仙椎装具（CTLSO）　90
――のチェックアウト　109
頸髄損傷　116, 131
形態測定　224
痙直型脳性麻痺　144
頸椎カラー　98
――のチェックアウト　115
頸椎固定術　116
頸椎装具（CO）　98, 106, 108
――のチェックアウト　115
ゲイトソリューション　13, 14, 127
頸部体幹装具　87, 105
――のチェックアウト　105
ケイン　436, 437
結紮　214
血腫形成　214
蹴り上げの不同（大腿義足）　348
牽引装具　5
肩甲胸郭間切断　181, 204
健康保険法　406
腱固定作用　72
幻肢　226
――感覚　226
――痛　227
肩手症候群　120
懸垂機能　256, 257
腱板断裂　65

コイルスプリング　279
――式装具　168
後期高齢者医療制度　406
高機能義足　255
交互型歩行器　437
交互歩行装具（RGO）　5, 150
拘縮の予防　251
硬性装具　155, 156, 157
硬性膝装具　159, 169
鋼線（ばね）　16
構造（構成）　107
硬ソケット　293, 397
広範切除術　213
後方支柱　112, 113, 114
――型短下肢装具　18
後方板ばね支柱付短下肢装具　16, 17
後方への動揺性（反張膝）　340
高齢切断者　204

和文索引

ゴールデンアワー　194
股関節離断　181, 207, 305
股義足　305
　　――の異常歩行　348
　　――の静的アライメント　350
　　――のベンチアライメント
　　　　348, 349, 350
国際規格分類　8
国際標準化機構　8
股屈曲制限バンド　308
国民健康保険　380
国立義肢研究所　183
国立身体障害者リハビリテーション
　　　センター　6
腰革　39
腰ベルト　257
コスメチックカバー　388
骨 M-L　419
骨格構造　367
　　――義肢　188
　　――義足　180
　　――モジュラー義肢　188
股継手　136
骨形成術　215
骨端線　209
骨直結型大腿義足　186
骨肉腫　199
骨盤ガードル　109, 110
骨盤帯　34, 107, 110, 112, 114
　　――長下肢装具（HKAFO）
　　　　26, 34, 150
固定　78, 353
固定型歩行器　437
固定性足継手　18
固定膝　274, 389
固定保持用装具　4
股バンパー　308
コピーペン　426
小振り歩行　136
固有感覚　256
コルゲーション　56, 354, 429
コンタクトスポーツ　169
コンテインメント療法　147
コントロール・エンバイロメント・
　　　トリートメント（CET）　247, 248
コントロールケーブル　206
　　――システム　371
コントロール能力　329
コンパートメント症候群　385
コンピュータ制御膝継手　320
コンプレッション値　264, 421

サージカルテープ　241

サーフォーム　429
採型　418, 419
最小前後径　241
採寸　417
最大前後径　241
座位保持いす　434
サイム義足　208, 210, 212, 312
　　――のアライメント　314
サイム切断　210, 212, 253, 312
　　――の利点と欠点　312
在来式下腿義足ソケット　294
作業用義肢　181
作業用義手　365, 366
作業用手先具　369
坐骨結節　33
坐骨枝角　419
坐骨支持型長下肢装具（免荷装具）
　　　26, 33
坐骨収納ソケット
　　　185, 263, 265, 317, 322, 355
差し込み式下腿義足ソケット　294
差し込み式上腕義手ソケット　368
差し込み式ソケット
　　　185, 257, 258, 259, 389
サッチ足　288
サッチヒール　31, 42
サポーター　167
　　――型膝装具　158
左右径　238, 241
サリドマイド　184
猿手　66
沢村田之助　182, 183
三角線維軟骨複合体（TFCC）　167
　　――損傷　167
残存機能　4
残存筋　251
3点固定の原理　262
3点支持　81, 354
　　――の原理　78, 79, 90
三辺形ソケット股外転装具　147
三輪型歩行車　437

シアトル足　291, 320
シールインシステム　301
シールインライナー　417
シーレッグ　280
視覚障害者安全杖　434
視覚的アナログスケール（VAS）　227
自覚的運動強度（RPE）　222
持久力　235
指極　224
ジグソウ　430
止血処理　214

自己懸垂　180, 299, 301
支持　78
支持基底面　25
四肢長　224
支持バー　297
自助具　444
　　　家事動作の――　447
　　　更衣動作の――　447
　　　食事動作の――　445
　　　整容動作の――　446
　　　その他の――　448
　　　入浴動作の――　445
　　　排泄動作（トイレ動作）の――　446
姿勢　230
四節リンク空圧膝　275
支柱　28, 107
　　――付装具　156
膝蓋靱帯　297, 299, 300
実用性　134
実用動作練習　378
自賠責保険　380
指部切断　207
四辺形ソケット
　　　33, 257, 258, 259, 263, 265
　　――の外壁　261
　　――の形状　260
　　――の後壁　261
　　――の前壁　261
　　――の内壁　261
社会的役割　204
社会福祉制度　409, 411
尺側偏位　65
社団法人日本義肢協会　183
尺骨神経麻痺　66
周径　225
　　――差　241
舟状（骨）パッド　47
重錘　328
重度障害者用意思伝達装置　435
重度外傷　193
シューホン型短下肢装具　426
シューホン式足部義足　315
ジュエット型装具　93
　　――のチェックアウト　110
手関節指固定装具　64, 69, 81
手関節装具　71, 83
手関節背屈保持装具　66, 71, 83
手関節離断　207
手根骨部切断　207
手指義手　207
樹脂注型　418, 425
術直後義肢装着法　188, 246
手動車いす　441
　　――の各部の名称　442
受動的陰圧方式　301

464　索　引

腫瘍周辺部切除術　213
腫瘍内切除術　212
除圧部　295
障害者スポーツ　395
　　――のクラス分け　395, 402
障害者総合支援法　3, 7, 406, 409, 433
償還払い・代理受領方式　410
衝撃吸収　172
商工省義肢研究所　183
上肢筋力　329
上肢切断に対応する義手　204
上肢装具　4, 63
　　――のチェックアウト　77
小児疾患　143
小児装具　143
床反力作用点の移動　323
床反力波形　320
踵腓靱帯　170
常用義肢　181
上腕顆部切断　206
上腕義手　205, 206, 367, 368
上腕切断　181, 205, 206
初期角度　126
初期屈曲角　343, 345
初期内転角　257
初期背屈角度　124
ショパール関節離断　210, 212
シリコン　381
シリコンソケット　301
シリコンライナー　247, 249, 324
知る権利　9
シレジアバンド　255, 257
真空成型　422
神経腫　227
進行性筋ジストロフィー　145
人工透析　382
人工内耳　435
身体的要因　335
伸展共同運動パターン　125
伸展制御膝継手　27, 28
伸展補助装置　279
　　――の強さ　318
真のリハビリテーション　327
深部感覚のフィードバック　325
心理的要因　336

スイスロック膝継手　27, 28, 31
スウェーデン式膝装具　356
スカルパ三角　262
スクリューホームムーブメント　155
スコット・クレイグ長下肢装具
　　26, 31
鈴木祐一　183

スタインドラー型装具　93
　　――のチェックアウト　111
スタビライザー　144, 145
スチールシャンク　45
ステップロック膝継手　27, 28
ステン足　291
スプリットソケット　368
スプリント　3, 166
スペックス膝継手　27, 28
滑り止め用シート　431
スポーツ外傷　165
スポーツ用義足足部　292
スポーツ用装具　5, 165
3R80　281
スリーウェイ膝継手　27, 28, 139
3Dプリンタ　140
スリッパ式足部義足　315
スリップオン式　41
スレセンジャー　184
スワンネック変形　65

生活保護制度　407, 411
整形外科靴　41
制限（制限可動）　353
製作要素価格　412
正中神経麻痺　65
静的アライメント　336, 337
制動　354
生理膝　273
脊髄損傷　131
積層材　425
脊柱の牽引効果　90
脊椎分離症　169
積極的陰圧方式　301
石膏泥　427
切断　191, 203
　　――の原因　192
　　――離断部位の名称表記　204
セミリジドドレッシング　245, 247
前距腓靱帯　170
前後径　238, 241
前後の動揺　343
前後方向への動揺性（下腿義足）　340
前十字靱帯損傷　169
戦傷病者手帳　408
戦傷病者特別援護法　408, 411
尖足　124
仙腸関節離断　207
仙腸ベルト　97
仙椎装具（SO）　97
先天性奇形　203
先天性内反足　151
全表面支持TSB下腿義足ソケット　301

前方支柱　109
前方不安定性　170
前方への動揺性（膝折れ）　340
全面接触の原理　78, 79
全面接着式ソケット　264
前腕義手　205, 206, 367, 368
前腕切断　181, 206

増悪因子　228
早期義肢装着法　246
装具　3, 434
操作練習　376
装飾ハンド　369
装飾用義手　365
装着使用練習　376
装着前練習　376
装着練習　376
足関節外側靱帯損傷　170, 174
足関節固定付足底板　161
足関節上腕血圧比（ABI）　222
足関節底屈位　171
足趾切断　210
足底板（足底挿板）
　　155, 157, 160, 166, 171
足部　287, 398, 424
　　――義足　314
　　――剛性　172
　　――ストラップ　53
　　――切断　210, 314
　　――の回旋（下腿義足）　340
　　――の回旋（大腿義足）　346
側方支柱　113, 114
ソケット　417
　　――長　240
外羽根式　41
ソフトドレッシング
　　245, 246, 247, 249, 381
損傷を受ける筋　251

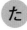

ターミナルスイングインパクト　277
ターミナルデバイス　179
ダーメンコルセット　95, 97, 357
　　――のチェックアウト　112, 114
ターンテーブル　209, 255, 424
ターンバックル　5
　　――付継手　72
ダイアゴナルソケット　307
体外力源義手　365, 366
体格指数　224
体幹筋力　329
体幹装具　4, 106, 108, 357

体幹の側屈 344, 351
体重移動 327
体重支持 180
体重心の垂直移動 329
代償運動 228
大腿義足 208, 255
　　──静的アライメント 343
　　──ソケット 255, 266, 267
　　──による歩行 357
　　──の異常歩行 341
　　──の初期屈曲 345
　　──の静的アライメント 341
　　──のベンチアライメント 341
大腿吸着式四辺形ソケット 321
大腿コルセット付ソケット 294
大腿切断 181, 208
体内力源義手 365, 366
ダイヤルロック膝継手 27, 28
代用 78
耐用年数 413
対立装具 71, 83
タウメル膝継手 27, 28
高い倫理観 323
多脚杖 437
竹籠義足 185
多軸足部 290
多軸のリンク膝 320
多軸膝 272
多重ソケット 268, 269
脱感作法 253
足袋式足部義足 315
足袋式足根義足 208, 210, 212
ダブルクレンザック式足継手
　　13, 31, 139
タマラック足継手 13, 14
田村式義手足製作所 183
たわみ継手 20
単位面積あたりの圧迫 321
短下肢装具（AFO） 11, 126, 149, 360
　　金属支柱型── 11
　　プラスチック型── 11
　　──のチェックアウト 53
単脚杖 437
短靴 40
ダンサーパッド 47
単式コントロールケーブルシステム
　　371
単軸荷重ブレーキ 276
単軸足部 289, 389
単軸膝 272
　　──ヒンジ継手 276
弾性包帯 246, 249
　　──の巻き方 249
短対立装具 66
断端 253

──管理 245
──左右径 241
──周径 237, 240
──シュリンカー 251
──神経腫 215
──成熟 245
──前後径 241
──袋 257, 296
──長 237, 239, 419
──痛 227
──の衛生管理 254
──の制御力 256
──の成熟促進 180
──の成熟度 237
──評価 237
不良な── 249
──誘導帯 324
良好な── 249
短断端 256

チータ 292, 398
チェアスキー 399
チェアバック型装具 96
チェックアウト 10, 372
　　──項目 106
　　上腕義手, 肩義手の── 372
　　前腕義手の── 374
　　──の流れ 105
チェックソケット 422
力の伝達 180
チャッカ靴 40
チャネル（溝） 257
肘関節義手 205
肘関節拘縮 64
肘関節内側側副靱帯損傷 173
肘関節離断 181, 206
中手骨部切断 207
中足骨切断 210
チューブ 424
虫様筋バー付短対立装具 134
長靴 40
長下肢装具（KAFO）
　　25, 126, 135, 150, 356
　　──のチェックアウト 51
蝶型踏み返し 44
腸骨切断 207
腸骨大腿骨角 419
長対立装具 66, 83
長断端 256
超深靴 40
重複歩距離 128
治療材料券 408

ツイスター型長下肢装具 144, 145
月形しん 39, 45
継手 28, 107, 353
突き指 168
爪革 39

底屈内反 125
ティネルサイン 227
定摩擦 272
　　──膝 277
テーピング 167, 173
テーラー型装具 94
　　──のチェックアウト 112
適合 106
　　──検査（チェックアウト） 372
手義手 205, 207
できる動作 9
てこの原理 354
手先具 369
　　──の開大動作練習 377
手操作式電動車いす 134
手継手 369
鉄の手のゲッツフォンベルリヒンゲン
　　182
テニス肘 167
デニスブラウン装具 152
テノデーシスアクション 72, 81
テレスコーピング 226
電動義手 366
電動車いす 134, 434, 441, 443
電動ハンド 369
デンバーバー 44

橈骨神経麻痺 66
同潤啓成会 183
動静脈瘻 195
トウスプリング 60, 127
動的アライメント 165, 166, 336, 337
動的チェックアウト 56
糖尿病（DM） 197
　　──腎症 382
　　──網膜症 382
頭部保持具 434
トウブレーク 288
動脈瘤 195
動力膝継手 186
トーマス型懸垂装具 66, 71, 83
トーマス肢位 252, 253
トーマスバー 44

トーマスヒール　42, 145
トーマスリング　5
ドーランスフック　184
特殊浴槽　387
徳大式ばね付長下肢装具　146
トスバーグ　265
とっくり締め　249
トライアス　291
ドランス　182
トリミング　19, 56
　　──ライン　80, 81, 263, 354, 429
トルクアブソーバー　255
トレース　426
ドレーン　215
ドレッシング　245
トロント式股外転装具　148

内外側の動揺　343
内外側ホイップ　340, 348
内側股継手付長下肢装具　136
内側ソールウェッジ　43
内側縦アーチ　172
内側への動揺性　339
内側へのホイップ　340
内側翼　300
内ソケット　269
内転筋ロール　257
ナイト型装具　95
　　──のチェックアウト　113
ナイトスプリント　123
ナイトテーラー型装具　94
内反尖足　13, 124
内反足変形　145
内部障害　383
長柄スポンジ　445
長柄ブラシ　445
中敷　39
中底　39
ナックルベンダー　66, 70
軟性装具　155, 156, 157
軟性膝サポーター　169
軟性膝装具　158
軟ソケット（ライナー）　293, 397
軟部組織 M-L　419

ニーイン・トゥーアウト　165, 166
西尾式外転内旋位免荷装具　147
二軸式膝継手　27, 28
二軸膝　273
二重ソケット　185, 294, 324
　　──式サイム義足　312

日常生活自立度　4
二分脊椎　149
日本工業規格　7
日本理学療法士協会　6
日本リハビリテーション医学会　5
二輪型歩行車　437

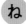

熱可塑性樹脂　381
ネックリング　109
熱硬化性樹脂　384
熱硬化性プラスチック　21
熱傷　64

脳性麻痺（CP）　144
脳卒中片麻痺　64, 119
能動義手　365, 366
能動ハンド　369
能動肘ヒンジ継手　369
能動肘ブロック継手　369
能動フック　369
ノースウエスタン型ソケット　368
ノースウエスタン式足部義足　315
乃木式義手　183
伸び上がり歩行　347, 351
ノンコンタクトスポーツ　169

バージャー病　195, 197
ハードソケット　424
ハーネス　369
ハーベルマン膝継手　186
バイオメカニクス　9
バイタルサイン　222
背部パッド　111
ハイブリッドタイプ長下肢装具
　　26, 29
排便補助具　434
廃用症候群　9, 204
パイロン　398
ハウザーバー　44
バウンシング機構　275, 280
把持装具　72, 84
把持動作　133
バチェラー装具　147
8字ハーネス　370
発育性股関節形成不全　150
バックレスト　134
抜重効果　321
パッチテスト　223
はとめ　40

パフォーマンス測定　318
パラアイスホッケー　399
バランス　231
　　──能力　329
バリーフ　184
バルブダミー　422
ハローベスト　100
　　──のチェックアウト　116
半月　27
反射的運動　326
半側骨盤切断用股義足　207, 208
半側ソケット　307
半長靴　40
反張膝　17, 125
バンテージタイプ　170
バンド　107
半導体ロードセル圧力センサー　321
ハンドリム　134, 441

非圧痕性浮腫　223
ヒールガース　38
ヒールクッション　47
ヒールの延長　43
ヒールピッチ　60
ヒールロッカー　127
皮革　381
引きずり歩行　136
膝当て　29
膝折れ　27, 35, 125, 139
膝カフ　296, 298
膝関節軸　35
膝関節離断　181, 209
膝完全伸展　125
膝義足　207, 209, 310
　　──の構造　310
膝固定式長下肢装具　146
膝伸展補助バンド　308
膝装具（KO）　155, 156, 356
膝継手　271, 397, 424
　　──の安定性に関連のある因子
　　345
　　──の不安定　346, 351
膝のインパクト（大腿義足）　347
膝の最大角度　319
膝ヒンジ継手　271
膝離断　253
肘当て　441
肘義手　206
肘屈曲（伸展）補助装具　73
肘固定装具　72, 73
肘継手　369
ピストン運動　257
非弾性ギプス包帯　426

和文索引　467

皮膚がん　201
皮膚弁　213
ヒポクラテス　5
ピロゴフ切断　212
ヒンジ式内側股継手　136
ピンロックアタッチメント　301

ファンクショナルニーブレイス　159
ファンネス回旋形成術　212
ファンロック膝継手　27, 28
フィラデルフィアカラー　99
フェルト　431
　　——クッション　47
フォアフットロッカー　127
フォームカバー　426
フォローアップ　378
フォンローゼン装具　150, 151
腹圧　169
福祉関連機器用語　7
複式コントロールケーブルシステム
　　371, 372
腹部パッド　112
腹部前当て　107
フットインプレッションフォーム
　　173
フットスラップ（大腿義足）　346
踏まずしん　40, 45
踏み返し　129
プラスチック製インサート付短下肢
　　装具　17
プラスチック短下肢装具
　　11, 12, 18, 19, 124
　　——のチェックアウト　54
プラスチックモールド　92
ブラッチフォード足部　290
プラットホームクラッチ　437
フランジ形状　20
振り出し歩幅　327
不良肢位　252
フルコンタクトタイプ　93
フルソケット　307
フレア　81
　　——ヒール　42
ブレイス　3
ブレーキ　443
ブレーキング　354
フレーム　111
フレックス足　291
フレックススプリント　292, 398
フレックス足部　320
フレックスラン　292
ブレネマルク　186
ブロック継手　271

分回し歩行（大腿義足）　347
分離収縮練習　378

米国整形外科学会　8
閉塞性血栓性血管炎（TAO）　195, 197
閉塞性動脈硬化症（ASO）　195
併存疾患　219
ヘッドレスト　134
ベネッシュ運動記載法　323
ヘフトマン　184
ヘボン　183
ペルテス病　146
ベルトサンダー　431
べろ　39
変形性膝関節症　155
変形性膝関節用短下肢装具　162
片側骨盤切断　181
　　——用ソケット　307
片側支柱付短下肢装具　14
胼胝（タコ）　384
ベンチアライメント　336, 337, 424
扁平足　149

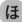

ボイド切断　212
ホースシュー　174
ホートンスケール　231
ボールガース　38
ボールジョイント　38
補強機能付軟性膝装具　158
保護　78
歩行器　434, 437
歩行車　437
歩行補助杖　435
歩行前練習　324
歩行用装具　5
歩行練習　326
補助　78, 354
　　——モーメント　361
ボストン型装具　91
　　——のチェックアウト　110
補装具　3, 433
　　——費　406, 410
保存療法　4
ボタン穴変形　65
補聴器　434
ボディチャート　227
歩幅の不同（大腿義足）　348, 351
歩容獲得　325
歩容の観察　323
ポリネックカラー　98
ポリプロピレン　22, 429

ボリューム　238
ボルグスケール　222
本義肢　246
本義足　240

マイクロコンピュータ制御式義足
　　膝継手　279
マイコン制御膝　320
前止め固定膝　274
摩擦性皮膚炎　257
摩擦力の変化　318
末梢循環障害　203
末梢動脈疾患（PAD）　188, 192, 195
松葉杖　437, 439
マレット指　168
マン-マシン-インターフェース　179

ミュンスター型ソケット　368
ミルウォーキー型装具　90
　　——のチェックアウト　109

無軸足部（SACH）　288

メイヨーバー　44
メタタルザルバー　44
メタタルザルパッド　47
免荷式下肢装具のチェックアウト
　　58
免荷装具　4
面ファスナー　431

モールド式装具　94, 100
モジュラー義肢　180
モチベーション　326

夜間装具　5

油圧シリンダー　278
　　——式足継手　33
油圧制御膝　278
遊脚相制御　276

遊脚相調節ねじ　275
遊動　353
　　——式足継手　11, 13
　　——性制御膝継手　271
指用小型ナックルベンダー　67

陽性モデル　418, 421, 422, 427
腰仙椎装具（LSO）　95
　　——のチェックアウト　113
腰椎パッド　109, 110
腰痛症　169
横引き固定膝　274
横引きロック膝継手　27, 28
4点歩行　138
四本支柱型装具　99
　　——のチェックアウト　115
四輪型歩行車　437

ライター　184
らせん状支柱付短下肢装具　15
ラミネーション　418
ランチョ型把持装具　133
ランドマーク　427

リーメンビューゲル　150, 151

理学療法士の役割（障害者スポーツ）　402
リグーベダ　182
リクライニング　134
リジドドレッシング　245, 247, 249
リスク管理　402
リスフラン関節離断　210, 212
リズミカルな動作　326
離断　203
立位・歩行練習　323
立位保持用装具　5
立脚相制御　272
流体制御膝　277
良肢位の保持　251
両側金属支柱付長下肢装具　26
両側支柱付短下肢装具　12
両側ばね支柱付短下肢装具　16
療養給付　407
リラクセーション　326
リンク機構　273
リング式手指装具　81
リングスプリント　168
リンク膝　317
　　——継手　209
リングロック　28, 146, 276

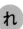

レーマン膝継手　27, 28
轢断　192
レバーアーム　78

連結タオル　445
練習用・訓練用義足　323
練習用仮義肢　181

労働者災害補償制度　411
労働者災害補償保険法　407
労働福祉事業　407
ロッカーの概念　22
ロッカーバー　44
ロック・アンロック練習　376
ロック式膝継手　27, 126
6分間歩行テスト　235
ロフストランドクラッチ　437, 439
ロフストランド杖　136
ロボットスーツ HAL®　140
ロボティクス　9
ロングレッグエアスプリント　247, 248

鷲手　66
輪止め固定膝継手　276
輪止め式膝継手　27, 28, 139

欧文索引

A

AAOS 8
ABI（ankle-brachial pressure index） 222
active negative pressure 301
ADL（activites of daily living） 444
AFO（ankle foot orthosis） 11, 124, 149
alignment 106, 336
ALP（alkaline phosphatase） 200
amputation 203
Amputee Mobility Predictor score 231
AMP スコア 231
aneurysm 195
ape hand 66
APRL フック 184
A-P 径 419
arteriovenous fistula 195
ASO（arteriosclerotic obliteration） 195

B

ball girth 38
below-knee amputation 293
below-knee prosthesis 293
bench alignment 336
BFO（balanced forearm orthosis） 75, 84
BMI（body mass index） 224
boots 40
Borg scale 222
Boyd amputation 212
brace 3
Buerger disease 195, 197

C

C 字姿勢 32
CAD システム 242
CAD スキャナー 242
Canadian type hip disarticulation prosthesis 306
cane 436
C-Brace® 30
CET（controlled environment treatment） 247, 248
Chopart disarticulation 210, 212
chukka 40
claw hand 66
C-Leg 280, 281, 320
closed end type 264
CO（cervico-orthosis） 98, 106, 115
comorbidity 219
constant friction knee 277
containment 療法 147
corrective shoes 37
cosmetic upper-extremity prosthesis 365
counter 39
CP（cerebral palsy） 144
C-posture 32, 135
crutch 436
CTLSO（cervico-thoraco-lumbo-sacral-orthosis） 90, 109
CTO（cervico-thoraco-orthosis） 100
cuff suspension belt 296
cut-off heel 4

D

disarticulation 203
DM（diabetes mellitus） 197
Dorrance 182
dressing 245
drop hand 66
dynamic alignment 336

E

elbow disarticulation 181, 206
energy storming foot 291
ESPF（energy storing prosthetic feet） 317
extension aids 279
externally powered upper-extremity prosthesis 366
extra depth shoes 40
eyelet 40

F

finger amputation 207
fitting 106
flexibility 15
flexible ankle type 18
fluid control knee 277
forequarter amputation 181
forequater amputation 204
FTA（femorotibial angle） 161
functional upper-extremity prosthesis 366

G

Gait Analysis 23
Gritti-Storkes amputation 211

H

heel 40
heel girth 38
high quarter shoes 40
hip disarticulation 181, 207
HKAFO（hip knee ankle foot orthosis） 150
Hosmer-Dorrance 社 184
Houghton scale 231
hydraulic control knee 278

I

IADL（instrumental activities of daily living） 444
ICEROSS 268
insole 39
interactive bio-feedback 仮説 141
IP 屈曲補助装具 65, 67, 81
IP 伸展補助装具 65, 68, 81
IRC（ischial-ramal containment）ソケット 185, 258, 259, 262, 265, 355, 417
ISNY（Icelandic-Swedish-New York）ソケット 268, 322

J

JIS 規格 7
Jüpa 膝継手 186

K

KAFO（knee ankle foot orthosis） 25, 126, 135, 150, 356
KBM（Kondylen-Bettung Münster）下腿義足ソケット 186, 300
keel heel 42
K-L（Kellgren-Lawrence）分類 155, 157, 158, 159, 161
knee disarticulation 181, 209
knee space 268
Knee-in & Toe-out 165
knuckle bender 66
KO（knee orthosis） 356
Krukenberug amputation 210

L

lateral thrust 158
Lisfranc disarticulation 210, 212
load-activated friction knee/safety

470　索　引

knee　274
long leg air splint　247
low shoes　40
LSO（lumbo-sacral-orthosis）　95, 113

malignant melanoma　201
manual locking knee　274
MAS ソケット　258, 259, 262, 263, 265
mechanical control knee　276
modified Pogo-stick brace　147
MP 屈曲補助装具　66, 70, 82
MP 尺側偏位防止装具　65, 70, 82
MP 伸展補助装具　70, 82
myodesis　216
myofascial suture　216
myoplasty　216

Nabtesco 社製 ALLUX　188
neuroma　227
non-pitting　223
NU-FlexSIV ソケット　258, 259, 263
NYU 式ソケット　261

OMC 型装具　92
open end type　264
orthopedic shoes　37
orthosis　3
Ossur 社製動力義足 POWER KNEE　188
osteo-myoplasty　217
osteosarcoma　199
ottobock.社製 Genium　188
outsole　39
Oxford shoes　40

PAD（peripheral arterial disease）　188, 195
partial foot amputation　210
partial hand amputation　207
passive negative pressure　301
patellar tendon bearing cuff suspension type below knee prosthesis　296
PE ライト　381
phantom limb pain　227
phantom sensation　226
pin and lock attachment　301

Pirogoff amputation　212
pitting　223
plug（conventional）type BK prosthesis　294
pneumatic control knee　278
polycentric knee　272
POWER KNEE　186
prosthetic knee joint　271
PTB（patellar tendon bearing）下腿義足ソケット　186, 296
PTB 型免荷用装具　20, 21
PTB 短下肢装具　12, 20
PTS（prothèse tibiale supracondylienne）下腿義足ソケット　186, 299

QOL　9
quarter　39

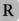

RGO（reciprocating gait orthosis）　150
RIC 型スプリント　133
Riemenbügel　151
rigid ankle type　18
rigid dressing　245
ROM（range of motion）　228
RPE（rating of perceived exertion）　222

S 型プラスチック短下肢装具　15
SACH（solid ankle cushion heel）　42, 288
sacroiliac amputation　207
SAFE（stationary attachment flexible endoskeleton）足　291
seal-in system　301
semi-rigid dressing　245
shank　40
shoe horn type　18
shoe modification　37
shoulder disarticulation　181, 205
single axis ankle　289
single axis knee　272
slip-on　41
SO（sacral-orthosis）　97
sock　39
soft dressing　245
SOMI（sternal occipital mandibular immobilizer）装具　99
splint　3
static alignment　336
stump pain　227

stump socks　296
suction socket　264
Syme amputation　210, 212

T 字杖　437
T ストラップ　13, 29, 53, 124
TAO（thromboangiitis obliterans）　195, 197
TC 型ソケット　268
tenodesis action　72
terminal swing impact　277
TFCC（triangular fibrocartilage complex）　167
TKA 線（TKA ライン）　358
TLSO（thoraco-lumbo-sacral-orthosis）　91, 110
toe amputation　210
toe break　288
toe cap　39
tongue　39
Toronto hip abduction orthosis　148
total contact socket　264
trans tibial amputation　181
trans-femoral amputation　181, 208
trans-humeral amputation　181, 206
transiliac amputation　207
trans-metatarsal amputation　210
trans-pelvic amputation（hemipelvectomy）　181
trans-radial amputation　181, 206
trans-tibial amputation　210, 293
trans-tibial prosthesis　293
trilateral socket hip abduction orthosis　147
trimming　19
TSB（total surface bearing）下腿義足ソケット　186, 301

UCBL インサート　46
unna paste　247
upper　39

vamp　39
Van Nes rotaion plasty　212
variable friction knee　277
VAS（visual analogue scale）　227
von Rosen splint　151

Wernicke-Mann posture　64
work arm prosthesis　366
wrist disarticulation　207

Yストラップ　13, 29, 53

シンプル理学療法学シリーズ
義肢装具学テキスト（改訂第4版）［Web動画付］

2009年7月20日　第1版第1刷発行	監修者 細田多穂
2013年9月20日　第2版第1刷発行	編集者 磯崎弘司，両角昌実，横山茂樹
2018年1月5日　第3版第1刷発行	発行者 小立健太
2023年2月10日　第3版第4刷発行	発行所 株式会社 南江堂
2025年3月20日　改訂第4版発行	〒113-8410　東京都文京区本郷三丁目42番6号
	☎(出版)03-3811-7236　　(営業)03-3811-7239
	ホームページ https://www.nankodo.co.jp/
	印刷／製本 三報社印刷
	装丁 node（野村里香）

Prosthesis and Orthosis
© Nankodo Co., Ltd., 2025

定価は表紙に表示してあります．
落丁・乱丁の場合はお取り替えいたします．
ご意見・お問い合わせはホームページまでお寄せ下さい．

Printed and Bound in Japan
ISBN 978-4-524-20388-8

本書の無断複製を禁じます．
JCOPY 〈出版者著作権管理機構 委託出版物〉
本書の無断複製は，著作権法上での例外を除き禁じられています．複製される場合は，そのつど事前に，
出版者著作権管理機構（TEL 03-5244-5088，FAX 03-5244-5089，e-mail: info@jcopy.or.jp）の許諾を得
てください．

本書の複製（複写，スキャン，デジタルデータ化等）を無許諾で行う行為は，著作権法上での限られた例
外（「私的使用のための複製」等）を除き禁じられています．大学，病院，企業等において，業務上使用
する目的で上記の行為を行うことは私的使用には該当せず違法です．また私的使用であっても，代行業者
等の第三者に依頼して上記の行為を行うことは違法です．

教育現場での使いやすさを追求した
シンプルで新しい構成の教科書シリーズ

細田多穂　監修

シンプル理学療法学シリーズ

- 理学療法概論テキスト
- 内部障害理学療法学テキスト
- 2025年改訂 神経筋障害理学療法学テキスト
- 地域リハビリテーション学テキスト
- 物理療法学テキスト
- 2025年改訂 義肢装具学テキスト
- 2024年改訂 小児理学療法学テキスト
- 理学療法評価学テキスト
- 日常生活活動学テキスト
- 運動療法学テキスト
- 運動器障害理学療法学テキスト
- 高齢者理学療法学テキスト

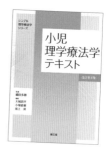

シンプル理学療法学・作業療法学シリーズ

- 生活環境学テキスト
- 運動器系解剖学テキスト
- 2025年改訂 基礎運動学テキスト
- 運動学テキスト
- 人間発達学テキスト
- リハビリテーション英語テキスト

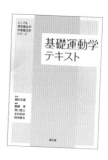

※掲載している情報は 2025 年 2 月時点での情報です．最新の情報は南江堂 Web サイトをご確認ください．

 南江堂　〒113-8410 東京都文京区本郷三丁目42-6 （営業）TEL 03-3811-7239　FAX 03-3811-7230　www.nankodo.co.jp